Vitamine

Vitamine erfüllen vielfältige lebenswichtige Funktionen im Stoffwechsel.

- **Vitamin A (Retinol)** gibt es in zwei Formen: einmal als »fertiges Vitamin«, das in tierischen Lebensmitteln vorkommt, und als dessen Vorstufe β-Carotin in pflanzlichen Lebensmitteln. Bezüglich seiner Vitamin-A-Wirksamkeit ist das β-Carotin nicht so effizient wie das fertige Vitamin A. Deshalb werden die Gehalte in »Retinoläquivalente« (RÄ) umgerechnet.
  1 µg Retinoläquivalent entspricht 1 µg Retinol beziehungsweise 6 µg β-Carotin.
- Die Bezeichnung **Vitamin E** umfasst sehr ähnlich aufgebaute Verbindungen, die Tocopherole. Die einzelnen Varianten sind im Organismus nicht alle gleich wirksam, deshalb berechnet man ihre jeweilige biologische Aktivität im Vergleich zur wirksamsten Verbindung, dem α-Tocopherol, und gibt den Gehalt in den Lebensmitteln als »mg-Tocopherol-Äquivalent« (TÄ) an.
- Neben seiner Wirkung als Antioxidans stärkt **Vitamin C** unter anderem das Immunsystem.
  Man sollte etwa 100 mg Vitamin C pro Tag aufnehmen.
- **Folsäure** ist eines der empfindlichsten Vitamine und wird sehr schnell durch Licht und Hitze zerstört. Neben einer vitaminschonenden Zubereitung sollten wir deshalb besonders auf gute Folsäurelieferanten wie grünes Gemüse, Vollkornprodukte, einige Obstsorten, Fleisch und Milchprodukte achten, um etwa 300 µg Folsäure pro Tag mit der Nahrung aufzunehmen.

Mineralstoffe

Mineralstoffe sind anorganische Nährstoffe, die wie Vitamine lebensnotwendige Aufgaben ausüben und die uns unsere Nahrung liefern muss.

- **Natrium** kommt in unseren Lebensmitteln größtenteils zusammen mit Chlorid als **Kochsalz** (Natriumchlorid) vor, sodass natriumreiche Lebensmittel gleichzeitig salzreiche Lebensmittel sind. Da wir häufig zu salzreich essen, wählen Sie überwiegend Nahrungsmittel mit einem geringen Natriumgehalt aus.
- **Kalium** wirkt bei vielen Aufgaben praktisch als Gegenspieler zum Natrium. Und im Gegensatz zum Natrium ist der Kaliumgehalt vor allem bei unverarbeiteten Lebensmitteln hoch. Bei gesunden Menschen ist ein hoher Kaliumgehalt der Lebensmittel wünschenswert.
- **Kalzium**: Den **Kalziumbedarf** kann man am effektivsten mit Milch und Milchprodukte decken. Doch auch einige Gemüsesorten sowie Nüsse und Hülsenfrüchte sind gute Kalziumquellen.
- Unsere Versorgung mit **Magnesium** ist im Allgemeinen nicht problematisch, da es in den meisten Lebensmitteln enthalten ist.
- **Eisen**: Vor allem bei Frauen ist die **Eisenzufuhr** häufig nicht ausreichend. Achten Sie gezielt auf einen hohen Eisengehalt der Lebensmittel, wobei der Körper Eisen aus tierischen Lebensmitteln besser verwerten kann als aus pflanzlichen Quellen.

Weitere **Symbole und Abkürzungen** in der Nährwerttabelle:

i. D.	im Durchschnitt
i. Tr.	in der Trockenmasse (bei Fettangaben von Käse)
µg	Mikrogramm
mg	Milligramm
g	Gramm
TK	Tiefkühlerzeugnis
TL	Teelöffel
EL	Esslöffel
Vol%	Volumenprozent (bei alkoholischen Getränken)
Ø	keine Angabe, weil es hier keine oder keine zuverlässigen Daten gibt.
↙	Der Inhaltsstoff ist nur in Spuren vorhanden, das heißt in einer sehr geringen und ernährungsphysiologisch unbedeutenden Menge.
0	Null. Sie bedeutet, der Nährstoff ist in dem betreffenden Lebensmittel gar nicht enthalten.

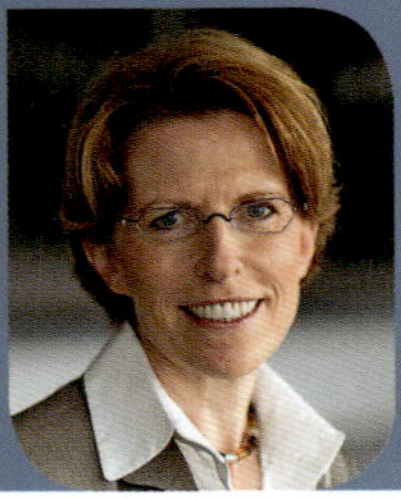 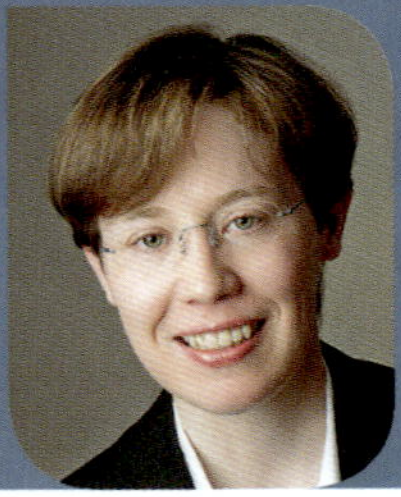

Prof. Dr. troph. Ursel Wahrburg (Foto links) und **PD Dr. oec. troph. Sarah Egert** (Foto rechts) begleiten die Themen Nährwerte von Lebensmitteln und Nährwertdatenbanken und -tabellen während ihrer gesamten bisherigen beruflichen Tätigkeit, auch durch viele gemeinsame Forschungsprojekte. Dabei stießen beide immer wieder auf Unzulänglichkeiten: fehlende Werte, mangelnde Aktualität, Unübersichtlichkeit. So entstand vor einigen Jahren die Idee, gemeinsam eine ganz neue Nährwerttabelle zu konzipieren.

Ursel Wahrburg ist Professorin für Ernährungswissenschaft am Fachbereich Oecotrophologie · Facility Management der Fachhochschule Münster. Sarah Egert ist Privat-Dozentin am Institut für Ernährungs- und Lebensmittelwissenschaften der Universität Bonn.

Prof. Dr. troph. Ursel Wahrburg, PD Dr. oec. troph. Sarah Egert

Die große Wahrburg / Egert Kalorien- & Nährwerttabelle

Erstmals auf einen Blick: Mit den Nährwerten pro Portion & pro 100 g

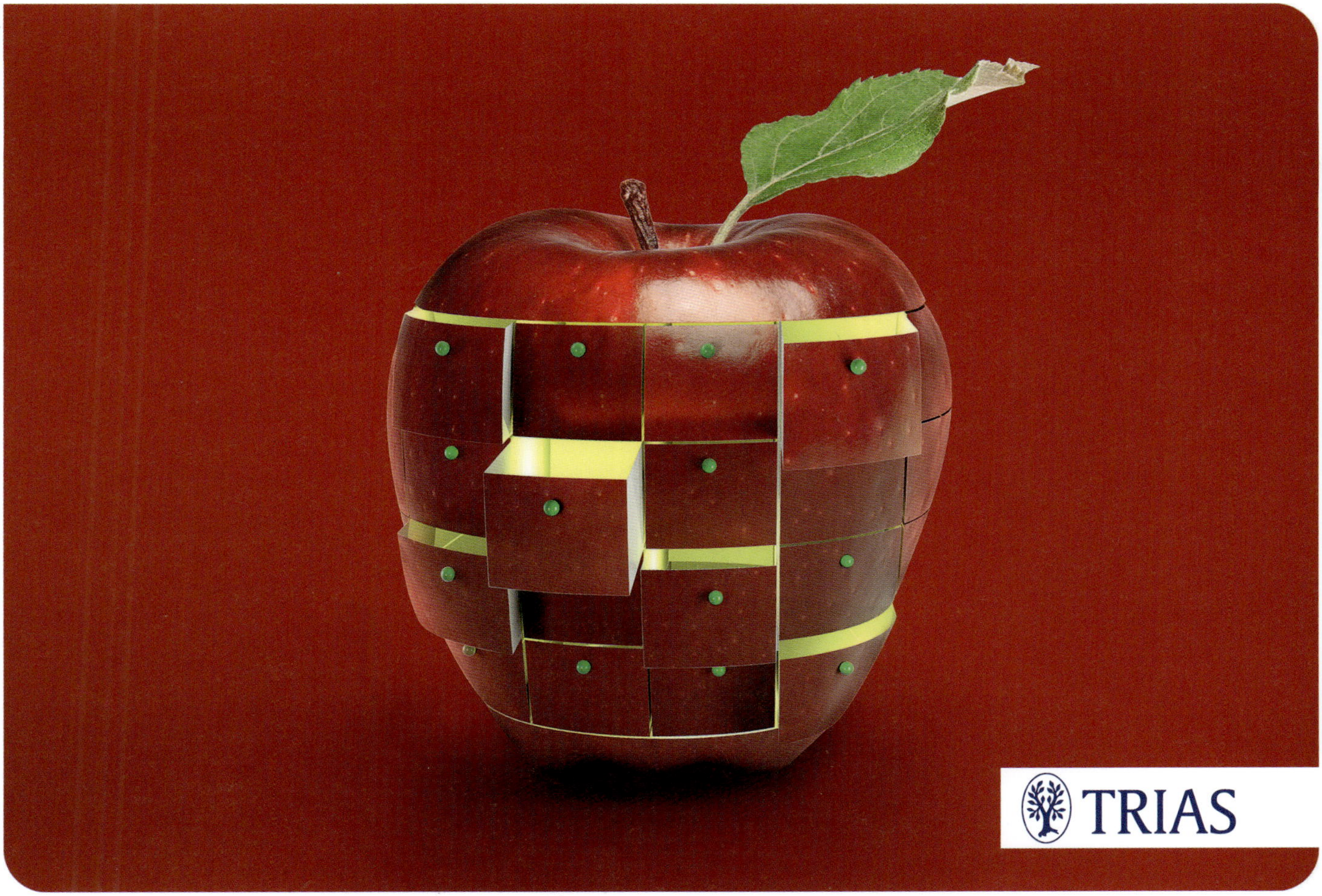

TRIAS

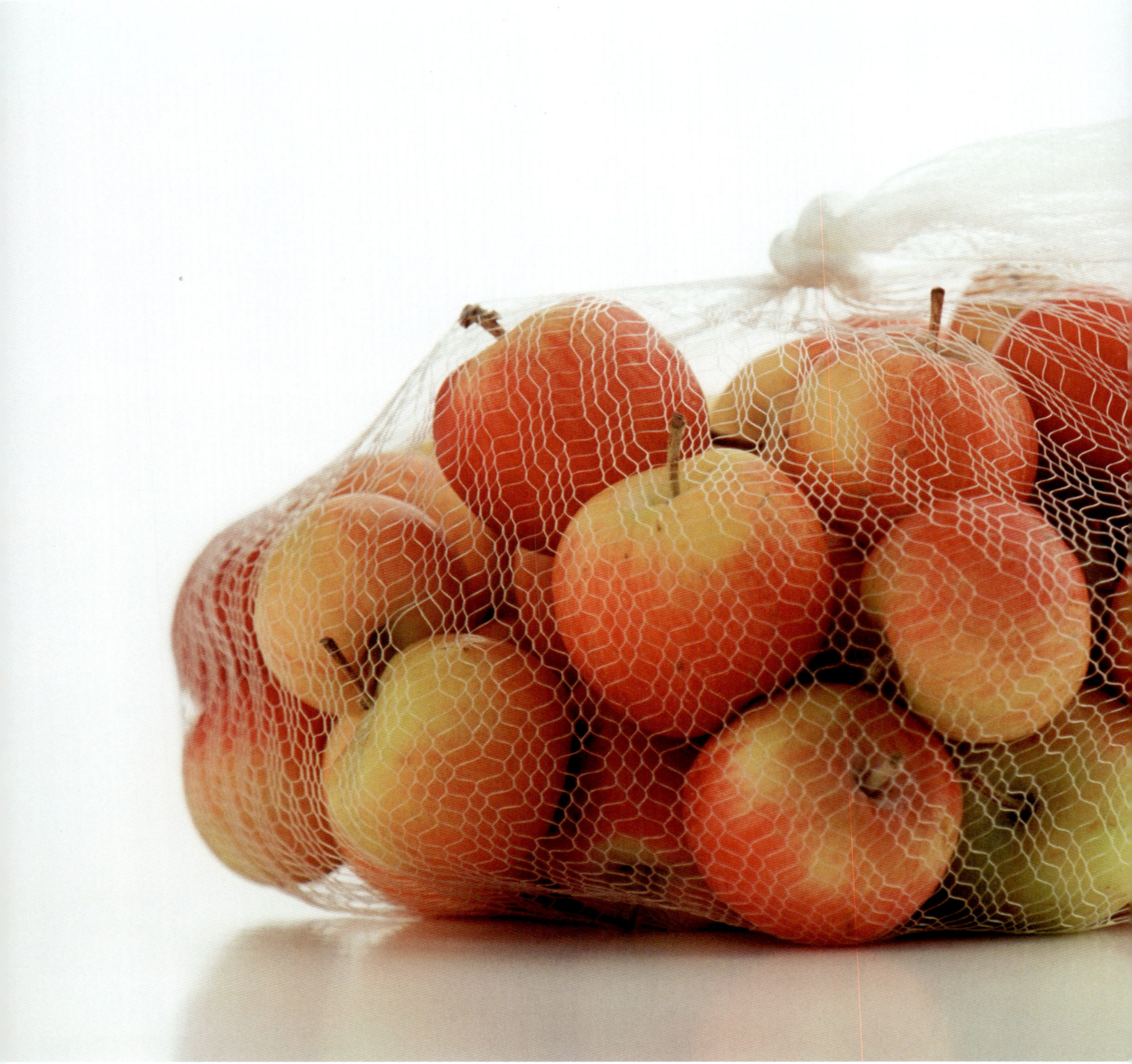

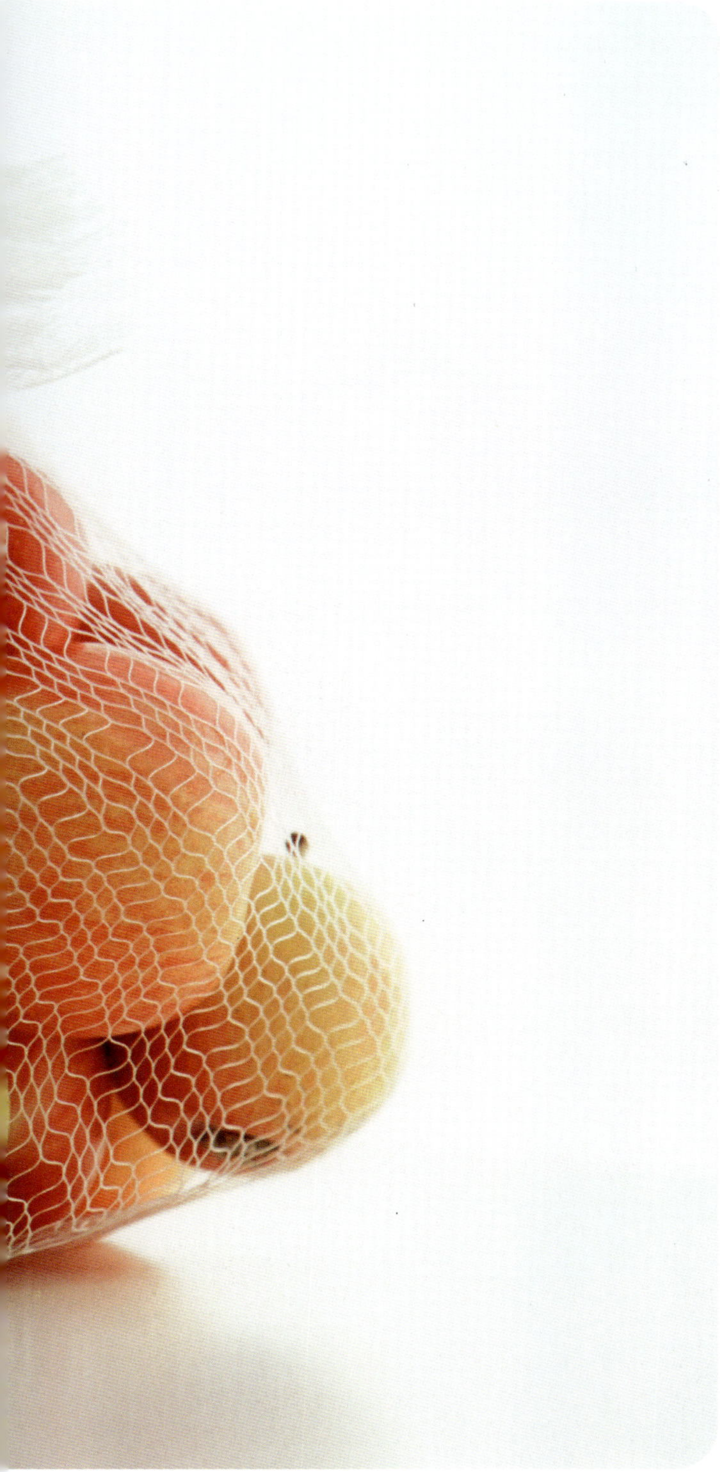

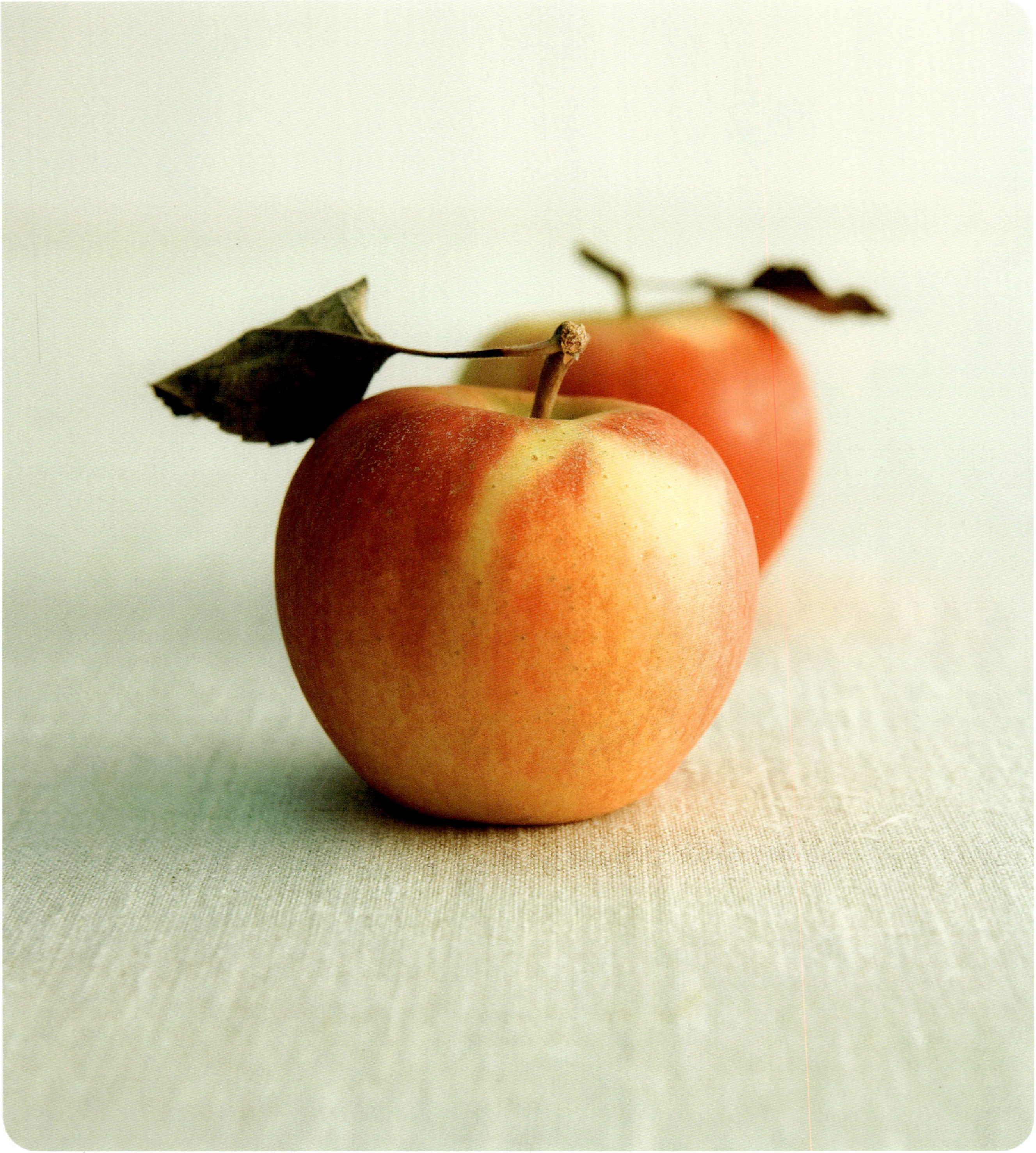

Ein Wort vorab

Jeden Tag essen wir etwa 1,5 kg Lebensmittel. Hinzu kommen rund 2 l Getränke. Was wir aus dem vielfältigen, fast unüberschaubaren Angebot täglich aufs Neue auswählen, hängt davon ab, was uns schmeckt, was wir aus Gewohnheit immer essen, was gerade frisch und günstig auf dem Markt oder im Supermarkt angeboten wird und von vielen anderen Gründen. Vielleicht suchen Sie aber auch ganz gezielt nach bestimmten Lebensmitteln, weil Sie kalorienbewusst essen und auf die Fettmenge achten möchten, weil Ihr Arzt Ihnen geraten hat, sich kalziumreich zu ernähren oder weil Sie wegen Ihrer hohen Blutfettwerte wenig gesättigte Fettsäuren zu sich nehmen sollten.

Hier hilft Ihnen unsere Nährwerttabelle weiter. Sie finden rund 1500 Lebensmittel mit Inhaltsstoffen aufgelistet: neben Grundnahrungsmitteln vom Apfel über Schweinefleisch und Toastbrot bis zur Zwiebel viele neu in Mode gekommene Lebensmittel wie Cranberrys, Kokosmilch und Straußenfleisch ebenso wie vegetarische und vegane Produkte, außerdem zahlreiche zubereitete Speisen und Gerichte wie Rahmgemüse, Thunfischpizza und Tiramisu.

Welche Angaben enthält die Tabelle?

Die Nährwerttabelle enthält Angaben zum **Energiegehalt** der Lebensmittel, wobei wir ja meist einfach vom Kaloriengehalt sprechen, und zu ausgewählten Inhaltsstoffen, die gesundheitlich bedeutsam sind. Sie gibt den Gehalt an **Eiweiß, Kohlenhydraten** und **Ballaststoffen**, an **Fett, Fettsäuren** und **Cholesterin** sowie einigen **Vitaminen** und **Mineralstoffen** an.

Die Daten für die einzelnen Lebensmittel in unserer Tabelle stammen aus den aktuellen wissenschaftlichen Standard-Nährwerttabellen und -Datenbanken (Seite 188). Für die vielen zubereiteten Gerichte haben wir zunächst die gängigsten Standardrezepte ermittelt und anschließend die Nährstoffgehalte anhand der Rezeptzutaten berechnet.

Bei einigen Nährstoffen, insbesondere bei Vitaminen und Mineralstoffen, können wir allerdings manchmal keine Werte angeben, und zwar deshalb, weil dazu entweder gar keine oder keine zuverlässigen Daten vorliegen. Diese Fälle haben wir mit dem Hinweis »keine Angabe« (∅) gekennzeichnet. Dies bedeutet aber nicht unbedingt, dass der Nährstoff in dem betreffenden Lebensmittel nicht enthalten ist.

Wie genau sind die Werte?

Der **Nährstoffgehalt** in unseren Lebensmitteln schwankt immer ein wenig, teilweise sogar erheblich.

Deshalb können Angaben in Nährwerttabellen nie ganz genau sein. Dazu zwei Beispiele:

- Sie haben gerade einen Apfel gegessen und würden gern wissen, wie viel Vitamin C er Ihnen geliefert hat. Welche Apfelsorte haben Sie gegessen? Einen Boskop, Elstar oder Braeburn? War es ein Apfel aus »neuer Ernte« oder einer, der schon den Winter über eingelagert wurde? Je nach Sorte gibt es große Unterschiede im Vitamin-C-Gehalt, der außerdem abhängig von den Anbaubedingungen, vom Klima und von der Lagerung ist. Diese Schwankungen sind ganz natürlich und besonders ausgeprägt bei Vitaminen in Obst und Gemüse. In einer Nährwerttabelle kann man aber immer nur einen Durchschnittsgehalt eines Durchschnittsapfels angeben. Bei tierischen Lebensmitteln sind in erster Linie die Rasse sowie Fütterung und Haltung für schwankende Nährstoffgehalte verantwortlich.
- Sie haben eine Thunfischpizza gegessen und möchten erfahren, wie viele Kalorien in ihr steckten. Wir haben für diese Pizza die Nährwerte auf der Basis eines Standard-Pizzarezeptes errechnet. Aber die Zutaten, die für Ihre spezielle Pizza verwendet wurden, können natürlich von diesem Durchschnittsrezept abweichen. Zum Beispiel kann der Boden dicker sein oder die Thunfischmenge größer. Bei verarbeiteten und zubereiteten Lebensmitteln und Gerichten ergeben sich aufgrund unterschiedlicher Rezepturen und Herstellungsverfahren Schwankungen im Nährstoffgehalt, die zwar unvermeidbar sind, in einer Tabelle jedoch nicht erfasst werden können.

Aus diesem Grunde haben wir darauf verzichtet, die Nährstoffgehalte »aufs Komma genau« anzugeben, denn das würde Ihnen eine Genauigkeit vorspiegeln, die nicht den Tatsachen entspricht. Mit wenigen Ausnahmen dort, wo es nur sehr kleine Zahlen gibt, haben wir die Werte auf ganze Zahlen auf- oder abgerundet. Und da die einzelnen Werte eben oft nicht so genau sind, wie sie erscheinen, sollten auch Sie bei ihrer Bewertung nicht allzu pedantisch sein!

Bei allen unvermeidbaren Schwankungen ist die Nährwerttabelle dennoch unverzichtbar, wenn Sie beispielsweise vitamin- oder ballaststoffreiche Lebensmittel suchen, auf den Fettgehalt in Ihrer Ernährung achten, den Kaloriengehalt verschiedener Produkte miteinander vergleichen oder einfach mehr über die Zusammensetzung unserer Lebensmittel erfahren möchten.

»Essbarer Anteil« und »Portion«

In Nährwerttabellen wird üblicherweise angegeben, wie viel eines Nährstoffs jeweils in 100 g eines Lebensmittels steckt. Viele Lebensmittel jedoch, allen voran Obst und Gemüse, haben nicht essbare Abfallanteile wie Schalen, Stiele oder Kerne. Interessant für uns ist natürlich nur der Nährstoffgehalt der Anteile, die wir tatsächlich essen, beispielsweise das Fruchtfleisch einer Apfelsine, nicht aber deren Schale. Wenn wir also unsere Angaben »pro 100 g **essbarem Anteil**« machen, so gelten die Werte für 100 g Apfelsinenfruchtfleisch, auch wenn es nur »Apfelsine« heißt.

Wir essen allerings nur in den seltensten Fällen von einem Lebensmittel exakt 100 g. Und um Ihnen allzu viel Rechnerei zu ersparen, haben wir für jedes Lebensmittel die Nährwerte nicht nur pro 100 g aufgeführt, sondern gleichzeitig für eine übliche, durchschnittlich große **Verzehrsportion**. Im Fall der Apfelsine ist das eine mittelgroße Frucht. Auch hier beziehen wir uns wieder auf den essbaren Anteil. Die Angabe für »1 Apfelsine, 145 g« meint somit 145 g Fruchtfleisch. Ihre eingekaufte Apfelsine hat mit ihrer Schale natürlich mehr gewogen.

Auch bei den Portionen, die wir je nach Lebensmittel in Stück, Scheibe, Esslöffel usw. angeben, kann es nur jeweils eine durchschnittliche Größe bzw. Menge sein. Das wiederum kann natürlich zu Abweichungen von Ihrer tatsächlich gegessenen Menge führen. Schließlich kann Ihre Scheibe Brot dicker oder dünner, Ihr Stück Kuchen größer oder kleiner als unser Durchschnitt sein. Zur Orientierung und für die meisten Durchschnittsberechnungen reicht diese praktische Angabe aber meistens aus.

Wenn Sie es ganz genau wissen möchten, müssen Sie Ihr Lebensmittel vor dem Verzehr abwiegen (aber bitte erst, nachdem Sie den Abfall entfernt haben) und dann für diese Menge die Nährstoffe berechnen. Hier zwei Beispiele:

- 100 g Banane enthalten 95 kcal. Ihre Banane wiegt ohne Schale 140 g. Der Kaloriengehalt beträgt 95 × 1,4 = 133 kcal.
- 100 g Mehrkornbrot enthalten 5 g Ballaststoffe. Ihre Scheibe wiegt 55 g, enthält also 5 × 0,55 = 2,75 g (aufgerundet 3 g) Ballaststoffe.

Angaben zu Markenprodukten

In unserer Nährwerttabelle finden Sie auch eine Reihe von Markenprodukten verschiedenster Lebensmittelhersteller. Angesichts des riesigen Angebots unterschiedlicher Produkte, aber ebenso vieler ähnlicher Erzeugnisse mehrerer Hersteller konnten wir hier nur beispielhaft einige wenige Produkte herausgreifen. Diese willkürliche Auswahl bedeutet nicht, dass wir ein bestimmtes Markenprodukt besser bewerten als etwa ein vergleichbares nicht aufgeführtes Konkurrenzprodukt.

Die Nährwertdaten der Markenprodukte stammen von den jeweiligen Herstellern, ebenso wie die Angaben zu den Portionsgrößen, sofern sie ausgewiesen werden. Wie Ihnen auffallen wird, gibt es bei den Markenprodukten besonders viele Lücken durch fehlende Daten (»⌀«, keine Angabe). Das liegt daran, dass die Hersteller selbst selten über vollständige Daten zur Nährstoffzusammensetzung ihrer Produkte verfügen.

Viele Lebensmittelproduzenten weisen ausdrücklich darauf hin, dass aufgrund häufig veränderter Rezepturen sich sowohl die Zusammensetzung als auch damit einhergehend der Nährstoffgehalt ihrer Produkte jederzeit ändern kann. Daher können wir Ihnen die dauerhafte Aktualität der von uns verwendeten Herstellerdaten leider nicht garantieren. Wenn Sie ganz sichergehen möchten, schauen Sie auf die Verpackung, auf der immer mehr Hersteller Angaben zumindest zu den Hauptnährstoffen ihrer Produkte machen.

Trotz der lückenhaften Daten und Unsicherheiten hoffen wir, Ihnen mit unserer Auswahl von Markenprodukten doch zumindest eine Orientierungshilfe zu geben, um die ernährungsphysiologischen Vorzüge oder auch Nachteile der Produkte einschätzen zu können. Ergänzend empfehlen wir Ihnen unsere Kategorie »Gerichte« (siehe unter den verschiedenen Lebensmittelgruppen), wo Sie durchschnittliche und vollständige Nährwerte beispielsweise für eine Pizza oder einen Hamburger finden.

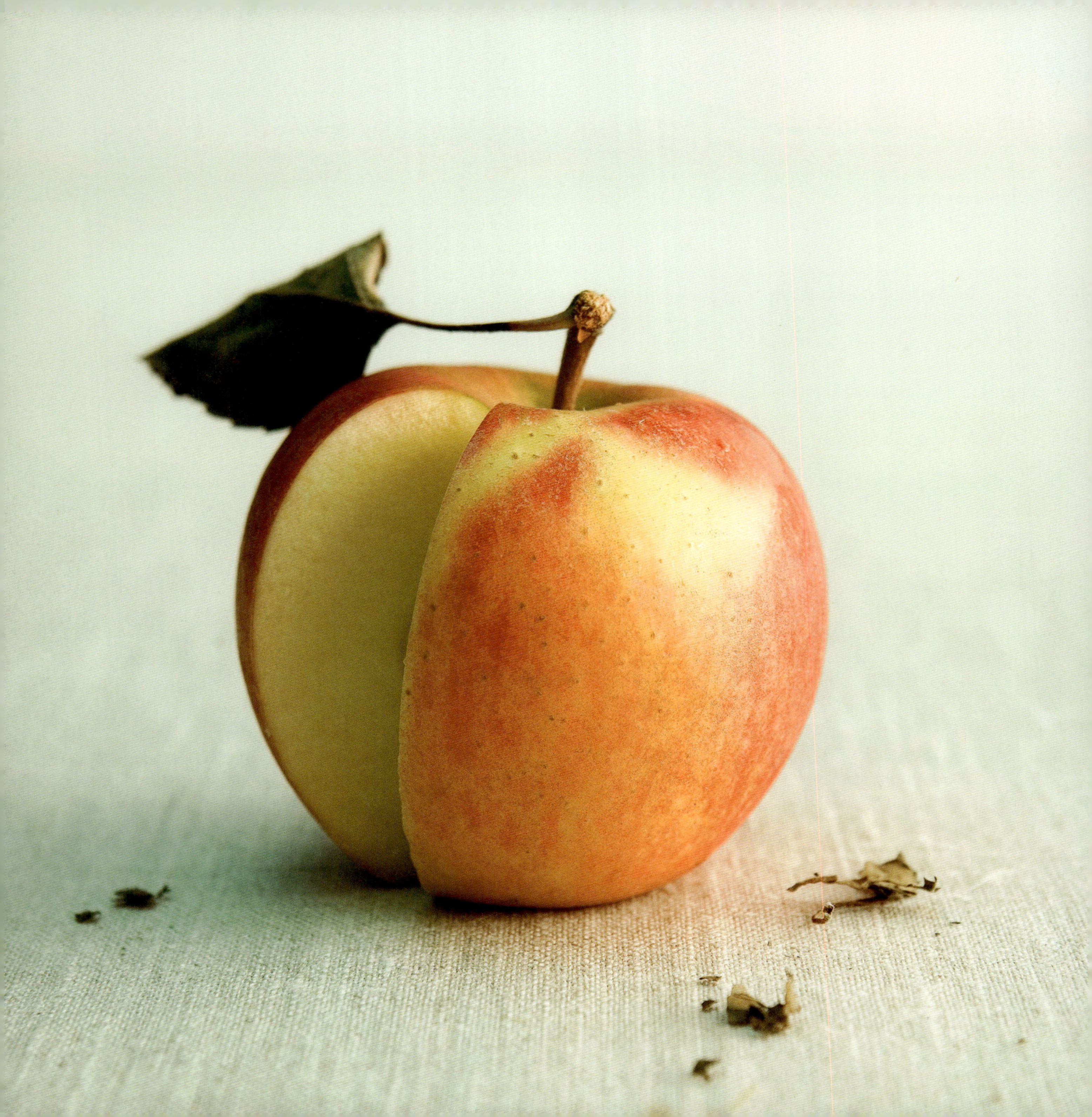

Gesund essen und trinken

Was und wie viel braucht unser Körper, um gesund und leistungsfähig zu sein? Wovon essen wir häufig zu viel und wovon zu wenig? Welche Lebensmittel liefern wertvolle Vitamine, Mineralstoffe und sekundäre Pflanzenstoffe?

Gesunde Ernährung: Die Abwechslung macht's

Unsere Lebensmittel versorgen uns mit Energie und allen Nährstoffen, die wir zum Leben brauchen. Dabei können wir aus einer übergroßen Vielfalt schöpfen. Nutzen Sie sie! Essen Sie möglichst abwechslungsreich.

Je gemischter und vielseitiger wir unsere Lebensmittel wählen, desto größer ist die Wahrscheinlichkeit, dass wir alle notwendigen Inhaltsstoffe in ausreichender Menge erhalten, und desto geringer ist gleichzeitig das Risiko, von einem einzelnen Bestandteil vielleicht zu viel aufzunehmen. Ideal ist es, wenn wir hauptsächlich pflanzliche Lebensmittel essen, also reichlich Gemüse und Obst, Getreideprodukte und Kartoffeln. Als Ergänzung gehören tierische Lebensmittel wie Milchprodukte, Fleisch und Fisch ebenfalls zu einer ausgewogenen Ernährung. Mit zucker- und fettreichen Lebensmitteln sowie mit Salz und Alkohol sollten wir jedoch sparsamer umgehen, als wir es derzeit tun.

Energie: Ohne Brennstoffe läuft nichts

Damit unser Körper überhaupt funktionieren und arbeiten kann, braucht er zunächst mal Energie. Und die können ihm nur unsere Lebensmittel liefern. Sie steckt in den Nährstoffen Eiweiß, Kohlenhydrate und Fett, die wiederum in unterschiedlichen Anteilen in den Nahrungsmitteln enthalten sind.

Die offizielle Einheit für die Energie ist seit einiger Zeit **»Kilojoule«** (kJ), aber alle Welt spricht noch immer wie früher von **»Kilokalorien«** (kcal) oder ganz einfach von »Kalorien«. Eine Kilokalorie entspricht etwa vier Kilojoule (1 kcal = 4,2 kJ).

In unserer Nährwerttabelle gibt es beide Einheiten. Zusätzlich finden Sie in der Rubrik »Energie« noch die Angabe **»Energiedichte«.** Sie drückt den Energiegehalt in Kalorien pro Gramm (kcal/g) eines Lebensmittels aus. Die Energiedichte hilft insbesondere im Zusammenhang mit Übergewicht beziehungsweise dem Abnehmen (Seite 171), Lebensmittel richtig einzuschätzen.

Energiebedarf

Unser Bedarf an Energie setzt sich zusammen aus dem **Ruheenergieumsatz** (Grundumsatz) und dem **Arbeitsumsatz.** Unter **Grundumsatz** verstehen wir die Energie, die der Körper im Ruhezustand verbraucht, und zwar für so lebenswichtige Aufgaben wie Herztätigkeit, biochemische Reaktionen, Atmung oder Wärmeregulation. Männer haben einen höheren Grundumsatz als Frauen, jüngere einen höheren als ältere Menschen. Der **Arbeitsumsatz** entsteht durch Muskelarbeit, also körperliche Tätigkeiten aller Art. Je mehr Muskeln bewegt werden und je länger und intensiver wir sie beanspruchen, desto mehr Energie benötigen wir. Nur wenn sich der Energiebedarf auf der einen und die Energiezufuhr auf der anderen Seite die Waage halten, ist die **Energiebilanz** ausgeglichen. Dann bleibt unser Gewicht stabil. Immer, wenn wir längerfristig mehr Kalorien aufnehmen, als wir verbrauchen, speichert der Körper diesen Überschuss im Fettgewebe: Wir nehmen zu. Im umgekehrten Fall – wenn also mehr verbraucht als zugeführt wird – wird die fehlende Energie aus den Reserven bereitgestellt, und wir nehmen ab.

Energieumsatz

Der **Energieumsatz** kann im Labor mit sehr aufwendigen Methoden exakt ermittelt werden, was aber für den Alltag kaum infrage kommt. Ihn mithilfe von Berechnungsformeln abzuschätzen, um damit die passende Kalorienzufuhr festlegen zu können, ist im Einzelfall sehr ungenau. Doch das ist auch nicht notwendig, wenn Sie sich an dem einfachen, aber unumstößlichen »Energiegesetz« (siehe oben) orientieren: Wenn nämlich Ihr Gewicht über längere Zeit unverändert bleibt, dann können Sie sicher sein, dass Ihre Energiebilanz ausgeglichen ist, Sie also nicht mehr, aber auch nicht weniger Kalorien aufnehmen, als Sie benötigen. Das Kalorienzählen ist überflüssig.

Zufuhrempfehlung

Aus den genannten Gründen kann man keine allgemeinen Empfehlungen zur richtigen Energiezufuhr geben, sondern lediglich Anhaltspunkte zur Orientierung nennen. Diese lauten für Personen mit einer nur geringen körperlichen Tätigkeit (zum Beispiel eine sitzende Bürotätigkeit und keinerlei Freizeitsport):

- für Frauen 1700 – 1900 kcal/Tag,
- für Männer 2100 – 2400 kcal/Tag.

Bei höherer körperlicher Aktivität in Beruf oder Freizeit erhöht sich der Bedarf.

Eiweiß (Protein): zum Verheizen zu schade

Jedes Gramm Eiweiß liefert uns eine Energiemenge von rund 4 kcal (17 kJ). Aber Eiweiß ist normalerweise zu schade, um einfach als Brennstoff genutzt zu werden. Es ist ein lebenswichtiger Baustoff des Körpers für den Aufbau der Muskeln und Organe, für Haut und Haare, für viele Funktionen als Biokatalysator (Enzyme), als Transporter im Blut und vieles mehr. Bei der Verdauung wird jedes Nahrungseiweiß zunächst in seine Bausteine, die **Aminosäuren**, zerlegt. Aus den verschiedenen Aminosäuren kann dann neues körpereigenes Eiweiß aufgebaut werden.

Eiweiß aus tierischen Lebensmitteln – aus Milch, Fleisch, Fisch und Eiern – ist für den Körper besonders gut nutzbar, denn sein Aminosäuremuster ist dem des menschlichen Eiweißes sehr ähnlich. Getreide, Kartoffeln und Hülsenfrüchte sind für uns ebenfalls wichtige Eiweißlieferanten. Dieses pflanzliche Eiweiß kann unser Körper besser für seine Zwecke nutzen, wenn wir es in einer Mahlzeit oder einem Gericht mit tierischem Eiweiß kombinieren, wenn wir also zum Beispiel eine Folienkartoffel mit Kräuterquark oder ein Müsli mit Milch essen.

Zufuhrempfehlung

Wir sollten etwa 0,8 g Eiweiß pro Kilogramm Körpergewicht aufnehmen. Bei einem Gewicht von 55 kg bedeutet das rund 44 g, bei 85 kg etwa 68 g Eiweiß pro Tag. Die Eiweißaufnahme ist im Allgemeinen bei uns nicht problematisch; im Gegenteil, sie ist fast immer mehr als ausreichend. Wenn Sie anhand unserer Tabelle überschlagen, wie Ihre tägliche Eiweißration ausfällt, werden Sie vermutlich ebenfalls feststellen, dass Sie über den Empfehlungen liegen. Das ist aber kein Grund zur Beunruhigung. Gesunden Menschen schadet etwas mehr Eiweiß nicht.

Kohlenhydrate: unser wichtigster Brennstoff

Kohlenhydrate liefern wie Eiweiß pro Gramm etwa 4 kcal (17 kJ). Im Unterschied zu diesem werden sie jedoch zum allergrößten Teil als Brennstoff zur Energieversorgung genutzt.

Die Kohlenhydrate sind aus sogenannten **Einfachzuckern (Monosaccharide)** aufgebaut, deren wichtigste Vertreter **Traubenzucker (Glukose)** und **Fruchtzucker (Fruktose)** sind. **Haushaltszucker (Saccharose)** und **Milchzucker (Laktose)** bestehen aus jeweils zwei miteinander verbundenen Zuckerbausteinen **(Disaccharide)**. Eine lange Kette von Zuckermolekülen wird zu **Stärke**, man spricht von **komplexen Kohlenhydraten (Polysaccharide)**. Im Gegensatz zu den vorgenannten schmecken sie nicht süß. Während der Verdauung werden die Ketten ebenso wie die Zweierverbindungen in Einfachzucker gespalten, die dann aus dem Darm ins Blut aufgenommen werden können.

In den meisten Lebensmitteln sind verschiedene Kohlenhydrate gleichzeitig enthalten. Unsere Tabelle weist den **Gesamtkohlenhydratgehalt** aus, also die Summe aus allen Zuckern und Stärke. Manche Menschen können entweder Laktose oder Fruktose schlecht oder gar nicht vertragen. Für sie ist es wichtig, den Gehalt der Lebensmittel speziell an diesen Zuckern zu kennen. Im hinteren Buchteil finden Sie umfangreiche Sondertabellen mit dem Fruktosegehalt (siehe Tabelle Seite 185) von Lebensmitteln sowie praktische Tipps zur richtigen Ernährung bei Fruktoseunverträglichkeit sowie Tabellen mit dem Laktosegehalt (siehe Tabelle Seite 183) von Lebensmitteln und Ernährungstipps bei Laktoseunverträglichkeit.

Unter der Rubrik Kohlenhydrate haben wir noch die **»Kohlenhydratportionen«** (KH-Port.) angegeben. Sie sind für Patienten mit Diabetes (siehe Seite 176), die Insulin spritzen, eine wertvolle Hilfe für den Alltag, um die Menge an blutzuckerwirksamen Kohlenhydraten und die dafür richtige Insulindosis abschätzen zu können. Für gesunde Menschen haben sie keine Bedeutung.

Zufuhrempfehlung

Rund die Hälfte unserer Kalorien sollte aus Kohlenhydraten stammen. Auch dies gilt wieder lediglich als grobe Richtschnur, allzu genau muss man nicht sein. Wichtiger als die genaue Menge an Kohlenhydraten ist es, darauf zu achten, mit welchen Lebensmitteln sie geliefert werden. Empfehlenswert sind besonders diejenigen, die zusammen mit Ballaststoffen daherkommen (siehe unten). Hier muss man nicht auf die Menge achten. Wohl aber bei den kohlenhydratreichen Lebensmitteln, bei denen Ballaststoffe weitgehend oder ganz fehlen. Das sind – wie ein Blick in die Tabelle zeigt – vor allem

Süßigkeiten und süße Getränke. Sie liefern uns durch ihre Kohlenhydrate zwar reichlich Energie, ansonsten aber nicht viel Nützliches.

Ballaststoffe bringen den Darm in Schwung

Ballaststoffe kommen ausschließlich in pflanzlichen Lebensmitteln vor. Sie sind unverdaulich für uns und liefern praktisch keine Kalorien. Dennoch erfüllen sie wichtige Aufgaben. Sie sorgen insbesondere für eine geregelte **Darmfunktion** und damit für eine regelmäßige **Verdauung**. Gleichzeitig beugen sie Übergewicht (siehe Seite 170) vor, denn ballaststoffreiche Lebensmittel füllen den Magen mit wenigen Kalorien und machen gut und lange satt.

Wenn Kohlenhydrate in Lebensmitteln mit Ballaststoffen vergesellschaftet sind, werden die Ersteren langsamer verdaut und gehen nur langsam ins Blut über. Dadurch schwankt der **Blutzuckerspiegel** nicht so stark. Auch das hilft, länger satt zu bleiben. Kohlenhydratreiche Lebensmittel, die gleichzeitig Ballaststoffe enthalten, sind in erster Linie Getreideprodukte, Gemüse, Obst und Hülsenfrüchte. Also wieder einmal die altbekannten Lebensmittel, ohne die es nun einmal bei einer gesunden Ernährung nicht geht und die uns ja mit vielen lebensnotwendigen Nährstoffen versorgen.

Ein Blick in die Tabelle zeigt, dass es bei Getreideprodukten große Unterschiede im Ballaststoffgehalt gibt, je nachdem, ob es sich um Vollkornprodukte oder solche aus hellen Mehlen handelt. Die Ersteren haben deutlich mehr zu bieten. Auch die verschiedenen Gemüse- und Obstsorten unterscheiden sich in ihrem Ballaststoffgehalt teilweise beträchtlich. Damit Sie nicht jeden Wert nachschauen müssen, für den Alltag der einfache Tipp: Reich an Ballaststoffen sind immer solche Lebensmittel, die Sie gut kauen müssen, beispielsweise Vollkornbrot mehr als Weißbrot, Müsli mehr als Cornflakes und Möhren mehr als Gurken.

Zufuhrempfehlung

Es wird empfohlen, rund 30 g Ballaststoffe pro Tag zu verzehren. Von dieser Menge sind wir als Durchschnittsesser weit entfernt, und wir dürfen uns über jede Steigerung freuen, selbst wenn die empfohlene Menge nicht ganz erreicht wird.

Fett: Energie in konzentrierter Form

In jedem Gramm Fett stecken etwa 9 kcal (37 kJ), gut das Doppelte von Eiweiß und Kohlenhydraten. Aber Fette liefern uns nicht nur konzentrierte Energie, sie sind unter anderem auch Bestandteil aller Zellwände und schützen die inneren Organe vor Verletzungen.

Bausteine der Fette sind die **Fettsäuren**. Je nach ihrem chemischen Aufbau unterscheidet man drei Gruppen: gesättigte, einfach und mehrfach ungesättigte Fettsäuren. Sie alle sind für uns von Bedeutung, allerdings in ganz unterschiedlicher Hinsicht. Deshalb geben wir Ihnen in unserer Tabelle neben dem Gesamtfett zusätzlich den Gehalt der Lebensmittel an den verschiedenen Fettsäuren an.

Gesättigte Fettsäuren

Über **gesättigte Fettsäuren** müssen wir hauptsächlich reden, weil wir von ihnen zumeist weit mehr aufnehmen, als uns guttut. Da unser Körper sie selbst aufbauen kann, sind sie für uns nicht lebensnotwendig, sondern liefern uns viele überflüssige Kalorien. Darüber hinaus sind sie ungünstig für Herz und Kreislauf, denn sie erhöhen die Blutfette, vor allem das schädliche LDL-Cholesterin (siehe Seite 175). Bei ihnen kommen wir ums Einsparen nicht herum. Sie können anhand der Tabellen sehen, dass reichlich gesättigte Fettsäuren in fettreichen tierischen Lebensmitteln (zum Beispiel Wurstwaren, sahnehaltigen Milchprodukten) stecken, aber ebenso in Kokosfett, Backwaren und fettreichen Süßigkeiten wie Schokolade.

Ungesättigte Fettsäuren

Einfach ungesättigte Fettsäuren (Monoensäuren) wirken im Gegensatz zu den gesättigten positiv auf unsere Gesundheit. Sie senken das LDL-Cholesterin und halten die Blutgefäße gesund. Besonders gute Quellen für einfach ungesättigte Fettsäuren sind Olivenöl und Rapsöl sowie einige Nusssorten.

Mehrfach ungesättigte Fettsäuren (Polyensäuren) haben lebenswichtige Aufgaben im Körper und müssen mit der Nahrung aufgenommen werden. Sie werden daher als essenzielle Fettsäuren bezeichnet. Es gibt zwei verschiedene Bauarten: die Omega-3- und die Omega-6-Fettsäuren. Letztere machen in der Durchschnittskost den weitaus größten Teil an Polyensäuren aus. Das Verhältnis von Omega-6- zu Omega-3-Fettsäuren beträgt etwa zehn zu eins. Gerade die **Omega-3-Fettsäuren haben jedoch** viele gesundheitsfördernde Wirkungen. Sie hemmen Entzündungsprozesse im Körper, schützen Herz und Kreislauf, sind bedeutsam für die geistige Leistungsfähigkeit und beugen möglicherweise Demenzerkrankungen vor. Eine höhere Aufnahme an Omega-3-Fettsäuren wäre daher wünschenswert.

Omega-3-Fettsäuren

Fettreiche Fische wie Hering, Makrele und Lachs haben einen hohen Omega-3-Fettsäure-Gehalt, und zwar vor allem zwei Vertreter der Familie, die besonders wirksam sind: **Eicosapentaensäure (EPA)** und **Docosahexaensäure (DHA)**. Im Allgemeinen essen wir aber zu wenig Fisch, um damit ausreichend Omega-3-Fettsäuren aufzunehmen. Deshalb sollten wir unsere Versorgung mit **α-Linolensäure (ALA)** ergänzen, eine Omega-3-Fettsäure, die sich in einigen pflanzlichen Lebensmitteln findet. Wenngleich sie nicht so wirkungsvoll wie EPA und DHA ist, so können wir damit doch einen wichtigen Beitrag zur Verbesserung unserer Versorgung leisten.

Die Tabelle auf Seite 17 zeigt Ihnen die wichtigsten Lebensmittel, die gute Quellen für die verschiedenen Omega-3-Fettsäuren sind.

Zufuhrempfehlung

Etwa 30–35 % der täglichen Nahrungsenergie sollten in Form von Fett aufgenommen werden. Wie bei den Kohlenhydraten kommt es mehr auf die richtige Fettqualität als auf die Menge an: Aus gesättigten Fettsäuren sollten nicht mehr als 10 % der gesamten Kalorien stammen. Bei 2000 kcal pro Tag heißt das weniger als 200 kcal. Da 1 g Fett 9 kcal liefert, entsprechen diese 200 kcal ca. 22 g gesättigten Fettsäuren (200 : 9 = 22,2 g). Diese Menge steckt übrigens bereits in einer Currywurst plus Pommes frites mit Ketchup.

Etwa die Hälfte unseres Nahrungsfetts sollten die einfach ungesättigten Fettsäuren liefern. Neben Olivenöl, Rapsöl und Nüssen enthalten auch viele tierische Lebensmittel nennenswerte Mengen an einfach ungesättigten Fettsäuren. Hier sind sie aber mit gesättigten Fettsäuren vergesellschaftet, welche die vorteilhaften Wirkungen der Ersteren praktisch wieder aufheben, sodass tierische Lebensmittel als Lieferanten für Monoensäuren nicht empfehlenswert sind.

Bei den mehrfach ungesättigten Fettsäuren gilt es wie erläutert, insbesondere den Anteil der Omega-3-Fettsäuren zu steigern. Dazu wird

Gute Quellen für die Omega-3-Fettsäuren ALA, EPA und DHA

Lebensmittel	ALA-Gehalt (mg/100 g)	EPA- und DHA-Gehalt (mg/100 g)
Fette und Öle		
Leinöl	52 800	–
Walnussöl	12 200	–
Rapsöl	9600	–
Weizenkeimöl	7800	–
Sojaöl	7700	–
andere Speiseöle i. D.	500 – 1000	–
Margarine i. D.	1900 – 2900	–
Butter	370 – 940	–
Nüsse und Samen		
Leinsamen	16 700	–
Walnüsse	7800	–
Pekannüsse	760	–
Sesamsaat	670	–
Erdnüsse	530	–
Mandeln	260	–

Lebensmittel	ALA-Gehalt (mg/100 g)	EPA- und DHA-Gehalt (mg/100 g)
Fisch und Fischwaren		
Hering	60	2600
Makrele	250	1780
Lachs	360	2610
Sardine	40	1390
Sardellen	30	500
Thunfisch	Ø	1200
Rotbarsch	50	410
Bückling	200	1930
Makrele geräuchert	220	2920
Schillerlocke	150	4840
angereicherte Lebensmittel		
Omega-3-Brot/Brötchen	420	75 – 90
Omega-3-Pflanzen-margarine	3 000 – 5 000	0 – 240
Omega-3-Wurst	Ø	bis 250

i. D. = im Durchschnitt

empfohlen, ein- bis zweimal pro Woche fettreichen Fisch sowie regelmäßig omega-3-fettsäurereiche pflanzliche Lebensmittel zu essen. Mit monoensäure- und omega-3-reichen Lebensmitteln nehmen wir im Allgemeinen gleichzeitig ausreichend Omega-6-Fettsäuren auf, sodass wir darauf nicht mehr zusätzlich achten müssen.

Cholesterin

Cholesterin ist ein unentbehrlicher **Bestandteil aller Körperzellen.** Außerdem werden daraus wichtige **Hormone** und die **Gallensäuren** aufgebaut. Unser Körper kann Cholesterin in ausreichender Menge selbst bilden, sodass wir nicht auf eine Zufuhr mit der Nahrung angewiesen sind. Im Gegenteil, problematisch kann eher eine zu hohe Aufnahme werden, trägt sie doch zu einer Erhöhung der

Blutfette (siehe Seite 175) bei, wenngleich längst nicht so ausgeprägt, wie man noch vor einigen Jahren meinte.

Cholesterin findet sich nur in tierischen Lebensmitteln. Pflanzliche Produkte sind cholesterinfrei oder enthalten allenfalls winzige Mengen, die wir dann als »Spuren« (✓) in der Tabelle kenntlich gemacht haben, und die für Sie wirklich völlig bedeutungslos sind.

Vitamine: unentbehrlich und gesundheitsfördernd

Vitamine erfüllen vielfältige lebenswichtige Funktionen im Stoffwechsel. Bis auf wenige Ausnahmen können wir sie nicht selbst herstellen, sondern sind auf die Nahrungslieferanten angewiesen. Wir benötigen lediglich kleine Mengen von ihnen, entweder einige Milligramm (mg) oder gar nur Mikrogramm (1 µg = 1/1 000 mg). Es gibt 13 Vitamine, die man in zwei Gruppen einteilt: fettlösliche und wasserlösliche. Zu den fettlöslichen gehören die Vitamine A, D, E und K, zu den wasserlöslichen die verschiedenen B-Vitamine und Vitamin C. Von den fettlöslichen Vitaminen können wir einen gewissen Vorrat anlegen, von dem wir zur Not einige Zeit zehren können. Sie kann der Körper nur in Verbindung mit Fett aufnehmen und verwerten. Die wasserlöslichen Vitamine können wir nicht speichern, umso wichtiger ist die regelmäßige Aufnahme mit der Nahrung. Eine gemischte, abwechslungsreiche Kost versorgt uns in der Regel ausreichend mit allen Vitaminen. Je einseitiger die Ernährung aber wird, desto eher gibt es Engpässe bei der Versorgung.

Die tabellarische Übersicht (Seite 19) zeigt Ihnen die wichtigsten Aufgaben der einzelnen Vitamine und welche Lebensmittel uns gut damit versorgen.

Einige Vitamine tun uns zusätzlich noch Gutes, indem sie uns vor bestimmten Krankheiten, insbesondere Herz-Kreislauf-Erkrankungen, aber auch Krebs schützen können. Dies sind vor allem die Vitamine A, E und C, die die Körperzellen vor aggressiven Angreifern schützen, sowie Folsäure. Aus diesem Grunde haben wir ihre Gehalte in den Lebensmitteln in unsere Nährwerttabelle aufgenommen.

Vitamin A, genauer gesagt seine Vorstufe, das β-Carotin, Vitamin E und Vitamin C wirken als **Antioxidanzien**. Sie fangen sogenannte freie Radikale im Körper ab und machen sie unschädlich. Diese aggressiven Verbindungen schädigen sonst Körperzellen und Zellwände und können so die Entstehung vieler Krankheiten beschleunigen.

Vitamin A und β-Carotin

Vitamin A (Retinol) gibt es in zwei Ausführungen: einmal als »fertiges Vitamin«, das in tierischen Lebensmitteln wie Eigelb, Butter und Leber vorkommt, und als β-Carotin in pflanzlichen Lebensmitteln, wobei insbesondere gelbe und orangerote Früchte und Gemüse wie Aprikosen, Möhren, Paprika sowie grünblättriges Gemüse (Spinat, Feldsalat) viel davon enthalten. Das β-Carotin seinerseits kann zwei Wege einschlagen. Es kann, je nach Bedarf, als Vorstufe des Vitamin A dienen und zu diesem aufgebaut werden, oder es ist selbst als Antioxidans wirksam.

Zufuhrempfehlung: Man sollte etwa 0,8 – 1 mg Retinoläquivalente pro Tag zu sich nehmen. Bezüglich seiner Vitamin-A-Wirksamkeit ist das β-Carotin nicht so effizient wie das fertige Vitamin A. Deshalb werden die Gehalte in Retinoläquivalente (RÄ) umgerechnet, die auch in der Nährwerttabelle angegeben sind. Dabei entspricht 1 µg Retinoläquivalent 1 µg Retinol beziehungsweise 6 µg β-Carotin.

Funktionen und wichtige Nahrungsquellen der verschiedenen Vitamine

Vitamin	Aufgaben	gute Lieferanten
Vitamin A/ β-Carotin (siehe Seite 18)	• beteiligt am Sehvorgang sowie am Aufbau von Haut und Schleimhaut • wichtig für das Immunsystem • β-Carotin wirkt außerdem als Antioxidans	Vitamin A: Leber, Eier, Butter β-Carotin: Obst und Gemüse (siehe Nährwerttabelle)
Vitamin D (siehe Seite 20)	• beteiligt am Aufbau von Knochen und Zähnen • fördert die Aufnahme von Kalzium in den Körper	Leber, Fettfische, Eier, Margarine, Butter (siehe Seite 20)
Vitamin E (siehe Seite 20)	• Bestandteil aller Zellwände der Körperzellen • Antioxidans	pflanzliche Öle, Nüsse, Samen (siehe Nährwerttabelle)
Vitamin K	• beteiligt an der Blutgerinnung	grüne Gemüse, Milchprodukte, Eier, Vollkornprodukte
Vitamin C (siehe Seite 20)	• stärkt das Immunsystem • beteiligt am Aufbau von Bindegewebe, Knochen und Zähnen • Antioxidans	Obst und Gemüse (siehe Nährwerttabelle)
B-Vitamine		
Vitamin B_1 (Thiamin)	• beteiligt am Stoffwechsel vor allem der Kohlenhydrate • Funktionen im Nervensystem	Schweinefleisch, Leber, Vollkornprodukte, v. a. Weizenkeime und Haferflocken, Hülsenfrüchte, Nüsse, Kartoffeln
Vitamin B_2 (Riboflavin)	• beteiligt am Stoffwechsel von Kohlenhydraten, Eiweiß und Fetten sowie an der Energiegewinnung	Milch und Milchprodukte, Fleisch, Fisch, Eier, Vollkornprodukte
Vitamin B_6 (Pyridoxin)	• beteiligt vor allem am Eiweißstoffwechsel und an der Bildung des roten Blutfarbstoffs	Kommt in fast allen Lebensmitteln vor, besonders in Fleisch, Fisch, Vollkornprodukten, Hülsenfrüchten
Vitamin B_{12} (Cobalamin)	• beteiligt an verschiedenen Reaktionen im Stoffwechsel, ebenso an der Blut- und Zellbildung	Kommt fast nur in tierischen Lebensmitteln vor, bes. in Leber, Fleisch, Fisch, Eiern, Milch und Milchprodukten
Folsäure (siehe Seite 20)	• beteiligt an der Neubildung von Zellen, an der Zellteilung und Blutbildung	grünes Gemüse, Orangen, Erdbeeren, Vollkornprodukte, Leber, Weizenkeime (siehe Nährwerttabelle)
Niacin	• beteiligt am Stoffwechsel von Kohlenhydraten, Eiweiß und Fetten	Fleisch, Fisch, Milch, Eier, Vollkornprodukte, Kartoffeln
Pantothensäure	• beteiligt vor allem am Auf- und Abbau von Fetten sowie am Kohlenhydratabbau	Kommt in fast allen Lebensmitteln vor, bes. in Leber, Fleisch, Fisch, Milch, Vollkornprodukten
Biotin	• beteiligt am Abbau bestimmter Fettsäuren und Aminosäuren • wichtig für Haut und Haare	Innereien, Eier, Milch, Nüsse, Hülsenfrüchte

Vitamin E (Tocopherole)

Unter Vitamin E versteht man sehr ähnlich aufgebaute Verbindungen, die Tocopherole genannt werden. Die einzelnen Varianten sind im Organismus nicht alle gleich wirksam, deshalb berechnet man ihre jeweilige biologische Aktivität im Vergleich zur wirksamsten Verbindung, dem α-Tocopherol, und gibt den Gehalt der Lebensmittel daran als »mg-Tocopherol-Äquivalent« (TÄ) an.

Zufuhrempfehlung: Die beste Vitamin-E-Quelle sind pflanzliche Öle. Nüsse und Saaten sind ebenfalls Vitamin-E-reich. Man sollte etwa 11 – 15 mg Tocopheroläquivalente pro Tag zu sich nehmen.

Vitamin C (Ascorbinsäure)

Neben seiner Wirkung als Antioxidans stärkt Vitamin C unter anderem das Immunsystem, unterstützt den Aufbau von Bindegewebe, Knochen und Zähnen und ist an vielen Reaktionen im Körper beteiligt.

Zufuhrempfehlung: Mit einer Vitamin-C-reichen Kost mit viel Obst und Gemüse als wichtigsten Lieferanten bringen Sie Ihr Immunsystem ebenso auf Vordermann wie Ihre antioxidative Abwehr. Dabei sollten Sie etwa 100 mg Vitamin C pro Tag aufnehmen.

Folsäure

Folsäure ist an der Neubildung von Körperzellen beteiligt. Außerdem schützt sie Herz und Kreislauf, indem sie **Homocystein** beseitigt. Diese im Körper gebildete Substanz würde sich ohne Folsäure im Blut ansammeln, die Blutgefäße schädigen und zu einem Herzinfarkt-Risikofaktor werden. Mit einer folsäurereichen Kost bleibt der Gehalt an schädigendem Homocystein niedrig.

Zufuhrempfehlung: Folsäure ist eines der empfindlichsten Vitamine und wird sehr schnell durch Licht und Hitze zerstört. Neben einer vitaminschonenden Zubereitung (siehe Seite 24) sollten wir deshalb besonders auf gute Folsäurelieferanten wie grünes Gemüse, Vollkornprodukte, einige Obstsorten, Fleisch und Milchprodukte achten, um etwa 300 µg Folsäure pro Tag mit der Nahrung aufzunehmen.

Vitamin D

Vitamin D wird zum Knochenaufbau benötigt. Außerdem werden seit einiger Zeit weitere, bisher nicht vollständig geklärte Funktionen von Vitamin D vermutet, unter anderem im Immunsystem und bei der Muskelentwicklung. Vitamin D hat unter den Vitaminen eine Ausnahmestellung, denn es kann von unserem Körper in der Haut mithilfe von Sonnenlicht zum Teil selbst gebildet werden. Bis heute ist allerdings nicht genau bekannt, wie hoch dieser Anteil ist. Bei starker Sonneneinstrahlung im Sommer wird mehr Vitamin D im Körper gebildet als im Winter. Bei Menschen, die kaum ins Freie

Gute Vitamin-D-Quellen

Vitamin-D-Gehalt	Lebensmittel
Lebensmittel mit mehr als 5 µg/100 g	• fettreiche Fische wie Makrele, Hering, Lachs, Sardine • Eigelb
Lebensmittel mit 1 – 5 µg/100 g	• Leber • Käse mit einem Fettgehalt von 45 % Fett i. Tr. oder mehr, z. B. Emmentaler, Gouda • Butter • mit Vitamin-D-angereicherte Margarine und andere Lebensmittel, z. B. Säfte • Pilze

kommen, ist die Eigenbildung nur sehr gering.

Zufuhrempfehlung: Um ohne nennenswerte Sonnenbestrahlung eine ausreichende Versorgung mit Vitamin D zu erreichen, wird eine Aufnahme von 20 µg pro Tag durch Vitamin-D-reiche Lebensmittel und gegebenenfalls durch Einnahme eines Vitamin-D-Präparats empfohlen.

Die vielfältigen Aufgaben der Mineralstoffe

Mineralstoffe sind anorganische Nährstoffe, die wie Vitamine lebensnotwendige Aufgaben erfüllen und die uns unsere Nahrung liefern muss. Von einigen Mineralstoffen benötigen wir bis zu einigen Gramm pro Tag, bei anderen reichen schon Milligramm oder Mikrogramm aus. Diese bezeichnet man als Spurenelemente. Hierzu zählen Eisen, Jod, Fluorid, Zink und Selen. Die folgende Übersicht zeigt Ihnen die wichtigsten Mineralstoffe, ihre Hauptaufgaben und gute Nahrungsquellen.

Natrium

Natrium kommt in unseren Lebensmitteln größtenteils zusammen mit Chlorid als **Kochsalz** (Natriumchlorid) vor, sodass natriumreiche Lebensmittel gleichzeitig salzreiche Lebensmittel sind; 1 g Natrium entspricht 2,5 g Kochsalz. Bei Natrium müssen wir uns keine Gedanken um eine ausreichende Zufuhr machen; im Gegenteil, wir nehmen eher zu viel auf, weil wir häufig zu salzreich essen.

Von Natur aus enthalten Lebensmittel wenig Natrium. Das können Sie feststellen, wenn Sie sich den Gehalt von unverarbeitetem Fleisch, Fisch, Getreide oder Gemüse ansehen. Erst bei der Verarbeitung wird durch Salzzugabe der Natriumgehalt hoch. Salz wird zahlreichen Produkten wie Wurst, Käse, Räucherfisch, Brot und Konserven zugesetzt, sei es wegen des Geschmacks, zur Konservierung oder aus herstellungstechnischen Gründen.

Zufuhrempfehlung: Schätzungsweise benötigen wir mindestens 550 mg Natrium pro Tag, was einer Menge von 1,4 g Kochsalz entspricht. Den genauen Natriumbedarf des Körpers kennen wir aber nicht. Beim Salz wird empfohlen, nicht mehr als 6 g pro Tag aufzunehmen; das entspricht etwa einem Teelöffel. Eine dauerhaft deutlich höhere Salzzufuhr kann zur Entstehung von Bluthochdruck (siehe Seite 176) beitragen.

Kalium

Kalium wirkt bei vielen Aufgaben praktisch als Gegenspieler des Natriums. Und im Gegensatz zum Natrium ist der Kaliumgehalt vor allem bei unverarbeiteten Lebensmitteln hoch, besonders bei Gemüse, Obst und Trockenfrüchten.

Zufuhrempfehlung: Auch hier gibt es lediglich Schätzwerte, wobei man annimmt, dass wir mindestens 2 000 mg pro Tag benötigen. Im Unterschied zum Natrium ist jedoch eine Kost mit einem höheren Kaliumgehalt kein Nachteil, im Gegenteil, sie kann helfen, einen erhöhten Blutdruck zu senken.

Kalzium

Wenn die Versorgung mit Kalzium unzureichend ist, bedient der Körper sich mit Kalzium aus den Knochen, um die Aufgaben im Blut und bei der Reizleitung optimal wahrnehmen zu können. Die Stabilität der Knochen leidet durch diesen Abbau. Im Alter kann es zu **Osteoporose** kommen. Zwar ist ein gewisses Maß an Knochenabbau mit dem Alter natürlich, aber durch ausreichenden Kalziumnachschub lässt sich der Verlust gering halten.

Milch und Milchprodukte sind die besten Kalziumquellen unserer

Funktionen und wichtige Nahrungsquellen der verschiedenen Mineralstoffe

Mineralstoff	Aufgaben	gute Lieferanten
Natrium (siehe Seite 21)	• regelt den Wasserhaushalt im Zusammenspiel mit Kalium • hält die Spannung in und zwischen den Zellen aufrecht • wichtig für die Übertragung und Weiterleitung von Muskel- und Nervenreizen	Kochsalz und salzreiche Lebensmittel (siehe Seite 177)
Kalium (siehe Seite 21)	• regelt den Wasserhaushalt im Zusammenspiel mit Natrium • hält die Spannung in und zwischen den Zellen aufrecht • wichtig für die Übertragung und Weiterleitung von Muskel- und Nervenreizen; Aktivator vieler Enzyme	Obst und Gemüse, Kartoffeln, Nüsse (siehe Nährwerttabelle)
Chlorid	• hält die Spannung in und zwischen den Zellen aufrecht • Bestandteil der Magensäure • beteiligt an der Regulation des Säure-Basen-Haushalts	wird größtenteils zusammen mit Natrium als Kochsalz (Natriumchlorid) aufgenommen
Kalzium (siehe Seite 21)	• Baustoff für Knochen und Zähne • wichtig für die Reizleitung in Nervenzellen und für die Muskelkontraktion • beteiligt an der Blutgerinnung	Milch und Milchprodukte; einige Gemüsesorten (siehe Nährwerttabelle)
Phosphor	• Baustoff für Knochen und Zähne • Bestandteil jeder Zelle; überträgt Energie • beteiligt an zahlreichen Stoffwechselreaktionen	ist in praktisch allen Lebensmitteln enthalten, besonders in eiweißreichen und industriell verarbeitete Produkten
Magnesium (siehe Seite 23)	• beteiligt an der Reizübertragung von Nerven auf die Muskeln und bei der Muskelkontraktion • aktiviert zahlreiche Enzyme	ist in den meisten Lebensmitteln enthalten (siehe Nährwerttabelle)
Eisen (siehe Seite 23)	• Baustein des Blut- und Muskelfarbstoffs; transportiert Sauerstoff • Bestandteil vieler Enzyme	Fleisch, Fisch, Vollkorn, Nüsse, Hülsenfrüchte (siehe Nährwerttabelle)
Jod (siehe Seite 23)	• Baustein der Schilddrüsenhormone; damit wichtig für den gesamten Stoffwechsel und den Energieumsatz	Seefisch, Milchprodukte, Jodsalz (siehe Seite 24))
Fluorid	• härtet den Zahnschmelz und macht ihn widerstandsfähig gegen Karies • wichtig für die Stabilität des Knochens	Fisch, schwarzer Tee, grüner Tee, fluoridiertes Jodsalz
Zink	• Aufgaben im Immunsystem • wichtig für die Insulinspeicherung • wichtig für Haut und Haare • Bestandteil bzw. Aktivator vieler Enzyme	Fleisch, Fisch, Schalentiere, Milch und Milchprodukte, Vollkornprodukte, Nüsse und Samen
Selen	• Antioxidans • aktiviert mehrere Enzyme	ist in vielen Lebensmitteln enthalten, allerdings in geringen Mengen

Nahrung. Zudem ist das Kalzium aus der Milch für den Körper besonders gut verwertbar. Zur Bedarfsdeckung können einige Gemüsesorten beitragen (unter anderem Brokkoli, Grünkohl, Porree) sowie Nüsse und Hülsenfrüchte. Auch Mineralwasser mit mindestens 150 mg Kalzium/l ist eine gute Quelle.

Zufuhrempfehlung: Man sollte etwa 1 000 mg Kalzium pro Tag zu sich nehmen.

Magnesium

Magnesium findet sich in den meisten Lebensmitteln, unter anderem in Vollkornprodukten, Milch und Milchprodukten, Geflügelfleisch, Fisch und vielen Gemüsearten. Deshalb ist unsere Versorgung mit Magnesium im Allgemeinen nicht problematisch, sofern die Ernährung nicht sehr einseitig ist.

Zufuhrempfehlung: Es wird empfohlen, etwa 300 – 400 mg Magnesium pro Tag aufzunehmen.

Eisen

Eisen wird zum größten Teil als Bestandteil des roten Blutfarbstoffs und Transporteur für Sauerstoff im Blut benötigt. Da Frauen im gebärfähigen Alter durch die Menstruation regelmäßig Blut verlieren, benötigen sie deutlich mehr Eisen als Männer. Bei ihnen ist die Versorgung nicht immer ausreichend.

Die beste Quelle für Eisen ist Fleisch. Es hat nicht nur einen hohen Eisengehalt, sondern lässt sich vom Körper am besten verwerten. Daneben tragen pflanzliche Lebensmittel wesentlich zur Eisenversorgung bei. Wichtige Lieferanten sind Vollkornprodukte, Hülsenfrüchte, Nüsse, manche Gemüsesorten. Allerdings kann Eisen aus pflanzlichen Lebensmitteln schlechter vom Körper genutzt werden. Seine Verwertbarkeit lässt sich erheblich verbessern, wenn das Eisen zusammen mit Vitamin C aufgenommen wird. Trinken Sie also beispielsweise zu Ihrem Frühstück – mit Brot oder Müsli – ein Glas Orangensaft oder essen Sie zum Reisgericht einen Salat oder Obstnachtisch.

Zufuhrempfehlung: Man sollte etwa 10 – 15 mg Eisen pro Tag aufnehmen.

Jod

Von dem Spurenelement Jod nehmen wir im Durchschnitt weniger auf als empfohlen, da der Jodgehalt der meisten Lebensmittel – mit Ausnahme von Seefischen – sehr gering ist. Aus diesem Grunde galt Deutschland lange Zeit als ausgesprochenes »Jodmangelland«. In den letzten Jahren jedoch zeichnet sich eine deutliche Verbesserung der Situation ab.

Sowohl zu Hause und in der Gemeinschaftsverpflegung als auch bei der Lebensmittelverarbeitung hat sich **»Jodsalz«** weitgehend durchgesetzt, ein Speisesalz, dem eine festgelegte Menge von 15 – 25 mg Jod/kg Salz zugefügt wird. Außerdem wird bei der Tierfütterung immer häufiger jodangereichertes Futter verwendet. Dadurch erhöht sich der Jodgehalt von Milch, Milchprodukten und Eiern erheblich. Auf den Jodgehalt von Fleisch wirkt sich dies allerdings kaum aus, er bleibt niedrig.

Und so sorgen Sie für eine ausreichende Jodzufuhr: Essen Sie möglichst ein- bis zweimal pro Woche Fisch aus dem Meer. Verwenden Sie zum Salzen nur Jodsalz. Aber gehen Sie auch damit sparsam um, denn schließlich ist Jodsalz in erster Linie Kochsalz. Fragen Sie beim Bäcker und Metzger, ob Brot und Wurstwaren mit Jodsalz hergestellt wurden. Schauen Sie bei verpackten Lebensmitteln auf die Zutatenliste. Wenn Jodsalz verwendet wurde, wird es immer angegeben.

Zufuhrempfehlung: Etwa 200 µg Jod pro Tag sind empfehlenswert.

Gute Jodquellen

Jodgehalt	Lebensmittel
Lebensmittel mit mehr als 100 µg/100 g	• besonders jodreiche Fische: Schellfisch, Kabeljau, Meeräsche
Lebensmittel mit mehr als 50 – 100 µg/100 g	• die meisten anderen Meeresfische, z. B. Scholle, Seelachs, Rotbarsch, Heilbutt, Hering • viele Fischerzeugnisse, z. B. Bismarckhering, Sardinen in Öl, Schillerlocken • Miesmuscheln, Hummer, Nordseegarnelen
Lebensmittel mit bis zu 50 µg/100 g	• Milch, Milchprodukte und Eier (bei Fütterung mit jodangereichertem Futter) • mit Jodsalz hergestellte Produkte: Brot, Käse, Wurstwaren

So bleiben Vitamine und Mineralstoffe erhalten

Vitamine sind sehr empfindlich und können auf dem Weg des Lebensmittels von der Erzeugung über den Handel bis auf Ihren Teller durch verschiedene Einflüsse schon teilweise zerstört werden. Je nach Vitamin wirkt sich vor allem **Licht, Hitze** oder **Sauerstoff** ungünstig aus. Wenngleich sich diese Verluste nicht ganz vermeiden lassen, so können Sie doch durch vorsichtigen Umgang mit Lebensmitteln dazu beitragen, dass der größte Teil der Vitamine erhalten bleibt und Ihnen zugute kommt. Bei den wasserlöslichen Vitaminen (also den B-Vitaminen und Vitamin C) kann zudem ein Teil durch Wasser aus den Lebensmitteln gelöst werden und auf diese Weise beim Kochen verloren gehen. Das kann ebenso bei einigen Mineralstoffen, zum Beispiel bei Kalium und Jod, passieren.

Hier die wichtigsten Tipps, um Vitamine und Mineralstoffe zu erhalten:

- Verwenden Sie die Lebensmittel möglichst frisch, das gilt insbesondere für Obst und Gemüse. Wenn Lebensmittel gelagert werden müssen, sollte es am besten kühl und dunkel sein und nicht länger als nötig.
- Waschen Sie Obst, Gemüse, Kartoffeln gründlich unter fließendem Wasser beziehungsweise lassen Sie sie nicht lange im Wasser liegen. Zerkleinern Sie die Lebensmittel erst nach dem Waschen, und zwar möglichst nur grob.
- Gemüse wird am besten mit wenig Wasser gegart (gedünstet), das dann mitgegessen oder als Grundlage für eine Soße mit verwendet werden kann. Garen Sie nicht länger als nötig. Gemüse sollte nicht völlig weich gekocht werden, sondern noch bissfest sein. Das erhält sowohl die Vitamine als auch Aroma und Eigengeschmack.
- Zubereitete Speisen nicht warm halten. Was nicht sofort gegessen wird, lieber rasch abkühlen und zum späteren Verzehr kurz wieder aufwärmen.

Sekundäre Pflanzenstoffe: als Mischung wertvoll

Unter dem Begriff »sekundäre Pflanzenstoffe« werden zahlreiche ganz unterschiedliche Inhaltsstoffe in pflanzlichen Lebensmitteln zusammengefasst, die den Pflanzen unter anderem Farbe und Geschmack geben. Zu ihnen gehören beispielsweise **Carotinoide** (unter anderem in Tomaten, Paprika, Aprikosen), **Polyphenole** (unter anderem in Äpfeln, Trauben und Tee) und **Glucosinolate** (unter anderem in Rotkohl, Wirsing, Rosenkohl). Den größten Gehalt an sekundären Pflanzenstoffen findet man in Gemüse und Obst.

Im Unterschied zu den Vitaminen sind sie für den Menschen nicht lebensnotwendig, aber sie haben viele gesundheitsfördernde Wirkungen. Unter anderem stimulieren sie das Immunsystem und regulieren den Stoffwechsel, wirken als Antioxidanzien oder verhindern die Vermehrung von Krankheitskeimen.

Bei den sekundären Pflanzenstoffen kommt es in erster Linie auf die Gesamtmischung an. Die positiven Wirkungen einzelner Substanzen sind meist sehr gering und kaum messbar. In einer gemischten Kost jedoch addieren sich all diese Einzeleffekte und werden in der Summe wirksam. Sie können sich das etwa wie bei einem Mauerbau vorstellen: Der einzelne Stein hat nur einen winzigen Anteil, aus vielen Steinen kann aber ein hochwirksamer Schutzwall werden.

Es macht also wenig Sinn, eine besonders hohe Aufnahme eines einzelnen Stoffes zu empfehlen. Das wäre in unserem Mauerbeispiel eine hohe Säule, die nicht viel Schutz bietet. Wir bieten Ihnen daher keine Tabellen mit dem Gehalt an Einzelstoffen an. Das wäre auch nicht zuletzt deshalb wenig hilfreich, weil es bis heute nur sehr wenig zuverlässige Daten über den Gehalt einzelner sekundärer Pflanzenstoffe in den Lebensmitteln gibt. Sie würden weit mehr Lücken als Daten finden.

Einen ganz praktischen Tipp aber geben wir Ihnen: Essen Sie Obst und Gemüse möglichst bunt. Sorgen Sie für eine Mischung aus gelben (wie Aprikosen, Möhren), roten (wie Paprika, Rotkohl) und grünen (wie Brokkoli, Spinat) Sorten. Damit haben Sie die beste Voraussetzung für einen wirkungsvollen Mix der verschiedenen sekundären Pflanzenstoffe.

Flüssigkeit: noch wichtiger als das tägliche Brot

Wasser ist für uns noch wichtiger als alle Nähr- und Inhaltsstoffe der Lebensmittel. Ohne Nahrung können wir immerhin bis zu einigen Wochen überleben, ohne Wasser dagegen lediglich wenige Tage. Wasser wird für praktisch alle Lebensvorgänge benötigt. Es transportiert die Nährstoffe zu den Organen und Körperzellen. Gleichzeitig werden mit Wasser beziehungsweise Harn die Abfallstoffe, die regelmäßig im Stoffwechsel anfallen, über die Niere ausgeschieden. Und mithilfe von Wasser wird schließlich auch die Körpertemperatur reguliert, indem wir durch Schwitzen vor einer Überhitzung geschützt werden.

Täglich benötigt unser Körper insgesamt etwa 2,5 l Flüssigkeit, um die Wasserverluste über Harn, Schweiß, Atemluft und Stuhl wieder auszugleichen. Von diesen 2,5 l nehmen wir etwa 1 l über die Nahrung auf, den Rest müssen wir durch Getränke nachfüllen, also etwa 1,5 l. Auch hier kann man nicht mehr als diesen Richtwert angeben. Wie bei allen Nährstoffen gibt es beim Wasser erhebliche individuelle Schwankungen beim Bedarf, und im Sommer brauchen wir mehr als im Winter.

Geeignete Getränke sind insbesondere Wasser, Kräuter- und Früchtetees sowie verdünnte Fruchtsäfte. Auch gegen einen maßvollen Konsum von Kaffee oder schwarzem Tee ist nichts einzuwenden. Zurückhalten sollten wir uns jedoch bei kalorienreichen Getränken mit viel Zucker oder Alkohol, wobei Alkohol mit 7 kcal/g sogar deutlich mehr Kalorien enthält als Zucker (4 kcal/g).

Schwangerschaft und Stillzeit

Die Empfehlungen für eine gesunde und abwechslungsreiche Ernährung, die auf den vorherigen Seiten beschrieben haben, gelten grundsätzlich auch in Schwangerschaft und Stillzeit. Es müssen nur wenige

Besonderheiten beachtet werden. Schwangere und stillende Frauen brauchen vor allem mehr Vitamine und Mineralstoffe. Der Kalorienverbrauch hingegen steigt nur leicht an. Es ist also in dieser Zeit besonders wichtig, nährstoffreiche Lebensmittel auszuwählen, um den erhöhten Vitamin- und Mineralstoffbedarf zu decken, ohne gleichzeitig zu viele Kalorien aufzunehmen.

Im ersten Drittel der Schwangerschaft wird keine zusätzliche Energie benötigt, im zweiten Drittel sind es etwa 250 kcal/Tag mehr, und im letzten Drittel steigt der Kalorienverbrauch um 500 kcal pro Tag. Auch für die Stillzeit werden rund 500 kcal täglich mehr veranschlagt. Für die Entwicklung des ungeborenen Kindes sowie später für die Milchbildung wird außerdem mehr Eiweiß benötigt. Dies wird jedoch bei einer ausgewogenen Ernährungsweise ausreichend geliefert.

DHA, Folsäure, Jod, Eisen

Der Bedarf an Vitaminen und Mineralstoffen steigt bereits mit Beginn der Schwangerschaft an. Eine bunt gemischte Kost mit viel Gemüse und Obst, Vollkornprodukten sowie Milchprodukten, magerem Fleisch und Fisch kann aber den erhöhten Bedarf zumeist gut decken. Hier gibt es allerdings einige Ausnahmen, die Sie beachten sollten. So benötigen schwangere und stillende Frauen mehr von der **Omega-3-Fettsäure Docosahexaensäure (DHA).** Um die erforderlichen 200 mg/Tag aufzunehmen, sollten Sie daher ein- bis zweimal in der Woche insbesondere fettreichen Seefisch essen. Wer gar keinen Fisch mag, kann entsprechende Nahrungsergänzungsmittel einnehmen. Allen Schwangeren wird empfohlen, so früh wie möglich und mindestens in den ersten zwölf Wochen **Folsäuretabletten** (meist 400 µg/Tag) einzunehmen, denn gerade in dieser Zeit ist besonders viel Folsäure für eine normale Entwicklung des Embryos notwendig. Des Weiteren kann die Versorgung mit **Jod** kritisch werden, das unerlässlich für eine normale körperliche und geistige Entwicklung des Fetus bzw. Neugeborenen ist. Deshalb werden Jodtabletten mit 100 – 150 µg Jod für schwangere und stillende Frauen empfohlen. Der vierte häufig kritische Nährstoff in der Schwangerschaft ist **Eisen**, dessen Bedarf sich verdoppelt. Dennoch benötigt nicht jede schwangere Frau Eisenpräparate. Der Arzt kann durch eine Blutuntersuchung feststellen, ob sie im Einzelfall notwendig sind. Auch die Einnahme des Folsäure- bzw. Jodpräparats sollten Sie mit Ihrem Arzt besprechen.

Gesund auch ohne Fleisch?

Immer mehr Menschen verzichten aus ganz unterschiedlichen Gründen auf Fleisch und Fisch und ernähren sich vegetarisch. Ein Teil von ihnen verzichtet vollständig auf tierische Produkte, also auch auf Milch und Eier. Dann spricht man von veganer Ernährung. Diesem Trend entsprechend ist in den letzten Jahren eine Vielzahl von sogenannten Fleischersatzprodukten und anderen vegetarischen bzw. veganen Lebensmitteln auf den Markt gekommen. Um Ihnen die Suche nach solchen Erzeugnissen zu erleichtern, haben wir in unserer Nährwerttabelle vegetarische und vegane Produkte vom Haferdrink über die Sojasahne bis zum Grünkernaufstrich und der veganen Falafel in einer eigenen Kategorie zusammengefasst.

Während man früher bei Vegetariern vor allem Probleme mit der Nährstoffversorgung sah, weiß man heute, dass bei einer abwechslungsreichen Lebensmittelwahl auch ohne Fleisch der Bedarf an allen lebenswichtigen Nährstoffen gedeckt werden kann und dass eine vegetarische Ernährungsweise sogar gesundheitliche Vorteile gegenüber unserer – häufig zu fleischreichen – Durchschnittskost haben kann.

Vegetarier

Die meisten Vegetarier ernähren sich bewusst und ausgewogen. Sie essen viel Gemüse, Rohkost, Obst und Vollkorngetreide, gleichzeitig weniger fett- und zuckerreiche Produkte. Ihre Kost ist vitaminreich, enthält viele Ballaststoffe, gute Fette und nur selten zu viele Kalorien. Im Vergleich zum durchschnittlichen »Normalesser« sind Vegetarier seltener übergewichtig und leiden nicht so häufig unter Bluthochdruck, Diabetes und Herz-Kreislauf-Erkrankungen. Wer allerdings nur das Fleisch weglässt und weiterhin bei reichlich Süßem, Weißmehlprodukten sowie fettreichen Snacks und Fast Food bleibt, isst damit nicht gesünder.

Veganer

Während eine ausgewogene vegetarische Ernährungsweise also durchaus eine empfehlenswerte Alternative für einen gesunden Ernährungsweg sein kann, birgt die vegane Ernährung Risiken für eine unzureichende Versorgung mit einigen Nährstoffen. So fehlt Veganern beispielsweise Vitamin B_{12}, da dieses Vitamin in pflanzlichen Lebensmitteln nicht vorkommt. Auch die Zufuhr von Jod ist vergleichsweise gering, denn die wichtigsten Jodquellen (Seefisch, Milch, Eier) fehlen. Außerdem ist bei einer rein pflanzlichen Ernährung die Aufnahme von Kalzium und Vitamin D deutlich niedriger als bei einer gemischten Kost. Angereicherte Lebensmittel oder Nahrungsergänzungsmittel können helfen, die Defizite auszugleichen. Damit es nicht zu einem schwerwiegenden Mangel an kritischen Nährstoffen kommt, sollte die Versorgungslage regelmäßig durch entsprechende Untersuchungen beim Arzt überprüft werden. Insbesondere für Menschen mit einem erhöhten Nährstoffbedarf wie Kinder sowie schwangere und stillende Frauen ist eine vegane Ernährung nicht zu empfehlen.

Referenzwerte für die Nährstoffzufuhr

Bei den Erläuterungen zur Energieaufnahme und zu den einzelnen Nährstoffen haben wir Ihnen bereits die durchschnittlichen Zufuhrempfehlungen der nachfolgend genannten Fachgesellschaften angegeben, die für gesunde Erwachsene gelten. Sie sind im Alltag als Richtschnur völlig ausreichend.

Nachfolgend finden Sie aber auch noch eine vollständige Tabelle mit den Referenzwerten für die Nährstoffzufuhr, die gemeinsam von der Deutschen Gesellschaft für Ernährung, der Österreichischen Gesellschaft für Ernährung, der Schweizerischen Gesellschaft für Ernährungsforschung und der Schweizerischen Vereinigung für Ernährung erarbeitet wurden (»D-A-CH-Referenzwerte«). Hier gibt es Werte für Kinder, Jugendliche und Erwachsene verschiedener Altersgruppen sowie für schwangere und stillende Frauen. Die Empfehlungen sind so großzügig bemessen, dass man davon ausgehen kann, dass nahezu alle Personen der jeweiligen Gruppe (über 98 %) mit den genannten Nährstoffmengen ausreichend versorgt sind, um gesund und leistungsfähig zu bleiben und um ernährungsabhängigen Krankheiten vorzubeugen.

Beachten Sie bitte, dass die Werte zwar für die jeweilige Bevölkerungsgruppe, nicht aber für jede Einzelperson dieser Gruppe gelten. Auch wenn für Ihre Altersgruppe beispielsweise 200 µg Jod pro Tag empfohlen werden, so kann es durchaus sein, dass Sie persönlich mit deutlich weniger auskommen, da der Nährstoffbedarf auch innerhalb einer Altersgruppe von Mensch zu Mensch erheblich schwankt, abhängig von vielen verschiedenen Einflüssen. Eine Nährstoffzufuhr unter der empfohlenen Menge bedeutet also im Einzelfall nicht automatisch, dass die Versorgung mit dem betreffenden

Vitamin oder Mineralstoff unzureichend ist. Ob tatsächlich ein Mangel daran besteht, lässt sich nur mit aufwendigen klinischen und biochemischen Untersuchungen feststellen.

Falls Sie mithilfe unserer Nährwerttabelle Ihre eigene Nährstoffzufuhr einmal ermitteln und mit den Empfehlungen vergleichen möchten, müssen Sie bei der Bewertung nicht allzu genau sein. Wenn Sie die Empfehlungen im Durchschnitt einer Woche größenordnungsmäßig erreichen, können Sie normalerweise von einer sehr guten Nährstoffversorgung ausgehen.

D-A-CH-Referenzwerte für die Nährstoffzufuhr – Energie, Eiweiß, Fett, Wasser

	Energie[1] kcal/Tag m/w[2]	Energie MJ/Tag m/w	Protein g/kg KG[3]/Tag m/w	Fett % der Energie	Omega-6-Fettsäuren[6] % der Energie	Omega-3-Fettsäuren[7] % der Energie	Wasser[8] ml/kg KG/Tag
Säuglinge							
0 bis unter 4 Monate	550/500	2,3/2,0	2,7 – 1,5[4]	45 – 50	4,0	0,5	130
4 bis unter 12 Monate	700/600	2,8/2,6	1,3 – 1,1[5]	35 – 45	3,5	0,5	110
Kinder und Jugendliche							
1 bis unter 4 Jahre	1200/1100	4,8/4,5	1,0	30 – 40	3,0	0,5	95
4 bis unter 7 Jahre	1400/1300	5,7/5,4	0,9	30 – 35	2,5	0,5	75
7 bis unter 10 Jahre	1700/1500	6,9/6,4	0,9	30 – 35	2,5	0,5	60
10 bis unter 13 Jahre	1900/1700	7,9/7,3	0,9	30 – 35	2,5	0,5	50
13 bis unter 15 Jahre	2300/1900	9,5/8,1	0,9	30 – 35	2,5	0,5	40
15 bis unter 19 Jahre	2600/2000	10,9/8,5	0,9/0,8	30	2,5	0,5	40
Erwachsene							
19 bis unter 25 Jahre	2400/1900	10,1/8,0	0,8	30	2,5	0,5	35
25 bis unter 51 Jahre	2300/1800	9,8/7,7	0,8	30	2,5	0,5	35
51 bis unter 65 Jahre	2200/1700	9,3/7,1	0,8	30	2,5	0,5	30
Über 65 Jahre	2100/1700	9,0/7,1	0,8	30	2,5	0,5	30
Schwangere	+ 250 (2.Trim.)[9] + 500 (3.Trim.)[9]	+ 1,1 + 2,1	58 g/Tag (ab 4. Monat)	30 – 35	2,5	0,5[10]	35
Stillende	+ 500	+ 2,1	63 g/Tag	30 – 35	2,5	0,5[10]	45

[1] Richtwerte für die durchschnittliche Energiezufuhr von Personen mit normalem Körpergewicht und bei sitzender Tätigkeit und wenig Freizeitaktivität
[2] m = männlich; w = weiblich
[3] KG = Körpergewicht
[4] bis 1 Monat: 2,7; 1 – 2 Monate: 2,0; 2 – 4 Monate: 1,5
[5] 4 – 6 Monate: 1,3; 6 – 12 Monate: 1,1
[6] Linolsäure
[7] α-Linolensäure
[8] Wasserzufuhr durch Getränke und feste Nahrung
[9] Energiemehrbedarf im 2. Trimester (Monat 4 – 6) 250 kcal/Tag, im 3. Trimester (Monat 7 – 9) 500 kcal/Tag
[10] Schwangere und Stillende sollten mindestens 200 mg Docosahexaensäure (DHA)/Tag (1 – 2 Portionen Fisch/Woche) zuführen.

D-A-CH-Referenzwerte für die Nährstoffzufuhr – Vitamine

	Vitamin A, β-Carotin mg RÄ[1]/Tag m/w	Vitamin D[2] µg/Tag	Vitamin E[3] mg TÄ[3]/Tag m/w	Vitamin K µg/Tag m/w	Vitamin C mg/Tag	Vitamin B_1 (Thiamin) mg/Tag m/w
Säuglinge						
0 bis unter 4 Monate	0,5	10	3	4	20	0,2
4 bis unter 12 Monate	0,6	10	4	10	20	0,4
Kinder und Jugendliche						
1 bis unter 4 Jahre	0,6	20	6/5	15	20	0,6
4 bis unter 7 Jahre	0,7	20	8	20	30	0,7
7 bis unter 10 Jahre	0,8	20	10/9	30	45	0,9/0,8
10 bis unter 13 Jahre	0,9	20	13/11	40	65	1,0/0,9
13 bis unter 15 Jahre	1,1/1,0	20	14/12	50	85	1,2/1,0
15 bis unter 19 Jahre	1,1/0,9	20	15/12	70/60	105/90	1,4/1,1
Erwachsene						
19 bis unter 25 Jahre	1,0/0,8	20	15/12	70/60	110/95	1,3/1,0
25 bis unter 51 Jahre	1,0/0,8	20	14/12	70/60	110/95	1,2/1,0
51 bis unter 65 Jahre	1,0/0,8	20	13/12	80/65	110/95	1,2/1,0
Über 65 Jahre	1,0/0,8	20	12/11	80/65	110/95	1,1/1,0
Schwangere	1,1	20	13	60	105	1,2 (2. Trim.) 1,3 (3. Trim.)
Stillende	1,5	20	17	60	125	1,3

[1] RÄ = Retinoläquivalente
[2] Zufuhrempfehlung bei fehlender körpereigener Vitamin-D-Bildung, d. h. ohne oder mit nur sehr geringer Sonnenbestrahlung. Um die Zufuhrempfehlung zu erreichen, wird zusätzlich ein Vitamin-D-Präparat empfohlen.
[3] TÄ = Tocopheroläquivalente
[4] FÄ = Folsäureäquivalente
[5] Niacinäquivalente

Vitamin B_2 (Riboflavin) mg/Tag m/w	Vitamin B_6 (Pyridoxin) mg/Tag m/w	Vitamin B_{12} (Cobalamin) µg/Tag	Folsäure µg FÄ[4]/Tag	Niacin[5] mg/Tag m/w	Pantothensäure mg/Tag	Biotin µg/Tag
0,3	0,1	0,4	60	2	2	5
0,4	0,3	0,8	80	5	3	5–10
0,7	0,4	1,0	120	8	4	10–15
0,8	0,5	1,5	140	9	4	10–15
1,0/0,9	0,7	1,8	180	11/10	5	15–20
1,1/1,0	1,0	2,0	240	13/11	5	20–30
1,4/1,1	1,4	3,0	300	15/13	6	25–35
1,6/1,2	1,6/1,2	3,0	300	17/13	6	30–60
1,4/1,1	1,5/1,2	3,0	300	16/13	6	30–60
1,4/1,1	1,5/1,2	3,0	300	15/12	6	30–60
1,3/1,0	1,5/1,2	3,0	300	15/11	6	30–60
1,3/1,0	1,4/1,2	3,0	300	14/11	6	30–60
1,3 (2. Trim.) 1,4 (3. Trim.)	1,9 (ab 4. Monat)	3,5	550	14 (2. Trim.) 16 (3. Trim.)	6	30–60
1,4	1,9	4,0	450	16	6	30–60

D-A-CH-Referenzwerte für die Nährstoffzufuhr – Mineralstoffe

	Natrium[1] mg/Tag	Kalium[1] mg/Tag	Chlorid[1] mg/Tag	Kalzium mg/Tag	Phosphor mg/Tag	Magnesium mg/Tag m/w
Säuglinge						
0 bis unter 4 Monate	100	400	200	220	120	24
4 bis unter 12 Monate	180	650	270	330	300	60
Kinder und Jugendliche						
1 bis unter 4 Jahre	300	1000	450	600	500	80
4 bis unter 7 Jahre	410	1400	620	750	600	120
7 bis unter 10 Jahre	460	1600	690	900	800	170
10 bis unter 13 Jahre	510	1700	770	1100	1250	230/250
13 bis unter 15 Jahre	550	1900	830	1200	1250	310
15 bis unter 19 Jahre	550	2000	830	1200	1250	400/350
Erwachsene						
19 bis unter 25 Jahre	550	2000	830	1000	700	400/310
25 bis unter 51 Jahre	550	2000	830	1000	700	350/300
51 bis unter 65 Jahre	550	2000	830	1000	700	350/300
Über 65 Jahre	550	2000	830	1000	700	350/300
Schwangere	620	2000	830	1000	800	310
Stillende	690	2000	830	1000	900	390

[1] Schätzwerte für eine minimale Zufuhr

D-A-CH-Referenzwerte für die Nährstoffzufuhr – Spurenelemente

	Eisen mg/Tag m/w	**Jod µg/Tag**	**Fluorid mg/Tag m/w**	**Zink mg/Tag m/w**	**Selen µg/Tag m/w**
Säuglinge					
0 bis unter 4 Monate	0,5	40	0,25	1,0	10
4 bis unter 12 Monate	8	80	0,5	2,0	15
Kinder und Jugendliche					
1 bis unter 4 Jahre	8	100	0,7	3,0	15
4 bis unter 7 Jahre	8	120	1,1	5,0	20
7 bis unter 10 Jahre	10	140	1,1	7,0	30
10 bis unter 13 Jahre	12/15	180	2,0	9,0/7,0	45
13 bis unter 15 Jahre	12/15	200	3,2/2,9	9,5/7,0	60
15 bis unter 19 Jahre	12/15	200	3,2/2,9	10,0/7,0	70/60
Erwachsene					
19 bis unter 25 Jahre	10/15	200	3,8/3,1	10,0/7,0	70/60
25 bis unter 51 Jahre	10/15	200	3,8/3,1	10,0/7,0	70/60
51 bis unter 65 Jahre	10	180	3,8/3,1	10,0/7,0	70/60
Über 65 Jahre	10	180	3,8/3,1	10,0/7,0	70/60
Schwangere	30	230	3,1	10,0	60
Stillende	20	260	3,1	11,0	75

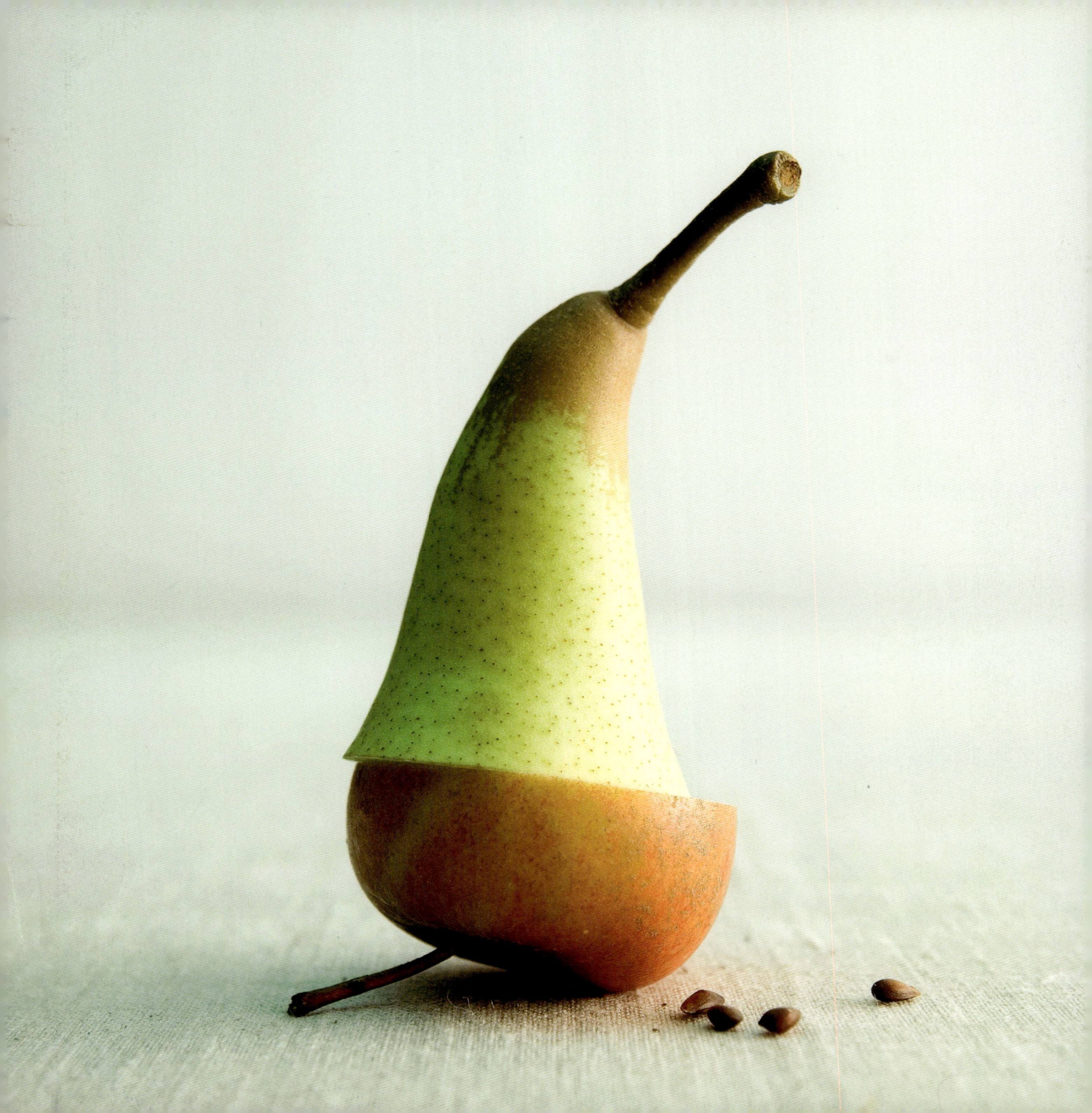

Die Nährwert-tabellen

Fleisch, Geflügel, Eier jeweils essb. Anteil | Zeile 1: pro 100 g | Zeile 2: pro Portion	Energie			Eiweiß	Kohlenhydrate			Fett/Fettsäuren		
	Energie kcal	Energie kJ	Energiedichte kcal/g	Eiweiß g	Kohlenhydrate g	KH-Port.	Ballaststoffe g	Fett g	gesättigte FS g	einfach unges. FS g
Kalbfleisch										
Brust	**131**	**549**	**1,3**	**19**	**0**	**0**	**0**	**6**	**2**	**2**
1 Portion, 125 g	164	686	1,3	23	0	0	0	8	3	2
Filet	**101**	**423**	**1,0**	**21**	**0**	**0**	**0**	**2**	**1**	**1**
1 Portion, 125 g	126	528	1,0	27	0	0	0	2	1	1
Haxe	**123**	**513**	**1,2**	**21**	**0**	**0**	**0**	**4**	**1**	**1**
1 Portion, 125 g	153	641	1,2	26	0	0	0	6	2	2
Keule	**102**	**427**	**1,0**	**21**	**0**	**0**	**0**	**2**	**1**	**1**
1 Portion, 125 g	128	534	1,0	27	0	0	0	2	1	1
Kotelett	**147**	**613**	**1,5**	**19**	**0**	**0**	**0**	**8**	**2**	**2**
1 Portion, 125 g	183	766	1,5	24	0	0	0	10	3	3
Leber	**86**	**360**	**0,9**	**15**	**4**	**0,5**	**0**	**1**	**Ø**	**Ø**
1 Portion, 125 g	108	450	0,9	19	5	0,5	0	1	Ø	Ø
Niere	**124**	**519**	**1,2**	**17**	**0**	**0**	**0**	**6**	**3**	**3**
1 Portion, 125 g	155	649	1,2	21	0	0	0	8	4	4
Schnitzel	**113**	**471**	**1,1**	**21**	**0**	**0**	**0**	**3**	**1**	**1**
1 Portion, 125 g	141	589	1,1	26	0	0	0	4	1	1
Schulter (Bug)	**94**	**393**	**0,9**	**21**	**0**	**0**	**0**	**1**	↙	↙
1 Portion, 125 g	118	492	0,9	27	0	0	0	1	1	↙
Zunge	**172**	**720**	**1,7**	**17**	**0**	**0**	**0**	**12**	**4**	**5**
1 Portion, 125 g	215	900	1,7	21	0	0	0	15	5	7
Lammfleisch										
Filet	**117**	**490**	**1,2**	**21**	**0**	**0**	**0**	**4**	**1**	**1**
1 Portion, 125 g	146	612	1,2	26	0	0	0	5	1	1
Keule	**134**	**561**	**1,3**	**21**	**0**	**0**	**0**	**5**	**2**	**2**
1 Portion, 125 g	168	701	1,3	26	0	0	0	6	2	3
Kotelett	**229**	**958**	**2,3**	**18**	**0**	**0**	**0**	**17**	**8**	**7**
1 Portion, 125 g	286	1198	2,3	22	0	0	0	21	10	9
Schulter (Bug)	**151**	**632**	**1,5**	**19**	**0**	**0**	**0**	**8**	**3**	**3**
1 Portion, 125 g	189	790	1,5	24	0	0	0	10	3	4
Rindfleisch										
Filet	**121**	**508**	**1,2**	**21**	**0**	**0**	**0**	**4**	**2**	**2**
1 Portion, 125 g	152	635	1,2	27	0	0	0	5	2	2
Gehacktes	**202**	**846**	**2,0**	**20**	**0**	**0**	**0**	**14**	**6**	**7**
1 Portion, 110 g	222	931	2,0	22	0	0	0	15	6	7
Herz	**121**	**506**	**1,2**	**17**	**0**	**0**	**0**	**6**	**3**	**2**
1 Portion, 125 g	151	633	1,2	21	0	0	0	8	4	2
Hohe Rippe	**159**	**666**	**1,6**	**22**	**0**	**0**	**0**	**8**	**4**	**4**
1 Portion, 125 g	199	833	1,6	27	0	0	0	10	4	5
Kamm (Hals)	**160**	**668**	**1,6**	**19**	**0**	**0**	**0**	**9**	**4**	**4**
1 Portion, 125 g	200	835	1,6	24	0	0	0	12	5	5
Keule (Ober- u. Unterschale, Hüfte, Kugel)	**121**	**507**	**1,2**	**21**	**0**	**0**	**0**	**4**	**2**	**2**
1 Portion, 125 g	152	634	1,2	26	0	0	0	5	2	2
Leber	**131**	**548**	**1,3**	**19**	**5**	**0,5**	**0**	**4**	**1**	**1**
1 Portion, 125 g	164	685	1,3	24	7	0,5	0	5	2	1
Niere	**113**	**473**	**1,1**	**17**	**0**	**0**	**0**	**5**	**2**	**2**
1 Portion, 125 g	141	591	1,1	21	0	0	0	6	3	2
Roastbeef	**131**	**546**	**1,3**	**23**	**0**	**0**	**0**	**4**	**2**	**2**
1 Portion, 125 g	163	683	1,3	28	0	0	0	6	3	2

Fleisch, Geflügel, Eier

jeweils essb. Anteil | Zeile 1: pro 100 g | Zeile 2: pro Portion

(FS)		Vitamine				Mineralstoffe					
mehrfach unges. FS	Cholesterin	A (RÄ)	E (TÄ)	C	Folsäure	Natrium	Kalium	Kalzium	Magnesium	Eisen	
g	mg	µg	mg	mg	µg	mg	mg	mg	mg	mg	
											Kalbfleisch
1	**73**	**1**	**0,2**	**0**	**12**	**89**	**290**	**13**	**22**	**3,0**	**Brust**
1	91	1	0,3	0	15	111	363	16	28	3,8	1 Portion, 125 g
✓	**58**	**1**	**Ø**	**0**	**Ø**	**95**	**348**	**12**	**25**	**1,4**	**Filet**
✓	73	1	Ø	0	Ø	119	435	15	31	1,8	1 Portion, 125 g
✓	**70**	**1**	**0,3**	**0**	**14**	**115**	**300**	**12**	**26**	**3,0**	**Haxe**
1	88	1	0,4	0	18	144	375	15	33	3,8	1 Portion, 125 g
✓	**70**	**1**	**0,3**	**0**	**14**	**64**	**372**	**5**	**27**	**2,3**	**Keule**
✓	88	1	0,4	0	18	80	465	6	34	2,9	1 Portion, 125 g
1	**70**	**1**	**0,3**	**0**	**13**	**76**	**329**	**11**	**24**	**2,1**	**Kotelett**
1	88	1	0,4	0	16	95	411	14	30	2,6	1 Portion, 125 g
Ø	**229**	**28 000**	**0,2**	**35**	**240**	**87**	**316**	**9**	**19**	**7,9**	**Leber**
Ø	286	35 000	0,3	44	300	109	395	11	24	9,9	1 Portion, 125 g
✓	**380**	**210**	**Ø**	**13**	**63**	**200**	**290**	**10**	**18**	**12,0**	**Niere**
✓	475	263	Ø	16	79	250	363	13	23	15,0	1 Portion, 125 g
✓	**70**	**1**	**0,3**	**0**	**14**	**63**	**367**	**5**	**26**	**2,3**	**Schnitzel**
✓	88	1	0,4	0	18	79	459	6	33	2,9	1 Portion, 125 g
✓	**63**	**1**	**Ø**	**0**	**5**	**87**	**395**	**12**	**15**	**2,0**	**Schulter (Bug)**
✓	79	1	Ø	0	6	109	494	15	19	2,5	1 Portion, 125 g
1	**100**	**3**	**0,1**	**3**	**5**	**93**	**210**	**8**	**17**	**2,8**	**Zunge**
1	125	4	0,1	4	6	116	263	10	21	3,5	1 Portion, 125 g
											Lammfleisch
✓	**63**	**Ø**	**Ø**	**Ø**	**Ø**	**67**	**289**	**3**	**22**	**1,6**	**Filet**
✓	79	Ø	Ø	Ø	Ø	84	361	4	28	2,0	1 Portion, 125 g
✓	**66**	**Ø**	**0,2**	**Ø**	**24**	**64**	**284**	**7**	**27**	**1,8**	**Keule**
1	83	Ø	0,3	Ø	30	80	355	9	34	2,3	1 Portion, 125 g
1	**66**	**Ø**	**Ø**	**Ø**	**Ø**	**74**	**284**	**13**	**20**	**1,4**	**Kotelett**
1	83	Ø	Ø	Ø	Ø	93	355	16	25	1,8	1 Portion, 125 g
1	**67**	**Ø**	**0,2**	**Ø**	**23**	**70**	**268**	**16**	**24**	**1,6**	**Schulter (Bug)**
1	84	Ø	0,3	Ø	29	88	335	20	30	2,0	1 Portion, 125 g
											Rindfleisch
✓	**51**	**20**	**0,5**	**0**	**10**	**42**	**340**	**3**	**22**	**2,3**	**Filet**
✓	64	25	0,6	0	13	53	425	4	28	2,9	1 Portion, 125 g
1	**58**	**17**	**0,4**	**0**	**2**	**60**	**310**	**6**	**19**	**1,9**	**Gehacktes**
1	64	19	0,4	0	2	66	341	7	21	2,1	1 Portion, 110 g
✓	**125**	**6**	**0,4**	**6**	**4**	**108**	**286**	**9**	**25**	**4,0**	**Herz**
✓	156	8	0,5	7	5	135	358	11	31	5,0	1 Portion, 125 g
✓	**47**	**15**	**0,5**	**0**	**3**	**54**	**344**	**3**	**22**	**1,9**	**Hohe Rippe**
✓	59	19	0,6	0	4	68	430	4	28	2,4	1 Portion, 125 g
✓	**60**	**3**	**0,5**	**0**	**3**	**45**	**295**	**4**	**17**	**2,0**	**Kamm (Hals)**
1	75	4	0,6	0	4	56	369	5	21	2,5	1 Portion, 125 g
✓	**70**	**20**	**0,5**	**0**	**3**	**66**	**360**	**6**	**22**	**2,2**	**Keule (Ober- u. Unterschale, Hüfte, Kugel)**
✓	88	25	0,6	0	4	83	450	8	28	2,8	1 Portion, 125 g
1	**257**	**18 000**	**0,7**	**32**	**592**	**116**	**340**	**6**	**21**	**6,9**	**Leber**
1	321	22 500	0,9	40	740	145	425	8	26	8,6	1 Portion, 125 g
✓	**340**	**330**	**0,3**	**11**	**170**	**235**	**220**	**11**	**20**	**11,0**	**Niere**
✓	425	413	0,4	14	213	294	275	14	25	13,8	1 Portion, 125 g
✓	**49**	**15**	**0,5**	**0**	**3**	**55**	**360**	**3**	**23**	**2,0**	**Roastbeef**
✓	61	19	0,6	0	4	69	450	4	29	2,5	1 Portion, 125 g

Fleisch, Geflügel, Eier

jeweils essb. Anteil | Zeile 1: pro 100 g | Zeile 2: pro Portion

	Energie			Eiweiß	Kohlenhydrate			Fett/Fettsäuren		
	Energie kcal	Energie kJ	Energiedichte kcal/g	Eiweiß g	Kohlenhydrate g	KH-Port.	Ballaststoffe g	Fett g	gesättigte FS g	einfach unges. FS g
Rindfleisch										
Steak	**126**	**527**	**1,3**	**22**	**0**	**0**	**0**	**4**	**2**	**2**
1 Portion, 150 g	189	790	1,3	32	0	0	0	7	3	3
Tatar	**114**	**475**	**1,1**	**21**	**0**	**0**	**0**	**3**	**1**	**1**
1 Portion, 110 g	125	522	1,1	24	0	0	0	3	1	1
Zunge	**207**	**866**	**2,1**	**16**	**0**	**0**	**0**	**16**	**6**	**7**
1 Portion, 125 g	259	1083	2,1	20	0	0	0	20	7	9
Schweinefleisch										
Backe	**299**	**1252**	**3,0**	**17**	**0**	**0**	**0**	**26**	**10**	**12**
1 Portion, 125 g	374	1565	3,0	21	0	0	0	33	12	15
Bauch	**261**	**1092**	**2,6**	**18**	**0**	**0**	**0**	**21**	**7**	**10**
1 Portion, 125 g	326	1365	2,6	22	0	0	0	26	9	12
Eisbein (Haxe)	**186**	**778**	**1,9**	**19**	**0**	**0**	**0**	**12**	**5**	**6**
1 Portion, 125 g	233	973	1,9	24	0	0	0	15	6	7
Filet	**105**	**439**	**1,1**	**22**	**0**	**0**	**0**	**2**	**1**	**1**
1 Portion, 125 g	131	549	1,1	28	0	0	0	2	1	1
Kasseler	**151**	**632**	**1,5**	**21**	**0**	**0**	**0**	**8**	**3**	**3**
1 Portion, 125 g	189	790	1,5	26	0	0	0	9	4	4
Kotelett	**133**	**558**	**1,3**	**22**	**0**	**0**	**0**	**5**	**2**	**2**
1 Portion, 125 g	167	698	1,3	27	0	0	0	6	2	3
Leber	**129**	**540**	**1,3**	**21**	**1**	**0**	**0**	**5**	**2**	**1**
1 Portion, 125 g	161	675	1,3	26	1	0	0	6	2	1
Mett (Hackfleisch)	**250**	**1045**	**2,5**	**18**	**0**	**0**	**0**	**20**	**7**	**10**
1 Portion, 110 g	275	1150	2,5	20	0	0	0	22	8	10
Niere	**102**	**427**	**1,0**	**17**	**0**	**0**	**0**	**4**	**1**	**1**
1 Portion, 125 g	128	533	1,0	21	0	0	0	5	1	1
Ober-/Unterschale (Schinkenstück)	**136**	**568**	**1,4**	**21**	**0**	**0**	**0**	**6**	**2**	**3**
1 Portion, 125 g	170	710	1,4	27	0	0	0	7	3	3
Schnitzel	**106**	**444**	**1,1**	**22**	**0**	**0**	**0**	**2**	**1**	**1**
1 Portion, 125 g	133	554	1,1	28	0	0	0	2	1	1
Schulter (Bug)	**161**	**672**	**1,6**	**20**	**0**	**0**	**0**	**9**	**3**	**4**
1 Portion, 125 g	201	840	1,6	26	0	0	0	11	4	5
Zunge	**158**	**661**	**1,6**	**16**	**0**	**0**	**0**	**10**	**4**	**5**
1 Portion, 125 g	198	826	1,6	21	0	0	0	13	4	6
Wild und sonstiges Fleisch										
Hasenkeule	**116**	**485**	**1,2**	**22**	**0**	**0**	**0**	**3**	**1**	**1**
1 Portion, 125 g	145	606	1,2	28	0	0	0	4	1	1
Hauskaninchen i. D.	**146**	**610**	**1,5**	**19**	**0**	**0**	**0**	**8**	**3**	**1**
1 Portion, 125 g	182	763	1,5	24	0	0	0	10	3	2
Hirschkeule	**113**	**474**	**1,1**	**21**	**0**	**0**	**0**	**3**	**2**	**1**
1 Portion, 125 g	142	593	1,1	26	0	0	0	4	2	2
Pferdefleisch i. D.	**115**	**481**	**1,2**	**21**	↙	**0**	**0**	**3**	**1**	**1**
1 Portion, 125 g	144	601	1,2	27	1	0	0	4	2	2
Rehkeule	**97**	**406**	**1,0**	**21**	**0**	**0**	**0**	**1**	**1**	**1**
1 Portion, 125 g	121	507	1,0	27	0	0	0	2	1	1
Rehrücken	**122**	**512**	**1,2**	**23**	**0**	**0**	**0**	**4**	**2**	**2**
1 Portion, 125 g	153	640	1,2	28	0	0	0	5	2	2
Wildkaninchen i. D.	**109**	**456**	**1,1**	**22**	**0**	**0**	**0**	**2**	**1**	↙
1 Portion, 125 g	136	570	1,1	27	0	0	0	3	1	1

Fleisch, Geflügel, Eier

jeweils essb. Anteil | Zeile 1: pro 100 g | Zeile 2: pro Portion

(FS)		Vitamine				Mineralstoffe					
mehrfach unges. FS	Cholesterin	A (RÄ)	E (TÄ)	C	Folsäure	Natrium	Kalium	Kalzium	Magnesium	Eisen	
g	mg	µg	mg	mg	µg	mg	mg	mg	mg	mg	
											Rindfleisch
✓	**60**	**18**	**0,5**	**0**	**3**	**61**	**360**	**5**	**23**	**2,1**	**Steak**
✓	89	26	0,8	0	5	91	540	7	34	3,2	1 Portion, 150 g
✓	**58**	**20**	**0,5**	**0**	**3**	**66**	**360**	**6**	**22**	**2,2**	**Tatar**
✓	64	22	0,6	0	3	73	396	7	24	2,4	1 Portion, 110 g
1	**102**	**4**	**0,3**	**3**	**7**	**100**	**260**	**8**	**18**	**2,7**	**Zunge**
2	128	5	0,4	4	9	125	325	10	23	3,4	1 Portion, 125 g
											Schweinefleisch
3	**63**	**4**	**0,5**	**0**	**2**	**41**	**305**	**2**	**20**	**0,8**	**Backe**
4	79	5	0,6	0	3	51	381	3	25	1,0	1 Portion, 125 g
2	**59**	**6**	**0,4**	**0**	**3**	**59**	**160**	**1**	**25**	**0,6**	**Bauch**
3	74	8	0,5	0	4	74	200	1	31	0,8	1 Portion, 125 g
1	**70**	**6**	**0,4**	**0**	**3**	**59**	**250**	**11**	**18**	**1,5**	**Eisbein (Haxe)**
1	88	8	0,5	0	4	74	313	14	23	1,9	1 Portion, 125 g
✓	**65**	**6**	**0,4**	**0**	**3**	**71**	**393**	**5**	**26**	**1,0**	**Filet**
✓	81	8	0,5	0	4	89	491	6	33	1,3	1 Portion, 125 g
1	**51**	**5**	**0,2**	**0**	**2**	**958**	**324**	**6**	**54**	**2,5**	**Kasseler**
1	64	6	0,3	0	3	1198	405	8	68	3,1	1 Portion, 125 g
✓	**55**	**9**	**0,4**	**0**	**2**	**65**	**315**	**11**	**24**	**1,8**	**Kotelett**
✓	69	11	0,5	0	3	81	394	14	30	2,3	1 Portion, 125 g
1	**368**	**36 000**	**0,6**	**23**	**136**	**77**	**370**	**8**	**24**	**17,0**	**Leber**
2	460	45 000	0,8	29	170	96	463	10	30	21,3	1 Portion, 125 g
2	**63**	**4**	**0,5**	**0**	**3**	**46**	**327**	**3**	**21**	**0,9**	**Mett (Hackfleisch)**
3	69	4	0,6	0	3	51	360	3	23	1,0	1 Portion, 110 g
1	**405**	**60**	**0,5**	**16**	**93**	**173**	**250**	**7**	**17**	**7,3**	**Niere**
1	506	75	0,6	20	116	216	313	9	21	9,1	1 Portion, 125 g
1	**70**	**6**	**0,4**	**0**	**3**	**75**	**300**	**2**	**25**	**1,1**	**Ober-/Unterschale (Schinkenstück)**
1	88	8	0,5	0	4	94	375	3	31	1,4	1 Portion, 125 g
✓	**49**	**6**	**0,4**	**0**	**9**	**72**	**290**	**9**	**21**	**1,7**	**Schnitzel**
✓	61	8	0,5	0	11	90	363	11	26	2,1	1 Portion, 125 g
1	**70**	**6**	**0,4**	**0**	**3**	**75**	**290**	**9**	**25**	**1,8**	**Schulter (Bug)**
1	88	8	0,5	0	4	94	363	11	31	2,3	1 Portion, 125 g
1	**116**	**4**	**0,6**	**4**	**8**	**93**	**300**	**10**	**20**	**2,9**	**Zunge**
2	145	5	0,8	6	10	116	375	13	25	3,6	1 Portion, 125 g
											Wild und sonstiges Fleisch
1	**65**	✓	**0,1**	**0**	**5**	**44**	**280**	**14**	**24**	**2,8**	**Hasenkeule**
1	81	✓	0,1	0	6	55	350	18	30	3,5	1 Portion, 125 g
2	**83**	✓	**0,4**	**0**	**8**	**45**	**330**	**14**	**25**	**2,6**	**Hauskaninchen i. D.**
3	104	✓	0,5	0	10	56	413	18	31	3,3	1 Portion, 125 g
✓	**65**	**1**	**0,1**	**0**	**5**	**62**	**306**	**10**	**21**	**2,3**	**Hirschkeule**
✓	81	1	0,1	0	6	78	383	13	26	2,9	1 Portion, 125 g
✓	**52**	**21**	**0,2**	**0**	**8**	**44**	**332**	**13**	**23**	**4,9**	**Pferdefleisch i. D.**
✓	65	26	0,3	0	10	55	415	16	29	6,1	1 Portion, 125 g
✓	**60**	✓	**0,7**	**0**	**5**	**60**	**310**	**5**	**30**	**3,0**	**Rehkeule**
✓	75	✓	0,9	0	6	75	388	6	38	3,8	1 Portion, 125 g
✓	**70**	✓	**0,8**	**0**	**5**	**85**	**340**	**25**	**30**	**3,0**	**Rehrücken**
✓	88	✓	1,0	0	6	106	425	31	38	3,8	1 Portion, 125 g
1	**81**	**3**	**0,5**	**0**	**5**	**50**	**380**	**12**	**29**	**3,2**	**Wildkaninchen i. D.**
1	101	4	0,6	0	6	63	475	15	36	4,0	1 Portion, 125 g

Fleisch, Geflügel, Eier

jeweils essb. Anteil | Zeile 1: pro 100 g | Zeile 2: pro Portion

	Energie			Eiweiß	Kohlenhydrate			Fett/Fettsäuren		
	Energie		Energiedichte	Eiweiß	Kohlenhydrate	KH-Port.	Ballaststoffe	Fett	gesättigte FS	einfach unges. FS
	kcal	kJ	kcal/g	g	g		g	g	g	g
Wild und sonstiges Fleisch										
Wildschweinkeule	**109**	**457**	**1,1**	**20**	**0**	**0**	**0**	**3**	**2**	**1**
1 Portion, 125 g	137	571	1,1	24	0	0	0	4	2	2
Ziegenfleisch i. D.	**149**	**623**	**1,5**	**20**	**0**	**0**	**0**	**8**	**4**	**3**
1 Portion, 125 g	186	779	1,5	24	0	0	0	10	5	4
Geflügel und Wildgeflügel										
Entenbrust	**121**	**506**	**1,2**	**20**	**0**	**0**	**0**	**5**	**1**	**3**
1 Portion, 125 g	151	633	1,2	24	0	0	0	6	2	3
Entenfleisch mit Haut i. D.	**226**	**944**	**2,3**	**18**	**0**	**0**	**0**	**17**	**5**	**9**
1 Portion, 125 g	282	1180	2,3	23	0	0	0	22	6	12
Fasanenbrust	**133**	**556**	**1,3**	**24**	**0**	**0**	**0**	**3**	**1**	**1**
1 Portion, 125 g	166	696	1,3	30	0	0	0	4	1	1
Gänsefleisch mit Haut i. D.	**338**	**1414**	**3,4**	**16**	**0**	**0**	**0**	**31**	**9**	**16**
1 Portion, 125 g	423	1768	3,4	20	0	0	0	39	11	21
Gänsekeule	**157**	**657**	**1,6**	**22**	**0**	**0**	**0**	**8**	**2**	**4**
1 Portion, 125 g	196	821	1,6	28	0	0	0	9	3	4
Hähnchen (Poularde) i. D.	**166**	**694**	**1,7**	**20**	**0**	**0**	**0**	**10**	**3**	**4**
1 Portion, 125 g	207	868	1,7	25	0	0	0	12	4	5
Hähnchenbrust ohne Haut	**102**	**426**	**1,0**	**24**	**0**	**0**	**0**	**1**	↙	↙
1 Portion, 125 g	127	532	1,0	29	0	0	0	1	↙	↙
Hähnchenschenkel mit Haut	**173**	**723**	**1,7**	**18**	**0**	**0**	**0**	**11**	**3**	**5**
1 Portion, 125 g	216	904	1,7	23	0	0	0	14	4	6
Pute (Truthahn) i. D.	**216**	**905**	**2,2**	**21**	**0**	**0**	**0**	**15**	**5**	**4**
1 Portion, 125 g	270	1131	2,2	26	0	0	0	19	6	5
Putenbrust	**107**	**446**	**1,1**	**24**	**0**	**0**	**0**	**1**	↙	↙
1 Portion, 125 g	133	558	1,1	30	0	0	0	1	↙	↙
Putenschenkel	**155**	**647**	**1,5**	**19**	**0**	**0**	**0**	**9**	**3**	**3**
1 Portion, 125 g	193	809	1,5	24	0	0	0	11	4	3
Straußenfleisch i. D.	**114**	**477**	**1,1**	**22**	**0**	**0**	**0**	**2**	**1**	**1**
1 Portion, 125 g	143	596	1,1	27	0	0	0	3	1	1
Suppenhuhnfleisch i. D.	**257**	**1074**	**2,6**	**19**	**0**	**0**	**0**	**20**	**7**	**9**
1 Portion, 125 g	321	1343	2,6	24	0	0	0	25	9	12
Wildente	**133**	**556**	**1,3**	**12**	**0**	**0**	**0**	**9**	**2**	**5**
1 Portion, 125 g	166	696	1,3	15	0	0	0	12	3	6
Fleisch- und Wurstwaren										
Bauernleberwurst	**356**	**1489**	**3,6**	**17**	**1**	**0**	↙	**32**	**12**	**15**
1 Portion, 30 g	107	447	3,6	5	↙	0	↙	10	3	4
Bierschinken	**160**	**669**	**1,6**	**19**	**0**	**0**	**0**	**10**	**3**	**4**
1 Scheibe, 25 g	40	167	1,6	5	0	0	0	2	1	1
Bierwurst	**232**	**971**	**2,3**	**16**	**0**	**0**	**0**	**19**	**7**	**8**
1 Scheibe, 25 g	58	243	2,3	4	0	0	0	5	2	2
Blutwurst (Rotwurst)	**288**	**1205**	**2,9**	**15**	**0**	**0**	↙	**26**	**9**	**11**
1 Scheibe, 25 g	72	301	2,9	4	0	0	↙	6	2	3
Bockwurst	**273**	**1142**	**2,7**	**13**	**0**	**0**	↙	**25**	**9**	**11**
1 Bockwurst, 125 g	341	1428	2,7	16	0	0	↙	31	11	13
Braten-Aufschnitt	**155**	**650**	**1,6**	**26**	**0**	**0**	**0**	**6**	**2**	**3**
1 Scheibe, 20 g	31	130	1,6	5	0	0	0	1	↙	1
Corned beef	**141**	**590**	**1,4**	**22**	**0**	**0**	**0**	**6**	**2**	**3**
1 Scheibe, 25 g	35	147	1,4	5	0	0	0	2	1	1

Fleisch, Geflügel, Eier

jeweils essb. Anteil | Zeile 1: pro 100 g | Zeile 2: pro Portion

(FS)		Vitamine				Mineralstoffe					
mehrfach unges. FS g	Cholesterin mg	A (RÄ) µg	E (TÄ) mg	C mg	Folsäure µg	Natrium mg	Kalium mg	Kalzium mg	Magnesium mg	Eisen mg	
											Wild und sonstiges Fleisch
✓	65	8	0,2	0	5	94	359	10	22	1,8	**Wildschweinkeule**
✓	81	10	0,3	0	6	118	449	13	28	2,3	1 Portion, 125 g
✓	70	36	1,0	0	5	50	300	10	20	2,0	**Ziegenfleisch i. D.**
1	88	45	1,3	0	6	63	375	13	25	2,5	1 Portion, 125 g
											Geflügel und Wildgeflügel
1	100	30	0,1	0	25	110	290	12	20	2,4	**Entenbrust**
1	125	38	0,1	0	31	138	363	15	25	3,0	1 Portion, 125 g
2	76	51	0,5	0	25	38	210	14	22	2,4	**Entenfleisch mit Haut i. D.**
3	95	64	0,6	0	31	48	263	18	28	3,0	1 Portion, 125 g
1	58	44	Ø	6	4	33	242	3	21	0,8	**Fasanenbrust**
1	73	55	Ø	8	5	41	303	4	26	1,0	1 Portion, 125 g
3	86	65	0,1	0	4	86	420	12	24	1,9	**Gänsefleisch mit Haut i. D.**
4	108	81	0,2	0	5	108	525	15	30	2,4	1 Portion, 125 g
1	70	30	0,1	0	5	90	420	12	25	2,0	**Gänsekeule**
1	88	38	0,1	0	6	113	525	15	31	2,5	1 Portion, 125 g
2	81	39	0,1	0	8	70	260	12	20	0,7	**Hähnchen (Poularde) i. D.**
3	101	49	0,1	0	10	88	325	15	25	0,9	1 Portion, 125 g
✓	66	27	0,3	0	9	72	330	14	27	0,5	**Hähnchenbrust ohne Haut**
✓	83	34	0,4	0	11	90	413	18	34	0,6	1 Portion, 125 g
3	87	36	0,1	0	12	95	250	15	30	1,8	**Hähnchenschenkel mit Haut**
3	109	45	0,1	0	15	119	313	19	38	2,3	1 Portion, 125 g
5	74	13	0,5	0	16	63	300	25	27	1,4	**Pute (Truthahn) i. D.**
6	93	16	0,6	0	20	79	375	31	34	1,8	1 Portion, 125 g
✓	60	1	0,9	0	7	46	330	13	20	1,0	**Putenbrust**
✓	75	1	1,1	0	9	58	413	16	25	1,3	1 Portion, 125 g
3	75	2	1,2	0	25	86	289	17	17	2,0	**Putenschenkel**
4	94	3	1,5	0	31	108	361	21	21	2,5	1 Portion, 125 g
✓	72	Ø	0,2	0	8	67	310	5	22	2,9	**Straußenfleisch i. D.**
1	90	Ø	0,3	0	10	84	388	6	28	3,6	1 Portion, 125 g
3	94	32	0,3	0	8	100	300	11	30	1,4	**Suppenhuhnfleisch i. D.**
4	118	40	0,4	0	10	125	375	14	38	1,8	1 Portion, 125 g
1	80	80	0,7	0	8	60	250	15	20	4,1	**Wildente**
1	100	100	0,9	0	10	75	313	19	25	5,1	1 Portion, 125 g
											Fleisch- und Wurstwaren
4	154	3924	0,4	2	40	677	211	13	22	5,8	**Bauernleberwurst**
1	46	1177	0,1	✓	12	203	63	4	7	1,7	1 Portion, 30 g
1	60	4	0,3	22	2	685	337	9	25	1,0	**Bierschinken**
✓	15	1	0,1	6	1	171	84	2	6	0,3	1 Scheibe, 25 g
2	52	5	0,3	35	2	717	250	11	20	1,1	**Bierwurst**
1	13	1	0,1	9	1	179	63	3	5	0,3	1 Scheibe, 25 g
3	Ø	Ø	Ø	21	Ø	680	38	7	8	6,4	**Blutwurst (Rotwurst)**
1	Ø	Ø	Ø	5	Ø	170	10	2	2	1,6	1 Scheibe, 25 g
3	53	16	0,3	23	1	834	249	12	20	0,8	**Bockwurst**
3	66	20	0,4	29	1	1043	311	15	25	1,0	1 Bockwurst, 125 g
1	78	7	0,4	0	4	110	292	3	27	1,3	**Braten-Aufschnitt**
✓	16	1	0,1	0	1	22	58	1	5	0,3	1 Scheibe, 20 g
✓	44	12	0,3	12	1	840	131	33	22	1,7	**Corned beef**
✓	11	3	0,1	3	✓	210	33	8	6	0,4	1 Scheibe, 25 g

Fleisch, Geflügel, Eier

jeweils essb. Anteil | Zeile 1: pro 100 g | Zeile 2: pro Portion

	Energie			Eiweiß	Kohlenhydrate			Fett/Fettsäuren		
	Energie		Energie-dichte	Eiweiß	Kohlen-hydrate	KH-Port.	Ballast-stoffe	Fett	gesättigte FS	einfach unges. FS
	kcal	kJ	kcal/g	g	g		g	g	g	g
Fleisch- und Wurstwaren										
Cervelatwurst	**394**	**1648**	**3,9**	**20**	**0**	**0**	✓	**35**	**15**	**15**
1 Scheibe, 25 g	99	412	3,9	5	0	0	✓	9	4	4
Fleischkäse (Leberkäse)	**294**	**1230**	**2,9**	**12**	**0**	**0**	✓	**27**	**9**	**12**
1 Portion, 150 g	441	1845	2,9	18	0	0	✓	41	13	18
Fleischwurst	**283**	**1183**	**2,8**	**14**	**0**	**0**	✓	**25**	**9**	**12**
1 Scheibe, 20 g	57	237	2,8	3	0	0	✓	5	2	2
Frankfurter Würstchen	**269**	**1125**	**2,7**	**12**	**0**	**0**	✓	**24**	**9**	**11**
1 Würstchen, 100 g	269	1125	2,7	12	0	0	✓	24	9	11
Frikadelle	**250**	**1044**	**2,5**	**20**	**7**	**0,5**	✓	**16**	**6**	**7**
1 Frikadelle, 125 g	312	1305	2,5	25	9	1,0	✓	20	8	9
Geflügelmortadella	**174**	**728**	**1,7**	**21**	✓	**0**	✓	**10**	**3**	**4**
1 Scheibe, 25 g	44	182	1,7	5	✓	0	✓	2	1	1
Gelbwurst (Hirnwurst)	**285**	**1192**	**2,8**	**11**	**0**	**0**	**0**	**27**	**10**	**13**
1 Scheibe, 25 g	71	298	2,8	3	0	0	0	7	2	3
Hackfleisch (halb und halb)	**231**	**965**	**2,3**	**19**	✓	**0**	**0**	**18**	**7**	**8**
1 Portion, 110 g	254	1061	2,3	20	✓	0	0	19	7	9
Jagdwurst	**203**	**849**	**2,0**	**15**	**0**	**0**	✓	**16**	**6**	**7**
1 Scheibe, 25 g	51	212	2,0	4	0	0	✓	4	1	2
Kabanossi	**451**	**1888**	**4,5**	**15**	✓	**0**	✓	**44**	**16**	**21**
1 Portion, 30 g	135	566	4,5	5	✓	0	✓	13	5	6
Kalbsbratwurst	**270**	**1130**	**2,7**	**11**	**0**	**0**	**Ø**	**25**	**Ø**	**Ø**
1 Bratwurst, 150 g	405	1695	2,7	17	0	0	Ø	38	Ø	Ø
Kalbsleberwurst	**313**	**1310**	**3,1**	**13**	**0**	**0**	✓	**29**	**11**	**13**
1 Portion, 30 g	94	393	3,1	4	0	0	✓	9	3	4
Kasseler-Aufschnitt	**151**	**632**	**1,5**	**21**	**0**	**0**	**0**	**8**	**3**	**3**
1 Scheibe, 25 g	38	158	1,5	5	0	0	0	2	1	1
Knackwurst	**260**	**1088**	**2,6**	**12**	**0**	**0**	✓	**24**	**8**	**11**
1 Wurst, 100 g	260	1088	2,6	12	0	0	✓	24	8	11
Kochschinken	**125**	**523**	**1,3**	**23**	**0**	**0**	**0**	**4**	**1**	**2**
1 Scheibe, 30 g	38	157	1,3	7	0	0	0	1	✓	1
Lachsschinken	**116**	**487**	**1,2**	**18**	**1**	**0**	**0**	**4**	**2**	**2**
1 Scheibe, 15 g	17	73	1,2	3	✓	0	0	1	✓	✓
Leberpastete	**314**	**1314**	**3,1**	**14**	**0**	**0**	✓	**29**	**10**	**13**
1 Portion, 30 g	94	394	3,1	4	0	0	✓	9	3	4
Leberwurst	**354**	**1481**	**3,5**	**14**	**0**	**0**	✓	**33**	**13**	**17**
1 Portion, 30 g	106	444	3,5	4	0	0	✓	10	4	5
Lyoner Wurst	**308**	**1289**	**3,1**	**11**	**0**	**0**	✓	**29**	**11**	**13**
1 Portion, 30 g	92	387	3,1	3	0	0	✓	9	3	4
Mettwurst	**296**	**1238**	**3,0**	**19**	**0**	**0**	✓	**24**	**9**	**11**
1 Wurst, 150 g	444	1858	3,0	29	0	0	✓	36	13	17
Mettwurst, luftgetrocknet	**335**	**1401**	**3,3**	**20**	✓	**0**	✓	**29**	**10**	**13**
3–4 kl. Scheiben, 30 g	100	420	3,3	6	✓	0	✓	9	3	4
Mettwurst, streichfähig	**382**	**1600**	**3,8**	**14**	✓	**0**	✓	**37**	**13**	**17**
1 Portion, 30 g	115	480	3,8	4	✓	0	✓	11	4	5
Mortadella	**272**	**1138**	**2,7**	**12**	**0**	**0**	✓	**25**	**9**	**12**
1 Scheibe, 25 g	68	285	2,7	3	0	0	✓	6	2	3
Münchner Weißwurst	**260**	**1088**	**2,6**	**14**	**0**	**0**	✓	**23**	**8**	**11**
1 Wurst, 150 g	390	1632	2,6	20	0	0	✓	34	12	16
Putenbrust-Aufschnitt	**113**	**474**	**1,1**	**26**	**0**	**0**	**0**	**1**	✓	✓
1 Scheibe, 20 g	23	95	1,1	5	0	0	0	✓	✓	✓

Fleisch, Geflügel, Eier

jeweils essb. Anteil | Zeile 1: pro 100 g | Zeile 2: pro Portion

	(FS)		Vitamine				Mineralstoffe				
	mehrfach unges. FS	Cholesterin	A (RÄ)	E (TÄ)	C	Folsäure	Natrium	Kalium	Kalzium	Magnesium	Eisen
	g	mg	µg	mg	mg	µg	mg	mg	mg	mg	mg
Fleisch- und Wurstwaren											
Cervelatwurst	**3**	**76**	**6**	**0,4**	**27**	**2**	**1260**	**300**	**24**	**11**	**1,7**
1 Scheibe, 25 g	1	19	2	0,1	7	1	315	75	6	3	0,4
Fleischkäse (Leberkäse)	**4**	**59**	**3**	**0,3**	**24**	**1**	**599**	**299**	**4**	**21**	**0,8**
1 Portion, 150 g	6	89	5	0,5	36	2	899	449	6	32	1,2
Fleischwurst	**3**	**50**	**15**	**0,3**	**23**	**1**	**789**	**231**	**11**	**19**	**0,8**
1 Scheibe, 20 g	1	10	3	0,1	5	↙	158	46	2	4	0,2
Frankfurter Würstchen	**3**	**54**	**↙**	**0,3**	**22**	**2**	**1180**	**150**	**11**	**22**	**1,8**
1 Würstchen, 100 g	3	54	↙	0,3	22	2	1180	150	11	22	1,8
Frikadelle	**2**	**115**	**58**	**0,7**	**0**	**12**	**541**	**184**	**18**	**17**	**1,8**
1 Frikadelle, 125 g	2	144	73	0,9	0	15	676	230	23	22	2,3
Geflügelmortadella	**2**	**81**	**35**	**0,1**	**26**	**9**	**987**	**310**	**23**	**27**	**1,3**
1 Scheibe, 25 g	↙	20	9	↙	7	2	247	78	6	7	0,3
Gelbwurst (Hirnwurst)	**3**	**46**	**2**	**0,3**	**↙**	**2**	**728**	**148**	**9**	**18**	**0,7**
1 Scheibe, 25 g	1	12	1	0,1	↙	1	182	37	2	5	0,2
Hackfleisch (halb und halb)	**2**	**61**	**9**	**0,5**	**0**	**2**	**52**	**320**	**4**	**20**	**1,3**
1 Portion, 110 g	2	67	10	0,6	0	2	57	352	4	22	1,4
Jagdwurst	**2**	**59**	**3**	**0,3**	**40**	**2**	**818**	**260**	**14**	**19**	**2,9**
1 Scheibe, 25 g	1	15	1	0,1	10	1	205	65	4	5	0,7
Kabanossi	**5**	**60**	**36**	**0,4**	**↙**	**2**	**1085**	**185**	**13**	**23**	**1,3**
1 Portion, 30 g	1	18	11	0,1	↙	1	326	56	4	7	0,4
Kalbsbratwurst	**Ø**	**Ø**	**Ø**	**Ø**	**Ø**	**Ø**	**Ø**	**Ø**	**Ø**	**Ø**	**Ø**
1 Bratwurst, 150 g	Ø	Ø	Ø	Ø	Ø	Ø	Ø	Ø	Ø	Ø	Ø
Kalbsleberwurst	**3**	**185**	**5265**	**0,4**	**34**	**56**	**692**	**236**	**15**	**23**	**7,4**
1 Portion, 30 g	1	56	1580	0,1	10	17	208	71	5	7	2,2
Kasseler-Aufschnitt	**1**	**51**	**5**	**0,2**	**0**	**2**	**958**	**324**	**6**	**54**	**2,5**
1 Scheibe, 25 g	↙	13	1	0,1	0	1	240	81	2	14	0,6
Knackwurst	**3**	**53**	**15**	**0,3**	**23**	**1**	**1190**	**195**	**28**	**20**	**0,8**
1 Wurst, 100 g	3	53	15	0,3	23	1	1190	195	28	20	0,8
Kochschinken	**↙**	**60**	**4**	**0,3**	**37**	**5**	**965**	**270**	**15**	**24**	**2,3**
1 Scheibe, 30 g	↙	18	1	0,1	11	2	290	81	5	7	0,7
Lachsschinken	**1**	**51**	**5**	**0,2**	**0**	**2**	**2473**	**258**	**32**	**58**	**1,6**
1 Scheibe, 15 g	↙	8	1	↙	0	↙	371	39	5	9	0,2
Leberpastete	**4**	**173**	**4688**	**0,4**	**10**	**60**	**738**	**173**	**10**	**15**	**7,0**
1 Portion, 30 g	1	52	1406	0,1	3	18	221	52	3	5	2,1
Leberwurst	**2**	**159**	**8300**	**0,4**	**17**	**44**	**810**	**143**	**41**	**26**	**5,3**
1 Portion, 30 g	1	48	2490	0,1	5	13	243	43	12	8	1,6
Lyoner Wurst	**3**	**67**	**4**	**0,3**	**26**	**2**	**975**	**346**	**14**	**28**	**1,0**
1 Portion, 30 g	1	20	1	0,1	8	1	293	104	4	8	0,3
Mettwurst	**3**	**65**	**3**	**0,3**	**29**	**2**	**860**	**309**	**12**	**23**	**0,9**
1 Wurst, 150 g	4	98	5	0,5	44	3	1290	464	18	35	1,4
Mettwurst, luftgetrocknet	**3**	**75**	**3**	**0,4**	**0**	**2**	**1248**	**311**	**14**	**30**	**1,1**
3–4 kl. Scheiben, 30 g	1	23	1	0,1	0	1	374	93	4	9	0,3
Mettwurst, streichfähig	**4**	**57**	**15**	**0,4**	**0**	**2**	**883**	**171**	**10**	**21**	**0,8**
1 Portion, 30 g	1	17	5	0,1	0	1	265	51	3	6	0,2
Mortadella	**3**	**65**	**5**	**0,4**	**24**	**2**	**668**	**207**	**42**	**27**	**1,1**
1 Scheibe, 25 g	1	16	1	0,1	6	1	167	52	11	7	0,3
Münchner Weißwurst	**3**	**58**	**12**	**0,3**	**↙**	**4**	**620**	**122**	**25**	**20**	**1,3**
1 Wurst, 150 g	4	87	18	0,5	1	6	930	183	38	30	2,0
Putenbrust-Aufschnitt	**↙**	**52**	**1**	**0,8**	**Ø**	**5**	**650**	**322**	**13**	**20**	**1,0**
1 Scheibe, 20 g	↙	10	↙	0,2	Ø	1	130	64	3	4	0,2

Fleisch, Geflügel, Eier

jeweils essb. Anteil | Zeile 1: pro 100 g | Zeile 2: pro Portion

	Energie			Eiweiß	Kohlenhydrate			Fett/Fettsäuren		
	Energie kcal	Energie kJ	Energiedichte kcal/g	Eiweiß g	Kohlenhydrate g	KH-Port.	Ballaststoffe g	Fett g	gesättigte FS g	einfach unges. FS g
Fleisch- und Wurstwaren										
Rauchfleisch	**129**	**540**	**1,3**	**17**	✓	**0**	**0**	**6**	**3**	**3**
1 Scheibe, 20 g	26	108	1,3	3	✓	0	0	1	1	1
Salami	**402**	**1682**	**4,0**	**20**	**0**	**0**	**1**	**36**	**13**	**17**
1 Scheibe, 15 g	60	252	4,0	3	0	0	✓	5	2	3
Schinken, geräuchert	**153**	**638**	**1,5**	**21**	**0**	**0**	**0**	**8**	**3**	**4**
1 Scheibe, 20 g	31	128	1,5	4	0	0	0	2	1	1
Schinkenspeck (Speck, durchwachsen)	**621**	**2598**	**6,2**	**9**	**0**	**0**	**0**	**65**	**28**	**29**
1 Portion, 30 g	186	779	6,2	3	0	0	0	20	8	9
Schinkenwurst	**261**	**1092**	**2,6**	**14**	**0**	**0**	✓	**23**	**8**	**10**
1 Scheibe, 25 g	65	273	2,6	3	0	0	✓	6	2	3
Schwartenmagen	**210**	**879**	**2,1**	**15**	**0**	**0**	✓	**17**	**6**	**7**
1 Scheibe, 30 g	63	264	2,1	5	0	0	✓	5	2	2
Schweinebauch, geräuchert	**372**	**1556**	**3,7**	**18**	**0**	**0**	**0**	**33**	**12**	**15**
1 Portion, 100 g	372	1556	3,7	18	0	0	0	33	12	15
Schweinsbratwurst	**291**	**1218**	**2,9**	**15**	**0**	**0**	✓	**26**	**9**	**12**
1 Bratwurst, 150 g	437	1826	2,9	23	0	0	✓	38	14	18
Sülzwurst (Wurst in Aspik)	**110**	**458**	**1,1**	**20**	✓	**0**	**0**	**3**	**1**	**1**
1 Scheibe, 30 g	33	137	1,1	6	✓	0	0	1	✓	✓
Teewurst	**367**	**1537**	**3,7**	**14**	✓	**0**	✓	**35**	**13**	**16**
1 Portion, 30 g	110	461	3,7	4	✓	0	✓	10	4	5
Wiener Würstchen	**263**	**1100**	**2,6**	**14**	**0**	**0**	✓	**23**	**8**	**11**
1 Paar, 70 g	184	770	2,6	9	0	0	✓	16	6	8
Zungenwurst	**265**	**1108**	**2,6**	**16**	**1**	**0**	✓	**22**	**8**	**11**
1 Scheibe, 30 g	79	332	2,6	5	✓	0	✓	7	2	3
Zwiebelwurst	**267**	**1115**	**2,7**	**13**	**2**	**0**	✓	**23**	**8**	**10**
1 Portion, 30 g	80	335	2,7	4	1	0	✓	7	2	3
Fleisch- und Wurstwaren, Markenprodukte										
BiFi mit Geflügel	**518**	**2143**	**5,2**	**27**	**1**	**0**	**Ø**	**45**	**17**	**Ø**
1 BiFi Geflügel, 25 g	130	536	5,2	7	Sp	0	Ø	11	4	Ø
BiFi Original, Minisalami	**510**	**2135**	**5,1**	**25**	**1**	**0**	**Sp**	**45**	**19**	**Ø**
1 BiFi, 25 g	128	534	5,1	6	Sp	0	Sp	11	5	Ø
BiFi Roll, Minisalami im Teigmantel	**464**	**1930**	**4,6**	**15**	**29**	**2,5**	**Ø**	**32**	**Ø**	**Ø**
1 BiFi Roll, 50 g	232	965	4,6	8	15	1,5	Ø	16	Ø	Ø
Fränkische Fleischwurst, Du darfst	**232**	**960**	**2,3**	**13**	**1**	**0**	✓	**19**	**8**	**Ø**
1 Portion, 20 g	46	190	2,3	3	✓	0	✓	4	2	Ø
Geflügel-Leberwurst, Du darfst	**254**	**1050**	**2,5**	**14**	**2**	**0**	✓	**21**	**9**	**Ø**
1 Portion, 25 g	63	265	2,5	3	1	0	✓	5	2	Ø
Geflügel-Mortadella, Du darfst	**141**	**588**	**1,4**	**14**	**1**	**0**	**Ø**	**9**	**Ø**	**Ø**
1 Portion, 19 g (= 3 Scheiben)	27	112	1,4	3	✓	0	Ø	2	Ø	Ø
Kalbsleberwurst, Du darfst	**261**	**1085**	**2,6**	**17**	**2**	**0**	✓	**21**	**9**	**Ø**
1 Portion, 25 g	65	270	2,6	4	1	0	✓	5	2	Ø
Landleberwurst, Du darfst	**256**	**1065**	**2,6**	**14**	**2**	**0**	✓	**21**	**9**	**Ø**
1 Portion, 25 g	64	265	2,6	4	1	0	✓	5	2	Ø
Salami, Du darfst	**261**	**1085**	**2,6**	**22**	**1**	**0**	✓	**19**	**8**	**Ø**
1 Portion, 11 g (= 3 Scheiben)	29	120	2,6	2	✓	0	✓	2	1	Ø
Teewurst, Du darfst	**306**	**1270**	**3,1**	**16**	**1**	**0**	✓	**27**	**11**	**Ø**
1 Portion, 25 g	77	315	3,1	4	1	0	✓	7	3	Ø
Würstchen, Du darfst	**191**	**795**	**1,9**	**13**	**1**	**0**	✓	**15**	**6**	**Ø**
1 Würstchen, 50 g	96	395	1,9	7	1	0	✓	8	3	Ø

Fleisch, Geflügel, Eier

jeweils essb. Anteil | Zeile 1: pro 100 g | Zeile 2: pro Portion

(FS) mehrfach unges. FS g	(FS) Cholesterin mg	Vitamine A (RÄ) µg	Vitamine E (TÄ) mg	Vitamine C mg	Vitamine Folsäure µg	Mineralstoffe Natrium mg	Mineralstoffe Kalium mg	Mineralstoffe Kalzium mg	Mineralstoffe Magnesium mg	Mineralstoffe Eisen mg	
											Fleisch- und Wurstwaren
✓	59	12	0,2	0	2	2472	277	28	26	1,9	**Rauchfleisch**
✓	12	2	✓	0	✓	494	55	6	5	0,4	1 Scheibe, 20 g
4	72	8	0,8	28	2	2130	220	35	33	1,8	**Salami**
1	11	1	0,1	4	✓	320	33	5	5	0,3	1 Scheibe, 15 g
1	70	4	0,3	0	3	2121	277	2	23	1,1	**Schinken, geräuchert**
✓	14	1	0,1	0	1	424	55	✓	5	0,2	1 Scheibe, 20 g
3	90	Ø	Ø	0	Ø	1770	225	9	15	0,8	**Schinkenspeck (Speck, durchwachsen)**
1	27	Ø	Ø	0	Ø	531	68	3	5	0,2	1 Portion, 30 g
3	62	5	0,3	27	2	914	284	13	25	1,0	**Schinkenwurst**
1	16	1	0,1	7	1	229	71	3	6	0,3	1 Scheibe, 25 g
1	162	120	0,5	0	18	1290	957	40	74	4,1	**Schwartenmagen**
✓	49	36	0,2	0	5	387	287	12	22	1,2	1 Scheibe, 30 g
3	Ø	Ø	Ø	Ø	Ø	1400	248	10	20	2,3	**Schweinebauch, geräuchert**
3	Ø	Ø	Ø	Ø	Ø	1400	248	10	20	2,3	1 Portion, 100 g
3	62	4	0,3	✓	3	520	174	15	14	0,8	**Schweinsbratwurst**
4	93	6	0,5	✓	5	780	261	23	21	1,2	1 Bratwurst, 150 g
✓	55	144	0,1	0	10	466	323	16	24	1,6	**Sülzwurst (Wurst in Aspik)**
✓	17	43	✓	0	3	140	97	5	7	0,5	1 Scheibe, 30 g
4	60	16	0,3	0	2	832	196	10	22	1,0	**Teewurst**
1	18	5	0,1	0	1	250	59	3	7	0,3	1 Portion, 30 g
3	53	16	0,3	23	1	941	204	13	20	2,4	**Wiener Würstchen**
2	37	11	0,2	16	1	659	143	9	14	1,7	1 Paar, 70 g
3	68	15	0,3	✓	3	996	271	16	24	1,6	**Zungenwurst**
1	20	5	0,1	✓	1	299	81	5	7	0,5	1 Scheibe, 30 g
3	588	2948	0,5	2	36	855	236	21	23	5,1	**Zwiebelwurst**
1	176	884	0,2	1	11	257	71	6	7	1,5	1 Portion, 30 g
											Fleisch- und Wurstwaren, Markenprodukte
Ø	Ø	Ø	Ø	Ø	Ø	Ø	Ø	Ø	Ø	Ø	**BiFi mit Geflügel**
Ø	Ø	Ø	Ø	Ø	Ø	Ø	Ø	Ø	Ø	Ø	1 BiFi Geflügel, 25 g
Ø	Ø	Ø	Ø	Ø	Ø	1580	Ø	Ø	Ø	Ø	**BiFi Original, Minisalami**
Ø	Ø	Ø	Ø	Ø	Ø	395	Ø	Ø	Ø	Ø	1 BiFi, 25 g
Ø	Ø	Ø	Ø	Ø	Ø	Ø	Ø	Ø	Ø	Ø	**BiFi Roll, Minisalami im Teigmantel**
Ø	Ø	Ø	Ø	Ø	Ø	Ø	Ø	Ø	Ø	Ø	1 BiFi Roll, 50 g
Ø	Ø	Ø	Ø	Ø	Ø	810	Ø	Ø	Ø	Ø	**Fränkische Fleischwurst, Du darfst**
Ø	Ø	Ø	Ø	Ø	Ø	160	Ø	Ø	Ø	Ø	1 Portion, 20 g
Ø	Ø	Ø	Ø	Ø	Ø	560	Ø	Ø	Ø	Ø	**Geflügel-Leberwurst, Du darfst**
Ø	Ø	Ø	Ø	Ø	Ø	140	Ø	Ø	Ø	Ø	1 Portion, 25 g
Ø	Ø	Ø	Ø	Ø	Ø	Ø	Ø	Ø	Ø	Ø	**Geflügel-Mortadella, Du darfst**
Ø	Ø	Ø	Ø	Ø	Ø	Ø	Ø	Ø	Ø	Ø	1 Portion, 19 g (= 3 Scheiben)
Ø	Ø	Ø	Ø	Ø	Ø	530	Ø	Ø	Ø	Ø	**Kalbsleberwurst, Du darfst**
Ø	Ø	Ø	Ø	Ø	Ø	130	Ø	Ø	Ø	Ø	1 Portion, 25 g
Ø	Ø	Ø	Ø	Ø	Ø	530	Ø	Ø	Ø	Ø	**Landleberwurst, Du darfst**
Ø	Ø	Ø	Ø	Ø	Ø	130	Ø	Ø	Ø	Ø	1 Portion, 25 g
Ø	Ø	Ø	Ø	Ø	Ø	1450	Ø	Ø	Ø	Ø	**Salami, Du darfst**
Ø	Ø	Ø	Ø	Ø	Ø	160	Ø	Ø	Ø	Ø	1 Portion, 11 g (= 3 Scheiben)
Ø	Ø	Ø	Ø	Ø	Ø	1010	Ø	Ø	Ø	Ø	**Teewurst, Du darfst**
Ø	Ø	Ø	Ø	Ø	Ø	250	Ø	Ø	Ø	Ø	1 Portion, 25 g
Ø	Ø	Ø	Ø	Ø	Ø	640	Ø	Ø	Ø	Ø	**Würstchen, Du darfst**
Ø	Ø	Ø	Ø	Ø	Ø	320	Ø	Ø	Ø	Ø	1 Würstchen, 50 g

Fleisch, Geflügel, Eier

jeweils essb. Anteil | Zeile 1: pro 100 g | Zeile 2: pro Portion

	Energie			Eiweiß	Kohlenhydrate			Fett/Fettsäuren		
	Energie		Energie-dichte	Eiweiß	Kohlen-hydrate	KH-Port.	Ballast-stoffe	Fett	gesättigte FS	einfach unges. FS
	kcal	kJ	kcal/g	g	g		g	g	g	g
Fleischgerichte										
Cordon bleu, gebraten	**236**	**987**	**2,4**	**24**	**5**	**0,5**	✓	**13**	**6**	**5**
1 Stück, 185 g	437	1827	2,4	45	9	1,0	1	24	11	9
gefüllte Paprika mit Hackfleisch	**99**	**413**	**1,0**	**8**	**6**	**0,5**	**2**	**5**	**2**	**2**
1 Stück, 250 g	247	1033	1,0	20	16	1,5	5	12	5	5
Hähnchen-Cordon-bleu, gebraten	**204**	**853**	**2,0**	**23**	**5**	**0,5**	✓	**10**	**5**	**4**
1 Stück, 185 g	377	1578	2,0	42	9	1,0	1	19	9	7
Hähnchenschnitzel, paniert, gebraten	**187**	**784**	**1,9**	**22**	**7**	**0,5**	**1**	**8**	**3**	**3**
1 Schnitzel, 165 g	309	1294	1,9	37	11	1,0	1	13	5	5
Hühnerfrikassee	**121**	**508**	**1,2**	**10**	**5**	**0,5**	✓	**7**	**3**	**2**
1 Portion, 250 g	304	1270	1,2	26	12	1,0	1	17	8	6
Königsberger Klopse mit Soße	**151**	**632**	**1,5**	**12**	**4**	**0,5**	✓	**10**	**4**	**4**
1 Klops, 80 g	121	505	1,5	9	3	0,5	✓	8	3	4
Putenschnitzel, paniert, gebraten	**186**	**777**	**1,9**	**22**	**7**	**0,5**	**1**	**8**	**3**	**3**
1 Schnitzel, 165 g	307	1283	1,9	36	11	1,0	1	13	5	5
Ragout fin	**140**	**587**	**1,4**	**15**	**3**	**0**	✓	**8**	**4**	**2**
1 Portion, 250 g	350	1466	1,4	38	6	0,5	1	19	10	6
Rindergulasch mit Soße	**111**	**463**	**1,1**	**13**	**1**	**0**	**1**	**6**	**3**	**3**
1 Portion, 250 g	276	1156	1,1	32	3	0,5	2	15	7	6
Rinderroulade mit Soße	**155**	**649**	**1,6**	**17**	**2**	**0**	✓	**9**	**4**	**4**
1 Roulade, 220 g	341	1427	1,6	38	4	0,5	1	19	9	8
Schweinekotelett, paniert, gebraten	**258**	**1078**	**2,6**	**24**	**7**	**0,5**	**1**	**15**	**6**	**6**
1 Kotelett, 165 g	425	1779	2,6	39	11	1,0	1	25	10	11
Schweineschnitzel, paniert, gebraten	**231**	**967**	**2,3**	**25**	**7**	**0,5**	**1**	**12**	**5**	**5**
1 Schnitzel, 165 g	381	1596	2,3	41	11	1,0	1	19	8	8
Wiener (Kalbs-)Schnitzel, paniert, gebraten	**212**	**888**	**2,1**	**24**	**7**	**0,5**	**1**	**10**	**4**	**4**
1 Schnitzel, 165 g	350	1465	2,1	40	11	1,0	1	16	6	6
Eier										
Ei (Huhn)	**154**	**646**	**1,5**	**13**	**1**	**0**	**0**	**11**	**3**	**5**
1 Ei (Klasse M), 52 g	80	336	1,5	7	✓	0	0	6	2	2
Eigelb (Dotter)	**349**	**1459**	**3,5**	**16**	**0**	**0**	**0**	**32**	**10**	**13**
1 Eigelb, 19 g	66	277	3,5	3	0	0	0	6	2	2
Eiweiß (Eiklar)	**47**	**197**	**0,5**	**11**	**1**	**0**	**0**	✓	✓	✓
1 Eiweiß, 33 g	16	65	0,5	4	✓	0	0	✓	✓	✓
Eipulver	**566**	**2369**	**5,7**	**46**	**2**	**0**	**0**	**42**	**12**	**17**
1 EL, 10 g	57	237	5,7	5	✓	0	0	4	1	2

Fleisch, Geflügel, Eier

jeweils essb. Anteil | Zeile 1: pro 100 g | Zeile 2: pro Portion

(FS)		Vitamine				Mineralstoffe					
mehrfach unges. FS g	Cholesterin mg	A (RÄ) µg	E (TÄ) mg	C mg	Folsäure µg	Natrium mg	Kalium mg	Kalzium mg	Mag-nesium mg	Eisen mg	
											Fleischgerichte
1	**94**	**68**	**0,5**	**0**	**11**	**399**	**178**	**157**	**24**	**1,2**	**Cordon bleu, gebraten**
2	173	127	1,0	0	20	737	330	291	44	2,2	1 Stück, 185 g
✓	**30**	**175**	**1,9**	**36**	**14**	**151**	**253**	**17**	**17**	**1,0**	**gefüllte Paprika mit Hackfleisch**
1	76	437	4,6	90	34	378	632	41	42	2,6	1 Stück, 250 g
1	**89**	**75**	**0,4**	**0**	**13**	**411**	**240**	**165**	**26**	**0,7**	**Hähnchen-Cordon-bleu, gebraten**
2	165	139	0,7	0	24	760	444	305	49	1,2	1 Stück, 185 g
1	**95**	**40**	**0,4**	**0**	**14**	**335**	**286**	**22**	**25**	**0,7**	**Hähnchenschnitzel, paniert, gebraten**
2	157	66	0,7	0	22	552	471	37	41	1,1	1 Schnitzel, 165 g
1	**66**	**187**	**0,7**	**1**	**10**	**182**	**186**	**24**	**16**	**0,5**	**Hühnerfrikassee**
2	164	468	1,8	3	24	455	465	61	39	1,3	1 Portion, 250 g
1	**64**	**42**	**0,4**	✓	**6**	**263**	**190**	**26**	**18**	**1,3**	**Königsberger Klopse mit Soße**
1	51	34	0,4	✓	5	210	152	21	14	1,0	1 Klops, 80 g
1	**85**	**26**	**0,8**	**0**	**12**	**314**	**289**	**21**	**20**	**1,1**	**Putenschnitzel, paniert, gebraten**
2	141	43	1,3	0	20	519	476	35	33	1,8	1 Schnitzel, 165 g
1	**52**	**152**	**0,3**	**1**	**9**	**217**	**190**	**24**	**17**	**1,2**	**Ragout fin**
1	131	380	0,8	2	22	543	475	59	43	3,0	1 Portion, 250 g
1	**28**	**6**	**0,4**	**2**	**6**	**253**	**165**	**13**	**13**	**1,7**	**Rindergulasch mit Soße**
1	71	15	0,9	5	16	632	411	33	32	4,2	1 Portion, 250 g
1	**49**	**139**	**0,4**	**1**	**3**	**363**	**186**	**18**	**22**	**2,0**	**Rinderroulade mit Soße**
2	108	306	0,8	2	8	797	410	40	48	4,3	1 Roulade, 220 g
2	**92**	**32**	**0,6**	**0**	**10**	**311**	**201**	**18**	**43**	**2,0**	**Schweinekotelett, paniert, gebraten**
3	152	53	1,0	0	16	513	332	29	71	3,3	1 Kotelett, 165 g
2	**101**	**31**	**0,6**	**0**	**11**	**318**	**201**	**12**	**21**	**1,4**	**Schweineschnitzel, paniert, gebraten**
2	167	51	1,0	0	17	525	332	19	35	2,3	1 Schnitzel, 165 g
1	**102**	**26**	**0,5**	**0**	**22**	**336**	**283**	**16**	**27**	**2,7**	**Wiener (Kalbs-)Schnitzel, paniert, gebraten**
2	168	43	0,7	0	36	555	468	27	45	4,4	1 Schnitzel, 165 g
											Eier
2	**396**	**278**	**2,0**	**0**	**65**	**144**	**147**	**56**	**12**	**1,8**	**Ei (Huhn)**
1	206	145	1,0	0	34	75	76	29	6	0,9	1 Ei (Klasse M), 52 g
4	**1260**	**914**	**5,7**	**0**	**162**	**51**	**138**	**140**	**16**	**7,2**	**Eigelb (Dotter)**
1	239	174	1,1	0	31	10	26	27	3	1,4	1 Eigelb, 19 g
✓	**0**	✓	✓	✓	**9**	**170**	**154**	**11**	**12**	**0,2**	**Eiweiß (Eiklar)**
✓	0	✓	✓	✓	3	56	51	4	4	0,1	1 Eiweiß, 33 g
6	**1440**	**800**	**2,7**	**0**	**184**	**521**	**490**	**190**	**46**	**8,8**	**Eipulver**
1	144	80	0,3	0	18	52	49	19	5	0,9	1 EL, 10 g

Fisch und Meeresfrüchte jeweils essb. Anteil | Zeile 1: pro 100 g | Zeile 2: pro Portion	Energie			Eiweiß	Kohlenhydrate			Fett/Fettsäuren		
	Energie		Energie-dichte	Eiweiß	Kohlen-hydrate	KH-Port.	Ballast-stoffe	Fett	gesättigte FS	einfach unges. FS
	kcal	kJ	kcal/g	g	g		g	g	g	g
Meeres- und Süßwasserfische										
Aal	**281**	**1176**	**2,8**	**15**	**0**	**0**	**0**	**25**	**6**	**11**
1 Portion, 150 g	422	1764	2,8	23	0	0	0	37	9	17
Alaskaseelachs	**74**	**310**	**0,7**	**17**	**0**	**0**	**0**	**1**	✓	✓
1 Portion, 150 g	111	464	0,7	25	0	0	0	1	✓	✓
Barsch (Egli, Flussbarsch, Kretzer)	**82**	**342**	**0,8**	**18**	**0**	**0**	**0**	**1**	✓	✓
1 Portion, 150 g	123	513	0,8	28	0	0	0	1	✓	✓
Blauleng	**76**	**318**	**0,8**	**17**	**0**	**0**	**0**	**1**	✓	✓
1 Portion, 150 g	114	477	0,8	26	0	0	0	1	✓	✓
Brasse (Brachse, Blei)	**116**	**485**	**1,2**	**17**	**0**	**0**	**0**	**5**	**2**	**1**
1 Portion, 150 g	174	728	1,2	25	0	0	0	8	2	2
Dorade royale (Goldbrasse)	**138**	**577**	**1,4**	**19**	**0**	**0**	**0**	**7**	**2**	**2**
1 Portion, 150 g	207	866	1,4	29	0	0	0	10	3	3
Dornhai	**181**	**757**	**1,8**	**13**	**0**	**0**	**0**	**15**	**5**	**4**
1 Portion, 150 g	272	1136	1,8	19	0	0	0	22	7	6
Felchen (Renke)	**100**	**418**	**1,0**	**18**	**0**	**0**	**0**	**3**	**1**	**1**
1 Portion, 150 g	150	628	1,0	27	0	0	0	5	1	2
Flunder	**72**	**301**	**0,7**	**17**	**0**	**0**	**0**	**1**	✓	✓
1 Portion, 150 g	108	452	0,7	25	0	0	0	1	✓	✓
Forelle	**103**	**431**	**1,0**	**20**	**0**	**0**	**0**	**3**	**1**	**1**
1 Portion, 150 g	155	646	1,0	29	0	0	0	4	1	1
Grenadier	**76**	**318**	**0,8**	**18**	**0**	**0**	**0**	**1**	✓	✓
1 Portion, 150 g	114	477	0,8	26	0	0	0	1	✓	✓
Hecht	**82**	**344**	**0,8**	**18**	**0**	**0**	**0**	**1**	✓	✓
1 Portion, 150 g	123	516	0,8	28	0	0	0	1	✓	✓
Heilbutt (Weißer Heilbutt)	**96**	**402**	**1,0**	**20**	**0**	**0**	**0**	**2**	✓	✓
1 Portion, 150 g	144	602	1,0	30	0	0	0	3	✓	1
Hering	**233**	**975**	**2,3**	**18**	**0**	**0**	**0**	**18**	**5**	**8**
1 Portion, 150 g	350	1462	2,3	27	0	0	0	27	8	12
Kabeljau (Dorsch)	**77**	**321**	**0,8**	**17**	**0**	**0**	**0**	**1**	✓	✓
1 Portion, 150 g	115	481	0,8	26	0	0	0	1	✓	✓
Karpfen	**115**	**481**	**1,2**	**18**	**0**	**0**	**0**	**5**	**2**	**2**
1 Portion, 150 g	173	722	1,2	27	0	0	0	7	2	3
Katfisch (Steinbeißer)	**88**	**370**	**0,9**	**18**	**0**	**0**	**0**	**2**	✓	**1**
1 Portion, 150 g	133	555	0,9	26	0	0	0	3	1	1
Kliesche (Scharbe)	**83**	**347**	**0,8**	**17**	**0**	**0**	**0**	**2**	**Ø**	**Ø**
1 Portion, 150 g	125	521	0,8	26	0	0	0	2	Ø	Ø
Lachs	**202**	**845**	**2,0**	**20**	**0**	**0**	**0**	**14**	**3**	**6**
1 Portion, 150 g	303	1268	2,0	30	0	0	0	20	4	9
Limande	**77**	**322**	**0,8**	**17**	**0**	**0**	**0**	**1**	✓	✓
1 Portion, 150 g	116	483	0,8	26	0	0	0	1	✓	✓
Makrele	**182**	**763**	**1,8**	**19**	**0**	**0**	**0**	**12**	**3**	**5**
1 Portion, 150 g	274	1145	1,8	29	0	0	0	18	5	7
Meeräsche	**120**	**502**	**1,2**	**20**	**0**	**0**	**0**	**4**	**2**	**1**
1 Portion, 150 g	180	753	1,2	31	0	0	0	6	2	2
Merlan (Wittling)	**92**	**385**	**0,9**	**21**	**0**	**0**	**0**	**1**	✓	✓
1 Portion, 150 g	138	577	0,9	31	0	0	0	1	✓	✓
Petersfisch (Heringskönig)	**85**	**356**	**0,9**	**18**	**0**	**0**	**0**	**1**	**Ø**	**Ø**
1 Portion, 150 g	128	533	0,9	27	0	0	0	2	Ø	Ø
Red Snapper	**100**	**418**	**1,0**	**21**	**0**	**0**	**0**	**1**	✓	✓
1 Portion, 150 g	150	628	1,0	31	0	0	0	2	✓	✓

Fisch und Meeresfrüchte

jeweils essb. Anteil | Zeile 1: pro 100 g | Zeile 2: pro Portion

(FS) mehrfach unges. FS g	Cholesterin mg	Vitamine A (RÄ) µg	E (TÄ) mg	C mg	Folsäure µg	Mineralstoffe Natrium mg	Kalium mg	Kalzium mg	Magnesium mg	Eisen mg	
											Meeres- und Süßwasserfische
3	**164**	**980**	**5,6**	✓	**13**	**65**	**280**	**17**	**26**	**0,9**	**Aal**
5	246	1470	8,4	✓	20	98	420	26	39	1,3	1 Portion, 150 g
✓	**71**	**20**	**0,6**	**0**	**3**	**100**	**338**	**8**	**57**	**0,2**	**Alaskaseelachs**
✓	107	30	1,0	0	5	150	507	12	86	0,3	1 Portion, 150 g
✓	**72**	**7**	**1,5**	**2**	**14**	**47**	**330**	**95**	**26**	**0,4**	**Barsch (Egli, Flussbarsch, Kretzer)**
✓	108	10	2,3	3	21	71	495	143	39	0,6	1 Portion, 150 g
✓	**Ø**	**Ø**	**Ø**	**Ø**	**Ø**	**Ø**	**Ø**	**Ø**	**Ø**	**Ø**	**Blauleng**
✓	Ø	Ø	Ø	Ø	Ø	Ø	Ø	Ø	Ø	Ø	1 Portion, 150 g
2	**70**	**4**	**2,6**	✓	**16**	**31**	**446**	**56**	**50**	**0,8**	**Brasse (Brachse, Blei)**
2	105	6	3,9	✓	24	47	669	84	75	1,1	1 Portion, 150 g
2	**61**	**Ø**	**Ø**	**Ø**	**Ø**	**Ø**	**Ø**	**Ø**	**Ø**	**Ø**	**Dorade royale (Goldbrasse)**
4	92	Ø	Ø	Ø	Ø	Ø	Ø	Ø	Ø	Ø	1 Portion, 150 g
3	**74**	**240**	**0,6**	✓	**5**	**17**	**220**	**5**	**23**	**0,5**	**Dornhai**
5	111	360	0,9	✓	8	26	330	8	35	0,8	1 Portion, 150 g
1	**60**	**21**	**2,7**	✓	**9**	**148**	**387**	**18**	**28**	**1,0**	**Felchen (Renke)**
2	90	32	4,1	✓	14	222	581	27	42	1,5	1 Portion, 150 g
✓	**48**	**10**	**0,4**	✓	**11**	**92**	**332**	**27**	**24**	**0,5**	**Flunder**
✓	72	15	0,5	✓	17	138	498	41	36	0,8	1 Portion, 150 g
1	**56**	**32**	**1,7**	**4**	**9**	**63**	**413**	**12**	**26**	**0,4**	**Forelle**
2	84	48	2,6	5	14	95	620	18	39	0,7	1 Portion, 150 g
✓	**Ø**	**Ø**	**Ø**	**Ø**	**Ø**	**Ø**	**Ø**	**20**	**83**	**Ø**	**Grenadier**
✓	Ø	Ø	Ø	Ø	Ø	Ø	Ø	30	125	Ø	1 Portion, 150 g
✓	**63**	**14**	**0,9**	**4**	**6**	**75**	**317**	**32**	**29**	**0,5**	**Hecht**
✓	95	21	1,4	6	9	113	476	48	44	0,7	1 Portion, 150 g
1	**24**	**32**	**0,9**	**0**	**9**	**67**	**446**	**14**	**28**	**0,6**	**Heilbutt (Weißer Heilbutt)**
1	36	48	1,3	0	14	101	669	21	42	0,8	1 Portion, 150 g
4	**91**	**38**	**1,5**	✓	**5**	**117**	**360**	**34**	**31**	**1,1**	**Hering**
6	137	57	2,3	✓	8	176	540	51	47	1,7	1 Portion, 150 g
✓	**34**	**7**	**1,0**	**2**	**8**	**77**	**320**	**16**	**32**	**0,4**	**Kabeljau (Dorsch)**
✓	51	10	1,5	3	12	116	480	24	48	0,6	1 Portion, 150 g
1	**75**	**44**	**0,5**	**2**	**23**	**30**	**400**	**66**	**55**	**0,7**	**Karpfen**
2	113	66	0,8	2	35	45	600	99	83	1,1	1 Portion, 150 g
1	**33**	**18**	**2,1**	✓	**12**	**105**	**282**	**20**	**27**	**1,0**	**Katfisch (Steinbeißer)**
1	50	27	3,2	✓	18	158	423	30	41	1,5	1 Portion, 150 g
Ø	**Ø**	**14**	**0,4**	**Ø**	**5**	**77**	**350**	**24**	**24**	**0,3**	**Kliesche (Scharbe)**
Ø	Ø	21	0,6	Ø	8	116	525	36	36	0,4	1 Portion, 150 g
4	**44**	**41**	**2,2**	✓	**3**	**60**	**331**	**16**	**25**	**0,6**	**Lachs**
6	66	62	3,3	✓	5	90	497	24	38	0,9	1 Portion, 150 g
✓	**60**	**10**	**0,5**	✓	**11**	**80**	**298**	**17**	**17**	**0,5**	**Limande**
✓	90	15	0,8	✓	17	120	447	26	26	0,8	1 Portion, 150 g
3	**82**	**100**	**1,3**	✓	**1**	**95**	**396**	**12**	**30**	**1,0**	**Makrele**
5	123	150	2,0	✓	2	143	594	18	45	1,5	1 Portion, 150 g
1	**81**	**47**	**1,0**	✓	**15**	**69**	**404**	**53**	**29**	**1,5**	**Meeräsche**
1	122	71	1,5	✓	23	104	606	80	44	2,3	1 Portion, 150 g
✓	**46**	**15**	**0,2**	✓	**14**	**130**	**300**	**42**	**28**	**1,0**	**Merlan (Wittling)**
✓	69	23	0,3	✓	21	195	450	63	42	1,5	1 Portion, 150 g
Ø	**Ø**	**Ø**	**Ø**	**Ø**	**Ø**	**Ø**	**151**	**Ø**	**Ø**	**Ø**	**Petersfisch (Heringskönig)**
Ø	Ø	Ø	Ø	Ø	Ø	Ø	227	Ø	Ø	Ø	1 Portion, 150 g
✓	**37**	**30**	**0,5**	**2**	**5**	**64**	**417**	**32**	**32**	**0,2**	**Red Snapper**
1	56	45	0,8	2	8	96	626	48	48	0,3	1 Portion, 150 g

Fisch und Meeresfrüchte

jeweils essb. Anteil | Zeile 1: pro 100 g | Zeile 2: pro Portion

Fisch und Meeresfrüchte	Energie			Eiweiß	Kohlenhydrate			Fett/Fettsäuren		
	Energie kcal	Energie kJ	Energiedichte kcal/g	Eiweiß g	Kohlenhydrate g	KH-Port.	Ballaststoffe g	Fett g	gesättigte FS g	einfach unges. FS g
Meeres- und Süßwasserfische										
Rotbarsch (Goldbarsch)	**108**	**450**	**1,1**	**19**	**0**	**0**	**0**	**4**	**1**	**1**
1 Portion, 150 g	161	675	1,1	28	0	0	0	5	1	1
Rotzunge (Hundszunge)	**72**	**301**	**0,7**	**16**	**0**	**0**	**0**	**1**	✓	✓
1 Portion, 150 g	108	452	0,7	23	0	0	0	2	✓	✓
Schellfisch	**78**	**327**	**0,8**	**18**	**0**	**0**	**0**	**1**	✓	✓
1 Portion, 150 g	117	491	0,8	27	0	0	0	1	✓	✓
Schleie	**78**	**328**	**0,8**	**18**	**0**	**0**	**0**	**1**	✓	✓
1 Portion, 150 g	118	492	0,8	27	0	0	0	1	✓	✓
Scholle	**90**	**375**	**0,9**	**18**	**0**	**0**	**0**	**2**	✓	**1**
1 Portion, 150 g	134	562	0,9	27	0	0	0	3	✓	1
Schwarzer Heilbutt (Grönland-Heilbutt)	**141**	**590**	**1,4**	**13**	**0**	**0**	**0**	**10**	**2**	**7**
1 Portion, 150 g	212	885	1,4	20	0	0	0	15	2	10
Schwertfisch	**117**	**490**	**1,2**	**19**	**0**	**0**	**0**	**4**	**1**	**2**
1 Portion, 150 g	176	734	1,2	29	0	0	0	7	1	3
Seehecht (Hechtdorsch)	**92**	**386**	**0,9**	**17**	**0**	**0**	**0**	**3**	**1**	**1**
1 Portion, 150 g	138	579	0,9	26	0	0	0	4	1	1
Seelachs (Köhler, Steinköhler)	**81**	**339**	**0,8**	**18**	**0**	**0**	**0**	**1**	✓	✓
1 Portion, 150 g	122	508	0,8	27	0	0	0	1	✓	✓
Seeteufel (Anglerfisch)	**66**	**276**	**0,7**	**15**	**0**	**0**	**0**	**1**	✓	✓
1 Portion, 150 g	99	414	0,7	22	0	0	0	1	✓	✓
Seezunge	**83**	**348**	**0,8**	**18**	**0**	**0**	**0**	**1**	✓	✓
1 Portion, 150 g	125	522	0,8	26	0	0	0	2	✓	✓
Steinbutt	**83**	**348**	**0,8**	**17**	**0**	**0**	**0**	**2**	✓	**1**
1 Portion, 150 g	125	522	0,8	25	0	0	0	3	✓	1
Stint	**85**	**356**	**0,9**	**17**	**0**	**0**	**0**	**2**	✓	✓
1 Portion, 150 g	128	533	0,9	26	0	0	0	3	✓	1
Stör	**105**	**439**	**1,1**	**16**	**0**	**0**	**0**	**4**	**1**	**2**
1 Portion, 150 g	158	659	1,1	24	0	0	0	6	1	3
Thunfisch (Blauflossenthunfisch, Roter Thun)	**144**	**602**	**1,4**	**23**	**0**	**0**	**0**	**5**	**1**	**2**
1 Portion, 150 g	216	904	1,4	35	0	0	0	7	2	2
Tilapia	**96**	**402**	**1,0**	**20**	**0**	**0**	**0**	**2**	**1**	**1**
1 Portion, 150 g	144	602	1,0	30	0	0	0	3	1	1
Wels (Waller)	**163**	**682**	**1,6**	**15**	**0**	**0**	**0**	**11**	**3**	**3**
1 Portion, 150 g	245	1023	1,6	23	0	0	0	17	5	4
Zander	**83**	**347**	**0,8**	**19**	**0**	**0**	**0**	**1**	✓	✓
1 Portion, 150 g	125	521	0,8	29	0	0	0	1	✓	✓
Krusten- und Weichtiere										
Austern	**66**	**276**	**0,7**	**9**	**5**	**0,5**	**0**	**1**	✓	✓
1 Portion, 80 g	53	221	0,7	7	4	0,5	0	1	✓	✓
Flusskrebs	**64**	**268**	**0,6**	**15**	**0**	**0**	**0**	✓	✓	✓
1 Portion, 80 g	51	214	0,6	12	0	0	0	✓	✓	✓
Hummer	**81**	**339**	**0,8**	**16**	**0**	**0**	**0**	**2**	✓	✓
1 Portion, 80 g	65	271	0,8	13	0	0	0	2	✓	✓
Jakobsmuschel (Pilgermuschel)	**88**	**368**	**0,9**	**17**	**2**	**0**	**0**	**1**	✓	✓
1 Portion, 80 g	70	295	0,9	13	2	0	0	1	✓	✓
Languste	**84**	**351**	**0,8**	**17**	**1**	**0**	**0**	**1**	✓	✓
1 Portion, 80 g	67	281	0,8	14	1	0	0	1	✓	✓
Miesmuscheln	**69**	**289**	**0,7**	**11**	**2**	**0**	**0**	**2**	**1**	✓
1 Portion, 80 g	55	231	0,7	8	2	0	0	2	✓	✓

Fisch und Meeresfrüchte

jeweils essb. Anteil | Zeile 1: pro 100 g | Zeile 2: pro Portion

(FS)		Vitamine				Mineralstoffe					
mehrfach unges. FS	Cholesterin	A (RÄ)	E (TÄ)	C	Folsäure	Natrium	Kalium	Kalzium	Mag-nesium	Eisen	
g	mg	µg	mg	mg	µg	mg	mg	mg	mg	mg	
											Meeres- und Süßwasserfische
1	**30**	**14**	**1,3**	✓	**5**	**80**	**308**	**22**	**29**	**0,7**	**Rotbarsch (Goldbarsch)**
1	45	21	2,0	✓	8	120	462	33	44	1,1	1 Portion, 150 g
✓	**15**	**Ø**	**Ø**	**Ø**	**Ø**	**121**	**280**	**29**	**20**	**0,7**	**Rotzunge (Hundszunge)**
1	23	Ø	Ø	Ø	Ø	182	420	44	30	1,1	1 Portion, 150 g
✓	**35**	**17**	**0,4**	✓	**11**	**116**	**301**	**18**	**39**	**0,6**	**Schellfisch**
✓	53	26	0,6	✓	17	174	452	27	59	0,9	1 Portion, 150 g
✓	**70**	**1**	**0,1**	✓	**21**	**33**	**400**	**63**	**51**	**0,9**	**Schleie**
✓	105	2	0,2	✓	32	50	600	95	77	1,3	1 Portion, 150 g
1	**63**	**6**	**0,8**	**2**	**11**	**104**	**311**	**51**	**22**	**0,9**	**Scholle**
1	95	9	1,2	2	17	156	467	77	33	1,4	1 Portion, 150 g
1	**65**	**31**	**0,9**	✓	**12**	**86**	**345**	**20**	**22**	**0,4**	**Schwarzer Heilbutt (Grönland-Heilbutt)**
1	98	47	1,4	✓	18	129	518	30	33	0,6	1 Portion, 150 g
1	**39**	**20**	**1,0**	**1**	**2**	**102**	**342**	**10**	**20**	**0,9**	**Schwertfisch**
2	59	30	1,5	2	3	153	513	15	30	1,4	1 Portion, 150 g
1	**50**	**15**	**0,6**	✓	**14**	**101**	**294**	**41**	**25**	**0,7**	**Seehecht (Hechtdorsch)**
2	75	23	0,9	✓	21	152	441	62	38	1,1	1 Portion, 150 g
✓	**39**	**6**	**0,4**	✓	**10**	**86**	**356**	**14**	**25**	**1,0**	**Seelachs (Köhler, Steinköhler)**
✓	59	8	0,6	✓	15	129	534	21	38	1,5	1 Portion, 150 g
✓	**25**	**12**	**Ø**	**1**	**7**	**109**	**235**	**8**	**21**	**0,3**	**Seeteufel (Anglerfisch)**
✓	38	18	Ø	2	11	164	353	12	32	0,5	1 Portion, 150 g
1	**50**	**4**	**0,8**	✓	**10**	**100**	**309**	**29**	**49**	**0,8**	**Seezunge**
1	75	6	1,2	✓	15	150	464	44	74	1,2	1 Portion, 150 g
1	**25**	**1**	**0,6**	✓	**8**	**114**	**290**	**17**	**45**	**0,5**	**Steinbutt**
1	38	2	0,9	✓	12	171	435	26	68	0,8	1 Portion, 150 g
1	**71**	**15**	**0,1**	✓	**37**	**156**	**357**	**20**	**24**	**0,5**	**Stint**
1	107	23	0,2	✓	56	234	536	30	36	0,8	1 Portion, 150 g
1	**60**	**210**	**0,5**	**0**	**15**	**54**	**284**	**13**	**35**	**0,7**	**Stör**
1	90	315	0,8	0	23	81	426	20	53	1,1	1 Portion, 150 g
1	**38**	**655**	**1,0**	**0**	**2**	**39**	**252**	**8**	**50**	**1,0**	**Thunfisch (Blauflossenthunfisch, Roter Thun)**
2	57	983	1,5	0	3	59	378	12	75	1,5	1 Portion, 150 g
✓	**50**	**Ø**	**0,4**	**0**	**24**	**52**	**302**	**10**	**27**	**0,6**	**Tilapia**
1	75	Ø	0,6	0	36	78	453	15	41	0,8	1 Portion, 150 g
2	**152**	**Ø**	**Ø**	**Ø**	**Ø**	**19**	**430**	**26**	**55**	**0,6**	**Wels (Waller)**
3	228	Ø	Ø	Ø	Ø	29	645	39	83	0,9	1 Portion, 150 g
✓	**70**	**1**	**1,5**	✓	**10**	**24**	**391**	**53**	**50**	**0,6**	**Zander**
✓	105	2	2,3	✓	15	36	587	80	75	1,0	1 Portion, 150 g
											Krusten- und Weichtiere
✓	**123**	**93**	**0,9**	✓	**7**	**160**	**184**	**82**	**32**	**3,1**	**Austern**
✓	98	74	0,7	✓	6	128	147	66	26	2,5	1 Portion, 80 g
✓	**158**	✓	**0,1**	**2**	**18**	**253**	**254**	**43**	**40**	**2,0**	**Flusskrebs**
✓	126	✓	0,1	2	14	202	203	34	32	1,6	1 Portion, 80 g
1	**89**	✓	**1,5**	✓	**16**	**270**	**220**	**61**	**24**	**1,0**	**Hummer**
1	71	✓	1,2	✓	13	216	176	49	19	0,8	1 Portion, 80 g
✓	**33**	**15**	**0**	**3**	**16**	**161**	**322**	**24**	**56**	**0,3**	**Jakobsmuschel (Pilgermuschel)**
✓	26	12	0	2	13	129	258	19	45	0,2	1 Portion, 80 g
1	**140**	**25**	**1,0**	**2**	**10**	**182**	**500**	**68**	**40**	**1,3**	**Languste**
✓	112	20	0,8	2	8	146	400	54	32	1,0	1 Portion, 80 g
1	**126**	**54**	**0,8**	**3**	**33**	**296**	**286**	**24**	**30**	**4,2**	**Miesmuscheln**
✓	101	43	0,6	3	26	237	229	19	24	3,4	1 Portion, 80 g

Fisch und Meeresfrüchte	Energie			Eiweiß	Kohlenhydrate			Fett/Fettsäuren		
jeweils essb. Anteil | Zeile 1: pro 100 g | Zeile 2: pro Portion	Energie kcal	Energie kJ	Energiedichte kcal/g	Eiweiß g	Kohlenhydrate g	KH-Port.	Ballaststoffe g	Fett g	gesättigte FS g	einfach unges. FS g
Krusten- und Weichtiere										
Nordseegarnelen (Nordseekrabben)	**87**	**364**	**0,9**	**19**	**0**	**0**	**0**	**1**	✓	✓
1 Portion (3 EL), 30 g	26	109	0,9	6	0	0	0	✓	✓	✓
Tintenfisch	**73**	**305**	**0,7**	**16**	**0**	**0**	**0**	**1**	✓	✓
1 Portion, 50 g	37	153	0,7	8	0	0	0	✓	✓	✓
Fischerzeugnisse										
Aal, geräuchert	**329**	**1377**	**3,3**	**18**	**0**	**0**	**0**	**29**	**5**	**13**
1 Portion, 50 g	165	688	3,3	9	0	0	0	14	3	7
Bismarckhering	**210**	**879**	**2,1**	**17**	**0**	**0**	**0**	**16**	**4**	**8**
1 Portion, 125 g	263	1098	2,1	21	0	0	0	20	5	10
Brathering	**204**	**854**	**2,0**	**17**	**0**	**0**	**0**	**15**	**4**	**7**
1 Portion, 125 g	255	1067	2,0	21	0	0	0	19	5	9
Bückling	**224**	**937**	**2,2**	**21**	**0**	**0**	**0**	**16**	**3**	**8**
1 Portion, 125 g	280	1172	2,2	27	0	0	0	19	4	9
Buttermakrele	**281**	**1176**	**2,8**	**18**	**0**	**0**	**0**	**23**	**Ø**	**Ø**
1 Portion, 50 g	141	588	2,8	9	0	0	0	12	Ø	Ø
Flunder, geräuchert	**110**	**460**	**1,1**	**23**	**0**	**0**	**0**	**2**	✓	**1**
1 Portion, 50 g	55	230	1,1	12	0	0	0	1	✓	✓
Forelle, geräuchert	**167**	**699**	**1,7**	**32**	**0**	**0**	**0**	**5**	**1**	**1**
1 Portion, 50 g	84	349	1,7	16	0	0	0	2	1	1
Heringsfilet in Cremesoßen i. D.	**182**	**761**	**1,8**	**11**	**3**	**0**	**1**	**14**	**3**	**6**
1 Portion, 100 g	182	761	1,8	11	3	0	1	14	3	6
Heringssalat mit Roter Bete u. Äpfeln	**251**	**1051**	**2,5**	**4**	**5**	**0,5**	**1**	**24**	**8**	**10**
1 Portion, 200 g	503	2103	2,5	8	9	1,0	2	49	16	20
Heringsstipp	**240**	**1002**	**2,4**	**10**	**3**	**0**	✓	**21**	**6**	**10**
1 Portion, 200 g	479	2004	2,4	21	5	0,5	1	42	13	19
Kaviar, echt (Stör-Kaviar)	**244**	**1021**	**2,4**	**26**	**0**	**0**	**0**	**16**	**3**	**3**
1 TL, 5 g	12	51	2,4	1	0	0	0	1	✓	✓
Kaviar-Ersatz (Deutscher Kaviar)	**114**	**477**	**1,1**	**14**	**0**	**0**	**0**	**6**	**Ø**	**Ø**
1 TL, 5 g	6	24	1,1	1	0	0	0	✓	Ø	Ø
Krabben in Dosen	**90**	**377**	**0,9**	**18**	**1**	**0**	**0**	**1**	✓	✓
1 Portion, 50 g	45	188	0,9	9	✓	0	0	1	✓	✓
Lachs in Dosen	**165**	**690**	**1,7**	**21**	**0**	**0**	**0**	**9**	**2**	**4**
1 Portion, 50 g	83	345	1,7	11	0	0	0	4	1	2
Makrele, geräuchert	**222**	**929**	**2,2**	**21**	**0**	**0**	**0**	**16**	**3**	**7**
1 Portion, 50 g	111	464	2,2	10	0	0	0	8	1	3
Matjeshering (Matjesfilet)	**267**	**1117**	**2,7**	**16**	**0**	**0**	**0**	**23**	**5**	**12**
1 Filet, 80 g	214	894	2,7	13	0	0	0	18	4	9
Ölsardinen in Dosen	**222**	**929**	**2,2**	**24**	**0**	**0**	**0**	**14**	**2**	**6**
1 Stück, 15 g	33	139	2,2	4	0	0	0	2	✓	1
Räucherlachs	**288**	**1205**	**2,9**	**28**	**0**	**0**	**0**	**19**	**4**	**8**
1 Portion, 50 g	144	602	2,9	14	0	0	0	10	2	4
Rollmops	**203**	**849**	**2,0**	**16**	**1**	**0**	✓	**15**	**5**	**7**
1 Portion, 125 g	254	1062	2,0	20	1	0	✓	19	6	9
Rotbarsch, geräuchert	**145**	**607**	**1,5**	**24**	**0**	**0**	**0**	**6**	**1**	**3**
1 Portion, 50 g	73	303	1,5	12	0	0	0	3	1	1
Salzhering (Pökelhering)	**218**	**912**	**2,2**	**20**	**0**	**0**	**0**	**15**	**4**	**8**
1 Portion, 125 g	273	1140	2,2	25	0	0	0	19	5	10
Schellfisch, geräuchert	**93**	**389**	**0,9**	**22**	**0**	**0**	**0**	✓	✓	✓
1 Portion, 50 g	47	195	0,9	11	0	0	0	✓	✓	✓

Fisch und Meeresfrüchte

jeweils essb. Anteil | Zeile 1: pro 100 g | Zeile 2: pro Portion

(FS)		Vitamine				Mineralstoffe					
mehrfach unges. FS g	Cholesterin mg	A (RÄ) µg	E (TÄ) mg	C mg	Folsäure µg	Natrium mg	Kalium mg	Kalzium mg	Mag-nesium mg	Eisen mg	
											Krusten- und Weichtiere
1	135	2	1,0	2	12	146	230	92	67	0,6	Nordseegarnelen (Nordseekrabben)
✓	41	1	0,3	1	4	44	69	28	20	0,2	1 Portion (3 EL), 30 g
✓	275	3	2,4	5	14	387	273	27	34	0,8	Tintenfisch
✓	138	2	1,2	3	7	194	137	14	17	0,4	1 Portion, 50 g
											Fischerzeugnisse
4	160	940	5,5	✓	10	500	243	19	18	0,7	Aal, geräuchert
2	80	470	2,8	✓	5	250	122	10	9	0,3	1 Portion, 50 g
4	83	33	1,6	✓	3	1090	74	38	12	1,5	Bismarckhering
5	104	41	2,0	✓	4	1363	93	48	15	1,9	1 Portion, 125 g
3	87	20	1,5	0	3	585	184	36	40	1,1	Brathering
3	109	25	1,9	0	4	731	230	45	50	1,4	1 Portion, 125 g
3	90	28	1,6	✓	4	689	343	35	32	1,1	Bückling
4	113	35	2,0	✓	5	861	429	44	40	1,4	1 Portion, 125 g
Ø	Ø	Ø	Ø	Ø	Ø	Ø	Ø	Ø	Ø	Ø	Buttermakrele
Ø	Ø	Ø	Ø	Ø	Ø	Ø	Ø	Ø	Ø	Ø	1 Portion, 50 g
✓	53	7	0,7	✓	9	481	410	22	25	0,5	Flunder, geräuchert
✓	27	4	0,4	✓	5	241	205	11	13	0,3	1 Portion, 50 g
1	89	50	3,8	Ø	11	570	420	260	23	1,2	Forelle, geräuchert
1	45	25	1,9	Ø	6	285	210	130	12	0,6	1 Portion, 50 g
5	52	20	4,1	1	3	445	246	51	23	0,9	Heringsfilet in Cremesoßen i. D.
5	52	20	4,1	1	3	445	246	51	23	0,9	1 Portion, 100 g
5	65	64	3,7	4	10	394	168	29	15	0,7	Heringssalat mit Roter Bete u. Äpfeln
10	130	127	7,4	8	20	788	336	58	30	1,4	1 Portion, 200 g
4	80	38	2,1	2	6	214	255	36	22	0,9	Heringsstipp
7	160	76	4,2	5	12	428	510	72	44	1,8	1 Portion, 200 g
5	300	561	1,9	Ø	5	1940	164	51	5	1,4	Kaviar, echt (Stör-Kaviar)
✓	15	28	0,1	Ø	✓	97	8	3	✓	0,1	1 TL, 5 g
Ø	Ø	Ø	Ø	Ø	Ø	2110	73	51	Ø	Ø	Kaviar-Ersatz (Deutscher Kaviar)
Ø	Ø	Ø	Ø	Ø	Ø	106	4	3	Ø	Ø	1 TL, 5 g
1	136	18	1,2	1	4	937	224	83	59	1,5	Krabben in Dosen
✓	68	9	0,6	1	2	469	112	42	30	0,8	1 Portion, 50 g
2	34	59	1,5	0	38	540	300	185	30	1,1	Lachs in Dosen
1	17	30	0,8	0	19	270	150	93	15	0,6	1 Portion, 50 g
4	105	30	0,3	0	1	261	275	5	30	1,2	Makrele, geräuchert
2	53	15	0,2	0	1	131	138	3	15	0,6	1 Portion, 50 g
4	80	30	1,5	0	3	2500	235	43	35	1,3	Matjeshering (Matjesfilet)
3	64	24	1,2	0	2	2000	188	34	28	1,0	1 Filet, 80 g
3	140	49	8,9	0	8	366	388	330	50	2,7	Ölsardinen in Dosen
✓	21	7	1,3	0	1	55	58	50	8	0,4	1 Stück, 15 g
7	60	50	2,5	0	4	1880	535	20	40	1,4	Räucherlachs
3	30	25	1,3	0	2	940	268	10	20	0,7	1 Portion, 50 g
2	80	9	0,3	✓	5	1200	75	59	30	1,6	Rollmops
3	100	11	0,4	✓	6	1500	94	74	38	2,0	1 Portion, 125 g
1	Ø	Ø	Ø	Ø	Ø	553	367	25	Ø	4,7	Rotbarsch, geräuchert
1	Ø	Ø	Ø	Ø	Ø	277	184	13	Ø	2,4	1 Portion, 50 g
4	Ø	48	Ø	✓	Ø	5930	240	112	39	20,0	Salzhering (Pökelhering)
5	Ø	60	Ø	✓	Ø	7413	300	140	49	25,0	1 Portion, 125 g
✓	Ø	✓	Ø	✓	Ø	557	300	20	25	1,0	Schellfisch, geräuchert
✓	Ø	✓	Ø	✓	Ø	279	150	10	13	0,5	1 Portion, 50 g

Fisch und Meeresfrüchte jeweils essb. Anteil | Zeile 1: pro 100 g | Zeile 2: pro Portion	Energie			Eiweiß	Kohlenhydrate			Fett/Fettsäuren		
	Energie kcal	Energie kJ	Energiedichte kcal/g	Eiweiß g	Kohlenhydrate g	KH-Port.	Ballaststoffe g	Fett g	gesättigte FS g	einfach unges. FS g
Fischerzeugnisse										
Schillerlocke	**302**	**1264**	**3,0**	**21**	**0**	**0**	**0**	**24**	**5**	**10**
1 Portion, 100 g	302	1264	3,0	21	0	0	0	24	5	10
Schwarzer Heilbutt, geräuchert	**223**	**933**	**2,2**	**17**	**0**	**0**	**0**	**17**	**3**	**12**
1 Portion, 50 g	112	467	2,2	9	0	0	0	9	1	6
Seelachs, geräuchert	**98**	**410**	**1,0**	**23**	**0**	**0**	**0**	**1**	✓	✓
1 Portion, 50 g	49	205	1,0	11	0	0	0	✓	✓	✓
Seelachs in Öl (Lachsersatz)	**150**	**628**	**1,5**	**20**	**0**	**0**	**0**	**8**	**Ø**	**Ø**
1 Portion, 50 g	75	314	1,5	10	0	0	0	4	Ø	Ø
Sprotte, geräuchert (Kieler Sprotte)	**243**	**1017**	**2,4**	**19**	**0**	**0**	**0**	**18**	**4**	**7**
1 Sprotte, 25 g	61	254	2,4	5	0	0	0	5	1	2
Stockfisch (Kabeljau, getrocknet)	**339**	**1418**	**3,4**	**79**	**0**	**0**	**0**	**3**	**1**	**1**
1 Portion, 50 g	170	709	3,4	40	0	0	0	1	✓	1
Stöcker (Schildmakrele)	**114**	**477**	**1,1**	**20**	**0**	**0**	**0**	**4**	**1**	**2**
1 Portion, 50 g	57	238	1,1	10	0	0	0	2	✓	1
Thunfisch in Öl, abgetropft	**192**	**803**	**1,9**	**28**	**0**	**0**	**0**	**8**	**1**	**3**
1 Portion, 50 g	96	402	1,9	14	0	0	0	4	1	2
Thunfisch in eigenem Saft, abgetropft (natur)	**122**	**510**	**1,2**	**25**	**0**	**0**	**0**	**2**	**1**	✓
1 Portion, 50 g	61	255	1,2	12	0	0	0	1	✓	✓
Fischgerichte										
Fischfrikadelle, paniert, gebraten	**204**	**851**	**2,0**	**13**	**9**	**1,0**	**1**	**13**	**5**	**5**
1 Frikadelle, 80 g	163	681	2,0	10	7	0,5	✓	11	4	4
Fischfrikadellen-Brötchen	**202**	**845**	**2,0**	**10**	**26**	**2,0**	**2**	**7**	**2**	**2**
1 Brötchen, 145 g	293	1226	2,0	15	37	3,5	2	9	3	3
Fischstäbchen, paniert, gebraten	**195**	**815**	**1,9**	**12**	**12**	**1,0**	**1**	**11**	**5**	**4**
1 Fischstäbchen, 30 g	58	245	1,9	4	4	0,5	✓	3	1	1
Kabeljaufilet, paniert, gebraten	**164**	**686**	**1,6**	**18**	**6**	**0,5**	✓	**8**	**3**	**3**
1 Portion, 175 g	287	1201	1,6	31	10	1,0	1	14	6	5
Krabbenbrötchen	**239**	**1001**	**2,4**	**12**	**19**	**2,0**	**1**	**13**	**5**	**5**
1 Brötchen, 130 g	311	1302	2,4	15	25	2,5	1	17	7	6
Matjesbrötchen	**238**	**994**	**2,4**	**12**	**20**	**2,0**	**1**	**12**	**3**	**6**
1 Brötchen, 160 g	380	1590	2,4	19	31	3,0	2	20	4	10
Rotbarschfilet, paniert, gebraten	**192**	**803**	**1,9**	**19**	**6**	**0,5**	✓	**11**	**4**	**4**
1 Portion, 175 g	336	1405	1,9	32	10	1,0	1	19	7	6
Schlemmerfilet i. D.	**174**	**727**	**1,7**	**17**	**8**	**1,0**	**1**	**8**	**3**	**3**
1 Portion, 200 g	347	1453	1,7	33	17	1,5	2	16	7	6
Scholle, paniert, gebraten	**176**	**735**	**1,8**	**18**	**6**	**0,5**	✓	**9**	**3**	**3**
1 Portion, 175 g	308	1287	1,8	31	10	1,0	1	16	6	6
Seelachsfilet, paniert, gebraten	**169**	**707**	**1,7**	**18**	**6**	**0,5**	✓	**8**	**3**	**3**
1 Portion, 175 g	296	1238	1,7	32	10	1,0	1	14	6	5
Tintenfischringe, frittiert (Calamari)	**260**	**1089**	**2,6**	**14**	**9**	**1,0**	**1**	**19**	**8**	**7**
1 Portion, 125 g	325	1361	2,6	18	12	1,0	1	23	10	9
Fischgerichte, Markenprodukte										
Filegro (Fischfilet) in Kräuter Sauce, TK, Iglo	**113**	**474**	**1,1**	**12**	**3**	**0,5**	**Sp**	**5,7**	**1,5**	**Ø**
1 Portion (= 1 Filet), 125 g	141	600	1,1	16	4	0,5	Sp	7,1	1,9	Ø
Filegro (Fischfilet) Müllerin Art, TK, Iglo	**131**	**548**	**1,3**	**14**	**7**	**0,5**	✓	**5**	**2**	**Ø**
1 Portion (= 1 Filet), 125 g	164	685	1,3	18	8	1,0	✓	7	3	Ø
Goldknusper-Filet Rahm-Spinat, TK, Iglo	**227**	**948**	**2,3**	**12**	**16**	**1,5**	**1**	**13**	**1**	**Ø**
1 Portion (= 1 Filet), 100 g	227	948	2,3	12	16	1,5	1	13	1	Ø

Fisch und Meeresfrüchte

jeweils essb. Anteil | Zeile 1: pro 100 g | Zeile 2: pro Portion

(FS) mehrfach unges. FS g	Cholesterin mg	Vitamine A (RÄ) µg	E (TÄ) mg	C mg	Folsäure µg	Mineralstoffe Natrium mg	Kalium mg	Kalzium mg	Magnesium mg	Eisen mg	Fisch und Meeresfrüchte
											Fischerzeugnisse
7	**100**	**20**	**0,5**	**ø**	**4**	**623**	**58**	**18**	**28**	**1,1**	**Schillerlocke**
7	100	20	0,5	ø	4	623	58	18	28	1,1	1 Portion, 100 g
2	**77**	**33**	**0,7**	✓	**7**	**520**	**265**	**18**	**30**	**0,9**	**Schwarzer Heilbutt, geräuchert**
1	39	17	0,4	✓	4	260	133	9	15	0,5	1 Portion, 50 g
✓	**ø**	**ø**	**ø**	**ø**	**ø**	**648**	**ø**	**ø**	**ø**	**ø**	**Seelachs, geräuchert**
✓	ø	ø	ø	ø	ø	324	ø	ø	ø	ø	1 Portion, 50 g
ø	**ø**	**ø**	**ø**	**ø**	**ø**	**2900**	**55**	**31**	**ø**	**ø**	**Seelachs in Öl (Lachsersatz)**
ø	ø	ø	ø	ø	ø	1450	28	16	ø	ø	1 Portion, 50 g
5	**ø**	**150**	**ø**	✓	**ø**	**785**	**590**	**1700**	**ø**	**ø**	**Sprotte, geräuchert (Kieler Sprotte)**
1	ø	38	ø	✓	ø	196	148	425	ø	ø	1 Sprotte, 25 g
1	**90**	**20**	**0,3**	**0**	✓	**500**	**1500**	**60**	**12**	**4,3**	**Stockfisch (Kabeljau, getrocknet)**
✓	45	10	0,2	0	✓	250	750	30	6	2,2	1 Portion, 50 g
✓	**ø**	**12**	**ø**	**ø**	**ø**	**64**	**360**	**65**	**ø**	**ø**	**Stöcker (Schildmakrele)**
✓	ø	6	ø	ø	ø	32	180	33	ø	ø	1 Portion, 50 g
3	**25**	**14**	**2,0**	**0**	**5**	**213**	**270**	**9**	**33**	**1,0**	**Thunfisch in Öl, abgetropft**
1	12	7	1,0	0	3	106	135	4	16	0,5	1 Portion, 50 g
1	**36**	**12**	**0,6**	**0**	**3**	**204**	**237**	**13**	**30**	**1,3**	**Thunfisch in eigenem Saft, abgetropft (natur)**
✓	18	6	0,3	0	2	102	119	6	15	0,6	1 Portion, 50 g
											Fischgerichte
2	**61**	**24**	**0,8**	**1**	**13**	**302**	**203**	**23**	**22**	**0,8**	**Fischfrikadelle, paniert, gebraten**
2	48	19	0,6	✓	10	242	163	18	17	0,6	1 Frikadelle, 80 g
1	**34**	**24**	**0,6**	**1**	**11**	**370**	**189**	**21**	**21**	**1,0**	**Fischfrikadellen-Brötchen**
2	49	35	0,9	1	16	537	274	30	31	1,5	1 Brötchen, 145 g
2	**58**	**15**	**0,2**	**1**	**9**	**283**	**222**	**17**	**20**	**0,4**	**Fischstäbchen, paniert, gebraten**
✓	17	5	0,1	✓	3	85	67	5	6	0,1	1 Fischstäbchen, 30 g
1	**78**	**29**	**0,6**	**1**	**15**	**307**	**242**	**24**	**30**	**0,6**	**Kabeljaufilet, paniert, gebraten**
2	137	51	1,0	2	26	536	424	42	53	1,0	1 Portion, 175 g
2	**86**	**11**	**2,4**	**1**	**6**	**661**	**153**	**49**	**37**	**1,3**	**Krabbenbrötchen**
2	112	15	3,1	1	8	859	199	64	48	1,7	1 Brötchen, 130 g
2	**72**	**28**	**1,4**	**1**	**7**	**1516**	**269**	**42**	**33**	**1,3**	**Matjesbrötchen**
4	114	44	2,3	2	11	2426	430	67	52	2,0	1 Brötchen, 160 g
2	**70**	**31**	**1,2**	✓	**17**	**309**	**231**	**30**	**27**	**0,8**	**Rotbarschfilet, paniert, gebraten**
3	123	53	2,2	1	29	540	405	52	48	1,3	1 Portion, 175 g
1	**63**	**20**	**0,4**	**3**	**13**	**380**	**271**	**25**	**24**	**0,6**	**Schlemmerfilet i. D.**
3	125	40	0,8	5	25	761	541	50	49	1,2	1 Portion, 200 g
2	**70**	**26**	**0,9**	**1**	**14**	**331**	**235**	**57**	**22**	**0,9**	**Scholle, paniert, gebraten**
3	123	45	1,5	2	25	579	410	99	38	1,6	1 Portion, 175 g
1	**98**	**29**	**0,5**	**1**	**13**	**314**	**267**	**23**	**25**	**0,6**	**Seelachsfilet, paniert, gebraten**
2	171	51	0,9	1	23	550	468	40	44	1,1	1 Portion, 175 g
3	**125**	**20**	**1,9**	**2**	**15**	**426**	**189**	**41**	**28**	**1,7**	**Tintenfischringe, frittiert (Calamari)**
3	157	25	2,4	3	19	532	237	51	35	2,1	1 Portion, 125 g
											Fischgerichte, Markenprodukte
ø	**ø**	**ø**	**ø**	**ø**	**ø**	**340**	**ø**	**ø**	**ø**	**ø**	**Filegro (Fischfilet) in Kräuter Sauce, TK, Iglo**
ø	ø	ø	ø	ø	ø	432	ø	ø	ø	ø	1 Portion (= 1 Filet), 125 g
ø	**ø**	**ø**	**ø**	**ø**	**ø**	**300**	**ø**	**ø**	**ø**	**ø**	**Filegro (Fischfilet) Müllerin Art, TK, Iglo**
ø	ø	ø	ø	ø	ø	380	ø	ø	ø	ø	1 Portion (= 1 Filet), 125 g
ø	**ø**	**ø**	**ø**	**ø**	**ø**	**560**	**ø**	**ø**	**ø**	**ø**	**Goldknusper-Filet Rahm-Spinat, TK, Iglo**
ø	ø	ø	ø	ø	ø	560	ø	ø	ø	ø	1 Portion (= 1 Filet), 100 g

Fisch und Meeresfrüchte jeweils essb. Anteil | Zeile 1: pro 100 g | Zeile 2: pro Portion	Energie			Eiweiß	Kohlenhydrate			Fett/Fettsäuren		
	Energie kcal	Energie kJ	Energiedichte kcal/g	Eiweiß g	Kohlenhydrate g	KH-Port.	Ballaststoffe g	Fett g	gesättigte FS g	einfach unges. FS g
Fischgerichte, Markenprodukte										
Ofenfilet in Mediterraner Sauce, TK, Iglo	**113**	**473**	**1,1**	**15**	**2**	**0**	**Sp**	**5,3**	**2,6**	**Ø**
1 Portion (= 1 Filet), 140 g	155	660	1,1	20	2	0	Sp	7,4	3,6	Ø
Royale Fischfilet Tomate Kräuter, TK, Iglo	**171**	**717**	**1,7**	**14**	**14**	**1,5**	**1**	**6,4**	**0,6**	**Ø**
1 Portion (= 1 Filet), 160 g	270	1140	1,7	23	22	1,5	1	10,0	1,0	Ø

Fisch und Meeresfrüchte

jeweils essb. Anteil | Zeile 1: pro 100 g | Zeile 2: pro Portion

	(FS)		Vitamine				Mineralstoffe				
	mehrfach unges. FS	Cholesterin	A (RÄ)	E (TÄ)	C	Folsäure	Natrium	Kalium	Kalzium	Magnesium	Eisen
	g	mg	µg	mg	mg	µg	mg	mg	mg	mg	mg
Fischgerichte, Markenprodukte											
Ofenfilet in Mediterraner Sauce, TK, Iglo	**Ø**	**Ø**	**Ø**	**Ø**	**Ø**	**Ø**	**356**	**Ø**	**Ø**	**Ø**	**Ø**
1 Portion (= 1 Filet), 140 g	Ø	Ø	Ø	Ø	Ø	Ø	480	Ø	Ø	Ø	Ø
Royale Fischfilet Tomate Kräuter, TK, Iglo	**Ø**	**Ø**	**Ø**	**Ø**	**Ø**	**Ø**	**396**	**Ø**	**Ø**	**Ø**	**Ø**
1 Portion (= 1 Filet), 160 g	Ø	Ø	Ø	Ø	Ø	Ø	640	Ø	Ø	Ø	Ø

Milchprodukte und Käse jeweils essb. Anteil | Zeile 1: pro 100 g | Zeile 2: pro Portion	Energie			Eiweiß	Kohlenhydrate			Fett/Fettsäuren		
	Energie kcal	 kJ	Energiedichte kcal/g	Eiweiß g	Kohlenhydrate g	KH-Port.	Ballaststoffe g	Fett g	gesättigte FS g	einfach unges. FS g
Milch										
Milch, 3,5 % Fett (Vollmilch)	**64**	**269**	**0,6**	**3**	**5**	**0,5**	**0**	**4**	**2**	**1**
1 Glas, 200 ml	129	538	0,6	7	10	1,0	0	7	4	2
Milch, 1,5 % Fett (fettarme Milch)	**49**	**203**	**0,5**	**3**	**5**	**0,5**	**0**	**2**	**1**	**1**
1 Glas, 200 ml	97	406	0,5	7	10	1,0	0	3	2	1
Milch, entrahmt (Magermilch)	**36**	**151**	**0,4**	**4**	**5**	**0,5**	**0**	✓	✓	✓
1 Glas, 200 ml	72	302	0,4	7	10	1,0	0	✓	✓	✓
Schafsmilch	**97**	**404**	**1,0**	**7**	**5**	**0,5**	**0**	**6**	**4**	**1**
1 Glas, 125 ml	121	505	1,0	9	6	0,5	0	7	4	2
Stutenmilch	**48**	**199**	**0,5**	**2**	**6**	**0,5**	**0**	**2**	**1**	**1**
1 Glas, 125 ml	60	249	0,5	3	8	0,5	0	2	1	1
Ziegenmilch	**69**	**290**	**0,7**	**3**	**4**	**0,5**	**0**	**4**	**3**	**1**
1 Glas, 125 ml	87	362	0,7	4	6	0,5	0	5	3	2
Milchgetränke										
Bananenmilch (aus Vollmilch)	**75**	**315**	**0,8**	**3**	**10**	**1,0**	**1**	**3**	**2**	**1**
1 Glas, 200 ml	150	629	0,8	6	19	1,5	1	5	3	2
Bananenmilch (aus Magermilch)	**54**	**225**	**0,5**	**3**	**10**	**1,0**	**1**	✓	✓	✓
1 Glas, 200 ml	108	450	0,5	6	20	2,0	1	✓	✓	✓
Erdbeermilch (aus Vollmilch)	**76**	**316**	**0,8**	**2**	**11**	**1,0**	**1**	**2**	**1**	**1**
1 Glas, 200 ml	151	632	0,8	5	22	2,0	1	5	3	1
Erdbeermilch (aus Magermilch)	**58**	**242**	**0,6**	**2**	**11**	**1,0**	**1**	✓	✓	✓
1 Glas, 200 ml	116	485	0,6	5	22	2,0	1	✓	✓	✓
heiße Trinkschokolade	**156**	**651**	**1,6**	**4**	**15**	**1,5**	✓	**9**	**5**	**3**
1 Becher, 200 ml	311	1301	1,6	7	30	2,5	1	18	11	6
heiße weiße Trinkschokolade	**157**	**656**	**1,6**	**3**	**17**	**1,5**	**0**	**9**	**5**	**3**
1 Becher, 200 ml	313	1311	1,6	5	34	3,0	0	17	10	6
Kakaotrunk (aus Vollmilch)	**79**	**329**	**0,8**	**3**	**8**	**0,5**	✓	**4**	**2**	**1**
1 Glas, 200 ml	157	659	0,8	7	16	1,5	1	7	4	2
Kakaotrunk (aus fettarmer Milch)	**64**	**266**	**0,6**	**4**	**8**	**0,5**	✓	**2**	**1**	**1**
1 Glas, 200 ml	127	532	0,6	7	16	1,5	1	4	2	1
Kakaotrunk (aus Magermilch)	**52**	**216**	**0,5**	**4**	**8**	**0,5**	✓	✓	✓	✓
1 Glas, 200 ml	103	433	0,5	7	16	1,5	1	1	✓	✓
Vanillemilch (aus Vollmilch)	**83**	**347**	**0,8**	**3**	**10**	**1,0**	**0**	**3**	**2**	**1**
1 Glas, 200 ml	166	695	0,8	6	20	2,0	0	7	4	2
Vanillemilch (aus Magermilch)	**56**	**236**	**0,6**	**3**	**10**	**1,0**	**0**	✓	✓	✓
1 Glas, 200 ml	113	471	0,6	7	20	2,0	0	✓	✓	✓
Milchprodukte										
Buttermilch	**36**	**150**	**0,4**	**3**	**4**	**0,5**	**0**	**1**	✓	✓
1 Glas, 200 ml	72	300	0,4	6	8	0,5	0	1	1	✓
Crème fraîche, 40 % Fett	**373**	**1560**	**3,7**	**2**	**2**	**0**	**0**	**40**	**24**	**12**
1 EL, 15 g	56	234	3,7	✓	✓	0	0	6	4	2
Crème fraîche, 30 % Fett	**288**	**1204**	**2,9**	**3**	**2**	**0**	**0**	**30**	**18**	**9**
1 EL, 15 g	43	181	2,9	✓	✓	0	0	5	3	1
Dickmilch, 3,5 % Fett	**64**	**266**	**0,6**	**3**	**4**	**0,5**	**0**	**4**	**2**	**1**
1 Portion, 150 g	95	399	0,6	5	6	0,5	0	5	3	2
Dickmilch, fettarm, 1,5 % Fett	**46**	**193**	**0,5**	**3**	**4**	**0,5**	**0**	**2**	**1**	**1**
1 Portion, 150 g	69	289	0,5	5	6	0,5	0	2	1	1
Dickmilch, entrahmt (mager)	**34**	**143**	**0,3**	**3**	**4**	**0,5**	**0**	✓	✓	✓
1 Portion, 150 g	51	215	0,3	5	6	0,5	0	✓	✓	✓

Milchprodukte und Käse

jeweils essb. Anteil | Zeile 1: pro 100 g | Zeile 2: pro Portion

(FS)		Vitamine				Mineralstoffe					
mehrfach unges. FS	Cholesterin	A (RÄ)	E (TÄ)	C	Folsäure	Natrium	Kalium	Kalzium	Mag-nesium	Eisen	
g	mg	µg	mg	mg	µg	mg	mg	mg	mg	mg	
											Milch
✓	**12**	**33**	**0,1**	**2**	**5**	**50**	**150**	**120**	**12**	**0,1**	**Milch, 3,5 % Fett (Vollmilch)**
✓	24	66	0,2	3	10	100	300	240	24	0,2	1 Glas, 200 ml
✓	**5**	**14**	✓	**1**	**5**	**50**	**150**	**120**	**12**	**0,1**	**Milch, 1,5 % Fett (fettarme Milch)**
✓	10	28	✓	2	10	100	300	240	24	0,2	1 Glas, 200 ml
✓	**3**	**2**	✓	**1**	**5**	**50**	**150**	**120**	**12**	**0,1**	**Milch, entrahmt (Magermilch)**
✓	6	4	✓	2	10	100	300	240	24	0,2	1 Glas, 200 ml
✓	**11**	**72**	**0,2**	**5**	**6**	**50**	**180**	**190**	**18**	**0,1**	**Schafsmilch**
✓	14	90	0,3	6	8	63	225	238	23	0,1	1 Glas, 125 ml
✓	**5**	**17**	**0,1**	**15**	**4**	**25**	**70**	**110**	**9**	**0,1**	**Stutenmilch**
✓	6	21	0,1	19	5	31	88	138	11	0,1	1 Glas, 125 ml
✓	**11**	**56**	**0,1**	**2**	**1**	**40**	**180**	**130**	**15**	**0,1**	**Ziegenmilch**
✓	14	70	0,1	2	1	50	225	163	19	0,1	1 Glas, 125 ml
											Milchgetränke
✓	**10**	**34**	**0,1**	**4**	**8**	**38**	**204**	**93**	**17**	**0,2**	**Bananenmilch (aus Vollmilch)**
✓	20	68	0,2	8	17	77	407	187	35	0,4	1 Glas, 200 ml
✓	**2**	**10**	**0,1**	**4**	**8**	**38**	**204**	**93**	**17**	**0,2**	**Bananenmilch (aus Magermilch)**
✓	3	20	0,2	7	17	77	407	187	35	0,4	1 Glas, 200 ml
✓	**8**	**23**	**0,1**	**21**	**8**	**32**	**139**	**83**	**12**	**0,3**	**Erdbeermilch (aus Vollmilch)**
✓	16	46	0,2	43	16	64	278	166	24	0,6	1 Glas, 200 ml
✓	**1**	**4**	✓	**21**	**8**	**32**	**139**	**83**	**12**	**0,4**	**Erdbeermilch (aus Magermilch)**
✓	3	8	✓	42	16	64	278	166	24	0,8	1 Glas, 200 ml
✓	**8**	**29**	**0,1**	**1**	**5**	**37**	**179**	**107**	**26**	**0,6**	**heiße Trinkschokolade**
1	16	58	0,2	2	9	74	359	214	52	1,2	1 Becher, 200 ml
✓	**11**	**30**	**0,1**	**1**	**4**	**41**	**125**	**100**	**11**	**0,1**	**heiße weiße Trinkschokolade**
1	21	60	0,2	3	8	81	251	200	21	0,2	1 Becher, 200 ml
✓	**12**	**32**	**0,1**	**2**	**5**	**59**	**161**	**116**	**18**	**0,2**	**Kakaotrunk (aus Vollmilch)**
✓	25	63	0,2	3	10	118	323	232	36	0,4	1 Glas, 200 ml
✓	**6**	**13**	✓	**1**	**5**	**59**	**161**	**116**	**18**	**0,2**	**Kakaotrunk (aus fettarmer Milch)**
✓	11	27	✓	2	10	118	323	232	36	0,4	1 Glas, 200 ml
✓	**2**	**2**	✓	**1**	**5**	**59**	**161**	**116**	**18**	**0,2**	**Kakaotrunk (aus Magermilch)**
✓	4	4	✓	2	10	118	323	232	36	0,4	1 Glas, 200 ml
✓	**12**	**31**	**0,1**	**2**	**5**	**56**	**143**	**114**	**12**	**0,1**	**Vanillemilch (aus Vollmilch)**
✓	25	62	0,2	3	9	112	287	227	23	0,2	1 Glas, 200 ml
✓	**2**	**2**	✓	**1**	**5**	**56**	**143**	**114**	**12**	**0,1**	**Vanillemilch (aus Magermilch)**
✓	4	4	✓	2	9	112	287	227	23	0,2	1 Glas, 200 ml
											Milchprodukte
✓	**3**	**9**	✓	**1**	**9**	**60**	**150**	**110**	**13**	**0,1**	**Buttermilch**
✓	6	18	✓	2	18	120	300	220	26	0,2	1 Glas, 200 ml
2	**117**	**480**	**1,0**	**1**	**8**	**20**	**80**	**70**	**8**	**0,1**	**Crème fraîche, 40 % Fett**
✓	18	72	0,2	✓	1	3	12	11	1	✓	1 EL, 15 g
1	**90**	**360**	**0,9**	**1**	**10**	**30**	**100**	**80**	**9**	**0,1**	**Crème fraîche, 30 % Fett**
✓	14	54	0,1	✓	2	5	15	12	1	✓	1 EL, 15 g
✓	**13**	**43**	**0,1**	**1**	**5**	**50**	**150**	**120**	**12**	**0,1**	**Dickmilch, 3,5 % Fett**
✓	20	65	0,2	2	8	75	225	180	18	0,2	1 Portion, 150 g
✓	**6**	**22**	**0,1**	**1**	**5**	**50**	**150**	**120**	**12**	**0,1**	**Dickmilch, fettarm, 1,5 % Fett**
✓	9	33	0,2	2	8	75	225	180	18	0,2	1 Portion, 150 g
✓	**1**	**Ø**	**Ø**	**1**	**5**	**50**	**160**	**120**	**12**	**0,1**	**Dickmilch, entrahmt (mager)**
✓	2	Ø	Ø	2	8	75	240	180	18	0,2	1 Portion, 150 g

Milchprodukte und Käse

jeweils essb. Anteil | Zeile 1: pro 100 g | Zeile 2: pro Portion

	Energie			Eiweiß	Kohlenhydrate			Fett/Fettsäuren		
	Energie kcal	Energie kJ	Energiedichte kcal/g	Eiweiß g	Kohlenhydrate g	KH-Port.	Ballaststoffe g	Fett g	gesättigte FS g	einfach unges. FS g
Milchprodukte										
Fruchtbuttermilch	**75**	**312**	**0,7**	**3**	**14**	**1,5**	✓	✓	✓	✓
1 Glas, 200 ml	149	624	0,7	6	28	2,5	✓	1	1	✓
Fruchtsahnedickmilch	**144**	**602**	**1,4**	**3**	**13**	**1,0**	**1**	**9**	**5**	**3**
1 Portion, 150 g	216	903	1,4	4	20	2,0	1	13	8	4
Fruchtdickmilch, 3,5 % Fett	**97**	**406**	**1,0**	**3**	**14**	**1,5**	**1**	**3**	**2**	**1**
1 Portion, 150 g	146	609	1,0	4	21	2,0	1	4	3	1
Fruchtdickmilch, fettarm, 1,5 % Fett	**83**	**346**	**0,8**	**3**	**14**	**1,5**	**1**	**1**	**1**	✓
1 Portion, 150 g	124	519	0,8	4	21	2,0	1	2	1	1
Fruchtsahnejoghurt (Fruchtrahmjoghurt)	**144**	**601**	**1,4**	**3**	**13**	**1,0**	**1**	**9**	**5**	**3**
1 Portion, 150 g	215	901	1,4	4	20	2,0	1	13	8	4
Fruchtjoghurt, 3,5 % Fett	**99**	**414**	**1,0**	**3**	**14**	**1,5**	**1**	**3**	**2**	**1**
1 Portion, 150 g	148	621	1,0	4	21	2,0	1	5	3	2
Fruchtjoghurt, fettarm, 1,5 % Fett	**83**	**346**	**0,8**	**3**	**14**	**1,5**	**1**	**1**	**1**	✓
1 Portion, 150 g	124	519	0,8	4	21	2,0	1	2	1	1
Fruchtjoghurt, mager (entrahmt)	**76**	**317**	**0,8**	**4**	**14**	**1,5**	**1**	✓	✓	✓
1 Portion, 150 g	114	476	0,8	6	21	2,0	1	✓	✓	✓
Fruchtsahnekefir	**146**	**611**	**1,5**	**3**	**13**	**1,0**	**1**	**9**	**5**	**3**
1 Portion, 150 g	219	916	1,5	4	20	2,0	1	13	8	4
Fruchtkefir, 3,5 % Fett	**99**	**416**	**1,0**	**3**	**14**	**1,5**	**1**	**3**	**2**	**1**
1 Portion, 150 g	149	624	1,0	4	21	2,0	1	4	3	1
Fruchtkefir, fettarm, 1,5 % Fett	**86**	**358**	**0,9**	**3**	**14**	**1,5**	**1**	**1**	**1**	✓
1 Portion, 150 g	128	537	0,9	4	21	2,0	1	2	1	1
Fruchtmolke	**65**	**273**	**0,7**	**1**	**15**	**1,5**	✓	✓	✓	✓
1 Glas, 200 ml	130	546	0,7	1	30	2,5	✓	✓	✓	✓
Joghurt, 3,5 % Fett	**66**	**275**	**0,7**	**3**	**4**	**0,5**	**0**	**4**	**2**	**1**
1 Portion, 150 g	99	412	0,7	5	6	0,5	0	6	3	2
Joghurt, fettarm, 1,5 % Fett	**46**	**193**	**0,5**	**3**	**4**	**0,5**	**0**	**2**	**1**	**1**
1 Portion, 150 g	69	289	0,5	5	6	0,5	0	2	1	1
Joghurt, mager (entrahmt)	**38**	**159**	**0,4**	**4**	**4**	**0,5**	**0**	✓	✓	✓
1 Portion, 150 g	57	238	0,4	6	6	0,5	0	✓	✓	✓
Kefir, 3,5 % Fett	**66**	**277**	**0,7**	**3**	**4**	**0,5**	**0**	**4**	**2**	**1**
1 Portion, 150 g	99	415	0,7	5	6	0,5	0	5	3	2
Kefir, fettarm, 1,5 % Fett	**50**	**208**	**0,5**	**3**	**4**	**0,5**	**0**	**2**	**1**	**1**
1 Portion, 150 g	75	312	0,5	5	6	0,5	0	2	1	1
Molkenpulver	**354**	**1480**	**3,5**	**11**	**68**	**6,0**	**0**	**1**	**1**	✓
1 EL, 10 g	35	148	3,5	1	7	0,5	0	✓	✓	✓
Molke, sauer	**23**	**96**	**0,2**	**1**	**4**	**0,5**	**0**	✓	✓	✓
1 Glas, 200 ml	46	192	0,2	1	8	1,0	0	✓	✓	✓
Molke, süß	**25**	**104**	**0,2**	**1**	**5**	**0,5**	**0**	✓	✓	✓
1 Glas, 200 ml	50	208	0,2	2	9	1,0	0	✓	✓	✓
Sahne, 30 % Fett (Schlagsahne)	**289**	**1207**	**2,9**	**3**	**3**	**0,5**	**0**	**30**	**18**	**9**
1 EL, 15 g	43	181	2,9	✓	✓	0	0	5	3	1
Sahnejoghurt (Rahmjoghurt)	**116**	**486**	**1,2**	**3**	**9**	**1,0**	**0**	**8**	**5**	**2**
1 Portion, 150 g	174	729	1,2	5	13	1,0	0	11	7	3
Saure Sahne, 10 % Fett	**117**	**488**	**1,2**	**3**	**3**	**0,5**	**0**	**10**	**6**	**3**
1 EL, 15 g	17	73	1,2	✓	✓	0	0	2	1	✓
Schmand, 24 % Fett (Sauerrahm)	**238**	**997**	**2,4**	**3**	**3**	**0,5**	**0**	**24**	**15**	**7**
1 EL, 15 g	36	150	2,4	✓	✓	0	0	4	2	1

Milchprodukte und Käse

jeweils essb. Anteil | Zeile 1: pro 100 g | Zeile 2: pro Portion

(FS) mehrfach unges. FS g	(FS) Cholesterin mg	Vitamine A (RÄ) µg	Vitamine E (TÄ) mg	Vitamine C mg	Vitamine Folsäure µg	Mineralstoffe Natrium mg	Mineralstoffe Kalium mg	Mineralstoffe Kalzium mg	Mineralstoffe Magnesium mg	Mineralstoffe Eisen mg	
											Milchprodukte
✓	**3**	**8**	✓	**1**	**8**	**51**	**134**	**95**	**11**	**0,1**	**Fruchtbuttermilch**
✓	6	16	✓	3	16	102	268	190	22	0,2	1 Glas, 200 ml
✓	**33**	**34**	**0,1**	**2**	**5**	**40**	**129**	**100**	**10**	**0,1**	**Fruchtsahnedickmilch**
1	50	51	0,2	2	8	60	194	150	15	0,2	1 Portion, 150 g
✓	**11**	**36**	**0,1**	**2**	**5**	**42**	**137**	**106**	**11**	**0,1**	**Fruchtdickmilch, 3,5 % Fett**
✓	17	54	0,2	2	8	63	206	159	17	0,2	1 Portion, 150 g
✓	**5**	**19**	**0,1**	**2**	**5**	**42**	**137**	**106**	**11**	**0,1**	**Fruchtdickmilch, fettarm, 1,5 % Fett**
✓	8	29	0,2	2	8	63	206	159	17	0,2	1 Portion, 150 g
✓	**33**	**27**	**0,1**	**2**	**8**	**40**	**137**	**108**	**10**	**0,1**	**Fruchtsahnejoghurt (Fruchtrahmjoghurt)**
1	50	41	0,2	2	12	60	206	162	15	0,2	1 Portion, 150 g
✓	**12**	**28**	**0,1**	**2**	**9**	**42**	**145**	**114**	**11**	**0,1**	**Fruchtjoghurt, 3,5 % Fett**
✓	18	42	0,2	2	14	63	218	171	17	0,2	1 Portion, 150 g
✓	**4**	**19**	**0,1**	**2**	**9**	**42**	**145**	**114**	**11**	**0,1**	**Fruchtjoghurt, fettarm, 1,5 % Fett**
✓	6	29	0,2	2	14	63	218	171	17	0,2	1 Portion, 150 g
✓	**1**	**2**	✓	**2**	**9**	**42**	**153**	**123**	**12**	**0,1**	**Fruchtjoghurt, mager (entrahmt)**
✓	2	3	✓	2	14	63	230	185	18	0,2	1 Portion, 150 g
✓	**33**	**43**	**0,1**	**2**	**5**	**40**	**129**	**100**	**11**	**0,1**	**Fruchtsahnekefir**
1	50	65	0,2	2	8	60	194	150	17	0,2	1 Portion, 150 g
✓	**11**	**45**	**0,1**	**2**	**5**	**42**	**137**	**106**	**12**	**0,1**	**Fruchtkefir, 3,5 % Fett**
✓	17	68	0,2	2	8	63	206	159	18	0,2	1 Portion, 150 g
✓	**5**	**19**	**0,1**	**2**	**5**	**42**	**137**	**106**	**11**	**0,1**	**Fruchtkefir, fettarm, 1,5 % Fett**
✓	8	29	0,2	2	8	63	206	159	17	0,2	1 Portion, 150 g
✓	**2**	**3**	**0**	**1**	**1**	**39**	**117**	**52**	**7**	**0,1**	**Fruchtmolke**
✓	4	6	0	3	2	78	234	104	14	0,2	1 Glas, 200 ml
✓	**14**	**33**	**0,1**	**1**	**10**	**50**	**160**	**130**	**12**	**0,1**	**Joghurt, 3,5 % Fett**
✓	21	50	0,2	2	15	75	240	195	18	0,2	1 Portion, 150 g
✓	**5**	**22**	✓	**1**	**10**	**50**	**160**	**130**	**12**	**0,1**	**Joghurt, fettarm, 1,5 % Fett**
✓	8	33	✓	2	15	75	240	195	18	0,2	1 Portion, 150 g
✓	**1**	**1**	✓	**1**	**10**	**50**	**170**	**140**	**13**	**0,1**	**Joghurt, mager (entrahmt)**
✓	2	2	✓	2	15	75	255	210	20	0,2	1 Portion, 150 g
✓	**13**	**53**	**0,1**	**1**	**5**	**50**	**150**	**120**	**13**	**0,1**	**Kefir, 3,5 % Fett**
✓	20	80	0,2	2	8	75	225	180	20	0,2	1 Portion, 150 g
✓	**6**	**22**	✓	**1**	**5**	**50**	**150**	**120**	**12**	**0,1**	**Kefir, fettarm, 1,5 % Fett**
✓	9	33	✓	2	8	75	225	180	18	0,2	1 Portion, 150 g
✓	**4**	**12**	**0,1**	**5**	**33**	**800**	**2200**	**1500**	**120**	**1,3**	**Molkenpulver**
✓	✓	1	✓	1	3	80	220	150	12	0,1	1 EL, 10 g
✓	**2**	**Ø**	**0**	**1**	**2**	**50**	**140**	**100**	**10**	**0,1**	**Molke, sauer**
✓	4	Ø	0	2	4	100	280	200	20	0,2	1 Glas, 200 ml
✓	**2**	**3**	**0**	**1**	**1**	**45**	**130**	**60**	**8**	**0,1**	**Molke, süß**
✓	4	6	0	2	2	90	260	120	16	0,2	1 Glas, 200 ml
1	**90**	**360**	**0,9**	**1**	**10**	**30**	**100**	**80**	**9**	**0,1**	**Sahne, 30 % Fett (Schlagsahne)**
✓	14	54	0,1	✓	2	5	15	12	1	✓	1 EL, 15 g
✓	**25**	**81**	**0,2**	**1**	**10**	**45**	**143**	**116**	**11**	**0,1**	**Sahnejoghurt (Rahmjoghurt)**
✓	38	122	0,3	1	15	68	215	174	17	0,2	1 Portion, 150 g
✓	**37**	**120**	**0,3**	**1**	**12**	**40**	**140**	**110**	**12**	**0,1**	**Saure Sahne, 10 % Fett**
✓	6	18	✓	✓	2	6	21	17	2	✓	1 EL, 15 g
1	**75**	**288**	**0,7**	**1**	**11**	**36**	**118**	**92**	**10**	**0,1**	**Schmand, 24 % Fett (Sauerrahm)**
✓	11	43	0,1	✓	2	5	18	14	2	✓	1 EL, 15 g

Milchprodukte und Käse

Milchprodukte und Käse jeweils essb. Anteil | Zeile 1: pro 100 g | Zeile 2: pro Portion	Energie			Eiweiß	Kohlenhydrate			Fett/Fettsäuren		
	Energie kcal	Energie kJ	Energiedichte kcal/g	Eiweiß g	Kohlenhydrate g	KH-Port.	Ballaststoffe g	Fett g	gesättigte FS g	einfach unges. FS g
Milchprodukte, Markenprodukte										
Froop Erdbeere, Müller	**103**	**434**	**1,0**	**4**	**16**	**1,5**	**Ø**	**2**	**Ø**	**Ø**
1 Becher, 150 g	155	651	1,0	6	24	2,0	Ø	3	Ø	Ø
Frucht Zwerge	**105**	**485**	**1,1**	**7**	**13**	**1,0**	✓	**3**	**2**	**Ø**
1 Becher, 50 g	53	243	1,1	3	7	0,5	✓	1	1	Ø
Frucht Zwerge, weniger süß	**97**	**442**	**1,0**	**7**	**11**	**1,0**	✓	**3**	**2**	**Ø**
1 Becher, 50 g	49	221	1,0	3	6	0,5	✓	1	1	Ø
Joghurt mild Vanille, Onken	**109**	**460**	**1,1**	**4**	**17**	**1,5**	**0**	**3**	**2**	**Ø**
1 Portion (¼ Becher), 125 g	136	575	1,1	5	22	2,0	0	3	2	Ø
Knusper Joghurt Original, Müller	**118**	**553**	**1,2**	**5**	**11**	**1,0**	**Ø**	**5**	**Ø**	**Ø**
1 Becher, 150 g	177	830	1,2	8	17	1,5	Ø	8	Ø	Ø
Obstgarten Vanilla Erdbeere, Ehrmann	**139**	**583**	**1,4**	**4**	**18**	**1,5**	**Ø**	**6**	**4**	**Ø**
1 Becher, 125 g	174	729	1,4	6	22	2,0	Ø	7	5	Ø
Nesquik (zub. mit fettarmer Milch)	**77**	**321**	**0,8**	**3**	**12**	**1,0**	**1**	**2**	**1**	**Ø**
1 Glas (20 g Pulver + 200 ml Milch)	169	707	0,8	7	26	2,5	1	4	2	Ø
Schlemmer Joghurt Kirsche, Müller	**104**	**479**	**1,0**	**4**	**15**	**1,5**	**Ø**	**3**	**Ø**	**Ø**
1 Becher, 150 g	156	719	1,0	6	23	2,0	Ø	4	Ø	Ø
Vanille Traum Ehrmann	**119**	**499**	**1,2**	**4**	**16**	**1,5**	**Ø**	**4**	**3**	**Ø**
1 Becher, 125 g	149	624	1,2	6	20	2,0	Ø	5	3	Ø
Vollkorn-Joghurt mild Erdbeere, Onken	**111**	**467**	**1,1**	**4**	**16**	**1,5**	**1**	**3**	**2**	**Ø**
1 Portion (¼ Becher), 125 g	139	584	1,1	5	20	2,0	1	4	2	Ø
Probiotische Milchprodukte, Markenprodukte										
Actimel Classic Joghurt-Drink	**72**	**304**	**0,7**	**3**	**11**	**1,0**	**0**	**2**	**1**	**Ø**
1 Flasche, 100 ml	72	304	0,7	3	11	1,0	0	2	1	Ø
Actimel Classic 0,1 %	**28**	**121**	**0,3**	**3**	**3**	**0,5**	**0**	✓	✓	**Ø**
1 Flasche, 100 ml	28	121	0,3	3	3	0,5	0	✓	✓	Ø
Actimel, ungesüßt	**48**	**199**	**0,5**	**3**	**3**	**0,5**	**Sp**	**3**	**2**	**Ø**
1 Becher, 125 g	60	249	0,5	4	4	0,5	Sp	3	2	Ø
LC1 Drink Multifrucht	**77**	**320**	**0,8**	**3**	**15**	**1,5**	**Sp**	**1**	**1**	**Ø**
1 Flasche, 90 ml	69	288	0,8	2	14	1,5	Sp	1	1	Ø
LC1 Joghurt Vanilla, Nestlé	**103**	**436**	**1,0**	**4**	**15**	**1,5**	**0**	**3**	**2**	**Ø**
1 Becher, 125 g	129	545	1,0	5	18	1,5	0	4	2	Ø
LC1 PUR Joghurt	**76**	**318**	**0,8**	**5**	**6**	**0,5**	**0**	**4**	**2**	**Ø**
1 Becher, 125 g	95	398	0,8	6	7	0,5	0	4	3	Ø
Yakult Original	**66**	**280**	**0,7**	**1**	**15**	**1,5**	**Ø**	**0**	**0**	**Ø**
1 Flasche, 65 ml	43	182	0,7	1	10	1,0	Ø	0	0	Ø
Yakult Light	**42**	**176**	**0,4**	**1**	**10**	**1,0**	**2**	**0**	**0**	**Ø**
1 Flasche, 65 ml	27	114	0,4	1	7	0,5	1	0	0	Ø
Laktosefreie Milch und Milchprodukte, Markenprodukte										
Erdbeerjoghurt, MinusL	**97**	**409**	**1,0**	**3**	**15**	**1,5**	**0**	**3**	**2**	**Ø**
1 Portion, 150 g	146	614	1,0	5	23	2,0	0	4	3	Ø
Frischkäse Doppelrahmstufe, MinusL	**246**	**1014**	**2,5**	**6**	**3**	**0**	✓	**24**	**15**	**Ø**
1 Portion, 30 g	74	304	2,5	2	1	0	✓	7	5	Ø
Joghurt 3,8% Fett, MinusL	**75**	**312**	**0,8**	**4**	**6**	**0,5**	**0**	**4**	**3**	**Ø**
1 Portion, 150 g	113	468	0,8	6	9	1,0	0	6	4	Ø
Magerquark, MinusL	**62**	**261**	**0,6**	**13**	**2**	**0**	**0**	✓	✓	**Ø**
1 EL, 30 g	19	78	0,6	4	1	0	0	✓	✓	Ø

(FS)		Vitamine				Mineralstoffe					
mehrfach unges. FS g	Cholesterin mg	A (RÄ) µg	E (TÄ) mg	C mg	Folsäure µg	Natrium mg	Kalium mg	Kalzium mg	Magnesium mg	Eisen mg	**Milchprodukte und Käse** jeweils essb. Anteil | Zeile 1: pro 100 g | Zeile 2: pro Portion
											Milchprodukte, Markenprodukte
Ø	Ø	Ø	Ø	Ø	Ø	Ø	Ø	Ø	Ø	Ø	**Froop Erdbeere, Müller**
Ø	Ø	Ø	Ø	Ø	Ø	Ø	Ø	Ø	Ø	Ø	1 Becher, 150 g
Ø	Ø	Ø	Ø	Ø	Ø	30	Ø	130	Ø	Ø	**Frucht Zwerge**
Ø	Ø	Ø	Ø	Ø	Ø	15	Ø	65	Ø	Ø	1 Becher, 50 g
Ø	Ø	Ø	Ø	Ø	Ø	30	Ø	130	Ø	Ø	**Frucht Zwerge, weniger süß**
Ø	Ø	Ø	Ø	Ø	Ø	15	Ø	65	Ø	Ø	1 Becher, 50 g
Ø	Ø	Ø	Ø	Ø	Ø	70	Ø	Ø	Ø	Ø	**Joghurt mild Vanille, Onken**
Ø	Ø	Ø	Ø	Ø	Ø	90	Ø	Ø	Ø	Ø	1 Portion (1/4 Becher), 125 g
Ø	Ø	Ø	Ø	Ø	Ø	Ø	Ø	Ø	Ø	Ø	**Knusper Joghurt Original, Müller**
Ø	Ø	Ø	Ø	Ø	Ø	Ø	Ø	Ø	Ø	Ø	1 Becher, 150 g
Ø	Ø	Ø	Ø	Ø	Ø	40	Ø	Ø	Ø	Ø	**Obstgarten Vanilla Erdbeere, Ehrmann**
Ø	Ø	Ø	Ø	Ø	Ø	50	Ø	Ø	Ø	Ø	1 Becher, 125 g
Ø	Ø	Ø	0,9	6	23	55	Ø	122	22	Ø	**Nesquik (zub. mit fettarmer Milch)**
Ø	Ø	Ø	1,9	14	50	120	Ø	267	48	Ø	1 Glas (20 g Pulver + 200 ml Milch)
Ø	Ø	Ø	Ø	Ø	Ø	Ø	Ø	Ø	Ø	Ø	**Schlemmer Joghurt Kirsche, Müller**
Ø	Ø	Ø	Ø	Ø	Ø	Ø	Ø	Ø	Ø	Ø	1 Becher, 150 g
Ø	Ø	Ø	Ø	Ø	Ø	52	Ø	Ø	Ø	Ø	**Vanille Traum Ehrmann**
Ø	Ø	Ø	Ø	Ø	Ø	65	Ø	Ø	Ø	Ø	1 Becher, 125 g
Ø	Ø	Ø	Ø	Ø	Ø	60	Ø	Ø	Ø	Ø	**Vollkorn-Joghurt mild Erdbeere, Onken**
Ø	Ø	Ø	Ø	Ø	Ø	75	Ø	Ø	Ø	Ø	1 Portion (1/4 Becher), 125 g
											Probiotische Milchprodukte, Markenprodukte
Ø	Ø	Ø	Ø	Ø	Ø	40	Ø	Ø	Ø	Ø	**Actimel Classic Joghurt-Drink**
Ø	Ø	Ø	Ø	Ø	Ø	40	Ø	Ø	Ø	Ø	1 Flasche, 100 ml
Ø	Ø	Ø	Ø	Ø	Ø	40	Ø	Ø	Ø	Ø	**Actimel Classic 0,1 %**
Ø	Ø	Ø	Ø	Ø	Ø	40	Ø	Ø	Ø	Ø	1 Flasche, 100 ml
Ø	Ø	Ø	Ø	Ø	Ø	40	Ø	Ø	Ø	Ø	**Actimel, ungesüßt**
Ø	Ø	Ø	Ø	Ø	Ø	50	Ø	Ø	Ø	Ø	1 Becher, 125 g
Ø	Ø	Ø	Ø	Ø	Ø	40	Ø	Ø	Ø	Ø	**LC1 Drink Multifrucht**
Ø	Ø	Ø	Ø	Ø	Ø	36	Ø	Ø	Ø	Ø	1 Flasche, 90 ml
Ø	Ø	Ø	Ø	Ø	Ø	56	Ø	133	Ø	Ø	**LC1 Joghurt Vanilla, Nestlé**
Ø	Ø	Ø	Ø	Ø	Ø	70	Ø	166	Ø	Ø	1 Becher, 125 g
Ø	Ø	Ø	Ø	Ø	Ø	70	Ø	145	Ø	Ø	**LC1 PUR Joghurt**
Ø	Ø	Ø	Ø	Ø	Ø	88	Ø	181	Ø	Ø	1 Becher, 125 g
Ø	Ø	Ø	Ø	Ø	Ø	16	Ø	Ø	Ø	Ø	**Yakult Original**
Ø	Ø	Ø	Ø	Ø	Ø	12	Ø	Ø	Ø	Ø	1 Flasche, 65 ml
Ø	Ø	Ø	Ø	Ø	Ø	16	Ø	Ø	Ø	Ø	**Yakult Light**
Ø	Ø	Ø	Ø	Ø	Ø	12	Ø	Ø	Ø	Ø	1 Flasche, 65 ml
											Laktosefreie Milch und Milchprodukte, Markenprodukte
Ø	Ø	Ø	Ø	Ø	Ø	40	Ø	140	Ø	Ø	**Erdbeerjoghurt, MinusL**
Ø	Ø	Ø	Ø	Ø	Ø	60	Ø	210	Ø	Ø	1 Portion, 150 g
Ø	Ø	Ø	Ø	Ø	Ø	300	Ø	80	Ø	Ø	**Frischkäse Doppelrahmstufe, MinusL**
Ø	Ø	Ø	Ø	Ø	Ø	90	Ø	24	Ø	Ø	1 Portion, 30 g
Ø	Ø	Ø	Ø	Ø	Ø	50	Ø	160	Ø	Ø	**Joghurt 3,8 % Fett, MinusL**
Ø	Ø	Ø	Ø	Ø	Ø	75	Ø	240	Ø	Ø	1 Portion, 150 g
Ø	Ø	Ø	Ø	Ø	Ø	30	Ø	120	Ø	Ø	**Magerquark, MinusL**
Ø	Ø	Ø	Ø	Ø	Ø	9	Ø	36	Ø	Ø	1 EL, 30 g

Milchprodukte und Käse

jeweils essb. Anteil | Zeile 1: pro 100 g | Zeile 2: pro Portion

	Energie			Eiweiß	Kohlenhydrate			Fett/Fettsäuren		
	Energie kcal	Energie kJ	Energiedichte kcal/g	Eiweiß g	Kohlenhydrate g	KH-Port.	Ballaststoffe g	Fett g	gesättigte FS g	einfach unges. FS g
Laktosefreie Milch und Milchprodukte, Markenprodukte										
Milch 3,8 % Fett, MinusL	**67**	**280**	**0,7**	**3**	**5**	**0,5**	**0**	**4**	**3**	**Ø**
1 Glas, 200 ml	134	560	0,7	7	10	1,0	0	8	5	Ø
Milch 1,5 % Fett, MinusL	**46**	**192**	**0,5**	**3**	**5**	**0,5**	**0**	**2**	**1**	**Ø**
1 Glas, 200 ml	92	384	0,5	7	9	1,0	0	3	2	Ø
Schlagsahne mind. 30 % Fett, MinusL	**293**	**1207**	**2,9**	**2**	**3**	**0,5**	**0**	**30**	**19**	**Ø**
1 EL, 15 g	44	181	2,9	↙	1	0	0	5	3	Ø
Schmand 24 % Fett, MinusL	**245**	**1011**	**2,5**	**3**	**4**	**0,5**	**0**	**24**	**15**	**Ø**
1 EL, 15 g	37	152	2,5	↙	1	0	0	4	2	Ø
Schokomilch, MinusL	**57**	**241**	**0,6**	**3**	**8**	**0,5**	**0**	**2**	**1**	**Ø**
1 Portion, 250 ml	143	603	0,6	9	19	1,5	0	4	3	Ø
Milchpulver und Kondensmilcherzeugnisse										
Kaffeesahne, 10 % Fett	**117**	**491**	**1,2**	**3**	**4**	**0,5**	**0**	**10**	**6**	**3**
1 TL, 5 g	6	25	1,2	↙	↙	0	0	1	↙	↙
Kondensmilch, 10 % Fett	**176**	**738**	**1,8**	**9**	**13**	**1,0**	**0**	**10**	**6**	**3**
1 TL, 5 g	9	37	1,8	↙	1	0	0	1	↙	↙
Kondensmilch, 7,5 % Fett	**133**	**557**	**1,3**	**7**	**10**	**1,0**	**0**	**8**	**5**	**2**
1 TL, 5 g	7	28	1,3	↙	↙	0	0	↙	↙	↙
Kondensmilch, gezuckert, 7,5 % Fett	**331**	**1383**	**3,3**	**8**	**56**	**5,0**	**0**	**8**	**5**	**2**
1 TL, 5 g	17	69	3,3	↙	3	0,5	0	↙	↙	↙
Kondensmilch, 4 % Fett	**111**	**463**	**1,1**	**8**	**11**	**1,0**	**0**	**4**	**2**	**1**
1 TL, 5 g	6	23	1,1	↙	1	0	0	↙	↙	↙
Milchpulver, Vollmilchpulver	**495**	**2070**	**4,9**	**25**	**38**	**3,5**	**0**	**26**	**16**	**8**
1 EL, 10 g	49	207	4,9	3	4	0,5	0	3	2	1
Milchpulver, Magermilchpulver	**368**	**1541**	**3,7**	**36**	**52**	**4,5**	**0**	**1**	**1**	**↙**
1 EL, 10 g	37	154	3,7	4	5	0,5	0	↙	↙	↙
Frischkäse und Speisequark										
Frischkäse, Doppelrahmstufe, 60 % Fett i.Tr.	**339**	**1420**	**3,4**	**11**	**3**	**0**	**0**	**32**	**19**	**10**
1 EL, 30 g	102	426	3,4	3	1	0	0	10	6	3
Frischkäse, Rahmstufe, 50 % Fett i.Tr.	**285**	**1191**	**2,8**	**14**	**3**	**0,5**	**0**	**24**	**15**	**7**
1 EL, 30 g	85	357	2,8	4	1	0	0	7	4	2
Frischkäse, Halbfettstufe, 20 % Fett i.Tr.	**105**	**439**	**1,0**	**11**	**4**	**0,5**	**0**	**5**	**3**	**2**
1 EL, 30 g	31	132	1,0	3	1	0	0	2	1	↙
Fruchtquark, 20 % Fett i.Tr.	**121**	**507**	**1,2**	**5**	**17**	**1,5**	**1**	**4**	**2**	**1**
1 Portion, 150 g	182	761	1,2	7	26	2,5	1	5	3	2
Fruchtquark, Magerstufe	**103**	**432**	**1,0**	**6**	**18**	**1,5**	**1**	**1**	**↙**	**↙**
1 Portion, 150 g	155	648	1,0	9	26	2,5	1	1	1	↙
Körniger Frischkäse (Hüttenkäse)	**102**	**428**	**1,0**	**13**	**3**	**0**	**0**	**4**	**3**	**1**
1 EL, 30 g	31	128	1,0	4	1	0	0	1	1	↙
Kräuterquark, 40 % Fett i.Tr.	**139**	**582**	**1,4**	**9**	**4**	**0,5**	**↙**	**10**	**6**	**3**
1 EL, 30 g	42	174	1,4	3	1	0	↙	3	2	1
Mascarpone	**460**	**1926**	**4,6**	**5**	**4**	**0,5**	**0**	**48**	**30**	**15**
1 EL, 30 g	138	578	4,6	1	1	0	0	14	9	5
Schichtkäse, 20 % Fett i.Tr.	**109**	**456**	**1,1**	**12**	**4**	**0,5**	**0**	**5**	**3**	**1**
1 EL, 30 g	33	137	1,1	4	1	0	0	1	1	↙
Schichtkäse, 10 % Fett i.Tr.	**91**	**381**	**0,9**	**12**	**4**	**0,5**	**0**	**2**	**2**	**1**
1 EL, 30 g	27	114	0,9	4	1	0	0	1	↙	↙

Milchprodukte und Käse

jeweils essb. Anteil | Zeile 1: pro 100 g | Zeile 2: pro Portion

(FS) mehrfach unges. FS g	Cholesterin mg	Vitamine A (RÄ) µg	E (TÄ) mg	C mg	Folsäure µg	Mineralstoffe Natrium mg	Kalium mg	Kalzium mg	Magnesium mg	Eisen mg	Milchprodukte und Käse
											Laktosefreie Milch und Milchprodukte, Markenprodukte
Ø	**Ø**	**Ø**	**Ø**	**Ø**	**Ø**	**50**	**Ø**	**120**	**Ø**	**Ø**	**Milch 3,8 % Fett, MinusL**
Ø	Ø	Ø	Ø	Ø	Ø	100	Ø	240	Ø	Ø	1 Glas, 200 ml
Ø	**Ø**	**Ø**	**Ø**	**Ø**	**Ø**	**50**	**Ø**	**120**	**Ø**	**Ø**	**Milch 1,5 % Fett, MinusL**
Ø	Ø	Ø	Ø	Ø	Ø	100	Ø	240	Ø	Ø	1 Glas, 200 ml
Ø	**Ø**	**Ø**	**Ø**	**Ø**	**Ø**	**40**	**Ø**	**90**	**Ø**	**Ø**	**Schlagsahne mind. 30 % Fett, MinusL**
Ø	Ø	Ø	Ø	Ø	Ø	6	Ø	14	Ø	Ø	1 EL, 15 g
Ø	**Ø**	**Ø**	**Ø**	**Ø**	**Ø**	**30**	**Ø**	**80**	**Ø**	**Ø**	**Schmand 24 % Fett, MinusL**
Ø	Ø	Ø	Ø	Ø	Ø	5	Ø	12	Ø	Ø	1 EL, 15 g
Ø	**Ø**	**Ø**	**Ø**	**Ø**	**Ø**	**50**	**Ø**	**120**	**Ø**	**Ø**	**Schokomilch, MinusL**
Ø	Ø	Ø	Ø	Ø	Ø	125	Ø	300	Ø	Ø	1 Portion, 250 ml
											Milchpulver und Kondensmilcherzeugnisse
✓	**39**	**120**	**0,3**	**1**	**12**	**40**	**140**	**110**	**12**	**0,1**	**Kaffeesahne, 10 % Fett**
✓	2	6	✓	✓	1	2	7	6	1	✓	1 TL, 5 g
✓	**38**	**120**	**0,2**	**1**	**8**	**140**	**410**	**330**	**33**	**0,1**	**Kondensmilch, 10 % Fett**
✓	2	6	✓	✓	✓	7	21	17	2	✓	1 TL, 5 g
✓	**28**	**82**	**0,2**	**1**	**6**	**100**	**320**	**240**	**24**	**0,1**	**Kondensmilch, 7,5 % Fett**
✓	1	4	✓	✓	✓	5	16	12	1	✓	1 TL, 5 g
✓	**29**	**98**	**0,2**	**3**	**7**	**120**	**370**	**290**	**25**	**0,2**	**Kondensmilch, gezuckert, 7,5 % Fett**
✓	1	5	✓	✓	✓	6	19	15	1	✓	1 TL, 5 g
✓	**16**	**43**	**0,1**	**1**	**7**	**110**	**330**	**260**	**26**	**0,1**	**Kondensmilch, 4 % Fett**
✓	1	2	✓	✓	✓	6	17	13	1	✓	1 TL, 5 g
1	**98**	**317**	**0,5**	**10**	**40**	**370**	**1200**	**920**	**100**	**0,6**	**Milchpulver, Vollmilchpulver**
✓	10	32	0,1	1	4	37	120	92	10	0,1	1 EL, 10 g
✓	**3**	**14**	**0**	**10**	**50**	**550**	**1600**	**1300**	**120**	**0,8**	**Milchpulver, Magermilchpulver**
✓	✓	1	0	1	5	55	160	130	12	0,1	1 EL, 10 g
											Frischkäse und Speisequark
1	**105**	**323**	**0,7**	✓	**23**	**347**	**89**	**89**	**7**	**0,1**	**Frischkäse, Doppelrahmstufe, 60 % Fett i.Tr.**
✓	32	97	0,2	✓	7	104	27	27	2	✓	1 EL, 30 g
1	**78**	**247**	**0,7**	✓	**25**	**398**	**109**	**99**	**9**	**0,1**	**Frischkäse, Rahmstufe, 50 % Fett i.Tr.**
✓	23	74	0,2	✓	8	119	33	30	3	✓	1 EL, 30 g
✓	**18**	**70**	**0,1**	✓	**30**	**40**	**119**	**119**	**11**	**0,1**	**Frischkäse, Halbfettstufe, 20 % Fett i.Tr.**
✓	5	21	✓	✓	9	12	36	36	3	✓	1 EL, 30 g
✓	**10**	**45**	**0,2**	**8**	**18**	**24**	**148**	**71**	**12**	**0,2**	**Fruchtquark, 20 % Fett i.Tr.**
✓	15	68	0,3	12	27	36	222	107	18	0,3	1 Portion, 150 g
✓	**2**	**12**	**0,1**	**8**	**18**	**24**	**156**	**71**	**12**	**0,3**	**Fruchtquark, Magerstufe**
✓	3	18	0,2	12	27	36	234	107	18	0,5	1 Portion, 150 g
✓	**16**	**55**	**0,1**	✓	**15**	**380**	**80**	**80**	**8**	**0,1**	**Körniger Frischkäse (Hüttenkäse)**
✓	5	17	✓	✓	5	114	24	24	2	✓	1 EL, 30 g
✓	**31**	**110**	**0,3**	**2**	**25**	**390**	**110**	**90**	**9**	**0,3**	**Kräuterquark, 40 % Fett i.Tr.**
✓	9	33	0,1	1	8	117	33	27	3	0,1	1 EL, 30 g
2	**138**	**520**	**1,4**	**0**	**21**	**40**	**80**	**60**	**6**	**0,1**	**Mascarpone**
1	41	156	0,4	0	6	12	24	18	2	✓	1 EL, 30 g
✓	**16**	**55**	**0,1**	**0**	**30**	**40**	**120**	**100**	**11**	**0,1**	**Schichtkäse, 20 % Fett i.Tr.**
✓	5	17	✓	0	9	12	36	30	3	✓	1 EL, 30 g
✓	**7**	**22**	**0,1**	**0**	**30**	**40**	**130**	**91**	**11**	**0,1**	**Schichtkäse, 10 % Fett i.Tr.**
✓	2	7	✓	0	9	12	39	27	3	✓	1 EL, 30 g

Milchprodukte und Käse

jeweils essb. Anteil | Zeile 1: pro 100 g | Zeile 2: pro Portion

	Energie			Eiweiß	Kohlenhydrate			Fett/Fettsäuren		
	Energie		Energie-dichte	Eiweiß	Kohlen-hydrate	KH-Port.	Ballast-stoffe	Fett	gesättigte FS	einfach unges. FS
	kcal	kJ	kcal/g	g	g		g	g	g	g
Frischkäse und Speisequark										
Speisequark mit Sahne, 40 % Fett i.Tr.	**159**	**665**	**1,6**	**11**	**3**	**0**	**0**	**11**	**7**	**3**
1 EL, 30 g	48	200	1,6	3	1	0	0	3	2	1
Speisequark, 20 % Fett i.Tr.	**109**	**456**	**1,1**	**12**	**3**	**0**	**0**	**5**	**3**	**1**
1 EL, 30 g	33	137	1,1	4	1	0	0	2	1	✓
Speisequark, Magerstufe	**71**	**297**	**0,7**	**13**	**3**	**0,5**	**0**	✓	✓	✓
1 EL, 30 g	21	89	0,7	4	1	0	0	✓	✓	✓
Zaziki	**58**	**242**	**0,6**	**4**	**4**	**0,5**	✓	**3**	**2**	**1**
1 EL, 30 g	17	73	0,6	1	1	0	✓	1	1	✓
Sonstiger Käse										
Appenzeller, 50 % Fett i.Tr.	**387**	**1617**	**3,9**	**25**	**0**	**0**	**0**	**32**	**19**	**10**
1 Scheibe, 30 g	116	485	3,9	8	0	0	0	9	6	3
Bavaria Blue, 70 % Fett i.Tr.	**408**	**1707**	**4,1**	**13**	**0**	**0**	**0**	**40**	**24**	**12**
1 Portion, 30 g	122	512	4,1	4	0	0	0	12	7	4
Bavaria Blue, 50 % Fett i.Tr.	**349**	**1462**	**3,5**	**18**	**0**	**0**	**0**	**31**	**19**	**9**
1 Portion, 30 g	105	439	3,5	5	0	0	0	9	6	3
Bel Paese, 50 % Fett i.Tr.	**372**	**1556**	**3,7**	**25**	**0**	**0**	**0**	**30**	**18**	**9**
1 Portion, 30 g	112	467	3,7	8	0	0	0	9	5	3
Bergkäse, 45 % Fett i.Tr.	**384**	**1607**	**3,8**	**29**	**0**	**0**	**0**	**30**	**18**	**9**
1 Scheibe, 30 g	115	482	3,8	9	0	0	0	9	5	3
Blauschimmelkäse, 60 % Fett i. Tr.	**425**	**1779**	**4,3**	**19**	**0**	**0**	**0**	**39**	**24**	**12**
1 Portion, 30 g	128	534	4,3	6	0	0	0	12	7	4
Blauschimmelkäse, 50 % Fett i. Tr.	**359**	**1500**	**3,6**	**22**	**0**	**0**	**0**	**30**	**18**	**9**
1 Portion, 30 g	108	450	3,6	6	0	0	0	9	5	3
Brie, 50 % Fett i.Tr.	**335**	**1403**	**3,4**	**21**	**0**	**0**	**0**	**28**	**17**	**8**
1 Portion, 30 g	101	421	3,4	6	0	0	0	8	5	3
Butterkäse, 60 % Fett i.Tr.	**379**	**1586**	**3,8**	**17**	**0**	**0**	**0**	**35**	**21**	**11**
1 Scheibe, 30 g	114	476	3,8	5	0	0	0	10	6	3
Butterkäse, 30 % Fett i.Tr.	**245**	**1026**	**2,5**	**26**	**0**	**0**	**0**	**15**	**9**	**5**
1 Scheibe, 30 g	74	308	2,5	8	0	0	0	5	3	1
Camembert, 70 % Fett i.Tr.	**408**	**1707**	**4,1**	**13**	**0**	**0**	**0**	**40**	**24**	**12**
1 Portion, 30 g	122	512	4,1	4	0	0	0	12	7	4
Camembert, 60 % Fett i.Tr.	**363**	**1517**	**3,6**	**17**	**0**	**0**	**0**	**33**	**20**	**10**
1 Portion, 30 g	109	455	3,6	5	0	0	0	10	6	3
Camembert, 45 % Fett i.Tr.	**288**	**1204**	**2,9**	**21**	**0**	**0**	**0**	**23**	**14**	**7**
1 Portion, 30 g	86	361	2,9	6	0	0	0	7	4	2
Camembert, 30 % Fett i.Tr.	**209**	**875**	**2,1**	**23**	**0**	**0**	**0**	**13**	**8**	**4**
1 Portion, 30 g	63	262	2,1	7	0	0	0	4	2	1
Camembert, paniert, gebraten	**329**	**1376**	**3,3**	**17**	**14**	**1,5**	**1**	**23**	**12**	**7**
1 Camembert, 75 g	247	1032	3,3	13	11	1,0	1	17	9	6
Chester (Cheddar), 50 % Fett i.Tr.	**394**	**1648**	**3,9**	**25**	**0**	**0**	**0**	**32**	**20**	**10**
1 Scheibe, 30 g	118	494	3,9	8	0	0	0	10	6	3
Edamer, 45 % Fett i.Tr.	**354**	**1482**	**3,5**	**25**	**0**	**0**	**0**	**28**	**17**	**9**
1 Scheibe, 30 g	106	445	3,5	7	0	0	0	8	5	3
Edamer, 30 % Fett i.Tr.	**257**	**1077**	**2,6**	**27**	**0**	**0**	**0**	**16**	**10**	**5**
1 Scheibe, 30 g	77	323	2,6	8	0	0	0	5	3	1
Emmentaler, 45 % Fett i.Tr.	**400**	**1674**	**4,0**	**28**	**0**	**0**	**0**	**31**	**18**	**8**
1 Scheibe, 30 g	120	502	4,0	9	0	0	0	9	6	2
Feta, 45 % Fett i.Tr.	**237**	**990**	**2,4**	**17**	**0**	**0**	**0**	**19**	**12**	**5**
1 Portion, 30 g	71	297	2,4	5	0	0	0	6	4	1

Milchprodukte und Käse

jeweils essb. Anteil | Zeile 1: pro 100 g | Zeile 2: pro Portion

(FS)		Vitamine				Mineralstoffe					
mehrfach unges. FS	Cholesterin	A (RÄ)	E (TÄ)	C	Folsäure	Natrium	Kalium	Kalzium	Magnesium	Eisen	Milchprodukte und Käse
g	mg	µg	mg	mg	µg	mg	mg	mg	mg	mg	
											Frischkäse und Speisequark
✓	37	99	0,3	1	28	34	82	95	10	0,3	**Speisequark mit Sahne, 40% Fett i.Tr.**
✓	11	30	0,1	✓	8	10	25	29	3	0,1	1 EL, 30 g
✓	17	44	0,1	1	16	35	87	85	11	0,4	**Speisequark, 20% Fett i.Tr.**
✓	5	13	✓	✓	5	11	26	26	3	0,1	1 EL, 30 g
✓	1	2	✓	1	16	40	95	92	12	0,4	**Speisequark, Magerstufe**
✓	✓	1	✓	✓	5	12	29	28	4	0,1	1 EL, 30 g
✓	10	44	0,1	3	18	35	144	93	11	0,2	**Zaziki**
✓	3	13	✓	1	5	10	43	28	3	0,1	1 EL, 30 g
											Sonstiger Käse
1	74	382	0,9	0	15	600	100	800	36	0,3	**Appenzeller, 50% Fett i.Tr.**
✓	22	115	0,3	0	5	180	30	240	11	0,1	1 Scheibe, 30 g
2	112	480	1,2	0	60	700	100	360	20	0,3	**Bavaria Blue, 70% Fett i.Tr.**
✓	34	144	0,4	0	18	210	30	108	6	0,1	1 Portion, 30 g
1	88	493	0,6	0	50	700	200	300	20	0,3	**Bavaria Blue, 50% Fett i.Tr.**
✓	26	148	0,2	0	15	210	60	90	6	0,1	1 Portion, 30 g
1	100	493	0,5	0	40	1300	140	604	40	0,5	**Bel Paese, 50% Fett i.Tr.**
✓	30	148	0,2	0	12	390	42	181	12	0,2	1 Portion, 30 g
1	70	360	0,9	0	20	300	100	1100	43	0,3	**Bergkäse, 45% Fett i.Tr.**
✓	21	108	0,3	0	6	90	30	330	13	0,1	1 Scheibe, 30 g
1	90	468	1,2	0	45	850	100	600	50	0,4	**Blauschimmelkäse, 60% Fett i. Tr.**
✓	27	140	0,4	0	14	255	30	180	15	0,1	1 Portion, 30 g
1	90	275	0,8	0	36	1234	120	540	23	0,1	**Blauschimmelkäse, 50% Fett i. Tr.**
✓	27	83	0,2	0	11	370	36	162	7	✓	1 Portion, 30 g
1	92	305	0,7	0	65	700	150	400	20	0,5	**Brie, 50% Fett i.Tr.**
✓	28	92	0,2	0	20	210	45	120	6	0,2	1 Portion, 30 g
1	81	415	1,0	0	18	700	100	600	27	0,4	**Butterkäse, 60% Fett i.Tr.**
✓	24	125	0,3	0	5	210	30	180	8	0,1	1 Scheibe, 30 g
1	36	185	0,5	0	18	800	100	800	40	0,4	**Butterkäse, 30% Fett i.Tr.**
✓	11	56	0,2	0	5	240	30	240	12	0,1	1 Scheibe, 30 g
2	112	480	1,2	0	50	700	100	250	20	0,2	**Camembert, 70% Fett i.Tr.**
✓	34	144	0,4	0	15	210	30	75	6	0,1	1 Portion, 30 g
1	93	403	0,8	0	60	700	120	400	29	0,3	**Camembert, 60% Fett i.Tr.**
✓	28	121	0,2	0	18	210	36	120	9	0,1	1 Portion, 30 g
1	70	362	0,5	0	80	700	150	500	20	0,3	**Camembert, 45% Fett i.Tr.**
✓	21	109	0,2	0	24	210	45	150	6	0,1	1 Portion, 30 g
1	35	153	0,3	0	87	700	150	600	20	0,3	**Camembert, 30% Fett i.Tr.**
✓	11	46	0,1	0	26	210	45	180	6	0,1	1 Portion, 30 g
2	82	260	0,6	0	64	541	132	341	18	0,6	**Camembert, paniert, gebraten**
1	62	195	0,4	0	48	406	99	255	14	0,4	1 Camembert, 75 g
1	76	392	1,0	0	33	700	80	720	25	0,4	**Chester (Cheddar), 50% Fett i.Tr.**
✓	23	118	0,3	0	10	210	24	216	8	0,1	1 Scheibe, 30 g
1	59	305	0,4	0	35	600	100	800	36	0,3	**Edamer, 45% Fett i.Tr.**
✓	18	92	0,1	0	11	180	30	240	11	0,1	1 Scheibe, 30 g
1	37	197	0,4	0	40	600	120	870	40	0,3	**Edamer, 30% Fett i.Tr.**
✓	11	59	0,1	0	12	180	36	261	12	0,1	1 Scheibe, 30 g
1	83	291	0,5	0	9	275	95	1030	31	0,4	**Emmentaler, 45% Fett i.Tr.**
✓	25	87	0,2	0	3	83	29	309	9	0,1	1 Scheibe, 30 g
1	45	228	0,5	0	30	1300	150	450	25	0,6	**Feta, 45% Fett i.Tr.**
✓	14	68	0,2	0	9	390	45	135	8	0,2	1 Portion, 30 g

Milchprodukte und Käse

jeweils essb. Anteil | Zeile 1: pro 100 g | Zeile 2: pro Portion

	Energie			Eiweiß	Kohlenhydrate			Fett/Fettsäuren		
	Energie kcal	Energie kJ	Energiedichte kcal/g	Eiweiß g	Kohlenhydrate g	KH-Port.	Ballaststoffe g	Fett g	gesättigte FS g	einfach unges. FS g
Sonstiger Käse										
Gorgonzola, 55 % Fett i.Tr.	**357**	**1492**	**3,6**	**19**	**0**	**0**	**0**	**31**	**19**	**9**
1 Portion, 30 g	107	448	3,6	6	0	0	0	9	6	3
Gouda, 48 % Fett i.Tr.	**365**	**1527**	**3,7**	**26**	**0**	**0**	**0**	**29**	**18**	**9**
1 Scheibe, 30 g	110	458	3,7	8	0	0	0	9	5	3
Gouda, 40 % Fett i.Tr.	**301**	**1258**	**3,0**	**25**	**0**	**0**	**0**	**22**	**14**	**7**
1 Scheibe, 30 g	90	377	3,0	7	0	0	0	7	4	2
Harzerkäse (Korbkäse), 10 % Fett i.Tr.	**131**	**549**	**1,3**	**30**	**0**	**0**	**0**	**1**	✓	✓
1 Portion, 30 g	39	165	1,3	9	0	0	0	✓	✓	✓
Hobelkäse, 50 % Fett i.Tr.	**474**	**1983**	**4,7**	**33**	**0**	**0**	**0**	**38**	**23**	**11**
1 Portion, 20 g	95	397	4,7	7	0	0	0	8	5	2
Jarlsberg, 45 % Fett i.Tr.	**349**	**1462**	**3,5**	**27**	**0**	**0**	**0**	**27**	**16**	**8**
1 Scheibe, 30 g	105	439	3,5	8	0	0	0	8	5	2
Klosterkäse, 50 % Fett i.Tr.	**342**	**1432**	**3,4**	**21**	**0**	**0**	**0**	**29**	**18**	**9**
1 Portion, 30 g	103	430	3,4	6	0	0	0	9	5	3
Kochkäse, 40 % Fett i.Tr.	**187**	**783**	**1,9**	**12**	**3**	**0,5**	**0**	**14**	**8**	**4**
1 Portion, 30 g	56	235	1,9	4	1	0	0	4	3	1
Kochkäse, 10 % Fett i.Tr.	**103**	**432**	**1,0**	**15**	**4**	**0,5**	**0**	**3**	**2**	**1**
1 Portion, 30 g	31	130	1,0	4	1	0	0	1	1	✓
Limburger, 40 % Fett i.Tr.	**270**	**1130**	**2,7**	**23**	**0**	**0**	**0**	**20**	**12**	**6**
1 Portion, 30 g	81	339	2,7	7	0	0	0	6	4	2
Limburger, 20 % Fett i.Tr.	**188**	**788**	**1,9**	**26**	**0**	**0**	**0**	**9**	**6**	**3**
1 Portion, 30 g	56	236	1,9	8	0	0	0	3	2	1
Maasdamer, 45 % Fett i.Tr.	**356**	**1490**	**3,6**	**26**	**0**	**0**	**0**	**28**	**17**	**8**
1 Scheibe, 30 g	107	447	3,6	8	0	0	0	8	5	2
Mozzarella, 40 % Fett i.Tr.	**255**	**1066**	**2,5**	**19**	**0**	**0**	**0**	**20**	**13**	**5**
¼ Kugel, 30 g	76	320	2,5	6	0	0	0	6	4	2
Münsterkäse, 50 % Fett i.Tr.	**313**	**1309**	**3,1**	**20**	**0**	**0**	**0**	**26**	**16**	**8**
1 Portion, 30 g	94	393	3,1	6	0	0	0	8	5	2
Parmesankäse, 37 % Fett i.Tr.	**375**	**1569**	**3,8**	**35**	✓	**0**	**0**	**26**	**16**	**6**
1 TL gerieben, 5 g	19	78	3,8	2	✓	0	0	1	1	✓
Provolone, 50 % Fett i.Tr.	**365**	**1527**	**3,7**	**26**	**0**	**0**	**0**	**29**	**18**	**8**
1 Portion, 30 g	110	458	3,7	8	0	0	0	9	5	2
Ricottakäse, 20 % Fett i.Tr.	**174**	**728**	**1,7**	**9**	✓	**0**	**0**	**15**	**9**	**4**
1 Portion, 30 g	52	218	1,7	3	✓	0	0	5	3	1
Romadur, 60 % Fett i.Tr.	**377**	**1579**	**3,8**	**17**	**0**	**0**	**0**	**35**	**21**	**11**
1 Portion, 30 g	113	474	3,8	5	0	0	0	10	6	3
Romadur, 40 % Fett i.Tr.	**272**	**1139**	**2,7**	**23**	**0**	**0**	**0**	**20**	**12**	**6**
1 Portion, 30 g	82	342	2,7	7	0	0	0	6	4	2
Romadur, 20 % Fett i.Tr.	**179**	**748**	**1,8**	**24**	**0**	**0**	**0**	**9**	**6**	**3**
1 Portion, 30 g	54	224	1,8	7	0	0	0	3	2	1
Roquefort	**361**	**1512**	**3,6**	**21**	**0**	**0**	**0**	**31**	**20**	**8**
1 Portion, 30 g	108	454	3,6	6	0	0	0	9	6	2
Schafskäse	**237**	**990**	**2,4**	**17**	**0**	**0**	**0**	**19**	**12**	**5**
1 Portion, 30 g	71	297	2,4	5	0	0	0	6	4	1
Scheibletten, 45 % Fett i.Tr.	**296**	**1240**	**3,0**	**17**	**6**	**0,5**	**0**	**23**	**14**	**7**
1 Scheibe, 25 g	74	310	3,0	4	2	0	0	6	4	2
Scheibletten, 20 % Fett i.Tr.	**215**	**901**	**2,2**	**19**	**6**	**0,5**	**0**	**13**	**8**	**4**
1 Scheibe, 25 g	54	225	2,2	5	2	0	0	3	2	1
Schmelzkäse, 60 % Fett i.Tr.	**326**	**1364**	**3,3**	**13**	**0**	**0**	**0**	**30**	**16**	**6**
1 Portion, 30 g	98	409	3,3	4	0	0	0	9	5	2

Milchprodukte und Käse

jeweils essb. Anteil | Zeile 1: pro 100 g | Zeile 2: pro Portion

(FS)		Vitamine				Mineralstoffe					
mehrfach unges. FS	Cholesterin	A (RÄ)	E (TÄ)	C	Folsäure	Natrium	Kalium	Kalzium	Magnesium	Eisen	
g	mg	µg	mg	mg	µg	mg	mg	mg	mg	mg	
											Sonstiger Käse
1	102	257	0,6	0	31	1400	260	612	20	0,3	**Gorgonzola, 55 % Fett i.Tr.**
↙	31	77	0,2	0	9	420	78	184	6	0,1	1 Portion, 30 g
1	59	305	0,8	0	21	600	100	800	36	0,3	**Gouda, 48 % Fett i.Tr.**
↙	18	92	0,2	0	6	180	30	240	11	0,1	1 Scheibe, 30 g
1	52	272	0,7	0	36	600	100	800	37	0,3	**Gouda, 40 % Fett i.Tr.**
↙	16	82	0,2	0	11	180	30	240	11	0,1	1 Scheibe, 30 g
↙	3	12	↙	0	3	800	100	180	15	0,3	**Harzerkäse (Korbkäse), 10 % Fett i.Tr.**
↙	1	4	↙	0	1	240	30	54	5	0,1	1 Portion, 30 g
1	90	420	1,1	0	7	1000	100	1200	44	0,6	**Hobelkäse, 50 % Fett i.Tr.**
↙	18	84	0,2	0	1	200	20	240	9	0,1	1 Portion, 20 g
1	69	327	0,8	0	30	600	120	800	40	0,4	**Jarlsberg, 45 % Fett i.Tr.**
↙	21	98	0,2	0	9	180	36	240	12	0,1	1 Scheibe, 30 g
1	67	307	0,8	0	18	800	100	700	50	0,4	**Klosterkäse, 50 % Fett i.Tr.**
↙	20	92	0,2	0	5	240	30	210	15	0,1	1 Portion, 30 g
1	32	163	0,4	0	45	400	100	160	16	0,2	**Kochkäse, 40 % Fett i.Tr.**
↙	10	49	0,1	0	14	120	30	48	5	0,1	1 Portion, 30 g
↙	7	33	0,1	0	45	400	100	200	20	0,3	**Kochkäse, 10 % Fett i.Tr.**
↙	2	10	↙	0	14	120	30	60	6	0,1	1 Portion, 30 g
1	46	240	0,6	0	50	800	100	350	20	0,3	**Limburger, 40 % Fett i.Tr.**
↙	14	72	0,2	0	15	240	30	105	6	0,1	1 Portion, 30 g
↙	21	108	0,3	0	50	800	100	510	25	0,3	**Limburger, 20 % Fett i.Tr.**
↙	6	32	0,1	0	15	240	30	153	8	0,1	1 Portion, 30 g
1	64	300	0,8	0	30	600	100	750	40	0,3	**Maasdamer, 45 % Fett i.Tr.**
↙	19	90	0,2	0	9	180	30	225	12	0,1	1 Scheibe, 30 g
1	46	297	0,6	0	20	500	150	403	20	0,3	**Mozzarella, 40 % Fett i.Tr.**
↙	14	89	0,2	0	6	150	45	121	6	0,1	¼ Kugel, 30 g
1	61	317	0,8	0	50	800	100	300	25	0,4	**Münsterkäse, 50 % Fett i.Tr.**
↙	18	95	0,2	0	15	240	30	90	8	0,1	1 Portion, 30 g
1	68	359	0,6	0	20	704	131	1107	40	1,0	**Parmesankäse, 37 % Fett i.Tr.**
↙	3	18	↙	0	1	35	7	55	2	0,1	1 TL gerieben, 5 g
1	70	297	0,5	0	18	615	120	881	31	0,5	**Provolone, 50 % Fett i.Tr.**
↙	21	89	0,2	0	5	185	36	264	9	0,2	1 Portion, 30 g
↙	40	180	0,5	0	30	500	105	275	20	0,3	**Ricottakäse, 20 % Fett i.Tr.**
↙	12	54	0,2	0	9	150	32	83	6	0,1	1 Portion, 30 g
1	81	415	1,0	0	40	800	100	300	20	0,3	**Romadur, 60 % Fett i.Tr.**
↙	24	125	0,3	0	12	240	30	90	6	0,1	1 Portion, 30 g
1	46	240	0,6	0	50	800	100	350	20	0,3	**Romadur, 40 % Fett i.Tr.**
↙	14	72	0,2	0	15	240	30	105	6	0,1	1 Portion, 30 g
↙	21	108	0,3	0	50	800	100	400	25	0,3	**Romadur, 20 % Fett i.Tr.**
↙	6	32	0,1	0	15	240	30	120	8	0,1	1 Portion, 30 g
1	72	318	0,8	0	40	1600	100	662	30	0,5	**Roquefort**
↙	22	95	0,2	0	12	480	30	199	9	0,2	1 Portion, 30 g
1	45	228	0,5	0	30	1300	150	450	25	0,6	**Schafskäse**
↙	14	68	0,2	0	9	390	45	135	8	0,2	1 Portion, 30 g
1	53	297	0,5	0	3	1200	150	600	45	0,9	**Scheibletten, 45 % Fett i.Tr.**
↙	13	74	0,1	0	1	300	38	150	11	0,2	1 Scheibe, 25 g
1	29	175	0,3	0	3	1200	150	900	45	0,9	**Scheibletten, 20 % Fett i.Tr.**
↙	7	44	0,1	0	1	300	38	225	11	0,2	1 Scheibe, 25 g
1	Ø	Ø	Ø	0	3	1010	108	355	48	1,4	**Schmelzkäse, 60 % Fett i.Tr.**
↙	Ø	Ø	Ø	0	1	303	32	107	14	0,4	1 Portion, 30 g

Milchprodukte und Käse jeweils essb. Anteil | Zeile 1: pro 100 g | Zeile 2: pro Portion	Energie			Eiweiß	Kohlenhydrate			Fett/Fettsäuren		
	Energie kcal	 kJ	Energie-dichte kcal/g	Eiweiß g	Kohlen-hydrate g	KH-Port.	Ballast-stoffe g	Fett g	gesättigte FS g	einfach unges. FS g
Sonstiger Käse										
Schmelzkäse, 45 % Fett i.Tr.	**270**	**1130**	**2,7**	**14**	**0**	**0**	**0**	**24**	**12**	**5**
1 Portion, 30 g	81	339	2,7	4	0	0	0	7	4	2
Steppenkäse, 45 % Fett i.Tr.	**326**	**1363**	**3,3**	**24**	**0**	**0**	**0**	**25**	**15**	**8**
1 Portion, 30 g	98	409	3,3	7	0	0	0	8	5	2
Tilsiter, 45 % Fett i.Tr.	**358**	**1498**	**3,6**	**26**	**0**	**0**	**0**	**28**	**17**	**7**
1 Scheibe, 30 g	107	449	3,6	8	0	0	0	8	5	2
Tilsiter, 30 % Fett i.Tr.	**270**	**1130**	**2,7**	**28**	**0**	**0**	**0**	**17**	**10**	**5**
1 Scheibe, 30 g	81	339	2,7	8	0	0	0	5	3	2
Ziegenkäse, Schnittkäse	**355**	**1485**	**3,6**	**28**	**0**	**0**	**0**	**27**	**17**	**7**
1 Scheibe, 30 g	107	446	3,6	8	0	0	0	8	5	2
Ziegenkäse, Weichkäse	**280**	**1172**	**2,8**	**21**	**0**	**0**	**0**	**22**	**14**	**6**
1 Portion, 30 g	84	351	2,8	6	0	0	0	7	4	2
Käse, Markenprodukte										
Babybel, mini, rot	**304**	**1260**	**3,0**	**22**	**0**	**0**	**Ø**	**24**	**Ø**	**Ø**
1 mini Babybel, 20 g	61	252	3,0	4	0	0	Ø	5	Ø	Ø
Babybel, mini, light	**208**	**870**	**2,1**	**25**	**0**	**0**	**Ø**	**12**	**Ø**	**Ø**
1 mini Babybel, 20 g	42	174	2,1	5	0	0	Ø	2	Ø	Ø
Buko Balance, 17 % Fett absolut	**199**	**825**	**2,0**	**9**	**3**	**0,5**	**Ø**	**17**	**11**	**Ø**
1 Portion, 30 g	60	248	2,0	3	1	0	Ø	5	3	Ø
Buko Leicht und Fit, 9 % Fett absolut	**137**	**572**	**1,4**	**10**	**3**	**0,5**	**Ø**	**9**	**6**	**Ø**
1 Portion, 30 g	41	172	1,4	3	1	0	Ø	3	2	Ø
Buko Meerrettich, Doppelrahmstufe	**251**	**1036**	**2,5**	**5**	**6**	**0,5**	**Ø**	**23**	**15**	**Ø**
1 Portion, 30 g	75	311	2,5	1	2	0	Ø	7	4	Ø
Camembert, Du darfst	**200**	**820**	**2,0**	**22**	↙	**0**	↙	**12**	**7**	**Ø**
1 Portion, 25 g	50	210	2,0	6	↙	0	↙	3	2	Ø
Finesse Frischkäse mit Buttermilch, Du darfst	**130**	**560**	**1,3**	**11**	**5**	**0,5**	**1**	**8**	**5**	**Ø**
1 Portion, 25 g	33	140	1,3	2	1	0	↙	2	1	Ø
Gouda, Du darfst	**260**	**1085**	**2,6**	**29**	**0**	**0**	**0**	**16**	**11**	**Ø**
1 Scheibe, 21 g	55	230	2,6	6	0	0	0	3	2	Ø
Maasdamer, Du darfst	**260**	**1065**	**2,6**	**29**	**0**	**0**	**0**	**16**	**11**	**Ø**
1 Scheibe, 21 g	55	236	2,6	6	0	0	0	3	2	Ø
Milram Frühlingsquark, 10 % Fett absolut	**145**	**607**	**1,5**	**9**	**5**	**0,5**	**Ø**	**10**	**Ø**	**Ø**
1 EL, 30 g	44	182	1,5	3	1	0	Ø	3	Ø	Ø
Milram Sour Cream	**149**	**619**	**1,5**	**8**	**4**	**0,5**	**Ø**	**11**	**Ø**	**Ø**
1 EL, 30 g	45	186	1,5	2	1	0	Ø	3	Ø	Ø
Philadelphia Kräuter, Doppelrahm	**220**	**909**	**2,2**	**5**	**4**	**0,5**	**Sp**	**20**	**14**	**Ø**
1 Portion, 30 g	69	284	2,3	2	1	0	Sp	6	4	Ø
Philadelphia Klassisch, so leicht	**98**	**413**	**1,0**	**12**	**6**	**0,5**	**0**	**3**	**2**	**Ø**
1 Portion, 30 g	29	124	1,0	3	2	0	0	1	1	Ø
Schmelzkäse Feine Ecken, Du darfst	**190**	**790**	**1,9**	**17**	**7**	**0,5**	**1**	**10**	**6**	**Ø**
1 Ecke, 25 g	48	198	1,9	5	2	0	↙	3	2	Ø

Milchprodukte und Käse

jeweils essb. Anteil | Zeile 1: pro 100 g | Zeile 2: pro Portion

(FS)		Vitamine				Mineralstoffe					
mehrfach unges. FS g	Cholesterin mg	A (RÄ) µg	E (TÄ) mg	C mg	Folsäure µg	Natrium mg	Kalium mg	Kalzium mg	Magnesium mg	Eisen mg	
											Sonstiger Käse
1	**63**	**300**	**Ø**	**0**	**4**	**1260**	**65**	**547**	**30**	**1,0**	**Schmelzkäse, 45 % Fett i.Tr.**
↙	19	90	Ø	0	1	378	20	164	9	0,3	1 Portion, 30 g
1	**59**	**305**	**0,8**	**0**	**30**	**600**	**100**	**750**	**36**	**0,4**	**Steppenkäse, 45 % Fett i.Tr.**
↙	18	92	0,2	0	9	180	30	225	11	0,1	1 Portion, 30 g
1	**69**	**120**	**0,9**	**0**	**30**	**573**	**60**	**843**	**29**	**0,5**	**Tilsiter, 45 % Fett i.Tr.**
↙	21	36	0,3	0	9	172	18	253	9	0,2	1 Scheibe, 30 g
1	**37**	**74**	**0,5**	**0**	**34**	**573**	**69**	**910**	**36**	**0,4**	**Tilsiter, 30 % Fett i.Tr.**
↙	11	22	0,2	0	10	172	21	273	11	0,1	1 Scheibe, 30 g
1	**45**	**310**	**0,7**	**0**	**10**	**600**	**290**	**500**	**32**	**0,5**	**Ziegenkäse, Schnittkäse**
↙	14	93	0,2	0	3	180	87	150	10	0,2	1 Scheibe, 30 g
1	**35**	**250**	**0,6**	**0**	**8**	**800**	**230**	**430**	**25**	**0,4**	**Ziegenkäse, Weichkäse**
↙	11	75	0,2	0	2	240	69	129	8	0,1	1 Portion, 30 g
											Käse, Markenprodukte
Ø	**Ø**	**Ø**	**Ø**	**Ø**	**Ø**	**Ø**	**Ø**	**670**	**Ø**	**Ø**	**Babybel, mini, rot**
Ø	Ø	Ø	Ø	Ø	Ø	Ø	Ø	134	Ø	Ø	1 mini Babybel, 20 g
Ø	**Ø**	**Ø**	**Ø**	**Ø**	**Ø**	**Ø**	**Ø**	**850**	**Ø**	**Ø**	**Babybel, mini, light**
Ø	Ø	Ø	Ø	Ø	Ø	Ø	Ø	170	Ø	Ø	1 mini Babybel, 20 g
Ø	**Ø**	**Ø**	**Ø**	**Ø**	**Ø**	**340**	**Ø**	**Ø**	**Ø**	**Ø**	**Buko Balance, 17 % Fett absolut**
Ø	Ø	Ø	Ø	Ø	Ø	102	Ø	Ø	Ø	Ø	1 Portion, 30 g
Ø	**Ø**	**Ø**	**Ø**	**Ø**	**Ø**	**320**	**Ø**	**Ø**	**Ø**	**Ø**	**Buko Leicht und Fit, 9 % Fett absolut**
Ø	Ø	Ø	Ø	Ø	Ø	96	Ø	Ø	Ø	Ø	1 Portion, 30 g
Ø	**Ø**	**Ø**	**Ø**	**Ø**	**Ø**	**440**	**Ø**	**Ø**	**Ø**	**Ø**	**Buko Meerrettich, Doppelrahmstufe**
Ø	Ø	Ø	Ø	Ø	Ø	132	Ø	Ø	Ø	Ø	1 Portion, 30 g
Ø	**Ø**	**Ø**	**Ø**	**Ø**	**Ø**	**800**	**Ø**	**Ø**	**Ø**	**Ø**	**Camembert, Du darfst**
Ø	Ø	Ø	Ø	Ø	Ø	200	Ø	Ø	Ø	Ø	1 Portion, 25 g
Ø	**Ø**	**Ø**	**Ø**	**Ø**	**Ø**	**300**	**Ø**	**Ø**	**Ø**	**Ø**	**Finesse Frischkäse mit Buttermilch, Du darfst**
Ø	Ø	Ø	Ø	Ø	Ø	60	Ø	Ø	Ø	Ø	1 Portion, 25 g
Ø	**Ø**	**Ø**	**Ø**	**Ø**	**Ø**	**680**	**Ø**	**Ø**	**Ø**	**Ø**	**Gouda, Du darfst**
Ø	Ø	Ø	Ø	Ø	Ø	140	Ø	Ø	Ø	Ø	1 Scheibe, 21 g
Ø	**Ø**	**Ø**	**Ø**	**Ø**	**Ø**	**560**	**Ø**	**Ø**	**Ø**	**Ø**	**Maasdamer, Du darfst**
Ø	Ø	Ø	Ø	Ø	Ø	120	Ø	Ø	Ø	Ø	1 Scheibe, 21 g
Ø	**Ø**	**Ø**	**Ø**	**Ø**	**Ø**	**Ø**	**Ø**	**Ø**	**Ø**	**Ø**	**Milram Frühlingsquark, 10 % Fett absolut**
Ø	Ø	Ø	Ø	Ø	Ø	Ø	Ø	Ø	Ø	Ø	1 EL, 30 g
Ø	**Ø**	**Ø**	**Ø**	**Ø**	**Ø**	**Ø**	**Ø**	**Ø**	**Ø**	**Ø**	**Milram Sour Cream**
Ø	Ø	Ø	Ø	Ø	Ø	Ø	Ø	Ø	Ø	Ø	1 EL, 30 g
Ø	**Ø**	**Ø**	**Ø**	**Ø**	**Ø**	**432**	**Ø**	**Ø**	**Ø**	**Ø**	**Philadelphia Kräuter, Doppelrahm**
Ø	Ø	Ø	Ø	Ø	Ø	130	Ø	Ø	Ø	Ø	1 Portion, 30 g
Ø	**Ø**	**Ø**	**Ø**	**Ø**	**Ø**	**372**	**Ø**	**Ø**	**Ø**	**Ø**	**Philadelphia Klassisch, so leicht**
Ø	Ø	Ø	Ø	Ø	Ø	112	Ø	Ø	Ø	Ø	1 Portion, 30 g
Ø	**Ø**	**Ø**	**Ø**	**Ø**	**Ø**	**1500**	**Ø**	**Ø**	**Ø**	**Ø**	**Schmelzkäse Feine Ecken, Du darfst**
Ø	Ø	Ø	Ø	Ø	Ø	380	Ø	Ø	Ø	Ø	1 Ecke, 25 g

Fette und Öle

jeweils essb. Anteil | Zeile 1: pro 100 g | Zeile 2: pro Portion

	Energie			Eiweiß	Kohlenhydrate			Fett/Fettsäuren		
	Energie		Energiedichte	Eiweiß	Kohlenhydrate	KH-Port.	Ballaststoffe	Fett	gesättigte FS	einfach unges. FS
	kcal	kJ	kcal/g	g	g		g	g	g	g
Tierische Fette										
Butter, ungesalzen	**752**	**3146**	**7,5**	**1**	**0**	**0**	**0**	**83**	**53**	**23**
1 TL, 5 g	38	157	7,5	✓	0	0	0	4	3	1
Butter, halbfett	**388**	**1623**	**3,9**	**4**	**3**	**0**	**0**	**40**	**25**	**10**
1 TL, 5 g	19	81	3,9	✓	✓	0	0	2	1	1
Butterschmalz	**881**	**3686**	**8,8**	✓	**0**	**0**	**0**	**100**	**60**	**30**
1 TL, 5 g	44	184	8,8	✓	0	0	0	5	3	2
Gänseschmalz	**884**	**3698**	**8,8**	**0**	**0**	**0**	**0**	**100**	**27**	**58**
1 TL, 5 g	44	185	8,8	0	0	0	0	5	1	3
Kräuter-/Knoblauchbutter	**569**	**2380**	**5,7**	**5**	✓	**0**	**0**	**62**	**38**	**19**
1 TL, 5 g	28	119	5,7	✓	✓	0	0	3	2	1
Schweineschmalz	**882**	**3691**	**8,8**	✓	**0**	**0**	**0**	**100**	**39**	**45**
1 TL, 5 g	44	185	8,8	✓	0	0	0	5	2	2
Pflanzliche Öle										
Arganöl	**900**	**3766**	**9,0**	**0**	**0**	**0**	**0**	**100**	**18**	**43**
1 EL, 12 g	108	452	9,0	0	0	0	0	12	2	5
Distelöl (Safloröl)	**900**	**3766**	**9,0**	**0**	**0**	**0**	**0**	**100**	**9**	**12**
1 EL, 12 g	108	452	9,0	0	0	0	0	12	1	1
Erdnussöl	**900**	**3766**	**9,0**	**0**	**0**	**0**	**0**	**100**	**18**	**49**
1 EL, 12 g	108	452	9,0	0	0	0	0	12	2	6
Haselnussöl	**900**	**3766**	**9,0**	**0**	**0**	**0**	**0**	**100**	**7**	**78**
1 EL, 12 g	108	452	9,0	0	0	0	0	12	1	9
Kürbiskernöl	**900**	**3766**	**9,0**	**0**	**0**	**0**	**0**	**100**	**21**	**23**
1 EL, 12 g	108	452	9,0	0	0	0	0	12	2	3
Leinöl	**900**	**3766**	**9,0**	**0**	**0**	**0**	**0**	**100**	**10**	**18**
1 EL, 12 g	108	452	9,0	0	0	0	0	12	1	2
Maiskeimöl	**900**	**3766**	**9,0**	**0**	**0**	**0**	**0**	**100**	**15**	**26**
1 EL, 12 g	108	452	9,0	0	0	0	0	12	2	3
Mohnöl	**900**	**3766**	**9,0**	**0**	**0**	**0**	**0**	**100**	**12**	**11**
1 EL, 12 g	108	452	9,0	0	0	0	0	12	1	1
Olivenöl	**900**	**3766**	**9,0**	**0**	**0**	**0**	**0**	**100**	**15**	**71**
1 EL, 12 g	108	452	9,0	0	0	0	0	12	2	9
Palmöl	**900**	**3766**	**9,0**	**0**	**0**	**0**	**0**	**100**	**46**	**39**
1 EL, 12 g	108	452	9,0	0	0	0	0	12	6	5
Rapsöl	**900**	**3766**	**9,0**	**0**	**0**	**0**	**0**	**100**	**8**	**55**
1 EL, 12 g	108	452	9,0	0	0	0	0	12	1	7
Sesamöl	**900**	**3766**	**9,0**	**0**	**0**	**0**	**0**	**100**	**13**	**40**
1 EL, 12 g	108	452	9,0	0	0	0	0	12	2	5
Sojaöl	**900**	**3766**	**9,0**	**0**	**0**	**0**	**0**	**100**	**14**	**24**
1 EL, 12 g	108	452	9,0	0	0	0	0	12	2	3
Sonnenblumenöl	**900**	**3766**	**9,0**	**0**	**0**	**0**	**0**	**100**	**12**	**22**
1 EL, 12 g	108	452	9,0	0	0	0	0	12	1	3
Traubenkernöl	**900**	**3766**	**9,0**	**0**	**0**	**0**	**0**	**100**	**9**	**16**
1 EL, 12 g	108	452	9,0	0	0	0	0	12	1	2
Walnussöl	**900**	**3766**	**9,0**	**0**	**0**	**0**	**0**	**100**	**11**	**16**
1 EL, 12 g	108	452	9,0	0	0	0	0	12	1	2
Weizenkeimöl	**900**	**3766**	**9,0**	**0**	**0**	**0**	**0**	**100**	**16**	**18**
1 EL, 12 g	108	452	9,0	0	0	0	0	12	2	2

Fette und Öle

jeweils essb. Anteil | Zeile 1: pro 100 g | Zeile 2: pro Portion

(FS)		Vitamine				Mineralstoffe					
mehrfach unges. FS g	Cholesterin mg	A (RÄ) µg	E (TÄ) mg	C mg	Folsäure µg	Natrium mg	Kalium mg	Kalzium mg	Mag-nesium mg	Eisen mg	
											Tierische Fette
2	**220**	**590**	**2,0**	**0**	**0**	**5**	**15**	**13**	**3**	**0,1**	**Butter, ungesalzen**
✓	11	30	0,1	0	0	✓	1	1	✓	✓	1 TL, 5 g
1	**105**	**380**	**1,0**	**0**	**0**	**10**	**20**	**20**	**3**	**0,1**	**Butter, halbfett**
✓	5	19	0,1	0	0	1	1	1	✓	✓	1 TL, 5 g
4	**286**	**883**	**3,6**	**0**	**0**	**2**	**3**	**6**	**1**	**0,2**	**Butterschmalz**
✓	14	44	0,2	0	0	✓	✓	✓	✓	✓	1 TL, 5 g
11	**100**	**0**	**2,7**	**0**	**0**	**5**	**1**	**1**	**0**	✓	**Gänseschmalz**
1	5	0	0,1	0	0	✓	✓	✓	0	✓	1 TL, 5 g
2	**172**	**635**	**1,5**	✓	✓	**280**	**20**	**20**	**3**	**0,1**	**Kräuter-/Knoblauchbutter**
✓	9	32	0,1	✓	✓	14	1	1	✓	✓	1 TL, 5 g
11	**86**	**9**	**1,6**	**0**	**0**	**1**	**1**	**1**	**1**	**0,1**	**Schweineschmalz**
1	4	✓	0,1	0	0	✓	✓	✓	✓	✓	1 TL, 5 g
											Pflanzliche Öle
34	✓	**Ø**	**16,7**	**0**	**0**	**Ø**	**Ø**	**Ø**	**Ø**	**Ø**	**Arganöl**
4	✓	Ø	2,0	0	0	Ø	Ø	Ø	Ø	Ø	1 EL, 12 g
74	✓	**0**	**44,0**	**0**	**0**	**0**	**1**	**0**	**0**	**0**	**Distelöl (Safloröl)**
9	✓	0	5,3	0	0	0	✓	0	0	0	1 EL, 12 g
28	✓	**0**	**10,3**	**0**	**0**	**1**	**1**	**1**	**1**	**0,1**	**Erdnussöl**
3	✓	0	1,2	0	0	✓	✓	✓	✓	✓	1 EL, 12 g
10	✓	**0**	**47,0**	**0**	**0**	**0**	**0**	**0**	**0**	**0**	**Haselnussöl**
1	✓	0	5,6	0	0	0	0	0	0	0	1 EL, 12 g
52	✓	**0**	**4,0**	**0**	**0**	**0**	**1**	**0**	**0**	**0**	**Kürbiskernöl**
6	✓	0	0,5	0	0	0	✓	0	0	0	1 EL, 12 g
67	✓	**0**	**5,8**	**0**	**0**	**1**	**1**	**1**	**1**	**0**	**Leinöl**
8	✓	0	0,7	0	0	✓	✓	✓	✓	0	1 EL, 12 g
55	✓	**23**	**34,0**	**0**	**0**	**1**	**1**	**15**	**0**	**1,3**	**Maiskeimöl**
7	✓	3	4,1	0	0	✓	✓	2	0	0,2	1 EL, 12 g
74	✓	**0**	**3,2**	**0**	**0**	**0**	**1**	**0**	**0**	**0**	**Mohnöl**
9	✓	0	0,4	0	0	0	✓	0	0	0	1 EL, 12 g
9	✓	**37**	**12,0**	**0**	**0**	**1**	**0**	**1**	**0**	**0,1**	**Olivenöl**
1	✓	4	1,4	0	0	✓	0	✓	0	✓	1 EL, 12 g
10	✓	**4300**	**9,5**	**0**	**0**	**1**	**1**	**1**	**1**	**0**	**Palmöl**
1	✓	516	1,1	0	0	✓	✓	✓	✓	0	1 EL, 12 g
32	✓	**550**	**23,0**	**0**	**0**	**1**	**1**	**1**	**1**	**0,1**	**Rapsöl**
4	✓	66	2,8	0	0	✓	✓	✓	✓	✓	1 EL, 12 g
42	✓	**0**	**3,5**	**0**	**0**	**2**	**20**	**10**	**0**	**0,1**	**Sesamöl**
5	✓	0	0,4	0	0	✓	2	1	0	✓	1 EL, 12 g
57	✓	**583**	**17,0**	**0**	**0**	**0**	**1**	**0**	**0**	**0**	**Sojaöl**
7	✓	70	2,0	0	0	0	✓	0	0	0	1 EL, 12 g
61	✓	**4**	**63,0**	**0**	**0**	**1**	**1**	**1**	**1**	**0**	**Sonnenblumenöl**
7	✓	1	7,6	0	0	✓	✓	✓	✓	0	1 EL, 12 g
70	✓	**0**	**32,0**	**0**	**0**	**0**	**1**	**0**	**0**	**0**	**Traubenkernöl**
8	✓	0	3,8	0	0	0	✓	0	0	0	1 EL, 12 g
68	✓	**0**	**3,3**	**0**	**0**	**0**	**1**	**0**	**0**	**0**	**Walnussöl**
8	✓	0	0,4	0	0	0	✓	0	0	0	1 EL, 12 g
61	✓	**0**	**174,0**	**0**	**0**	**1**	**1**	**1**	**1**	**0,1**	**Weizenkeimöl**
7	✓	0	20,9	0	0	✓	✓	✓	✓	✓	1 EL, 12 g

Fette und Öle

jeweils essb. Anteil | Zeile 1: pro 100 g | Zeile 2: pro Portion

	Energie			Eiweiß	Kohlenhydrate			Fett/Fettsäuren		
	Energie kcal	kJ	Energiedichte kcal/g	Eiweiß g	Kohlenhydrate g	KH-Port.	Ballaststoffe g	Fett g	gesättigte FS g	einfach unges. FS g
Streich- und sonstige Fette, Mayonnaise										
Frittierfett	**900**	**3766**	**9,0**	**0**	**0**	**0**	**0**	**100**	**44**	**38**
1 EL, 12 g	108	452	9,0	0	0	0	0	12	5	5
Kakaobutter	**900**	**3766**	**9,0**	**0**	**0**	**0**	**0**	**100**	**59**	**33**
1 EL, 12 g	108	452	9,0	0	0	0	0	12	7	4
Kokosfett	**900**	**3766**	**9,0**	**0**	**0**	**0**	**0**	**100**	**86**	**6**
1 EL, 12 g	108	452	9,0	0	0	0	0	12	10	1
Margarine i. D.	**722**	**3021**	**7,2**	**0**	**0**	**0**	**0**	**80**	**30**	**26**
1 TL, 5 g	36	151	7,2	0	0	0	0	4	1	1
Margarine, halbfett i. D.	**368**	**1540**	**3,7**	**2**	**0**	**0**	**0**	**40**	**10**	**13**
1 TL, 5 g	18	77	3,7	✓	0	0	0	2	1	1
Diätmargarine i. D.	**722**	**3021**	**7,2**	✓	**0**	**0**	**0**	**80**	**16**	**20**
1 TL, 5 g	36	151	7,2	✓	0	0	0	4	1	1
Margarine mit Olivenöl	**720**	**3012**	**7,2**	**0**	**0**	**0**	**0**	**80**	**22**	**41**
1 TL, 5 g	36	151	7,2	0	0	0	0	4	1	2
Margarine mit Rapsöl	**720**	**3012**	**7,2**	**0**	**0**	**0**	**0**	**80**	**17**	**40**
1 TL, 5 g	36	151	7,2	0	0	0	0	4	1	2
Margarine mit Sojaöl	**720**	**3012**	**7,2**	**0**	**0**	**0**	**0**	**80**	**24**	**17**
1 TL, 5 g	36	151	7,2	0	0	0	0	4	1	1
Margarine mit Sonnenblumenöl	**720**	**3012**	**7,2**	**0**	**0**	**0**	**0**	**80**	**19**	**19**
1 TL, 5 g	36	151	7,2	0	0	0	0	4	1	1
Mayonnaise, 80 % Fett	**744**	**3112**	**7,4**	**2**	**2**	**0**	**0**	**83**	**37**	**31**
1 EL, 15 g	112	467	7,4	✓	✓	0	0	12	6	5
Salatmayonnaise, 50 % Fett	**482**	**2018**	**4,8**	**1**	**5**	**0,5**	**0**	**52**	**23**	**20**
1 EL, 15 g	72	303	4,8	✓	1	0	0	8	3	3
Palmkernfett	**900**	**3766**	**9,0**	**0**	**0**	**0**	**0**	**100**	**79**	**14**
1 EL, 12 g	108	452	9,0	0	0	0	0	12	9	2
Pflanzencreme i. D.	**737**	**3084**	**7,4**	**0**	**0**	**0**	**0**	**82**	**9**	**39**
1 EL, 12 g	88	370	7,4	0	0	0	0	10	1	5
Remoulade, 65 % Fett	**641**	**2682**	**6,4**	**1**	**15**	**1,5**	**1**	**65**	**29**	**25**
1 EL, 15 g	96	402	6,4	✓	2	0	✓	10	4	4
Remoulade, 50 % Fett	**472**	**1975**	**4,7**	**1**	**5**	**0,5**	**1**	**50**	**20**	**15**
1 EL, 15 g	71	296	4,7	✓	1	0	✓	8	3	2
Streich- und sonstige Fette, Mayonnaise, Markenprodukte										
Becel Classic	**400**	**1700**	**4,0**	**Sp**	**Sp**	**0**	**Ø**	**45**	**9**	**11**
1 TL, 5 g	20	85	4,0	Sp	Sp	0	Ø	2	Sp	1
Becel pro-activ Diät-Halbfettmargarine	**360**	**1480**	**3,6**	**0**	**Sp**	**0**	**Ø**	**40**	**9**	**10**
1 TL, 5 g	18	74	3,6	0	Sp	0	Ø	2	Sp	1
Bertolli Brotaufstrich	**390**	**1605**	**3,9**	✓	**3**	**0,5**	**Ø**	**42**	**10**	**24**
1 TL, 5 g	20	80	3,9	✓	✓	0	Ø	2	1	1
Deli Reform Active	**351**	**1443**	**3,5**	**0**	**0**	**0**	**0**	**39**	**12**	**17**
1 TL, 5 g	18	72	3,5	0	0	0	0	2	1	1
Deli Reform Die Leichte	**352**	**1448**	**3,5**	**0**	✓	**0**	**1**	**39**	**11**	**16**
1 TL, 5 g	18	72	3,5	0	✓	0	✓	2	1	1
Deli Reform Original	**720**	**2960**	**7,2**	**0**	**0**	**0**	**0**	**80**	**23**	**33**
1 TL, 5 g	36	148	7,2	0	0	0	0	4	1	2
Gourmet Pflanzen-Margarine, Vitaquell	**720**	**2960**	**7,2**	✓	✓	**0**	**Ø**	**80**	**48**	**20**
1 TL, 5 g	36	148	7,2	✓	✓	0	Ø	4	2	1

Fette und Öle

jeweils essb. Anteil | Zeile 1: pro 100 g | Zeile 2: pro Portion

(FS) mehrfach unges. FS g	Cholesterin mg	Vitamine A (RÄ) µg	E (TÄ) mg	C mg	Folsäure µg	Mineralstoffe Natrium mg	Kalium mg	Kalzium mg	Magnesium mg	Eisen mg	Fette und Öle
											Streich- und sonstige Fette, Mayonnaise
13	30	0	0,5	0	0	0	0	0	0	0	Frittierfett
2	4	0	0,1	0	0	0	0	0	0	0	1 EL, 12 g
3	3	0	1,1	0	0	0	1	0	0	✓	Kakaobutter
✓	✓	0	0,1	0	0	0	✓	0	0	✓	1 EL, 12 g
1	1	0	2,1	0	0	0	0	0	0	0	Kokosfett
✓	✓	0	0,3	0	0	0	0	0	0	0	1 EL, 12 g
20	✓	608	16,0	0	0	101	7	10	13	✓	Margarine i. D.
1	✓	30	0,8	0	0	5	✓	1	1	✓	1 TL, 5 g
14	✓	583	6,0	0	0	390	7	12	1	✓	Margarine, halbfett i. D.
1	✓	29	0,3	0	0	20	✓	1	✓	✓	1 TL, 5 g
44	✓	533	67,0	0	0	39	30	10	2	✓	Diätmargarine i. D.
2	✓	27	3,4	0	0	2	2	1	✓	✓	1 TL, 5 g
15	✓	Ø	19,0	0	0	Ø	Ø	Ø	Ø	Ø	Margarine mit Olivenöl
1	✓	Ø	1,0	0	0	Ø	Ø	Ø	Ø	Ø	1 TL, 5 g
21	✓	Ø	32,6	0	0	Ø	Ø	Ø	Ø	Ø	Margarine mit Rapsöl
1	✓	Ø	1,6	0	0	Ø	Ø	Ø	Ø	Ø	1 TL, 5 g
37	✓	Ø	30,0	0	0	Ø	Ø	Ø	Ø	Ø	Margarine mit Sojaöl
2	✓	Ø	1,5	0	0	Ø	Ø	Ø	Ø	Ø	1 TL, 5 g
39	✓	Ø	40,0	0	0	Ø	Ø	Ø	Ø	Ø	Margarine mit Sonnenblumenöl
2	✓	Ø	2,0	0	0	Ø	Ø	Ø	Ø	Ø	1 TL, 5 g
11	237	84	7,6	0	14	481	25	18	5	0,6	Mayonnaise, 80 % Fett
2	36	13	1,1	0	2	72	4	3	1	0,1	1 EL, 15 g
7	52	30	5,0	0	7	750	9	10	2	0,3	Salatmayonnaise, 50 % Fett
1	8	5	0,8	0	1	113	1	2	✓	✓	1 EL, 15 g
2	✓	0	4,0	0	0	0	1	0	0	0	Palmkernfett
✓	✓	0	0,5	0	0	0	✓	0	0	0	1 EL, 12 g
34	✓	800	20,0	0	0	5	Ø	Ø	Ø	Ø	Pflanzencreme i. D.
4	✓	96	2,4	0	0	1	Ø	Ø	Ø	Ø	1 EL, 12 g
9	100	54	7,5	2	7	265	49	14	3	0,7	Remoulade, 65 % Fett
1	15	8	1,1	✓	1	40	7	2	✓	0,1	1 EL, 15 g
10	60	50	7,5	10	5	430	70	24	18	0,9	Remoulade, 50 % Fett
2	9	8	1,1	2	1	65	11	4	3	0,1	1 EL, 15 g
											Streich- und sonstige Fette, Mayonnaise, Markenprodukte
24	Ø	800	24,0	Ø	Ø	40	Ø	Ø	Ø	Ø	Becel Classic
1	Ø	40	1,2	Ø	Ø	2	Ø	Ø	Ø	Ø	1 TL, 5 g
20	Ø	800	37,5	Ø	Ø	8	Ø	Ø	Ø	Ø	Becel pro-activ Diät-Halbfettmargarine
1	Ø	40	1,9	Ø	Ø	Sp	Ø	Ø	Ø	Ø	1 TL, 5 g
8	✓	800	18,0	Ø	Ø	110	Ø	Ø	Ø	Ø	Bertolli Brotaufstrich
✓	✓	40	0,9	Ø	Ø	6	Ø	Ø	Ø	Ø	1 TL, 5 g
10	Ø	900	62,0	Ø	Ø	<50	Ø	Ø	Ø	Ø	Deli Reform Active
1	Ø	45	3,1	Ø	Ø	<3	Ø	Ø	Ø	Ø	1 TL, 5 g
12	✓	750	30,0	Ø	Ø	20	Ø	Ø	Ø	Ø	Deli Reform Die Leichte
1	✓	38	1,5	Ø	Ø	1	Ø	Ø	Ø	Ø	1 TL, 5 g
24	✓	900	30,0	Ø	Ø	20	Ø	Ø	Ø	Ø	Deli Reform Original
1	✓	45	1,5	Ø	Ø	1	Ø	Ø	Ø	Ø	1 TL, 5 g
12	✓	Ø	18,0	Ø	Ø	✓	Ø	Ø	Ø	Ø	Gourmet Pflanzen-Margarine, Vitaquell
1	✓	Ø	0,9	Ø	Ø	✓	Ø	Ø	Ø	Ø	1 TL, 5 g

Fette und Öle

jeweils essb. Anteil | Zeile 1: pro 100 g | Zeile 2: pro Portion

	Energie			Eiweiß	Kohlenhydrate			Fett/Fettsäuren		
	Energie kcal	Energie kJ	Energiedichte kcal/g	Eiweiß g	Kohlenhydrate g	KH-Port.	Ballaststoffe g	Fett g	gesättigte FS g	einfach unges. FS g
Streich- und sonstige Fette, Mayonnaise, Markenprodukte										
laktosefreie Butter, MinusL	**743**	**3056**	**7,4**	**1**	**1**	**0**	**0**	**82**	**54**	**Ø**
1 TL, 5 g	37	153	7,4	✓	✓	0	0	4	3	Ø
Lätta Halbfettmargarine	**350**	**1500**	**3,5**	**Sp**	**2**	**0**	**Ø**	**39**	**14**	**Ø**
1 TL, 5 g	18	75	3,5	Sp	Sp	0	Ø	2	1	Ø
Miracel Whip Balance	**140**	**582**	**1,4**	✓	**11**	**1,0**	✓	**11**	**1**	**Ø**
1 EL, 15 g	21	87	1,4	✓	2	0	✓	2	✓	Ø
Miracel Whip Klassik	**253**	**1060**	**2,5**	✓	**13**	**1,0**	✓	**23**	**3**	**Ø**
1 EL, 15 g	38	159	2,5	✓	2	0	✓	3	✓	Ø
Miracel Whip so leicht	**109**	**457**	**1,1**	**2**	**14**	**1,0**	✓	**5**	**1**	**Ø**
1 EL, 15 g	16	69	1,1	✓	2	0	✓	1	✓	Ø
Miracel Whip Typ Remoulade	**205**	**850**	**2,1**	**1**	**15**	**1,5**	✓	**16**	**2**	**Ø**
1 EL, 15 g	31	127	2,1	✓	2	0	✓	2	✓	Ø
Olima, Eden	**720**	**2960**	**7,2**	**0**	**0**	**0**	**0**	**80**	**25**	**42**
1 TL, 5 g	36	148	7,2	0	0	0	0	4	1	2
Rama Original	**630**	**2600**	**6,3**	✓	✓	**0**	**0**	**70**	**23**	**32**
1 TL, 5 g	32	130	6,3	✓	✓	0	0	4	1	2
Rama Balance	**355**	**1471**	**3,6**	**Sp**	**2**	**0**	**0**	**39**	**12**	**16**
1 TL, 5 g	18	74	3,6	Sp	Sp	0	0	2	1	1

Fette und Öle

jeweils essb. Anteil | Zeile 1: pro 100 g | Zeile 2: pro Portion

	(FS)		Vitamine				Mineralstoffe				
	mehrfach unges. FS	Cholesterin	A (RÄ)	E (TÄ)	C	Folsäure	Natrium	Kalium	Kalzium	Magnesium	Eisen
	g	mg	µg	mg	mg	µg	mg	mg	mg	mg	mg
Streich- und sonstige Fette, Mayonnaise, Markenprodukte											
laktosefreie Butter, MinusL	**Ø**	**Ø**	**Ø**	**Ø**	**Ø**	**Ø**	**5**	**Ø**	**13**	**Ø**	**Ø**
1 TL, 5 g	Ø	Ø	Ø	Ø	Ø	Ø	↙	Ø	1	Ø	Ø
Lätta Halbfettmargarine	**Ø**	**Ø**	**800**	**Ø**	**Ø**	**Ø**	**208**	**Ø**	**Ø**	**Ø**	**Ø**
1 TL, 5 g	Ø	Ø	40	Ø	Ø	Ø	10	Ø	Ø	Ø	Ø
Miracel Whip Balance	**Ø**	**Ø**	**Ø**	**Ø**	**Ø**	**Ø**	**900**	**Ø**	**Ø**	**Ø**	**Ø**
1 EL, 15 g	Ø	Ø	Ø	Ø	Ø	Ø	100	Ø	Ø	Ø	Ø
Miracel Whip Klassik	**Ø**	**Ø**	**Ø**	**Ø**	**Ø**	**Ø**	**700**	**Ø**	**Ø**	**Ø**	**Ø**
1 EL, 15 g	Ø	Ø	Ø	Ø	Ø	Ø	100	Ø	Ø	Ø	Ø
Miracel Whip so leicht	**Ø**	**Ø**	**Ø**	**Ø**	**Ø**	**Ø**	**700**	**Ø**	**Ø**	**Ø**	**Ø**
1 EL, 15 g	Ø	Ø	Ø	Ø	Ø	Ø	100	Ø	Ø	Ø	Ø
Miracel Whip Typ Remoulade	**Ø**	**Ø**	**Ø**	**Ø**	**Ø**	**Ø**	**1000**	**Ø**	**Ø**	**Ø**	**Ø**
1 EL, 15 g	Ø	Ø	Ø	Ø	Ø	Ø	100	Ø	Ø	Ø	Ø
Olima, Eden	**14**	**Ø**	**Ø**	**Ø**	**Ø**	**Ø**	**Ø**	**Ø**	**Ø**	**Ø**	**Ø**
1 TL, 5 g	1	Ø	Ø	Ø	Ø	Ø	Ø	Ø	Ø	Ø	Ø
Rama Original	**15**	**Ø**	**800**	**25**	**Ø**	**Ø**	**100**	**Ø**	**Ø**	**Ø**	**Ø**
1 TL, 5 g	1	Ø	40	1	Ø	Ø	5	Ø	Ø	Ø	Ø
Rama Balance	**11**	**Ø**	**800**	**9,0**	**Ø**	**Ø**	**132**	**Ø**	**Ø**	**Ø**	**Ø**
1 TL, 5 g	1	Ø	40	Sp	Ø	Ø	7	Ø	Ø	Ø	Ø

Getreide und Getreideerzeugnisse

jeweils essb. Anteil | Zeile 1: pro 100 g | Zeile 2: pro Portion

	Energie			Eiweiß	Kohlenhydrate			Fett/Fettsäuren		
	Energie kcal	Energie kJ	Energiedichte kcal/g	Eiweiß g	Kohlenhydrate g	KH-Port.	Ballaststoffe g	Fett g	gesättigte FS g	einfach unges. FS g
Getreide										
Amaranth	365	1527	3,7	16	57	5,0	9	9	2	2
1 EL, 15 g	55	229	3,7	2	9	1,0	1	1	✓	✓
Buchweizen	341	1425	3,4	9	71	6,5	4	2	✓	1
1 EL, 15 g	51	214	3,4	1	11	1,0	1	✓	✓	✓
Buchweizengrütze	339	1420	3,4	8	73	6,5	3	2	✓	1
1 EL, 15 g	51	213	3,4	1	11	1,0	✓	✓	✓	✓
Buchweizenmehl	341	1426	3,4	11	67	6,0	4	3	1	1
1 EL, 15 g	51	214	3,4	2	10	1,0	1	✓	✓	✓
Dinkel	320	1339	3,2	17	60	5,5	10	2	Ø	Ø
1 EL, 15 g	48	201	3,2	3	9	1,0	1	✓	Ø	Ø
Dinkelmehl Type 630	333	1393	3,3	12	69	6,5	4	1	Ø	Ø
1 EL, 15 g	50	209	3,3	2	10	1,0	1	✓	Ø	Ø
Dinkelvollkornmehl Type 1050	332	1389	3,3	14	64	6,0	8	3	✓	✓
1 EL, 15 g	50	208	3,3	2	10	1,0	1	✓	✓	✓
Gerste, spelzenfrei	320	1338	3,2	10	64	6,0	10	2	✓	✓
1 EL, 15 g	48	201	3,2	1	10	1,0	1	✓	✓	✓
Gerstengraupen	340	1421	3,4	10	71	6,5	5	1	✓	✓
1 EL, 15 g	51	213	3,4	1	11	1,0	1	✓	✓	✓
Gerstengrütze	314	1314	3,1	8	66	6,0	10	2	✓	✓
1 EL, 15 g	47	197	3,1	1	10	1,0	2	✓	✓	✓
Gerstenmehl	336	1405	3,4	10	69	6,0	5	2	✓	✓
1 EL, 15 g	50	211	3,4	1	10	1,0	1	✓	✓	✓
Getreidesprossen	70	291	0,7	3	13	1,0	3	✓	✓	✓
1 Portion, 75 g	52	218	0,7	2	10	1,0	2	✓	✓	✓
Grünkern	325	1358	3,2	11	63	6,0	9	3	✓	✓
1 EL, 15 g	49	204	3,2	2	9	1,0	1	✓	✓	✓
Grünkernmehl	345	1442	3,4	10	71	6,5	6	2	✓	✓
1 EL, 15 g	52	216	3,4	1	11	1,0	1	✓	✓	✓
Grünkernschrot	333	1393	3,3	13	64	6,0	6	3	✓	✓
1 EL, 15 g	50	209	3,3	2	10	1,0	1	✓	✓	✓
Hafer	353	1478	3,5	12	60	5,5	10	7	1	3
1 EL, 15 g	53	222	3,5	2	9	1,0	1	1	✓	✓
Haferflocken	370	1548	3,7	13	63	6,0	10	7	1	3
1 EL, 15 g	56	232	3,7	2	9	1,0	2	1	✓	✓
Hafergrütze	371	1553	3,7	13	66	6,0	11	6	1	2
1 EL, 15 g	56	233	3,7	2	10	1,0	2	1	✓	✓
Hafermehl	375	1568	3,7	14	63	5,5	5	7	1	3
1 EL, 15 g	56	235	3,7	2	9	1,0	1	1	✓	✓
Haferschmelzflocken	354	1481	3,5	12	58	5,5	5	8	2	3
1 EL, 15 g	53	222	3,5	2	9	1,0	1	1	✓	✓
Hirse	354	1481	3,5	10	69	6,5	4	4	1	1
1 EL, 15 g	53	222	3,5	1	10	1,0	1	1	✓	✓
Hirseflocken	354	1481	3,5	10	69	6,5	4	4	1	1
1 EL, 15 g	53	222	3,5	1	10	1,0	1	1	✓	✓
Hirsemehl	345	1443	3,4	6	75	7,0	2	2	✓	✓
1 EL, 15 g	52	216	3,4	1	11	1,0	✓	✓	✓	✓
Mais	331	1385	3,3	9	65	6,0	10	4	1	1
1 EL, 15 g	50	208	3,3	1	10	1,0	1	1	✓	✓
Maisgrieß (Polenta)	345	1444	3,5	9	74	6,5	5	1	✓	✓
1 EL, 15 g	52	217	3,5	1	11	1,0	1	✓	✓	✓

Getreide und Getreideerzeugnisse

jeweils essb. Anteil | Zeile 1: pro 100 g | Zeile 2: pro Portion

(FS)		Vitamine				Mineralstoffe					
mehrfach unges. FS g	Cholesterin mg	A (RÄ) µg	E (TÄ) mg	C mg	Folsäure µg	Natrium mg	Kalium mg	Kalzium mg	Magnesium mg	Eisen mg	
											Getreide
4	0	0	Ø	4	49	26	484	214	308	7,6	**Amaranth**
1	0	0	Ø	1	7	4	73	32	46	1,1	1 EL, 15 g
1	0	2	0,8	0	50	2	392	20	142	3,5	**Buchweizen**
✓	0	✓	0,1	0	8	✓	59	3	21	0,5	1 EL, 15 g
1	0	2	0,1	0	29	1	218	12	48	2,0	**Buchweizengrütze**
✓	0	✓	✓	0	4	✓	33	2	7	0,3	1 EL, 15 g
1	0	2	2,1	0	50	1	680	33	50	2,2	**Buchweizenmehl**
✓	0	✓	0,3	0	8	✓	102	5	8	0,3	1 EL, 15 g
Ø	0	Ø	Ø	Ø	Ø	6	415	25	136	4,4	**Dinkel**
Ø	0	Ø	Ø	Ø	Ø	1	62	4	20	0,7	1 EL, 15 g
Ø	0	Ø	Ø	Ø	Ø	Ø	Ø	Ø	Ø	Ø	**Dinkelmehl Type 630**
Ø	0	Ø	Ø	Ø	Ø	Ø	Ø	Ø	Ø	Ø	1 EL, 15 g
1	0	Ø	1,4	Ø	Ø	Ø	381	24	114	3,2	**Dinkelvollkornmehl Type 1050**
✓	0	Ø	0,2	Ø	Ø	Ø	57	4	17	0,5	1 EL, 15 g
1	0	0	0,7	0	65	18	444	38	114	2,8	**Gerste, spelzenfrei**
✓	0	0	0,1	0	10	3	67	6	17	0,4	1 EL, 15 g
1	0	0	0,2	0	20	5	250	18	65	2,8	**Gerstengraupen**
✓	0	0	✓	0	3	1	38	3	10	0,4	1 EL, 15 g
1	0	0	0,6	0	19	3	160	16	66	2,0	**Gerstengrütze**
✓	0	0	0,1	0	3	✓	24	2	10	0,3	1 EL, 15 g
1	0	0	0,9	0	20	3	458	39	155	4,5	**Gerstenmehl**
✓	0	0	0,1	0	3	✓	69	6	23	0,7	1 EL, 15 g
✓	0	1	0,3	0	6	1	100	11	50	0,8	**Getreidesprossen**
✓	0	1	0,2	0	5	1	75	8	38	0,6	1 Portion, 75 g
1	0	0	0,3	0	50	3	447	22	130	4,2	**Grünkern**
✓	0	0	✓	0	8	✓	67	3	20	0,6	1 EL, 15 g
1	0	0	0,3	0	30	3	349	20	80	3,0	**Grünkernmehl**
✓	0	0	✓	0	5	✓	52	3	12	0,5	1 EL, 15 g
1	0	0	0,3	0	40	2	380	24	115	3,2	**Grünkernschrot**
✓	0	0	✓	0	6	✓	57	4	17	0,5	1 EL, 15 g
3	0	0	0,8	0	33	8	355	80	129	5,8	**Hafer**
✓	0	0	0,1	0	5	1	53	12	19	0,9	1 EL, 15 g
3	0	0	1,5	0	87	7	374	54	134	5,4	**Haferflocken**
✓	0	0	0,2	0	13	1	56	8	20	0,8	1 EL, 15 g
2	0	0	1,2	0	30	6	308	67	71	3,9	**Hafergrütze**
✓	0	0	0,2	0	5	1	46	10	11	0,6	1 EL, 15 g
3	0	0	1,7	0	60	6	268	55	131	4,2	**Hafermehl**
✓	0	0	0,3	0	9	1	40	8	20	0,6	1 EL, 15 g
3	0	0	1,5	0	80	5	320	65	135	4,0	**Haferschmelzflocken**
✓	0	0	0,2	0	12	1	48	10	20	0,6	1 EL, 15 g
2	0	0	0,4	0	20	3	173	10	123	6,9	**Hirse**
✓	0	0	0,1	0	3	✓	26	2	18	1,0	1 EL, 15 g
2	0	0	0,4	0	20	3	43	20	170	9,0	**Hirseflocken**
✓	0	0	0,1	0	3	✓	6	3	26	1,4	1 EL, 15 g
1	0	0	0,2	0	15	2	370	40	150	6,0	**Hirsemehl**
✓	0	0	✓	0	2	✓	56	6	23	0,9	1 EL, 15 g
1	0	185	2,0	0	26	6	330	15	120	1,5	**Mais**
✓	0	28	0,3	0	4	1	50	2	18	0,2	1 EL, 15 g
✓	0	44	0,7	0	5	1	80	4	20	1,0	**Maisgrieß (Polenta)**
✓	0	7	0,1	0	1	✓	12	1	3	0,2	1 EL, 15 g

Getreide und Getreideerzeugnisse

jeweils essb. Anteil | Zeile 1: pro 100 g | Zeile 2: pro Portion

	Energie			Eiweiß	Kohlenhydrate			Fett/Fettsäuren		
	Energie kcal	Energie kJ	Energiedichte kcal/g	Eiweiß g	Kohlenhydrate g	KH-Port.	Ballaststoffe g	Fett g	gesättigte FS g	einfach unges. FS g
Getreide										
Maismehl	**354**	**1482**	**3,5**	**8**	**73**	**6,5**	**3**	**3**	✓	**1**
1 EL, 15 g	53	222	3,5	1	11	1,0	✓	✓	✓	✓
Paniermehl (Semmelmehl)	**358**	**1499**	**3,6**	**10**	**74**	**6,5**	**5**	**2**	**1**	✓
1 EL, 15 g	54	225	3,6	2	11	1,0	1	✓	✓	✓
Quinoa (Reismelde)	**334**	**1397**	**3,3**	**15**	**59**	**5,5**	**7**	**5**	**1**	**1**
1 EL, 15 g	50	210	3,3	2	9	1,0	1	1	✓	✓
Naturreis, Vollkornreis, roh	**350**	**1463**	**3,5**	**7**	**74**	**6,5**	**2**	**2**	**1**	**1**
1 Portion, 50 g	175	732	3,5	4	37	3,5	1	1	✓	✓
Naturreis, Vollkornreis, gekocht	**112**	**469**	**1,1**	**3**	**23**	**2,0**	**1**	**1**	✓	✓
1 Portion (Beilage), 150 g	168	704	1,1	4	35	3,0	1	1	✓	✓
Reis, geschält, roh	**349**	**1460**	**3,5**	**7**	**78**	**7,0**	**1**	**1**	✓	✓
1 Portion, 50 g	174	730	3,5	3	39	3,5	1	✓	✓	✓
Reis, geschält, gekocht	**93**	**389**	**0,9**	**2**	**21**	**2,0**	✓	✓	✓	✓
1 Portion (Beilage), 150 g	140	584	0,9	3	31	3,0	1	✓	✓	✓
Reis, parboiled, roh	**351**	**1470**	**3,5**	**7**	**79**	**7,0**	**1**	**1**	✓	✓
1 Portion, 50 g	176	735	3,5	3	39	3,5	1	✓	✓	✓
Reis, parboiled, gekocht	**108**	**451**	**1,1**	**2**	**24**	**2,0**	**1**	✓	✓	✓
1 Portion (Beilage), 150 g	162	677	1,1	3	36	3,5	1	✓	✓	✓
Reis, Wildreis, roh	**352**	**1473**	**3,5**	**14**	**72**	**6,5**	**2**	**1**	✓	✓
1 Portion, 50 g	176	736	3,5	7	36	3,5	1	✓	✓	✓
Reismehl	**348**	**1457**	**3,5**	**7**	**78**	**7,0**	**2**	**1**	✓	✓
1 EL, 15 g	52	219	3,5	1	12	1,0	✓	✓	✓	✓
Roggen	**294**	**1231**	**2,9**	**9**	**60**	**5,5**	**14**	**2**	✓	✓
1 EL, 15 g	44	185	2,9	1	9	1,0	2	✓	✓	✓
Roggenflocken	**296**	**1237**	**3,0**	**9**	**60**	**5,5**	**14**	**2**	✓	✓
1 EL, 15 g	44	186	3,0	1	9	1,0	2	✓	✓	✓
Roggenmehl Type 815	**324**	**1355**	**3,2**	**6**	**71**	**6,5**	**7**	**1**	✓	✓
1 EL, 15 g	49	203	3,2	1	11	1,0	1	✓	✓	✓
Roggenmehl Type 997	**316**	**1324**	**3,2**	**7**	**69**	**6,5**	**8**	**1**	✓	✓
1 EL, 15 g	47	199	3,2	1	10	1,0	1	✓	✓	✓
Roggenmehl Type 1150	**318**	**1332**	**3,2**	**8**	**67**	**6,0**	**9**	**1**	✓	✓
1 EL, 15 g	48	200	3,2	1	10	1,0	1	✓	✓	✓
Roggenvollkornmehl	**294**	**1228**	**2,9**	**10**	**59**	**5,5**	**14**	**2**	✓	✓
1 EL, 15 g	44	184	2,9	2	9	1,0	2	✓	✓	✓
Roggenvollkornbackschrot	**294**	**1228**	**2,9**	**10**	**59**	**5,5**	**14**	**2**	✓	✓
1 EL, 15 g	44	184	2,9	2	9	1,0	2	✓	✓	✓
Sago	**341**	**1427**	**3,4**	**1**	**83**	**7,5**	✓	✓	✓	✓
1 EL, 15 g	51	214	3,4	✓	12	1,0	✓	✓	✓	✓
Weizen	**313**	**1310**	**3,1**	**12**	**61**	**5,5**	**10**	**2**	✓	✓
1 EL, 15 g	47	197	3,1	2	9	1,0	2	✓	✓	✓
Weizenflocken	**313**	**1310**	**3,1**	**12**	**61**	**5,5**	**10**	**2**	✓	✓
1 EL, 15 g	47	197	3,1	2	9	1,0	2	✓	✓	✓
Weizengrieß	**326**	**1363**	**3,3**	**10**	**69**	**6,5**	**7**	**1**	✓	✓
1 EL, 15 g	49	204	3,3	1	10	1,0	1	✓	✓	✓
Weizenkeime	**314**	**1313**	**3,1**	**27**	**31**	**3,0**	**18**	**9**	**1**	**1**
1 EL, 10 g	31	131	3,1	3	3	0,5	2	1	✓	✓
Weizenkleie	**172**	**721**	**1,7**	**15**	**18**	**1,5**	**45**	**5**	**1**	**1**
1 EL, 6 g	10	43	1,7	1	1	0	3	✓	✓	✓
Weizenmehl Type 405	**337**	**1409**	**3,4**	**10**	**71**	**6,5**	**4**	**1**	✓	✓
1 EL, 15 g	51	211	3,4	1	11	1,0	1	✓	✓	✓

Getreide und Getreideerzeugnisse

jeweils essb. Anteil | Zeile 1: pro 100 g | Zeile 2: pro Portion

(FS) mehrfach unges. FS g	Cholesterin mg	Vitamine A (RÄ) µg	E (TÄ) mg	C mg	Folsäure µg	Mineralstoffe Natrium mg	Kalium mg	Kalzium mg	Magnesium mg	Eisen mg	Getreide und Getreideerzeugnisse
											Getreide
2	**0**	**50**	**1,5**	**0**	**10**	**1**	**120**	**18**	**47**	**2,4**	**Maismehl**
✓	0	8	0,2	0	2	✓	18	3	7	0,4	1 EL, 15 g
1	**0**	**0**	**0,4**	**0**	**39**	**400**	**130**	**50**	**23**	**1,2**	**Paniermehl (Semmelmehl)**
✓	0	0	0,1	0	6	60	20	8	3	0,2	1 EL, 15 g
3	**0**	**Ø**	**Ø**	**Ø**	**Ø**	**10**	**804**	**80**	**276**	**8,0**	**Quinoa (Reismelde)**
✓	0	Ø	Ø	Ø	Ø	1	121	12	41	1,2	1 EL, 15 g
1	**0**	**0**	**0,7**	**0**	**16**	**10**	**150**	**23**	**157**	**2,6**	**Naturreis, Vollkornreis, roh**
✓	0	0	0,4	0	8	5	75	12	79	1,3	1 Portion, 50 g
✓	**0**	**0**	**0,3**	**0**	**4**	**4**	**59**	**9**	**62**	**1,0**	**Naturreis, Vollkornreis, gekocht**
✓	0	0	0,5	0	6	6	89	14	93	1,5	1 Portion (Beilage), 150 g
✓	**0**	**0**	**0,2**	**0**	**29**	**6**	**103**	**6**	**64**	**0,6**	**Reis, geschält, roh**
✓	0	0	0,1	0	15	3	52	3	32	0,3	1 Portion, 50 g
✓	**0**	**0**	**0,1**	**0**	**7**	**2**	**19**	**2**	**21**	**0,2**	**Reis, geschält, gekocht**
✓	0	0	0,2	0	11	3	29	3	32	0,3	1 Portion (Beilage), 150 g
✓	**0**	**0**	**0,3**	**0**	**11**	**6**	**150**	**24**	**28**	**2,9**	**Reis, parboiled, roh**
✓	0	0	0,2	0	6	3	75	12	14	1,5	1 Portion, 50 g
✓	**0**	**0**	**0,1**	**0**	**3**	**2**	**57**	**9**	**11**	**1,1**	**Reis, parboiled, gekocht**
✓	0	0	0,2	0	5	3	86	14	17	1,7	1 Portion (Beilage), 150 g
1	**0**	**0**	**1,0**	**0**	**45**	**10**	**345**	**19**	**130**	**4,4**	**Reis, Wildreis, roh**
✓	0	0	0,5	0	23	5	173	10	65	2,2	1 Portion, 50 g
✓	**0**	**0**	**0,2**	**0**	**10**	**4**	**104**	**7**	**23**	**0,4**	**Reismehl**
✓	0	0	✓	0	2	1	16	1	3	0,1	1 EL, 15 g
1	**0**	**2**	**2,0**	**0**	**143**	**4**	**510**	**64**	**120**	**4,9**	**Roggen**
✓	0	✓	0,3	0	21	1	77	10	18	0,7	1 EL, 15 g
1	**0**	**2**	**1,8**	**0**	**56**	**2**	**450**	**64**	**120**	**3,7**	**Roggenflocken**
✓	0	✓	0,3	0	8	✓	68	10	18	0,6	1 EL, 15 g
1	**0**	**0**	**0,5**	**0**	**50**	**1**	**170**	**22**	**26**	**2,1**	**Roggenmehl Type 815**
✓	0	0	0,1	0	8	✓	26	3	4	0,3	1 EL, 15 g
1	**0**	**0**	**1,3**	**0**	**60**	**1**	**240**	**31**	**56**	**2,3**	**Roggenmehl Type 997**
✓	0	0	0,2	0	9	✓	36	5	8	0,3	1 EL, 15 g
1	**0**	**0**	**0,9**	**0**	**70**	**1**	**297**	**20**	**67**	**2,6**	**Roggenmehl Type 1150**
✓	0	0	0,1	0	11	✓	45	3	10	0,4	1 EL, 15 g
1	**0**	**1**	**1,6**	**0**	**78**	**2**	**439**	**23**	**83**	**4,0**	**Roggenvollkornmehl**
✓	0	✓	0,2	0	12	✓	66	3	12	0,6	1 EL, 15 g
1	**0**	**1**	**1,6**	**0**	**78**	**2**	**439**	**23**	**83**	**4,0**	**Roggenvollkornbackschrot**
✓	0	✓	0,2	0	12	✓	66	3	12	0,6	1 EL, 15 g
✓	**0**	**0**	**Ø**	**0**	**Ø**	**8**	**15**	**35**	**6**	**1,8**	**Sago**
✓	0	0	Ø	0	Ø	1	2	5	1	0,3	1 EL, 15 g
1	**0**	**3**	**1,4**	**0**	**49**	**8**	**381**	**38**	**128**	**3,3**	**Weizen**
✓	0	✓	0,2	0	7	1	57	6	19	0,5	1 EL, 15 g
1	**0**	**3**	**1,4**	**0**	**49**	**8**	**381**	**38**	**128**	**3,3**	**Weizenflocken**
✓	0	✓	0,2	0	7	1	57	6	19	0,5	1 EL, 15 g
✓	**0**	**0**	**0,8**	**0**	**22**	**1**	**112**	**17**	**30**	**1,0**	**Weizengrieß**
✓	0	0	0,1	0	3	✓	17	3	5	0,2	1 EL, 15 g
4	**0**	**10**	**24,7**	**0**	**520**	**5**	**837**	**69**	**250**	**7,9**	**Weizenkeime**
✓	0	1	2,5	0	52	1	84	7	25	0,8	1 EL, 10 g
2	**0**	**1**	**2,7**	**0**	**330**	**28**	**1390**	**76**	**590**	**12,9**	**Weizenkleie**
✓	0	✓	0,2	0	20	2	83	5	35	0,8	1 EL, 6 g
1	**0**	**0**	**0,3**	**0**	**10**	**2**	**108**	**15**	**20**	**1,5**	**Weizenmehl Type 405**
✓	0	0	✓	0	2	✓	16	2	3	0,2	1 EL, 15 g

Getreide und Getreideerzeugnisse

jeweils essb. Anteil | Zeile 1: pro 100 g | Zeile 2: pro Portion

Getreide und Getreideerzeugnisse	Energie			Eiweiß	Kohlenhydrate			Fett/Fettsäuren		
	Energie kcal	Energie kJ	Energiedichte kcal/g	Eiweiß g	Kohlenhydrate g	KH-Port.	Ballaststoffe g	Fett g	gesättigte FS g	einfach unges. FS g
Getreide										
Weizenmehl Type 550	**338**	**1412**	**3,4**	**10**	**71**	**6,5**	**4**	**1**	✓	✓
1 EL, 15 g	51	212	3,4	1	11	1,0	1	✓	✓	✓
Weizenmehl Type 1050	**334**	**1398**	**3,3**	**11**	**67**	**6,0**	**5**	**2**	✓	✓
1 EL, 15 g	50	210	3,3	2	10	1,0	1	✓	✓	✓
Weizenvollkornmehl	**322**	**1346**	**3,2**	**11**	**63**	**6,0**	**9**	**2**	✓	✓
1 EL, 15 g	48	202	3,2	2	10	1,0	1	✓	✓	✓
Weizenvollkornbackschrot	**322**	**1346**	**3,2**	**11**	**63**	**6,0**	**9**	**2**	✓	✓
1 EL, 15 g	48	202	3,2	2	10	1,0	1	✓	✓	✓
Stärkemehle										
Kartoffelstärke	**341**	**1427**	**3,4**	**1**	**83**	**7,5**	✓	✓	✓	✓
1 EL, 15 g	51	214	3,4	✓	12	1,0	✓	✓	✓	✓
Maisstärke	**351**	**1469**	**3,5**	✓	**86**	**8,0**	**1**	✓	✓	✓
1 EL, 15 g	53	220	3,5	✓	13	1,0	✓	✓	✓	✓
Puddingpulver zum Kochen i. D.	**382**	**1600**	**3,8**	**1**	**92**	**8,5**	**1**	**1**	✓	✓
1 Päckchen, 40 g	153	640	3,8	✓	37	3,5	✓	✓	✓	✓
Reisstärke	**348**	**1455**	**3,5**	**1**	**85**	**8,0**	✓	✓	✓	✓
1 EL, 15 g	52	218	3,5	✓	13	1,0	✓	✓	✓	✓
Weizenstärke	**351**	**1470**	**3,5**	✓	**86**	**8,0**	**1**	✓	✓	✓
1 EL, 15 g	53	220	3,5	✓	13	1,0	✓	✓	✓	✓
Nudeln										
Nudeln (Hartweizennudeln o. Ei), roh	**348**	**1455**	**3,5**	**13**	**70**	**6,5**	**5**	**1**	✓	✓
1 Portion (Beilage), 50 g	174	728	3,5	6	35	3,0	3	1	✓	✓
1 Portion (Hauptmahlzeit), 100 g	348	1455	3,5	13	70	6,5	5	1	✓	✓
Nudeln (Hartweizennudeln o. Ei), gekocht	**150**	**626**	**1,5**	**5**	**30**	**3,0**	**2**	**1**	✓	✓
1 Portion (Beilage), 150 g	224	939	1,5	8	45	4,0	3	1	✓	✓
1 Portion (Hauptmahlzeit), 300 g	449	1878	1,5	16	91	8,5	7	2	✓	✓
Nudeln mit Ei, roh	**352**	**1474**	**3,5**	**12**	**68**	**6,0**	**5**	**3**	✓	✓
1 Portion (Beilage), 50 g	176	737	3,5	6	34	3,0	3	1	✓	✓
1 Portion (Hauptmahlzeit), 100 g	352	1474	3,5	12	68	6,0	5	3	✓	✓
Nudeln mit Ei, gekocht	**126**	**527**	**1,3**	**4**	**24**	**2,0**	**2**	**1**	✓	✓
1 Portion (Beilage), 150 g	189	791	1,3	7	37	3,5	3	2	✓	✓
1 Portion (Hauptmahlzeit), 300 g	378	1582	1,3	13	73	6,5	6	3	✓	✓
Vollkornnudeln, roh	**323**	**1351**	**3,2**	**13**	**61**	**5,5**	**12**	**3**	✓	✓
1 Portion (Beilage), 50 g	161	676	3,2	7	30	3,0	6	1	✓	✓
1 Portion (Hauptmahlzeit), 100 g	323	1351	3,2	13	61	5,5	12	3	✓	✓
Vollkornnudeln, gekocht	**139**	**581**	**1,4**	**6**	**26**	**2,5**	**5**	**1**	✓	✓
1 Portion (Beilage), 150 g	208	872	1,4	9	39	3,5	8	2	✓	✓
1 Portion (Hauptmahlzeit), 300 g	417	1743	1,4	17	78	7,0	16	3	✓	✓
Getreide-/Nudelgerichte										
Cannelloni mit Soße	**139**	**583**	**1,4**	**7**	**10**	**1,0**	**1**	**8**	**4**	**3**
1 Portion, 400 g	558	2333	1,4	29	38	3,5	4	32	15	11
Getreidebratling, gebraten	**168**	**702**	**1,7**	**5**	**15**	**1,5**	**2**	**10**	**4**	**4**
1 Bratling, 125 g	210	878	1,7	6	19	1,5	3	12	5	5
Käsespätzle	**250**	**1044**	**2,5**	**11**	**24**	**2,0**	**1**	**12**	**7**	**4**
1 Portion, 250 g	624	2610	2,5	28	60	5,5	4	30	17	9
Lasagne mit Gemüse (vegetarisch)	**174**	**726**	**1,7**	**6**	**12**	**1,0**	**1**	**11**	**5**	**4**
1 Portion, 400 g	695	2906	1,7	25	47	4,5	4	45	22	15

Getreide und Getreideerzeugnisse

jeweils essb. Anteil | Zeile 1: pro 100 g | Zeile 2: pro Portion

(FS) mehrfach unges. FS g	Cholesterin mg	Vitamine A (RÄ) µg	E (TÄ) mg	C mg	Folsäure µg	Mineralstoffe Natrium mg	Kalium mg	Kalzium mg	Magnesium mg	Eisen mg	
											Getreide
1	**0**	**0**	**0,3**	**0**	**16**	**3**	**126**	**16**	**10**	**1,5**	**Weizenmehl Type 550**
✓	0	0	✓	0	2	✓	19	2	2	0,2	1 EL, 15 g
1	**0**	**0**	**0,6**	**0**	**22**	**2**	**203**	**14**	**53**	**2,9**	**Weizenmehl Type 1050**
✓	0	0	0,1	0	3	✓	30	2	8	0,4	1 EL, 15 g
1	**0**	**1**	**2,1**	**0**	**50**	**2**	**290**	**41**	**140**	**4,0**	**Weizenvollkornmehl**
✓	0	✓	0,3	0	8	✓	44	6	21	0,6	1 EL, 15 g
1	**0**	**1**	**2,1**	**0**	**50**	**2**	**290**	**41**	**140**	**4,0**	**Weizenvollkornbackschrot**
✓	0	✓	0,3	0	8	✓	44	6	21	0,6	1 EL, 15 g
											Stärkemehle
✓	**0**	**0**	**0**	**0**	**0**	**8**	**15**	**35**	**6**	**1,8**	**Kartoffelstärke**
✓	0	0	0	0	0	1	2	5	1	0,3	1 EL, 15 g
✓	**0**	**0**	**0**	**0**	**0**	**3**	**7**	**0**	**2**	**0,5**	**Maisstärke**
✓	0	0	0	0	0	✓	1	0	✓	0,1	1 EL, 15 g
✓	**0**	**0**	**0**	**0**	**0**	**320**	**60**	**15**	**7**	**1,4**	**Puddingpulver zum Kochen i. D.**
✓	0	0	0	0	0	128	24	6	3	0,6	1 Päckchen, 40 g
✓	**0**	**0**	**0**	**0**	**0**	**61**	**8**	**20**	**20**	✓	**Reisstärke**
✓	0	0	0	0	0	9	1	3	3	✓	1 EL, 15 g
✓	**0**	**0**	**0**	**0**	**0**	**2**	**16**	**0**	**4**	✓	**Weizenstärke**
✓	0	0	0	0	0	✓	2	0	1	✓	1 EL, 15 g
											Nudeln
1	**0**	**0**	**0,3**	**0**	**31**	**5**	**200**	**22**	**56**	**1,5**	**Nudeln (Hartweizennudeln o. Ei), roh**
✓	0	0	0,2	0	16	3	100	11	28	0,8	1 Portion (Beilage), 50 g
1	0	0	0,3	0	31	5	200	22	56	1,5	1 Portion (Hauptmahlzeit), 100 g
✓	**0**	**0**	**0,1**	**0**	**10**	**51**	**59**	**10**	**22**	**0,5**	**Nudeln (Hartweizennudeln o. Ei), gekocht**
✓	0	0	0,2	0	15	77	89	15	33	0,8	1 Portion (Beilage), 150 g
1	0	0	0,3	0	30	153	177	30	66	1,5	1 Portion (Hauptmahlzeit), 300 g
1	**94**	**63**	**0,2**	**0**	**11**	**17**	**164**	**27**	**67**	**1,6**	**Nudeln mit Ei, roh**
1	47	32	0,1	0	6	9	82	14	34	0,8	1 Portion (Beilage), 50 g
1	94	63	0,2	0	11	17	164	27	67	1,6	1 Portion (Hauptmahlzeit), 100 g
1	**34**	**23**	**0,1**	**0**	**3**	**53**	**40**	**10**	**21**	**0,5**	**Nudeln mit Ei, gekocht**
1	51	35	0,2	0	5	80	60	15	32	0,8	1 Portion (Beilage), 150 g
2	102	69	0,3	0	9	159	120	30	63	1,5	1 Portion (Hauptmahlzeit), 300 g
1	**0**	**0**	**0,3**	**0**	**40**	**5**	**390**	**34**	**120**	**3,9**	**Vollkornnudeln, roh**
1	0	0	0,2	0	20	3	195	17	60	2,0	1 Portion (Beilage), 50 g
1	0	0	0,3	0	40	5	390	34	120	3,9	1 Portion (Hauptmahlzeit), 100 g
1	**0**	**0**	**0,1**	**0**	**13**	**51**	**106**	**14**	**46**	**1,3**	**Vollkornnudeln, gekocht**
1	0	0	0,2	0	20	77	159	21	69	2,0	1 Portion (Beilage), 150 g
2	0	0	0,3	0	39	153	318	42	138	3,9	1 Portion (Hauptmahlzeit), 300 g
											Getreide-/Nudelgerichte
1	**20**	**149**	**0,9**	**3**	**10**	**222**	**134**	**97**	**17**	**0,7**	**Cannelloni mit Soße**
4	79	596	3,4	13	40	888	537	386	68	2,7	1 Portion, 400 g
1	**51**	**289**	**0,4**	**1**	**19**	**288**	**202**	**17**	**36**	**1,1**	**Getreidebratling, gebraten**
2	64	362	0,5	1	24	360	253	21	45	1,4	1 Bratling, 125 g
1	**82**	**138**	**0,6**	**1**	**20**	**452**	**91**	**199**	**18**	**0,8**	**Käsespätzle**
2	205	346	1,5	1	50	1130	228	497	45	2,0	1 Portion, 250 g
1	**54**	**175**	**1,6**	**7**	**20**	**365**	**156**	**107**	**16**	**0,7**	**Lasagne mit Gemüse (vegetarisch)**
6	215	701	6,5	27	81	1461	624	429	64	2,6	1 Portion, 400 g

Getreide und Getreideerzeugnisse jeweils essb. Anteil | Zeile 1: pro 100 g | Zeile 2: pro Portion	Energie			Eiweiß	Kohlenhydrate			Fett/Fettsäuren		
	Energie		Energie-dichte	Eiweiß	Kohlen-hydrate	KH-Port.	Ballast-stoffe	Fett	gesättigte FS	einfach unges. FS
	kcal	kJ	kcal/g	g	g		g	g	g	g
Getreide-/Nudelgerichte										
Lasagne mit Hackfleisch (Bolognese)	**210**	**879**	**2,1**	**9**	**12**	**1,0**	**1**	**14**	**7**	**5**
1 Portion, 400 g	842	3523	2,1	36	47	4,5	4	57	26	20
Maultaschen	**175**	**731**	**1,7**	**10**	**16**	**1,5**	**1**	**8**	**3**	**3**
1 Maultasche, 50 g	87	366	1,7	5	8	0,5	1	4	2	2
Nudelpfanne Bami Goreng	**136**	**569**	**1,4**	**12**	**13**	**1,0**	**2**	**4**	**1**	**1**
1 Portion, 350 g	476	1991	1,4	40	47	4,5	5	14	2	5
Pfannkuchen ohne Füllung/Zucker	**169**	**705**	**1,7**	**7**	**18**	**1,5**	**1**	**8**	**2**	**3**
1 Pfannkuchen, 230 g	388	1622	1,7	15	41	4,0	2	18	5	7
Pfannkuchen mit Apfel und Zucker	**153**	**638**	**1,5**	**5**	**20**	**2,0**	**1**	**6**	**2**	**2**
1 Pfannkuchen, 250 g	381	1595	1,5	12	51	4,5	3	14	4	5
Pfannkuchen mit Gemüse	**142**	**593**	**1,4**	**6**	**15**	**1,5**	**1**	**6**	**2**	**2**
1 Pfannkuchen, 250 g	355	1483	1,4	15	37	3,5	3	16	5	6
Porridge	**129**	**540**	**1,3**	**3**	**18**	**1,5**	**1**	**5**	**3**	**2**
1 Portion, 250 g	323	1350	1,3	7	44	4,0	2	13	7	4
Ravioli mit Hackfleischfüllung	**258**	**1079**	**2,6**	**14**	**25**	**2,5**	**2**	**11**	**3**	**5**
1 Portion, 250 g	645	2697	2,6	35	63	5,5	4	28	7	12
Reispfanne Nasi Goreng	**134**	**561**	**1,3**	**9**	**13**	**1,0**	**1**	**5**	**1**	**2**
1 Portion, 250 g	336	1404	1,3	22	31	3,0	1	13	3	6
Risotto, Gemüserisotto	**105**	**438**	**1,0**	**2**	**15**	**1,5**	**1**	**4**	**1**	**2**
1 Portion, 250 g	262	1096	1,0	5	38	3,5	3	10	1	4
Semmelknödel	**163**	**680**	**1,6**	**7**	**21**	**2,0**	**1**	**6**	**2**	**2**
2 zubereitete Knödel, 190 g	309	1293	1,6	13	40	3,5	2	11	5	4
Spaghetti Bolognese	**152**	**634**	**1,5**	**9**	**14**	**1,5**	**1**	**6**	**2**	**3**
1 Portion (Nudeln + Soße), 350 g	531	2220	1,5	31	51	4,5	5	22	8	11
Spaghetti Carbonara	**187**	**783**	**1,9**	**8**	**20**	**2,0**	**2**	**8**	**4**	**3**
1 Portion (Nudeln + Soße), 350 g	655	2742	1,9	30	72	6,5	5	28	14	9
Tortellini mit Fleischfüllung	**244**	**1021**	**2,4**	**18**	**21**	**2,0**	**1**	**10**	**4**	**3**
1 Portion, 250 g	610	2553	2,4	46	52	4,5	3	24	11	8
Tortellini mit Ricottafüllung	**215**	**897**	**2,1**	**10**	**22**	**2,0**	**2**	**9**	**5**	**3**
1 Portion, 250 g	536	2244	2,1	26	56	5,0	4	23	12	7
Getreide-/Nudelgerichte, Markenprodukte										
Express Risotto Tomaten und Kräuter, Uncle Ben's	**180**	**754**	**1,8**	**4**	**31**	**3,0**	**1**	**4**	**1**	**Ø**
1 Portion, 250 g	450	1885	1,8	9	78	7,0	3	10	4	Ø
Express Paella klassisch spanisch, Uncel Ben's	**169**	**714**	**1,7**	**5**	**27**	**2,5**	**Ø**	**4**	**1**	**Ø**
1 Portion, 250 g	423	1785	1,7	13	68	6,0	Ø	11	2	Ø
Express Risi Bisi (Reisgericht), Uncle Ben's	**148**	**627**	**1,5**	**3**	**30**	**2,5**	**1**	**2**	↙	**Ø**
1 Portion, 250 g	370	1568	1,5	8	74	6,5	2	5	1	Ø
Mirácoli Spaghetti Tomate	**122**	**515**	**1,2**	**4**	**21**	**2,0**	**1**	**2**	**1**	**Ø**
1 Portion, 325 g	397	1674	1,2	14	67	6,0	4	8	4	Ø
Nudeltopf mit Huhn, Maggi	**92**	**384**	**0,9**	**4**	**7**	**0,5**	**Ø**	**6**	**Ø**	**Ø**
1 Portion, 325 g	299	1248	0,9	12	22	2,0	Ø	18	Ø	Ø
Ravioli „Bolognese", Maggi	**87**	**365**	**0,9**	**3**	**11**	**1,0**	**Ø**	**3**	**Ø**	**Ø**
1 Portion, 340 g	296	1241	0,9	11	37	3,5	Ø	12	Ø	Ø
Röstzwiebelknödel aus Semmelbrot, Pfanni	**139**	**585**	**1,4**	**3**	**21**	**2,0**	**1**	**4**	**Ø**	**Ø**
2 zubereitete Knödel, 190 g	264	1112	1,4	6	40	3,5	2	8	Ø	Ø
Semmelknödel Klassisch, Pfanni	**139**	**585**	**1,4**	**4**	**23**	**2,0**	**1**	**4**	**1**	**Ø**
2 zubereitete Knödel, 190 g	264	1112	1,4	8	44	4,0	2	8	2	Ø
Speckknödel aus Semmelbrot, Pfanni	**156**	**655**	**1,6**	**4**	**20**	**2,0**	**1**	**7**	**Ø**	**Ø**
2 zubereitete Knödel, 190 g	296	1245	1,6	8	38	3,5	2	13	Ø	Ø

Getreide und Getreideerzeugnisse

jeweils essb. Anteil | Zeile 1: pro 100 g | Zeile 2: pro Portion

(FS)		Vitamine				Mineralstoffe					
mehrfach unges. FS	Cholesterin	A (RÄ)	E (TÄ)	C	Folsäure	Natrium	Kalium	Kalzium	Mag-nesium	Eisen	
g	mg	µg	mg	mg	µg	mg	mg	mg	mg	mg	
											Getreide-/Nudelgerichte
2	**58**	**203**	**1,8**	**2**	**10**	**313**	**146**	**95**	**14**	**1,0**	**Lasagne mit Hackfleisch (Bolognese)**
7	230	810	7,2	9	39	1 250	584	380	57	4,0	1 Portion, 400 g
1	**81**	**70**	**0,6**	**2**	**13**	**237**	**109**	**20**	**12**	**1,1**	**Maultaschen**
↙	41	35	0,3	1	7	119	54	10	6	0,6	1 Maultasche, 50 g
2	**60**	**101**	**1,7**	**1**	**5**	**288**	**169**	**33**	**27**	**0,9**	**Nudelpfanne Bami Goreng**
5	210	352	5,9	3	19	1008	592	115	96	3,3	1 Portion, 350 g
2	**92**	**84**	**1,6**	**1**	**19**	**58**	**136**	**80**	**13**	**0,8**	**Pfannkuchen ohne Füllung/Zucker**
4	212	192	3,7	2	43	134	312	184	31	1,8	1 Pfannkuchen, 230 g
1	**67**	**62**	**1,3**	**3**	**15**	**43**	**131**	**59**	**11**	**0,7**	**Pfannkuchen mit Apfel und Zucker**
4	166	155	3,3	9	38	107	328	148	28	1,8	1 Pfannkuchen, 250 g
2	**76**	**207**	**1,6**	**10**	**29**	**120**	**224**	**88**	**21**	**1,4**	**Pfannkuchen mit Gemüse**
4	190	518	4,0	25	73	300	559	220	53	3,5	1 Pfannkuchen, 250 g
1	**13**	**50**	**0,3**	↙	**7**	**110**	**84**	**42**	**15**	**0,7**	**Porridge**
1	33	125	0,8	1	17	275	210	106	37	1,8	1 Portion, 250 g
3	**119**	**147**	**2,2**	**1**	**17**	**322**	**155**	**25**	**17**	**1,8**	**Ravioli mit Hackfleischfüllung**
6	298	369	5,5	2	43	805	389	63	42	4,5	1 Portion, 250 g
2	**48**	**41**	**1,3**	**6**	**12**	**276**	**101**	**15**	**23**	**0,8**	**Reispfanne Nasi Goreng**
4	119	102	3,3	14	30	689	253	36	57	2,0	1 Portion, 250 g
2	**0**	**140**	**1,6**	**11**	**9**	**408**	**73**	**11**	**19**	**0,5**	**Risotto, Gemüserisotto**
4	0	350	4,0	27	22	1020	182	27	47	1,3	1 Portion, 250 g
1	**99**	**93**	**0,7**	**2**	**18**	**364**	**119**	**61**	**15**	**0,9**	**Semmelknödel**
1	188	177	1,3	4	34	691	226	115	29	1,7	2 zubereitete Knödel, 190 g
1	**17**	**60**	**0,5**	**2**	**7**	**202**	**121**	**46**	**18**	**0,8**	**Spaghetti Bolognese**
2	59	208	1,7	6	25	707	424	160	63	2,7	1 Portion (Nudeln + Soße), 350 g
1	**52**	**80**	**0,4**	↙	**13**	**227**	**79**	**78**	**21**	**0,7**	**Spaghetti Carbonara**
2	183	280	1,4	↙	46	795	277	272	73	2,3	1 Portion (Nudeln + Soße), 350 g
1	**131**	**133**	**0,8**	**3**	**18**	**464**	**162**	**197**	**25**	**1,3**	**Tortellini mit Fleischfüllung**
2	327	331	2,0	6	46	1159	405	492	62	3,3	1 Portion, 250 g
1	**113**	**277**	**1,0**	**4**	**28**	**248**	**157**	**157**	**19**	**1,5**	**Tortellini mit Ricottafüllung**
2	281	691	2,5	10	71	620	393	392	49	3,7	1 Portion, 250 g
											Getreide-/Nudelgerichte, Markenprodukte
Ø	**Ø**	**Ø**	**Ø**	**Ø**	**Ø**	**330**	**Ø**	**Ø**	**Ø**	**Ø**	**Express Risotto Tomaten und Kräuter, Uncle Ben's**
Ø	Ø	Ø	Ø	Ø	Ø	825	Ø	Ø	Ø	Ø	1 Portion, 250 g
Ø	**Ø**	**Ø**	**Ø**	**Ø**	**Ø**	**312**	**Ø**	**Ø**	**Ø**	**Ø**	**Express Paella klassisch spanisch, Uncel Ben's**
Ø	Ø	Ø	Ø	Ø	Ø	780	Ø	Ø	Ø	Ø	1 Portion, 250 g
Ø	**Ø**	**Ø**	**Ø**	**Ø**	**Ø**	**630**	**Ø**	**Ø**	**Ø**	**Ø**	**Express Risi Bisi (Reisgericht), Uncle Ben's**
Ø	Ø	Ø	Ø	Ø	Ø	1575	Ø	Ø	Ø	Ø	1 Portion, 250 g
Ø	**Ø**	**Ø**	**Ø**	**Ø**	**Ø**	**200**	**Ø**	**Ø**	**Ø**	**Ø**	**Mirácoli Spaghetti Tomate**
Ø	Ø	Ø	Ø	Ø	Ø	650	Ø	Ø	Ø	Ø	1 Portion, 325 g
Ø	**Ø**	**Ø**	**Ø**	**Ø**	**Ø**	**Ø**	**Ø**	**Ø**	**Ø**	**Ø**	**Nudeltopf mit Huhn, Maggi**
Ø	Ø	Ø	Ø	Ø	Ø	Ø	Ø	Ø	Ø	Ø	1 Portion, 325 g
Ø	**Ø**	**Ø**	**Ø**	**Ø**	**Ø**	**Ø**	**Ø**	**Ø**	**Ø**	**Ø**	**Ravioli „Bolognese", Maggi**
Ø	Ø	Ø	Ø	Ø	Ø	Ø	Ø	Ø	Ø	Ø	1 Portion, 340 g
Ø	**Ø**	**Ø**	**Ø**	**Ø**	**Ø**	**430**	**Ø**	**Ø**	**Ø**	**Ø**	**Röstzwiebelknödel aus Semmelbrot, Pfanni**
Ø	Ø	Ø	Ø	Ø	Ø	817	Ø	Ø	Ø	Ø	2 zubereitete Knödel, 190 g
Ø	**Ø**	**Ø**	**Ø**	**Ø**	**Ø**	**450**	**Ø**	**Ø**	**Ø**	**Ø**	**Semmelknödel Klassisch, Pfanni**
Ø	Ø	Ø	Ø	Ø	Ø	855	Ø	Ø	Ø	Ø	2 zubereitete Knödel, 190 g
Ø	**Ø**	**Ø**	**Ø**	**Ø**	**Ø**	**380**	**Ø**	**Ø**	**Ø**	**Ø**	**Speckknödel aus Semmelbrot, Pfanni**
Ø	Ø	Ø	Ø	Ø	Ø	722	Ø	Ø	Ø	Ø	2 zubereitete Knödel, 190 g

Getreide und Getreideerzeugnisse

jeweils essb. Anteil | Zeile 1: pro 100 g | Zeile 2: pro Portion

	Energie			Eiweiß	Kohlenhydrate			Fett/Fettsäuren		
	Energie		Energiedichte	Eiweiß	Kohlenhydrate	KH-Port.	Ballaststoffe	Fett	gesättigte FS	einfach unges. FS
	kcal	kJ	kcal/g	g	g		g	g	g	g
Brötchen und Croissants										
Bagel	230	963	2,3	7	45	4,0	3	3	1	1
1 Bagel, 70 g	161	674	2,3	5	31	3,0	2	2	✓	1
Baguettebrötchen	248	1038	2,5	7	51	4,5	3	1	✓	✓
1 Brötchen, 65 g	161	675	2,5	5	33	3,0	2	1	✓	✓
Brötchen (Semmel)	248	1038	2,5	7	51	4,5	3	1	✓	✓
1 Brötchen, 45 g	112	467	2,5	3	23	2,0	1	1	✓	✓
Brötchen mit Kümmel	252	1056	2,5	8	50	4,5	4	2	✓	1
1 Brötchen, 45 g	114	475	2,5	4	23	2,0	2	1	✓	✓
Brötchen mit Mohn	259	1083	2,6	8	48	4,5	4	3	1	1
1 Brötchen, 45 g	117	487	2,6	4	22	2,0	2	2	✓	✓
Brötchen mit Sesam	263	1101	2,6	8	49	4,5	4	4	1	1
1 Brötchen, 45 g	118	495	2,6	4	22	2,0	2	2	✓	1
Butterhörnchen	290	1215	2,9	7	45	4,0	3	9	5	3
1 Hörnchen, 50 g	145	608	2,9	4	22	2,0	1	4	2	1
Croissant	508	2126	5,1	7	45	4,0	3	34	15	11
1 Croissant, 65 g	330	1382	5,1	5	29	2,5	2	22	10	7
Laugenbrezel/-brötchen/-stange	226	946	2,3	7	45	4,0	2	2	1	✓
1 Brezel, 85 g	192	804	2,3	6	39	3,5	2	2	1	✓
Mehrkornbrötchen	238	994	2,4	9	42	4,0	7	4	1	1
1 Brötchen, 65 g	154	646	2,4	6	27	2,5	4	2	✓	✓
Milchbrötchen	280	1169	2,8	7	44	4,0	2	8	3	3
1 Brötchen, 45 g	126	526	2,8	3	20	2,0	1	4	2	1
Milchbrötchen mit Rosinen	297	1241	3,0	7	48	4,5	3	8	4	3
1 Brötchen, 45 g	133	558	3,0	3	22	2,0	1	4	2	1
Roggenbrötchen	223	933	2,2	6	46	4,0	6	1	✓	✓
1 Brötchen, 60 g	134	560	2,2	4	28	2,5	4	1	✓	✓
Schokoladen-Croissant	494	2068	4,9	8	48	4,5	4	30	15	9
1 Croissant, 80 g	395	1653	4,9	6	38	3,5	3	24	12	8
Vollkornbrötchen	222	928	2,2	8	43	4,0	7	2	✓	✓
1 Brötchen, 65 g	144	603	2,2	5	28	2,5	4	1	✓	✓
Brot										
Baguette	248	1038	2,5	7	51	4,5	3	1	✓	✓
1 Scheibe, 30 g	74	311	2,5	2	15	1,5	1	✓	✓	✓
Fladenbrot	235	985	2,4	7	48	4,5	3	1	✓	✓
1 Stück, 40 g	94	394	2,4	3	19	2,0	1	1	✓	✓
Grahambrot (Weizenvollkornbrot)	213	889	2,1	8	41	4,0	6	2	✓	✓
1 Scheibe, 40 g	85	356	2,1	3	17	1,5	3	1	✓	✓
Kartoffelbrot	217	909	2,2	7	44	4,0	3	1	✓	✓
1 Scheibe, 45 g	98	409	2,2	3	20	2,0	1	✓	✓	✓
Knäckebrot (Mehrkorn)	343	1436	3,4	9	72	6,5	8	2	✓	✓
1 Scheibe, 10 g	34	144	3,4	1	7	0,5	1	✓	✓	✓
Knäckebrot (Roggenvollkorn)	336	1405	3,4	10	70	6,5	9	2	✓	✓
1 Scheibe, 10 g	34	140	3,4	1	7	0,5	1	✓	✓	✓
Leinsamenbrot	196	818	2,0	7	36	3,5	10	2	✓	✓
1 Scheibe, 40 g	78	327	2,0	3	14	1,5	4	1	✓	✓
Mehrkornbrot	219	915	2,2	6	46	4,0	5	1	✓	✓
1 Scheibe, 45 g	98	412	2,2	3	21	2,0	2	✓	✓	✓
Pumpernickel	188	786	1,9	7	38	3,5	9	1	✓	✓
1 Scheibe, 40 g	75	314	1,9	3	15	1,5	3	✓	✓	✓

Getreide und Getreideerzeugnisse

jeweils essb. Anteil | Zeile 1: pro 100 g | Zeile 2: pro Portion

(FS) mehrfach unges. FS g	Cholesterin mg	Vitamine A (RÄ) µg	E (TÄ) mg	C mg	Folsäure µg	Mineralstoffe Natrium mg	Kalium mg	Kalzium mg	Magnesium mg	Eisen mg	
											Brötchen und Croissants
1	**28**	**20**	**0,3**	**0**	**44**	**147**	**95**	**33**	**22**	**1,4**	**Bagel**
1	20	14	0,2	0	31	103	66	23	16	1,0	1 Bagel, 70 g
1	**0**	**4**	**0,4**	**0**	**9**	**451**	**100**	**16**	**21**	**1,3**	**Baguettebrötchen**
↙	0	3	0,3	0	6	293	65	10	14	0,8	1 Brötchen, 65 g
1	**0**	**4**	**0,4**	**0**	**9**	**451**	**100**	**16**	**21**	**1,3**	**Brötchen (Semmel)**
↙	0	2	0,2	0	4	203	45	7	9	0,6	1 Brötchen, 45 g
1	**0**	**5**	**0,3**	**0**	**8**	**436**	**146**	**49**	**29**	**1,9**	**Brötchen mit Kümmel**
↙	0	2	0,2	0	4	196	66	22	13	0,8	1 Brötchen, 45 g
2	**0**	**4**	**0,5**	**0**	**11**	**430**	**129**	**85**	**36**	**1,7**	**Brötchen mit Mohn**
1	0	2	0,2	0	5	194	58	38	16	0,8	1 Brötchen, 45 g
2	**0**	**4**	**0,5**	**0**	**11**	**431**	**118**	**50**	**37**	**1,7**	**Brötchen mit Sesam**
1	0	2	0,2	0	5	194	53	23	17	0,8	1 Brötchen, 45 g
1	**44**	**76**	**0,5**	**0**	**45**	**177**	**119**	**32**	**14**	**1,2**	**Butterhörnchen**
↙	22	38	0,2	0	22	88	59	16	7	0,6	1 Hörnchen, 50 g
6	**26**	**254**	**5,4**	**↙**	**22**	**371**	**135**	**50**	**16**	**1,0**	**Croissant**
4	17	165	3,5	↙	14	241	88	33	10	0,7	1 Croissant, 65 g
1	**0**	**Ø**	**0,4**	**0**	**9**	**500**	**100**	**17**	**18**	**0,9**	**Laugenbrezel/-brötchen/-stange**
↙	0	Ø	0,3	0	8	425	85	14	15	0,8	1 Brezel, 85 g
2	**0**	**1**	**2,9**	**0**	**26**	**517**	**243**	**34**	**108**	**2,8**	**Mehrkornbrötchen**
1	0	1	1,9	0	17	336	158	22	70	1,8	1 Brötchen, 65 g
1	**35**	**71**	**1,0**	**1**	**42**	**109**	**122**	**45**	**17**	**1,1**	**Milchbrötchen**
1	16	32	0,5	↙	19	49	55	20	8	0,5	1 Brötchen, 45 g
1	**14**	**62**	**1,0**	**1**	**74**	**19**	**160**	**39**	**17**	**1,1**	**Milchbrötchen mit Rosinen**
1	6	28	0,5	↙	33	9	72	18	8	0,5	1 Brötchen, 45 g
1	**0**	**0**	**0,6**	**0**	**23**	**452**	**229**	**20**	**50**	**2,2**	**Roggenbrötchen**
↙	0	0	0,4	0	14	271	137	12	30	1,3	1 Brötchen, 60 g
4	**20**	**192**	**4,1**	**1**	**20**	**293**	**272**	**77**	**43**	**1,7**	**Schokoladen-Croissant**
3	16	153	3,3	↙	16	234	217	62	35	1,4	1 Croissant, 80 g
1	**0**	**1**	**1,3**	**0**	**23**	**541**	**221**	**31**	**95**	**2,7**	**Vollkornbrötchen**
↙	0	1	0,8	0	15	352	144	20	62	1,8	1 Brötchen, 65 g
											Brot
1	**0**	**4**	**0,4**	**0**	**9**	**451**	**100**	**16**	**21**	**1,3**	**Baguette**
↙	0	1	0,1	0	3	135	30	5	6	0,4	1 Scheibe, 30 g
1	**0**	**4**	**0,3**	**0**	**17**	**428**	**95**	**15**	**20**	**1,3**	**Fladenbrot**
↙	0	2	0,1	0	7	171	38	6	8	0,5	1 Stück, 40 g
1	**0**	**1**	**1,2**	**0**	**34**	**424**	**222**	**30**	**91**	**2,7**	**Grahambrot (Weizenvollkornbrot)**
↙	0	↙	0,5	0	14	170	89	12	36	1,1	1 Scheibe, 40 g
↙	**2**	**5**	**0,2**	**4**	**37**	**224**	**187**	**29**	**20**	**1,1**	**Kartoffelbrot**
↙	1	2	0,1	2	17	101	84	13	9	0,5	1 Scheibe, 45 g
1	**0**	**0**	**1,1**	**0**	**38**	**622**	**254**	**38**	**69**	**2,8**	**Knäckebrot (Mehrkorn)**
↙	0	0	0,1	0	4	62	25	4	7	0,3	1 Scheibe, 10 g
1	**0**	**0**	**0,9**	**0**	**70**	**681**	**345**	**30**	**75**	**3,3**	**Knäckebrot (Roggenvollkorn)**
↙	0	0	0,1	0	7	68	35	3	8	0,3	1 Scheibe, 10 g
1	**0**	**4**	**1,1**	**0**	**35**	**412**	**299**	**30**	**68**	**2,9**	**Leinsamenbrot**
1	0	2	0,4	0	14	165	120	12	27	1,2	1 Scheibe, 40 g
↙	**0**	**0**	**0,7**	**0**	**24**	**396**	**162**	**24**	**44**	**1,8**	**Mehrkornbrot**
↙	0	0	0,3	0	11	178	73	11	20	0,8	1 Scheibe, 45 g
1	**0**	**1**	**1,0**	**0**	**36**	**430**	**290**	**21**	**56**	**2,7**	**Pumpernickel**
↙	0	↙	0,4	0	14	172	116	8	22	1,1	1 Scheibe, 40 g

Getreide und Getreideerzeugnisse jeweils essb. Anteil | Zeile 1: pro 100 g | Zeile 2: pro Portion	Energie			Eiweiß	Kohlenhydrate			Fett/Fettsäuren		
	Energie kcal	Energie kJ	Energiedichte kcal/g	Eiweiß g	Kohlenhydrate g	KH-Port.	Ballaststoffe g	Fett g	gesättigte FS g	einfach unges. FS g
Brot										
Roggenbrot	**211**	**883**	**2,1**	**6**	**44**	**4,0**	**6**	**1**	✓	✓
1 Scheibe, 45 g	95	397	2,1	3	20	2,0	3	✓	✓	✓
Roggenmischbrot	**210**	**880**	**2,1**	**6**	**44**	**4,0**	**5**	**1**	✓	✓
1 Scheibe, 45 g	95	396	2,1	3	20	2,0	2	✓	✓	✓
Roggenvollkornbrot (Roggenschrotbrot)	**186**	**777**	**1,9**	**6**	**38**	**3,5**	**7**	**1**	✓	✓
1 Scheibe, 50 g	93	388	1,9	3	19	1,5	4	✓	✓	✓
Rosinenbrot (Weißbrot mit Rosinen, Stuten)	**241**	**1007**	**2,4**	**7**	**50**	**4,5**	**3**	**1**	✓	✓
1 Scheibe, 40 g	96	403	2,4	3	20	2,0	1	✓	✓	✓
Sonnenblumenkernbrot	**204**	**853**	**2,0**	**7**	**37**	**3,5**	**9**	**3**	✓	**1**
1 Scheibe, 40 g	82	341	2,0	3	15	1,5	3	1	✓	✓
Steinmetzbrot	**209**	**874**	**2,1**	**6**	**44**	**4,0**	**5**	**1**	✓	✓
1 Scheibe, 45 g	94	393	2,1	3	20	2,0	2	✓	✓	✓
Toastbrot	**253**	**1060**	**2,5**	**7**	**48**	**4,5**	**3**	**3**	**1**	**1**
1 Scheibe, 30 g	76	318	2,5	2	14	1,5	1	1	✓	✓
Vollkorn-Toastbrot	**238**	**996**	**2,4**	**8**	**45**	**4,0**	**7**	**3**	✓	✓
1 Scheibe, 30 g	71	299	2,4	2	14	1,0	2	1	✓	✓
Weißbrot (Weizenbrot)	**235**	**985**	**2,4**	**7**	**48**	**4,5**	**3**	**1**	✓	✓
1 Scheibe, 40 g	94	394	2,4	3	19	1,5	1	1	✓	✓
Weizenmischbrot	**219**	**917**	**2,2**	**7**	**45**	**4,0**	**4**	**1**	✓	✓
1 Scheibe, 40 g	88	367	2,2	3	18	1,5	2	✓	✓	✓
Brot, Markenprodukte										
Crisp Original, Wasa	**346**	**1460**	**3,5**	**10**	**64**	**6,0**	**16**	**2**	✓	**Ø**
1 Scheibe, 10 g	35	146	3,5	1	6	0,5	2	✓	✓	Ø
Fit und Vital Proteine (Roggenknäcke), Wasa	**338**	**1420**	**3,4**	**11**	**56**	**5,0**	**21**	**4**	**1**	**Ø**
1 Scheibe, 16 g	54	227	3,4	2	9	1,0	3	1	Sp	Ø
Glutenfreie Frühstücksbrötchen, Hammermühle	**251**	**1049**	**2,5**	**3**	**45**	**4,0**	**2**	**6**	**3**	**Ø**
1 Brötchen, 75 g	188	787	2,5	2	34	3,0	2	5	2	Ø
Glutenfreies Körnerbrot, Hammermühle	**256**	**1070**	**2,6**	**6**	**36**	**3,0**	**5**	**9**	**1**	**Ø**
1 Scheibe, 50 g	128	535	2,6	3	18	1,5	3	5	Sp	Ø
Glutenfreies Landbrot, Schär	**236**	**986**	**2,4**	**3**	**45**	**4,0**	**5**	**4**	**1**	**Ø**
1 Scheibe, 50 g	118	493	2,4	2	23	2,0	3	2	Sp	Ø
Knusperbrot Crisp'n light Roggen, Wasa	**362**	**1527**	**3,6**	**12**	**66**	**6,0**	**7**	**2**	**1**	**Ø**
1 Scheibe, 7 g	24	92	3,6	1	4	0,5	1	✓	✓	Ø
Mjölk, Wasa	**320**	**1350**	**3,2**	**12**	**63**	**5,5**	**15**	**3**	**1**	**Ø**
1 Scheibe, 8 g	25	120	3,2	1	5	0,5	1	✓	✓	Ø
Sandwich Käse & Schnittlauch, Wasa	**470**	**1950**	**4,7**	**9**	**48**	**4,5**	**9**	**26**	**18**	**Ø**
1 Scheibe (½ Portionspackung), 19 g	85	360	4,7	2	9	1,0	2	5	4	Ø
Vollkorn-Knäckebrot, Wasa	**320**	**1350**	**3,2**	**9**	**66**	**6,0**	**15**	**2**	✓	**Ø**
1 Scheibe, 13 g	40	180	3,2	1	9	1,0	2	✓	✓	Ø
Cerealien										
Cornflakes	**356**	**1488**	**3,6**	**7**	**79**	**7,0**	**4**	**1**	✓	✓
1 Portion (trocken), 30 g	107	446	3,6	2	24	2,0	1	✓	✓	✓
Früchte-Müsli	**340**	**1423**	**3,4**	**10**	**60**	**5,5**	**9**	**6**	**1**	**3**
1 Portion (trocken), 50 g	170	711	3,4	5	30	2,5	4	3	✓	1
Müsli-Basismischung	**352**	**1471**	**3,5**	**10**	**60**	**5,5**	**8**	**7**	**1**	**4**
1 Portion (trocken), 50 g	176	736	3,5	5	30	2,5	4	4	1	2
Müsliriegel i. D.	**375**	**1569**	**3,8**	**7**	**44**	**4,0**	**4**	**19**	**2**	**14**
1 Riegel, 25 g	94	392	3,8	2	11	1,0	1	5	1	3

Getreide und Getreideerzeugnisse

jeweils essb. Anteil | Zeile 1: pro 100 g | Zeile 2: pro Portion

(FS) mehrfach unges. FS g	Cholesterin mg	Vitamine A (RÄ) µg	E (TÄ) mg	C mg	Folsäure µg	Mineralstoffe Natrium mg	Kalium mg	Kalzium mg	Magnesium mg	Eisen mg	
											Brot
✓	0	0	0,6	0	22	428	217	19	47	2,1	**Roggenbrot**
✓	0	0	0,3	0	10	193	98	9	21	0,9	1 Scheibe, 45 g
✓	0	0	0,7	0	23	422	153	23	38	1,5	**Roggenmischbrot**
✓	0	0	0,3	0	10	190	69	10	17	0,7	1 Scheibe, 45 g
✓	0	0	0,9	0	22	434	243	20	49	2,2	**Roggenvollkornbrot (Roggenschrotbrot)**
✓	0	0	0,5	0	11	217	122	10	25	1,1	1 Scheibe, 50 g
✓	0	4	0,4	0	16	394	152	16	20	1,2	**Rosinenbrot (Weißbrot mit Rosinen, Stuten)**
✓	0	2	0,2	0	6	158	61	6	8	0,5	1 Scheibe, 40 g
2	0	1	2,5	0	39	412	307	24	70	2,8	**Sonnenblumenkernbrot**
1	0	✓	1,0	0	16	165	123	10	28	1,1	1 Scheibe, 40 g
✓	0	0	0,7	0	23	422	166	23	40	1,6	**Steinmetzbrot**
✓	0	0	0,3	0	10	190	75	10	18	0,7	1 Scheibe, 45 g
1	0	20	0,7	0	25	435	125	33	13	1,2	**Toastbrot**
✓	0	6	0,2	0	8	131	38	10	4	0,4	1 Scheibe, 30 g
2	0	25	1,7	0	Ø	750	320	55	56	1,6	**Vollkorn-Toastbrot**
1	0	8	0,5	0	Ø	225	96	17	17	0,5	1 Scheibe, 30 g
1	0	4	0,3	0	17	428	95	15	20	1,3	**Weißbrot (Weizenbrot)**
✓	0	2	0,1	0	7	171	38	6	8	0,5	1 Scheibe, 40 g
✓	0	0	0,6	0	38	421	157	22	40	1,7	**Weizenmischbrot**
✓	0	0	0,2	0	15	168	63	9	16	0,7	1 Scheibe, 40 g
											Brot, Markenprodukte
Ø	Ø	Ø	Ø	Ø	Ø	500	Ø	Ø	130	2,0	**Crisp Original, Wasa**
Ø	Ø	Ø	Ø	Ø	Ø	50	Ø	Ø	10	0,2	1 Scheibe, 10 g
Ø	Ø	Ø	Ø	Ø	Ø	400	Ø	Ø	Ø	Ø	**Fit und Vital Proteine (Roggenknäcke), Wasa**
Ø	Ø	Ø	Ø	Ø	Ø	64	Ø	Ø	Ø	Ø	1 Scheibe, 16 g
Ø	Ø	Ø	Ø	Ø	Ø	600	Ø	Ø	Ø	Ø	**Glutenfreie Frühstücksbrötchen, Hammermühle**
Ø	Ø	Ø	Ø	Ø	Ø	450	Ø	Ø	Ø	Ø	1 Brötchen, 75 g
Ø	Ø	Ø	Ø	Ø	Ø	200	Ø	Ø	Ø	Ø	**Glutenfreies Körnerbrot, Hammermühle**
Ø	Ø	Ø	Ø	Ø	Ø	100	Ø	Ø	Ø	Ø	1 Scheibe, 50 g
Ø	Ø	Ø	Ø	Ø	Ø	520	Ø	Ø	Ø	Ø	**Glutenfreies Landbrot, Schär**
Ø	Ø	Ø	Ø	Ø	Ø	260	Ø	Ø	Ø	Ø	1 Scheibe, 50 g
Ø	Ø	Ø	Ø	Ø	Ø	600	Ø	Ø	Ø	Ø	**Knusperbrot Crisp'n light Roggen, Wasa**
Ø	Ø	Ø	Ø	Ø	Ø	40	Ø	Ø	Ø	Ø	1 Scheibe, 7 g
Ø	Ø	Ø	Ø	Ø	Ø	500	Ø	Ø	Ø	Ø	**Mjölk, Wasa**
Ø	Ø	Ø	Ø	Ø	Ø	40	Ø	Ø	Ø	Ø	1 Scheibe, 8 g
Ø	Ø	Ø	Ø	Ø	Ø	600	Ø	Ø	Ø	Ø	**Sandwich Käse & Schnittlauch, Wasa**
Ø	Ø	Ø	Ø	Ø	Ø	100	Ø	Ø	Ø	Ø	1 Scheibe (½ Portionspackung), 19 g
Ø	Ø	Ø	Ø	Ø	Ø	400	Ø	Ø	Ø	Ø	**Vollkorn-Knäckebrot, Wasa**
Ø	Ø	Ø	Ø	Ø	Ø	50	Ø	Ø	Ø	Ø	1 Scheibe, 13 g
											Cerealien
✓	0	28	0,2	0	6	938	120	13	14	2,0	**Cornflakes**
✓	0	8	0,1	0	2	281	36	4	4	0,6	1 Portion (trocken), 30 g
2	0	29	2,7	3	37	44	451	53	110	3,3	**Früchte-Müsli**
1	0	15	1,4	1	19	22	226	27	55	1,7	1 Portion (trocken), 50 g
2	0	10	3,4	2	44	100	421	51	109	3,3	**Müsli-Basismischung**
1	0	5	1,7	1	22	50	211	26	55	1,7	1 Portion (trocken), 50 g
3	0	18	7,3	2	28	5	365	77	84	2,2	**Müsliriegel i. D.**
1	0	5	1,8	1	7	1	91	19	21	0,5	1 Riegel, 25 g

Getreide und Getreideerzeugnisse

jeweils essb. Anteil | Zeile 1: pro 100 g | Zeile 2: pro Portion

Getreide und Getreideerzeugnisse	Energie		Energie	Eiweiß	Kohlenhydrate			Fett/Fettsäuren		
	Energie kcal	kJ	Energiedichte kcal/g	Eiweiß g	Kohlenhydrate g	KH-Port.	Ballaststoffe g	Fett g	gesättigte FS g	einfach unges. FS g
Cerealien										
Müsli-Mandelriegel i. D.	**454**	**1900**	**4,5**	**11**	**38**	**3,5**	**9**	**29**	**4**	**18**
1 Riegel, 50 g	227	950	4,5	6	19	1,5	5	14	2	9
Müsli-Nussriegel i. D.	**494**	**2067**	**4,9**	**9**	**38**	**3,5**	**6**	**34**	**3**	**24**
1 Riegel, 50 g	247	1033	4,9	4	19	1,5	3	17	1	12
Nuss-Müsli	**404**	**1690**	**4,0**	**13**	**44**	**4,0**	**11**	**19**	**3**	**9**
1 Portion (trocken), 50 g	202	845	4,0	7	22	2,0	5	10	1	4
Schoko-Müsli	**390**	**1632**	**3,9**	**10**	**60**	**5,5**	**7**	**12**	**5**	**5**
1 Portion (trocken), 50 g	195	816	3,9	5	30	2,5	3	6	2	2
Cerealien, Markenprodukte										
Corny free Weiße Schoko, Schwartau	**337**	**1411**	**3,4**	**7**	**70**	**6,5**	**Ø**	**10**	**6**	**Ø**
1 Riegel, 20 g	67	282	3,4	1	14	1,5	Ø	2	1	Ø
Corny Erdbeer-Joghurt, Schwartau	**446**	**1872**	**4,5**	**6**	**66**	**6,0**	**Ø**	**17**	**14**	**Ø**
1 Riegel, 25 g	112	469	4,5	2	16	1,5	Ø	4	3	Ø
Corny Milchsandwich Classic, Schwartau	**444**	**1859**	**4,4**	**6**	**59**	**5,5**	**Ø**	**19**	**16**	**Ø**
1 Riegel, 30 g	133	559	4,4	2	18	1,5	Ø	6	5	Ø
Corny Schoko, Schwartau	**455**	**1910**	**4,6**	**7**	**66**	**6,0**	**Ø**	**18**	**11**	**Ø**
1 Riegel, 25 g	114	479	4,6	2	17	1,5	Ø	4	3	Ø
Crunchy Nut Corn Flakes, Kellogg's	**387**	**1640**	**3,9**	**6**	**85**	**7,5**	**2**	**3**	**1**	**Ø**
1 Portion (trocken), 30 g	116	492	3,9	2	26	2,5	1	1	↙	Ø
Frosties Original, Kellogg's	**371**	**1578**	**3,7**	**5**	**87**	**8,0**	**2**	**1**	**↙**	**Ø**
1 Portion (trocken), 30 g	111	473	3,7	1	26	2,5	1	↙	↙	Ø
Haferkleie Flocken, Kölln	**350**	**1470**	**3,5**	**19**	**41**	**3,5**	**19**	**8**	**2**	**3**
1 Portion, 25 g	88	368	3,5	5	10	1,0	5	2	↙	1
Müsli Knusper Klassik, Kölln	**432**	**1817**	**4,3**	**10**	**64**	**6,0**	**5**	**15**	**6**	**7**
1 Portion (trocken), 40 g	173	727	4,3	4	26	2,5	2	6	2	3
Rice Krispies, Kellogg's	**382**	**1620**	**3,8**	**7**	**85**	**7,5**	**1**	**2**	**↙**	**Ø**
1 Portion (trocken), 30 g	115	486	3,8	2	26	2,5	↙	↙	↙	Ø
Smacks, Kellogg's	**374**	**1587**	**3,7**	**7**	**82**	**7,5**	**5**	**2**	**1**	**Ø**
1 Portion (trocken), 30 g	112	476	3,7	2	25	2,0	1	1	↙	Ø
Vollkorn Haferfleks, Kölln	**381**	**1613**	**3,8**	**11**	**73**	**6,5**	**6**	**5**	**1**	**2**
1 Portion (trocken), 40 g	152	645	3,8	4	29	2,5	2	2	↙	1
Weetabix Original	**338**	**1432**	**3,4**	**12**	**68**	**6,0**	**10**	**2**	**1**	**Ø**
1 Portion (2 Weetabix, trocken), 38 g	127	537	3,4	4	26	2,5	4	1	↙	Ø
Zauberfleks Schoko, Kölln	**399**	**1686**	**4,0**	**8**	**78**	**7,0**	**6**	**5**	**3**	**2**
1 Portion (trocken), 40 g	160	674	4,0	3	31	3,0	2	2	1	1
Kuchen, Torten und Gebäck										
Amerikaner	**315**	**1317**	**3,1**	**5**	**53**	**5,0**	**1**	**9**	**3**	**4**
1 Amerikaner, 100 g	315	1317	3,1	5	53	5,0	1	9	3	4
Apfelkuchen (Hefeteig)	**144**	**604**	**1,4**	**3**	**25**	**2,5**	**2**	**3**	**2**	**1**
1 Stück, 150 g	217	906	1,4	4	38	3,5	3	5	3	2
Apfelkuchen (Rührteig)	**214**	**895**	**2,1**	**3**	**28**	**2,5**	**2**	**10**	**5**	**3**
1 Stück, 150 g	321	1342	2,1	5	43	4,0	2	14	8	4
Apfelkuchen, gedeckter (Mürbeteig)	**229**	**959**	**2,3**	**3**	**34**	**3,0**	**2**	**9**	**2**	**4**
1 Stück, 100 g	229	959	2,3	3	34	3,0	2	9	2	4
Apfelstrudel	**218**	**912**	**2,2**	**3**	**36**	**3,0**	**3**	**7**	**3**	**3**
1 Stück, 150 g	327	1368	2,2	5	53	5,0	4	10	4	4
Apfeltasche (Blätterteig)	**310**	**1297**	**3,1**	**3**	**30**	**2,5**	**2**	**20**	**12**	**6**
1 Apfeltasche, 70 g	217	908	3,1	2	21	2,0	1	14	8	4

Getreide und Getreideerzeugnisse

jeweils essb. Anteil | Zeile 1: pro 100 g | Zeile 2: pro Portion

Lebensmittel	(FS) mehrfach unges. FS g	Cholesterin mg	Vitamine A (RÄ) µg	Vitamine E (TÄ) mg	Vitamine C mg	Folsäure µg	Mineralstoffe Natrium mg	Kalium mg	Kalzium mg	Magnesium mg	Eisen mg
Cerealien											
Müsli-Mandelriegel i. D.	**5**	**0**	**21**	**12,3**	**6**	**50**	**69**	**544**	**147**	**127**	**3,2**
1 Riegel, 50 g	3	0	11	6,1	3	25	34	272	73	64	1,6
Müsli-Nussriegel i. D.	**6**	**0**	**25**	**13,1**	**3**	**27**	**89**	**420**	**119**	**101**	**3,0**
1 Riegel, 50 g	3	0	12	6,5	2	13	45	210	60	51	1,5
Nuss-Müsli	**7**	**0**	**9**	**6,1**	✓	**51**	**9**	**488**	**129**	**185**	**4,5**
1 Portion (trocken), 50 g	4	0	5	3,1	✓	25	5	244	65	93	2,3
Schoko-Müsli	**2**	**2**	**16**	**2,1**	**1**	**31**	**61**	**377**	**73**	**104**	**3,2**
1 Portion (trocken), 50 g	1	1	8	1,1	✓	16	31	189	37	52	1,6
Cerealien, Markenprodukte											
Corny free Weiße Schoko, Schwartau	**Ø**	**Ø**	**Ø**	**Ø**	**Ø**	**Ø**	**164**	**Ø**	**Ø**	**Ø**	**Ø**
1 Riegel, 20 g	Ø	Ø	Ø	Ø	Ø	Ø	32	Ø	Ø	Ø	Ø
Corny Erdbeer-Joghurt, Schwartau	**Ø**	**Ø**	**Ø**	**Ø**	**Ø**	**Ø**	**180**	**Ø**	**Ø**	**Ø**	**Ø**
1 Riegel, 25 g	Ø	Ø	Ø	Ø	Ø	Ø	44	Ø	Ø	Ø	Ø
Corny Milchsandwich Classic, Schwartau	**Ø**	**Ø**	**Ø**	**Ø**	**Ø**	**Ø**	**292**	**Ø**	**436**	**Ø**	**Ø**
1 Riegel, 30 g	Ø	Ø	Ø	Ø	Ø	Ø	88	Ø	133	Ø	Ø
Corny Schoko, Schwartau	**Ø**	**Ø**	**Ø**	**Ø**	**Ø**	**Ø**	**200**	**Ø**	**Ø**	**Ø**	**Ø**
1 Riegel, 25 g	Ø	Ø	Ø	Ø	Ø	Ø	52	Ø	Ø	Ø	Ø
Crunchy Nut Corn Flakes, Kellogg's	**Ø**	**Ø**	**Ø**	**Ø**	**Ø**	**334**	**450**	**Ø**	**Ø**	**Ø**	**8,0**
1 Portion (trocken), 30 g	Ø	Ø	Ø	Ø	Ø	100	135	Ø	Ø	Ø	2,4
Frosties Original, Kellogg's	**Ø**	**Ø**	**Ø**	**Ø**	**Ø**	**166**	**450**	**Ø**	**456**	**Ø**	**8,0**
1 Portion (trocken), 30 g	Ø	Ø	Ø	Ø	Ø	50	135	Ø	137	Ø	2,4
Haferkleie Flocken, Kölln	**3**	**Ø**	**Ø**	**Ø**	**Ø**	**Ø**	**4**	**Ø**	**Ø**	**280**	**7,8**
1 Portion, 25 g	1	Ø	Ø	Ø	Ø	Ø	1	Ø	Ø	70	2,0
Müsli Knusper Klassik, Kölln	**3**	**0**	**Ø**	**2,5**	**Ø**	**Ø**	**189**	**260**	**36**	**110**	**3,3**
1 Portion (trocken), 40 g	1	0	Ø	1,0	Ø	Ø	76	104	14	44	1,3
Rice Krispies, Kellogg's	**Ø**	**Ø**	**Ø**	**Ø**	**Ø**	**166**	**700**	**Ø**	**Ø**	**Ø**	**8,0**
1 Portion (trocken), 30 g	Ø	Ø	Ø	Ø	Ø	50	210	Ø	Ø	Ø	2,4
Smacks, Kellogg's	**Ø**	**Ø**	**Ø**	**Ø**	**Ø**	**166**	**10**	**Ø**	**264**	**Ø**	**8,0**
1 Portion (trocken), 30 g	Ø	Ø	Ø	Ø	Ø	50	3	Ø	79	Ø	2,4
Vollkorn Haferfleks, Kölln	**2**	**0**	**Ø**	**0,8**	**Ø**	**Ø**	**451**	**342**	**44**	**134**	**3,3**
1 Portion (trocken), 40 g	1	0	Ø	0,3	Ø	Ø	180	137	18	54	1,3
Weetabix Original	**Ø**	**0**	**Ø**	**Ø**	**Ø**	**170**	**260**	**Ø**	**Ø**	**Ø**	**11,9**
1 Portion (2 Weetabix, trocken), 38 g	Ø	0	Ø	Ø	Ø	64	100	Ø	Ø	Ø	4,5
Zauberfleks Schoko, Kölln	**1**	**Ø**	**Ø**	**Ø**	**Ø**	**Ø**	**280**	**Ø**	**Ø**	**103**	**3,1**
1 Portion (trocken), 40 g	Sp	Ø	Ø	Ø	Ø	Ø	112	Ø	Ø	41	1,2
Kuchen, Torten und Gebäck											
Amerikaner	**2**	**50**	**89**	**1,7**	✓	**6**	**148**	**79**	**43**	**11**	**0,9**
1 Amerikaner, 100 g	2	50	89	1,7	✓	6	148	79	43	11	0,9
Apfelkuchen (Hefeteig)	✓	**19**	**31**	**0,4**	**2**	**11**	**12**	**162**	**19**	**10**	**0,7**
1 Stück, 150 g	1	29	47	0,6	3	17	18	243	29	15	1,1
Apfelkuchen (Rührteig)	**1**	**74**	**100**	**0,6**	**1**	**7**	**88**	**120**	**19**	**8**	**0,8**
1 Stück, 150 g	1	111	150	0,9	2	11	132	180	29	12	1,2
Apfelkuchen, gedeckter (Mürbeteig)	**2**	**17**	**70**	**2,1**	**2**	**5**	**49**	**140**	**14**	**12**	**0,7**
1 Stück, 100 g	2	17	70	2,1	2	5	49	140	14	12	0,7
Apfelstrudel	**1**	**20**	**53**	**1,1**	**6**	**10**	**20**	**157**	**17**	**12**	**0,7**
1 Stück, 150 g	1	30	79	1,7	9	15	31	236	26	18	1,1
Apfeltasche (Blätterteig)	**1**	**57**	**157**	**0,7**	**4**	**5**	**279**	**74**	**12**	**9**	**0,6**
1 Apfeltasche, 70 g	1	40	110	0,5	3	4	195	52	8	6	0,4

Getreide und Getreideerzeugnisse jeweils essb. Anteil | Zeile 1: pro 100 g | Zeile 2: pro Portion	Energie Energie kcal	 kJ	 Energie-dichte kcal/g	Eiweiß Eiweiß g	Kohlenhydrate Kohlen-hydrate g	 KH-Port.	 Ballast-stoffe g	Fett/Fettsäuren Fett g	 gesättigte FS g	 einfach unges. FS g
Kuchen, Torten und Gebäck										
Baumkuchen	**427**	**1786**	**4,3**	**4**	**52**	**4,5**	**1**	**22**	**12**	**8**
1 Stück, 70 g	299	1250	4,3	3	36	3,5	1	16	8	5
Berliner	**323**	**1350**	**3,2**	**8**	**43**	**4,0**	**2**	**13**	**7**	**4**
1 Berliner, 60 g	194	810	3,2	5	26	2,5	1	8	4	2
Bienenstich, gefüllt	**300**	**1257**	**3,0**	**6**	**33**	**3,0**	**2**	**16**	**7**	**7**
1 Stück, 120 g	360	1508	3,0	7	40	3,5	3	19	9	8
Biskuitrolle mit Sahnefüllung	**217**	**906**	**2,2**	**4**	**24**	**2,0**	**1**	**12**	**6**	**4**
1 Stück, 80 g	173	725	2,2	3	19	2,0	1	9	5	3
Brownies	**411**	**1719**	**4,1**	**6**	**58**	**5,5**	**2**	**17**	**7**	**7**
1 Stück, 45 g	185	774	4,1	3	26	2,5	1	8	3	3
Buttercremetorte i. D.	**396**	**1656**	**4,0**	**6**	**33**	**3,0**	**1**	**27**	**13**	**9**
1 Stück, 100 g	396	1656	4,0	6	33	3,0	1	27	13	9
Butterkuchen	**373**	**1559**	**3,7**	**7**	**42**	**4,0**	**3**	**20**	**10**	**8**
1 Stück, 75 g	279	1169	3,7	5	31	3,0	2	15	7	6
Cremetorte i. D.	**316**	**1323**	**3,2**	**4**	**31**	**3,0**	**1**	**19**	**11**	**6**
1 Stück, 120 g	379	1588	3,2	5	38	3,5	1	23	14	7
Donauwellen	**313**	**1308**	**3,1**	**4**	**31**	**3,0**	**2**	**19**	**11**	**6**
1 Stück, 100 g	313	1308	3,1	4	31	3,0	2	19	11	6
Donuts	**344**	**1440**	**3,4**	**7**	**46**	**4,0**	**2**	**15**	**6**	**5**
1 Donut, 75 g	258	1080	3,4	5	35	3,0	2	11	5	4
Eiserkuchen	**443**	**1854**	**4,4**	**5**	**54**	**5,0**	**2**	**23**	**6**	**11**
1 Eiserkuchen, 30 g	133	556	4,4	1	16	1,5	↙	7	2	3
Frankfurter Kranz	**364**	**1521**	**3,6**	**5**	**32**	**3,0**	**2**	**24**	**13**	**8**
1 Stück, 80 g	291	1217	3,6	4	26	2,5	1	19	10	7
Früchtebrot	**350**	**1466**	**3,5**	**7**	**53**	**5,0**	**5**	**12**	**1**	**8**
1 Stück, 50 g	175	733	3,5	3	26	2,5	2	6	1	4
Gewürzkuchen	**360**	**1508**	**3,6**	**7**	**48**	**4,5**	**1**	**16**	**5**	**7**
1 Stück, 60 g	216	905	3,6	4	29	2,5	1	10	3	4
Hefegebäck (Hefeteilchen) i. D.	**335**	**1403**	**3,4**	**7**	**46**	**4,0**	**3**	**14**	**3**	**7**
1 Hefegebäck, 70 g	235	982	3,4	5	32	3,0	2	10	2	5
Hefezopf mit Rosinen	**302**	**1263**	**3,0**	**8**	**47**	**4,0**	**3**	**9**	**5**	**3**
1 Stück, 70 g	211	884	3,0	5	33	3,0	2	6	3	2
Honigkuchen	**305**	**1275**	**3,0**	**4**	**67**	**6,0**	**2**	**1**	**1**	**↙**
1 Stück, 70 g	213	892	3,0	3	47	4,5	1	1	↙	↙
Käsekuchen	**195**	**815**	**1,9**	**10**	**23**	**2,0**	**1**	**6**	**2**	**3**
1 Stück, 140 g	273	1141	1,9	15	33	3,0	1	9	2	4
Linzer Torte	**418**	**1747**	**4,2**	**8**	**44**	**4,0**	**4**	**24**	**9**	**10**
1 Stück, 100 g	418	1747	4,2	8	44	4,0	4	24	9	10
Marmorkuchen	**392**	**1638**	**3,9**	**6**	**43**	**4,0**	**2**	**22**	**12**	**7**
1 Stück, 80 g	313	1310	3,9	5	34	3,0	1	17	10	5
Muffins	**327**	**1366**	**3,3**	**6**	**47**	**4,0**	**2**	**13**	**2**	**4**
1 Muffin, 45 g	147	615	3,3	3	21	2,0	1	6	1	2
Napfkuchen	**350**	**1464**	**3,5**	**5**	**54**	**5,0**	**3**	**12**	**7**	**4**
1 Stück, 80 g	280	1171	3,5	4	43	4,0	2	10	6	3
Nussecke	**540**	**2259**	**5,4**	**7**	**48**	**4,5**	**4**	**36**	**10**	**20**
1 Nussecke, 50 g	270	1129	5,4	3	24	2,0	2	18	5	10
Nusskuchen (Rührteig)	**426**	**1783**	**4,3**	**6**	**39**	**3,5**	**2**	**27**	**6**	**14**
1 Stück, 80 g	341	1426	4,3	5	32	3,0	1	22	5	12
Obstkuchen (Quark-Öl-Teig)	**292**	**1222**	**2,9**	**10**	**34**	**3,0**	**2**	**13**	**2**	**5**
1 Stück, 100 g	292	1222	2,9	10	34	3,0	2	13	2	5

Getreide und Getreideerzeugnisse

jeweils essb. Anteil | Zeile 1: pro 100 g | Zeile 2: pro Portion

(FS)		Vitamine				Mineralstoffe					
mehrfach unges. FS g	Cholesterin mg	A (RÄ) µg	E (TÄ) mg	C mg	Folsäure µg	Natrium mg	Kalium mg	Kalzium mg	Magnesium mg	Eisen mg	
											Kuchen, Torten und Gebäck
1	**146**	**210**	**2,0**	**1**	**11**	**52**	**80**	**30**	**13**	**1,0**	**Baumkuchen**
1	102	147	1,4	✓	8	36	56	21	9	0,7	1 Stück, 70 g
1	**104**	**130**	**0,8**	✓	**14**	**246**	**113**	**38**	**16**	**1,3**	**Berliner**
1	62	78	0,5	✓	8	148	68	23	10	0,8	1 Berliner, 60 g
1	**52**	**117**	**2,5**	**1**	**10**	**48**	**166**	**80**	**28**	**0,9**	**Bienenstich, gefüllt**
2	62	140	3,0	1	12	58	199	96	34	1,1	1 Stück, 120 g
1	**91**	**162**	**0,7**	**13**	**10**	**40**	**108**	**45**	**11**	**0,8**	**Biskuitrolle mit Sahnefüllung**
1	73	130	0,6	10	8	32	86	36	9	0,6	1 Stück, 80 g
3	**57**	**109**	**2,0**	✓	**12**	**104**	**163**	**55**	**32**	**1,4**	**Brownies**
1	26	49	0,9	✓	5	47	73	25	14	0,6	1 Stück, 45 g
3	**193**	**277**	**2,3**	✓	**26**	**61**	**71**	**26**	**8**	**1,0**	**Buttercremetorte i. D.**
3	193	277	2,3	✓	26	61	71	26	8	1,0	1 Stück, 100 g
2	**60**	**134**	**2,4**	✓	**48**	**45**	**151**	**50**	**28**	**1,1**	**Butterkuchen**
1	45	100	1,8	✓	36	33	113	37	21	0,8	1 Stück, 75 g
1	**95**	**160**	**0,7**	✓	**6**	**120**	**132**	**63**	**19**	**0,8**	**Cremetorte i. D.**
1	114	192	0,8	✓	7	144	158	76	23	1,0	1 Stück, 120 g
1	**87**	**161**	**0,7**	**1**	**6**	**75**	**139**	**42**	**22**	**1,0**	**Donauwellen**
1	87	161	0,7	1	6	75	139	42	22	1,0	1 Stück, 100 g
2	**46**	**120**	**1,7**	✓	**42**	**27**	**111**	**34**	**17**	**1,2**	**Donuts**
2	34	90	1,3	✓	31	20	83	26	13	0,9	1 Donut, 75 g
6	**34**	**188**	**4,6**	✓	**9**	**68**	**59**	**16**	**13**	**1,0**	**Eiserkuchen**
2	10	56	1,4	✓	3	20	18	5	4	0,3	1 Eiserkuchen, 30 g
2	**105**	**174**	**2,6**	**1**	**9**	**92**	**138**	**71**	**24**	**0,9**	**Frankfurter Kranz**
1	84	139	2,1	✓	7	74	110	57	19	0,7	1 Stück, 80 g
2	**62**	**53**	**4,9**	**1**	**14**	**60**	**442**	**89**	**46**	**1,6**	**Früchtebrot**
1	31	27	2,5	1	7	30	221	45	23	0,8	1 Stück, 50 g
3	**74**	**135**	**2,5**	✓	**8**	**99**	**133**	**61**	**22**	**1,2**	**Gewürzkuchen**
2	44	81	1,5	✓	5	59	80	37	13	0,7	1 Stück, 60 g
3	**32**	**81**	**2,7**	**1**	**127**	**32**	**238**	**53**	**31**	**1,6**	**Hefegebäck (Hefeteilchen) i. D.**
2	22	57	1,9	✓	89	23	167	37	21	1,1	1 Hefegebäck, 70 g
1	**84**	**126**	**0,7**	✓	**12**	**69**	**205**	**39**	**16**	**1,1**	**Hefezopf mit Rosinen**
✓	59	88	0,5	✓	8	48	144	27	11	0,8	1 Stück, 70 g
✓	**2**	**6**	**0,1**	✓	**3**	**106**	**98**	**40**	**15**	**1,3**	**Honigkuchen**
✓	1	4	0,1	✓	2	74	69	28	11	0,9	1 Stück, 70 g
1	**67**	**79**	**1,2**	✓	**28**	**51**	**112**	**76**	**11**	**0,8**	**Käsekuchen**
2	93	111	1,7	1	39	71	156	106	15	1,1	1 Stück, 140 g
3	**97**	**148**	**4,8**	✓	**14**	**70**	**198**	**63**	**45**	**1,5**	**Linzer Torte**
3	97	148	4,8	✓	14	70	198	63	45	1,5	1 Stück, 100 g
1	**141**	**209**	**1,0**	✓	**9**	**141**	**105**	**39**	**15**	**1,2**	**Marmorkuchen**
1	113	167	0,8	✓	7	113	84	31	12	1,0	1 Stück, 80 g
6	**41**	**54**	**4,5**	✓	**12**	**88**	**93**	**45**	**12**	**1,0**	**Muffins**
3	18	24	2,0	✓	5	39	42	20	6	0,5	1 Muffin, 45 g
1	**73**	**130**	**0,7**	✓	**6**	**90**	**267**	**36**	**11**	**0,7**	**Napfkuchen**
1	58	104	0,6	✓	5	72	214	29	9	0,6	1 Stück, 80 g
4	**64**	**165**	**8,8**	**1**	**14**	**50**	**259**	**84**	**56**	**1,9**	**Nussecke**
2	32	83	4,4	✓	7	25	130	42	28	1,0	1 Nussecke, 50 g
5	**88**	**195**	**5,5**	✓	**21**	**201**	**130**	**57**	**27**	**1,3**	**Nusskuchen (Rührteig)**
4	71	156	4,4	✓	17	161	104	46	22	1,0	1 Stück, 80 g
6	**57**	**44**	**6,3**	✓	**13**	**409**	**173**	**91**	**25**	**1,1**	**Obstkuchen (Quark-Öl-Teig)**
6	57	44	6,3	✓	13	409	173	91	25	1,1	1 Stück, 100 g

Getreide und Getreideerzeugnisse

jeweils essb. Anteil | Zeile 1: pro 100 g | Zeile 2: pro Portion

	Energie			Eiweiß	Kohlenhydrate			Fett/Fettsäuren		
	Energie kcal	Energie kJ	Energiedichte kcal/g	Eiweiß g	Kohlenhydrate g	KH-Port.	Ballaststoffe g	Fett g	gesättigte FS g	einfach unges. FS g
Kuchen, Torten und Gebäck										
Obstkuchen (Rührteig)	**271**	**1133**	**2,7**	**4**	**36**	**3,5**	**2**	**12**	**3**	**5**
1 Stück, 150 g	406	1700	2,7	6	54	5,0	2	18	5	8
Obsttorte	**208**	**870**	**2,1**	**3**	**31**	**3,0**	**2**	**8**	**2**	**4**
1 Stück, 110 g	229	957	2,1	3	34	3,0	2	9	2	4
Pflaumenkuchen (Hefeteig)	**138**	**577**	**1,4**	**3**	**24**	**2,0**	**2**	**3**	**1**	**1**
1 Stück, 150 g	207	865	1,4	5	36	3,5	3	5	1	2
Plundergebäck (-teilchen) mit Obst	**250**	**1047**	**2,5**	**3**	**29**	**2,5**	**1**	**14**	**4**	**6**
1 Plundergebäck, 120 g	300	1257	2,5	3	34	3,0	2	17	4	7
Quark-Sahne-Torte (Biskuitboden)	**218**	**914**	**2,2**	**8**	**21**	**2,0**	✓	**12**	**7**	**4**
1 Stück, 125 g	273	1142	2,2	10	26	2,5	✓	15	8	5
Quarkstrudel	**224**	**937**	**2,2**	**10**	**28**	**2,5**	**1**	**8**	**2**	**4**
1 Stück, 150 g	336	1405	2,2	14	42	4,0	2	12	3	5
Rhabarbertorte mit Baiser	**181**	**758**	**1,8**	**2**	**20**	**2,0**	**2**	**10**	**6**	**3**
1 Stück, 100 g	181	758	1,8	2	20	2,0	2	10	6	3
Rosinenkuchen (Rührteig)	**306**	**1281**	**3,1**	**6**	**50**	**4,5**	**2**	**9**	**5**	**3**
1 Stück, 80 g	245	1025	3,1	5	40	3,5	2	7	4	2
Rüblitorte (Möhren-Nuss-Torte)	**317**	**1326**	**3,2**	**7**	**35**	**3,0**	**3**	**17**	**2**	**12**
1 Stück, 120 g	380	1591	3,2	8	42	4,0	4	20	2	14
Sachertorte	**443**	**1855**	**4,4**	**5**	**51**	**4,5**	**4**	**24**	**10**	**10**
1 Stück, 110 g	488	2041	4,4	5	56	5,0	5	27	11	11
Sahnetorte i. D.	**313**	**1309**	**3,1**	**5**	**23**	**2,0**	✓	**23**	**11**	**8**
1 Stück, 120 g	375	1571	3,1	6	28	2,5	✓	27	14	9
Schokoladenkuchen (Rührteig)	**359**	**1501**	**3,6**	**7**	**41**	**3,5**	**4**	**18**	**5**	**9**
1 Stück, 80 g	287	1201	3,6	6	33	3,0	3	15	4	7
Schwarzwälder Kirschtorte	**247**	**1034**	**2,5**	**4**	**21**	**2,0**	**1**	**16**	**9**	**5**
1 Stück, 140 g	346	1447	2,5	5	30	2,5	1	23	13	7
Schweinsöhrchen (Blätterteig)	**501**	**2096**	**5,0**	**6**	**53**	**5,0**	**2**	**30**	**7**	**5**
1 Schweinsöhrchen, 60 g	301	1258	5,0	3	32	3,0	1	18	4	3
Stollen (Dresdner/Christ-)	**409**	**1709**	**4,1**	**6**	**47**	**4,0**	**3**	**22**	**12**	**8**
1 Stück, 70 g	286	1196	4,1	4	33	3,0	2	15	8	5
Streuselkuchen (Hefeteig)	**336**	**1407**	**3,4**	**7**	**49**	**4,5**	**2**	**13**	**3**	**6**
1 Stück, 75 g	252	1055	3,4	5	36	3,5	2	10	3	4
Waffeln (Herzwaffeln)	**327**	**1368**	**3,3**	**6**	**40**	**3,5**	**1**	**16**	**4**	**7**
1 Waffel, 55 g	180	752	3,3	3	22	2,0	1	9	2	4
Windbeutel mit Sahne u. Kirschen	**315**	**1319**	**3,2**	**8**	**27**	**2,5**	**1**	**20**	**8**	**7**
1 Stück, 100 g	315	1319	3,2	8	27	2,5	1	20	8	7
Zitronenkuchen	**331**	**1384**	**3,3**	**5**	**43**	**4,0**	**1**	**16**	**7**	**6**
1 Stück, 80 g	265	1107	3,3	4	34	3,0	1	12	5	5
Kleingebäck und Kekse										
Anisplätzchen	**385**	**1610**	**3,8**	**9**	**77**	**7,0**	**2**	**4**	**1**	**2**
1 Plätzchen, 8 g	31	129	3,8	1	6	0,5	✓	✓	✓	✓
Butterkeks	**480**	**2008**	**4,8**	**10**	**62**	**5,5**	**3**	**21**	**13**	**6**
1 Keks, 5 g	24	100	4,8	1	3	0,5	✓	1	1	✓
Dominosteine	**403**	**1687**	**4,0**	**6**	**62**	**5,5**	**5**	**14**	**7**	**6**
1 Dominostein, 13 g	52	219	4,0	1	8	0,5	1	2	1	1
Haferplätzchen	**417**	**1746**	**4,2**	**8**	**50**	**4,5**	**2**	**21**	**11**	**7**
1 Plätzchen, 10 g	42	175	4,2	1	5	0,5	✓	2	1	1
Heidesand	**461**	**1930**	**4,6**	**4**	**59**	**5,5**	**2**	**23**	**6**	**10**
1 Plätzchen, 10 g	46	193	4,6	✓	6	0,5	✓	2	1	1

Getreide und Getreideerzeugnisse

jeweils essb. Anteil | Zeile 1: pro 100 g | Zeile 2: pro Portion

	(FS)		Vitamine				Mineralstoffe				
	mehrfach unges. FS	Cholesterin	A (RÄ)	E (TÄ)	C	Folsäure	Natrium	Kalium	Kalzium	Magnesium	Eisen
	g	mg	µg	mg	mg	µg	mg	mg	mg	mg	mg
Kuchen, Torten und Gebäck											
Obstkuchen (Rührteig)	**3**	**53**	**122**	**2,5**	**8**	**17**	**138**	**124**	**29**	**14**	**0,8**
1 Stück, 150 g	4	79	183	3,8	12	26	207	185	43	21	1,2
Obsttorte	**2**	**16**	**74**	**1,7**	**13**	**15**	**16**	**155**	**17**	**15**	**0,6**
1 Stück, 110 g	2	18	82	1,9	14	16	18	171	18	17	0,7
Pflaumenkuchen (Hefeteig)	**1**	**15**	**66**	**1,1**	**3**	**22**	**14**	**181**	**24**	**12**	**0,7**
1 Stück, 150 g	1	22	99	1,7	5	33	21	272	36	18	1,1
Plundergebäck (-teilchen) mit Obst	**3**	**14**	**115**	**2,8**	**8**	**11**	**36**	**129**	**35**	**14**	**0,5**
1 Plundergebäck, 120 g	4	16	138	3,4	9	13	43	155	42	17	0,6
Quark-Sahne-Torte (Biskuitboden)	**1**	**83**	**157**	**0,6**	**1**	**23**	**43**	**107**	**75**	**10**	**0,6**
1 Stück, 125 g	1	104	197	0,8	1	28	53	134	94	12	0,8
Quarkstrudel	**2**	**49**	**84**	**1,6**	✓	**11**	**105**	**136**	**70**	**13**	**0,9**
1 Stück, 150 g	3	74	126	2,4	✓	17	158	204	105	20	1,4
Rhabarbertorte mit Baiser	**1**	**37**	**88**	**0,5**	**4**	**3**	**61**	**204**	**44**	**12**	**0,6**
1 Stück, 100 g	1	37	88	0,5	4	3	61	204	44	12	0,6
Rosinenkuchen (Rührteig)	**1**	**72**	**90**	**0,6**	✓	**7**	**32**	**173**	**40**	**13**	**0,9**
1 Stück, 80 g	✓	58	72	0,5	✓	6	26	138	32	10	0,7
Rüblitorte (Möhren-Nuss-Torte)	**2**	**101**	**392**	**6,6**	**2**	**17**	**86**	**270**	**86**	**49**	**2,1**
1 Stück, 120 g	2	121	470	7,9	3	20	103	324	103	59	2,5
Sachertorte	**4**	**22**	**127**	**3,1**	✓	**10**	**27**	**250**	**21**	**52**	**1,9**
1 Stück, 110 g	4	24	140	3,4	✓	11	30	275	23	57	2,1
Sahnetorte i. D.	**2**	**116**	**274**	**1,9**	**1**	**18**	**47**	**90**	**54**	**10**	**0,6**
1 Stück, 120 g	3	139	329	2,3	1	21	57	108	64	12	0,7
Schokoladenkuchen (Rührteig)	**4**	**49**	**136**	**4,0**	✓	**9**	**182**	**203**	**60**	**40**	**1,6**
1 Stück, 80 g	3	39	109	3,2	✓	7	146	162	48	32	1,3
Schwarzwälder Kirschtorte	**1**	**88**	**204**	**0,7**	**1**	**6**	**51**	**105**	**47**	**13**	**0,7**
1 Stück, 140 g	1	123	286	1,0	1	8	71	147	66	18	1,0
Schweinsöhrchen (Blätterteig)	**11**	**20**	**53**	**1,5**	✓	**8**	**302**	**70**	**57**	**12**	**0,9**
1 Schweinsöhrchen, 60 g	6	12	32	0,9	✓	5	181	42	34	7	0,5
Stollen (Dresdner/Christ-)	**1**	**54**	**151**	**1,9**	✓	**21**	**11**	**254**	**39**	**24**	**1,0**
1 Stück, 70 g	1	38	106	1,3	✓	15	8	178	27	17	0,7
Streuselkuchen (Hefeteig)	**3**	**32**	**108**	**2,5**	✓	**40**	**33**	**102**	**31**	**16**	**1,1**
1 Stück, 75 g	2	24	81	1,9	✓	30	25	76	24	12	0,8
Waffeln (Herzwaffeln)	**4**	**93**	**164**	**3,0**	✓	**15**	**216**	**88**	**48**	**13**	**1,1**
1 Waffel, 55 g	2	51	90	1,7	✓	8	119	49	27	7	0,6
Windbeutel mit Sahne u. Kirschen	**3**	**183**	**270**	**2,5**	**1**	**17**	**102**	**127**	**51**	**15**	**1,3**
1 Stück, 100 g	3	183	270	2,5	1	17	102	127	51	15	1,3
Zitronenkuchen	**2**	**102**	**158**	**1,9**	**3**	**16**	**147**	**75**	**36**	**11**	**0,9**
1 Stück, 80 g	2	82	126	1,5	2	13	117	60	29	9	0,7
Kleingebäck und Kekse											
Anisplätzchen	**1**	**128**	**91**	**0,8**	✓	**13**	**82**	**107**	**31**	**15**	**1,8**
1 Plätzchen, 8 g	✓	10	7	0,1	✓	1	7	9	2	1	0,1
Butterkeks	**1**	**62**	**173**	**0,8**	**1**	**9**	**266**	**257**	**136**	**43**	**1,6**
1 Keks, 5 g	✓	3	9	✓	✓	✓	13	13	7	2	0,1
Dominosteine	**1**	**22**	**62**	**1,8**	**1**	**12**	**104**	**325**	**79**	**64**	**2,0**
1 Dominostein, 13 g	✓	3	8	0,2	✓	2	14	42	10	8	0,3
Haferplätzchen	**2**	**109**	**172**	**1,2**	✓	**10**	**119**	**155**	**40**	**51**	**2,1**
1 Plätzchen, 10 g	✓	11	17	0,1	✓	1	12	16	4	5	0,2
Heidesand	**6**	**2**	**173**	**4,6**	**0**	**3**	**52**	**51**	**11**	**12**	**0,8**
1 Plätzchen, 10 g	1	✓	17	0,5	0	✓	5	5	1	1	0,1

Getreide und Getreideerzeugnisse

jeweils essb. Anteil | Zeile 1: pro 100 g | Zeile 2: pro Portion

	Energie			Eiweiß	Kohlenhydrate			Fett/Fettsäuren		
	Energie kcal	Energie kJ	Energiedichte kcal/g	Eiweiß g	Kohlenhydrate g	KH-Port.	Ballaststoffe g	Fett g	gesättigte FS g	einfach unges. FS g
Kleingebäck und Kekse										
Lebkuchen (Elisen-)	**413**	**1727**	**4,1**	**9**	**49**	**4,5**	**5**	**20**	**2**	**13**
1 Lebkuchen, 40 g	165	691	4,1	4	20	2,0	2	8	1	5
Löffelbiskuits	**411**	**1720**	**4,1**	**11**	**75**	**7,0**	**2**	**7**	**2**	**3**
1 Löffelbiskuit, 7 g	29	120	4,1	1	5	0,5	↙	↙	↙	↙
Makronen	**449**	**1879**	**4,5**	**10**	**47**	**4,5**	**7**	**24**	**2**	**17**
1 Makrone, 10 g	45	188	4,5	1	5	0,5	1	2	↙	2
Mutzen (Rheinische)	**295**	**1232**	**2,9**	**9**	**54**	**5,0**	**2**	**4**	**1**	**1**
1 Mutze, 15 g	44	185	2,9	1	8	0,5	↙	1	↙	↙
Nussplätzchen	**466**	**1948**	**4,7**	**7**	**47**	**4,5**	**4**	**28**	**8**	**16**
1 Plätzchen, 10 g	47	195	4,7	1	5	0,5	↙	3	1	2
Orangenplätzchen	**378**	**1581**	**3,8**	**6**	**80**	**7,5**	**1**	**3**	**1**	**1**
1 Plätzchen, 10 g	38	158	3,8	1	8	0,5	↙	↙	↙	↙
Pfeffernüsse	**396**	**1656**	**4,0**	**7**	**79**	**7,0**	**3**	**5**	**1**	**3**
1 Pfeffernuss, 12 g	47	199	4,0	1	9	1,0	↙	1	↙	↙
Plätzchen/Kekse, gemischt	**499**	**2086**	**5,0**	**6**	**60**	**5,5**	**2**	**26**	**15**	**8**
1 Plätzchen, 8 g	40	167	5,0	↙	5	0,5	↙	2	1	1
Printen (Schokoladen-)	**466**	**1948**	**4,7**	**8**	**60**	**5,5**	**6**	**21**	**5**	**13**
1 Printe, 20 g	93	390	4,7	2	12	1,0	1	4	1	3
Russisch Brot (ABC-Gebäck)	**382**	**1596**	**3,8**	**9**	**83**	**7,5**	**2**	**1**	↙	↙
1 „Buchstabe", 5 g	19	80	3,8	↙	4	0,5	↙	↙	↙	↙
Spekulatius	**490**	**2048**	**4,9**	**8**	**57**	**5,0**	**3**	**26**	**12**	**10**
1 Spekulatius, 10 g	49	205	4,9	1	6	0,5	↙	3	1	1
Spritzgebäck	**531**	**2222**	**5,3**	**7**	**54**	**5,0**	**4**	**33**	**17**	**12**
1 Plätzchen, 10 g	53	222	5,3	1	5	0,5	↙	3	2	1
Vanillekipferl	**491**	**2056**	**4,9**	**7**	**46**	**4,0**	**4**	**31**	**14**	**13**
1 Vanillekipferl, 7 g	34	144	4,9	1	3	0,5	↙	2	1	1
Vollkornkeks	**471**	**1971**	**4,7**	**12**	**52**	**4,5**	**9**	**24**	**3**	**5**
1 Keks, 10 g	47	197	4,7	1	5	0,5	1	2	↙	1
Waffelkekse/-plätzchen	**554**	**2318**	**5,5**	**6**	**42**	**4,0**	**1**	**41**	**24**	**13**
1 Keks, 10 g	55	232	5,5	1	4	0,5	↙	4	2	1
Zimtsterne	**456**	**1907**	**4,6**	**11**	**44**	**4,0**	**7**	**26**	**2**	**18**
1 Stern, 7 g	32	133	4,6	1	3	0,5	1	2	↙	1
Zwieback	**365**	**1529**	**3,7**	**9**	**71**	**6,5**	**5**	**4**	**1**	**1**
1 Zwieback, 10 g	37	153	3,7	1	7	0,5	1	↙	↙	↙
Kleingebäck und Kekse, Markenprodukte										
Aachener Printen, Lambertz	**381**	**1616**	**3,8**	**6**	**83**	7,5	**Ø**	**2**	**Ø**	**Ø**
1 Printe, 20 g	76	323	3,8	1	17	1,5	Ø	↙	Ø	Ø
Anis-Zwieback, Brandt	**388**	**1644**	**3,9**	**7**	**81**	**7,5**	**2**	**4**	**Ø**	**Ø**
1 Zwieback, 18 g	70	296	3,9	1	15	1,5	↙	1	Ø	Ø
Butterkeks, Leibniz	**432**	**1823**	**4,3**	**8**	**75**	**7,0**	**2**	**11**	**7**	**Ø**
6 Kekse, ca. 30 g	130	547	4,3	3	22	2,0	1	3	2	Ø
Cream Team, Leibniz	**501**	**2097**	**5,0**	**6**	**63**	**5,5**	**Ø**	**24**	**15**	**Ø**
8 Kekse, ca. 33 g	165	692	5,0	2	21	2,0	Ø	8	5	Ø
Ohne Gleichen Vollmilch, Bahlsen	**555**	**2314**	**5,6**	**8**	**48**	**4,5**	**4**	**37**	**21**	**Ø**
1 Plätzchen, 10 g	56	231	5,6	1	5	0,5	↙	4	2	Ø
Prinzen Rolle, Griesson de Beukelaer	**472**	**1979**	**4,7**	**6**	**62**	**5,5**	**7**	**22**	**16**	**Ø**
1 Keks, 24 g	112	469	4,7	1	15	1,5	2	5	4	Ø
Selection Mischung, Bahlsen	**514**	**2148**	**5,1**	**7**	**57**	**5,0**	**4**	**29**	**16**	**Ø**
1 Portion (3–4 Kekse), 30 g	154	644	5,1	2	17	1,5	1	9	5	Ø

Getreide und Getreideerzeugnisse

jeweils essb. Anteil | Zeile 1: pro 100 g | Zeile 2: pro Portion

(FS)		Vitamine				Mineralstoffe					
mehrfach unges. FS	Cholesterin	A (RÄ)	E (TÄ)	C	Folsäure	Natrium	Kalium	Kalzium	Magnesium	Eisen	
g	mg	µg	mg	mg	µg	mg	mg	mg	mg	mg	
											Kleingebäck und Kekse
4	**77**	**151**	**8,9**	**7**	**23**	**43**	**325**	**119**	**76**	**2,3**	**Lebkuchen (Elisen-)**
1	31	60	3,6	3	9	17	130	48	30	0,9	1 Lebkuchen, 40 g
1	**249**	**176**	**1,3**	**0**	**17**	**99**	**127**	**39**	**17**	**2,4**	**Löffelbiskuits**
✓	17	12	0,1	0	1	7	9	3	1	0,2	1 Löffelbiskuit, 7 g
5	**0**	**10**	**11,8**	✓	**22**	**31**	**404**	**115**	**102**	**2,0**	**Makronen**
✓	0	1	1,2	✓	2	3	40	12	10	0,2	1 Makrone, 10 g
1	**107**	**77**	**0,7**	**0**	**11**	**63**	**106**	**28**	**15**	**1,5**	**Mutzen (Rheinische)**
✓	16	12	0,1	0	2	9	16	4	2	0,2	1 Mutze, 15 g
2	**32**	**90**	**7,3**	**1**	**11**	**52**	**217**	**80**	**49**	**1,6**	**Nussplätzchen**
✓	3	9	0,7	✓	1	5	22	8	5	0,2	1 Plätzchen, 10 g
1	**103**	**88**	**0,6**	**3**	**11**	**69**	**92**	**27**	**10**	**1,3**	**Orangenplätzchen**
✓	10	9	0,1	✓	1	7	9	3	1	0,1	1 Plätzchen, 10 g
1	**46**	**37**	**2,0**	**1**	**9**	**75**	**141**	**41**	**28**	**1,8**	**Pfeffernüsse**
✓	6	4	0,2	✓	1	9	17	5	3	0,2	1 Pfeffernuss, 12 g
1	**127**	**243**	**1,2**	✓	**6**	**82**	**70**	**19**	**11**	**1,1**	**Plätzchen/Kekse, gemischt**
✓	10	19	0,1	✓	✓	7	6	2	1	0,1	1 Plätzchen, 8 g
2	**14**	**40**	**6,0**	**1**	**11**	**174**	**407**	**121**	**77**	**2,6**	**Printen (Schokoladen-)**
✓	3	8	1,2	✓	2	35	81	24	15	0,5	1 Printe, 20 g
✓	**0**	**1**	**0,1**	**1**	**5**	**88**	**296**	**73**	**33**	**2,1**	**Russisch Brot (ABC-Gebäck)**
✓	0	✓	✓	✓	✓	4	15	4	2	0,1	1 „Buchstabe", 5 g
2	**97**	**181**	**3,2**	✓	**11**	**84**	**156**	**49**	**33**	**1,7**	**Spekulatius**
✓	10	18	0,3	✓	1	8	16	5	3	0,2	1 Spekulatius, 10 g
2	**76**	**208**	**3,5**	✓	**8**	**3**	**154**	**38**	**36**	**1,3**	**Spritzgebäck**
✓	8	21	0,4	✓	1	✓	15	4	4	0,1	1 Plätzchen, 10 g
3	**151**	**228**	**5,0**	✓	**14**	**73**	**175**	**61**	**42**	**1,7**	**Vanillekipferl**
✓	11	16	0,4	✓	1	5	12	4	3	0,1	1 Vanillekipferl, 7 g
15	**Ø**	**8**	**15,5**	**1**	**24**	**333**	**317**	**40**	**86**	**4,3**	**Vollkornkeks**
1	Ø	1	1,6	✓	2	33	32	4	9	0,4	1 Keks, 10 g
2	**240**	**426**	**1,6**	✓	**11**	**137**	**96**	**59**	**11**	**1,2**	**Waffelkekse/-plätzchen**
✓	24	43	0,2	✓	1	14	10	6	1	0,1	1 Keks, 10 g
5	**0**	**10**	**12,6**	**1**	**24**	**27**	**436**	**126**	**110**	**2,2**	**Zimtsterne**
✓	0	1	0,9	✓	2	2	31	9	8	0,2	1 Stern, 7 g
2	**0**	**0**	**0,2**	**0**	**0**	**263**	**160**	**42**	**16**	**1,5**	**Zwieback**
✓	0	0	✓	0	0	26	16	4	2	0,2	1 Zwieback, 10 g
											Kleingebäck und Kekse, Markenprodukte
Ø	**Ø**	**Ø**	**Ø**	**Ø**	**Ø**	**Ø**	**Ø**	**Ø**	**Ø**	**Ø**	**Aachener Printen, Lambertz**
Ø	Ø	Ø	Ø	Ø	Ø	Ø	Ø	Ø	Ø	Ø	1 Printe, 20 g
Ø	**Ø**	**Ø**	**Ø**	**Ø**	**Ø**	**Ø**	**Ø**	**Ø**	**Ø**	**Ø**	**Anis-Zwieback, Brandt**
Ø	Ø	Ø	Ø	Ø	Ø	Ø	Ø	Ø	Ø	Ø	1 Zwieback, 18 g
Ø	**Ø**	**Ø**	**Ø**	**Ø**	**Ø**	**600**	**Ø**	**Ø**	**Ø**	**Ø**	**Butterkeks, Leibniz**
Ø	Ø	Ø	Ø	Ø	Ø	180	Ø	Ø	Ø	Ø	6 Kekse, ca. 30 g
Ø	**Ø**	**Ø**	**Ø**	**Ø**	**Ø**	**212**	**Ø**	**Ø**	**Ø**	**Ø**	**Cream Team, Leibniz**
Ø	Ø	Ø	Ø	Ø	Ø	68	Ø	Ø	Ø	Ø	8 Kekse, ca. 33 g
Ø	**Ø**	**Ø**	**Ø**	**Ø**	**Ø**	**130**	**Ø**	**Ø**	**Ø**	**Ø**	**Ohne Gleichen Vollmilch, Bahlsen**
Ø	Ø	Ø	Ø	Ø	Ø	13	Ø	Ø	Ø	Ø	1 Plätzchen, 10 g
Ø	**Ø**	**Ø**	**Ø**	**Ø**	**Ø**	**200**	**Ø**	**Ø**	**Ø**	**Ø**	**Prinzen Rolle, Griesson de Beukelaer**
Ø	Ø	Ø	Ø	Ø	Ø	50	Ø	Ø	Ø	Ø	1 Keks, 24 g
Ø	**Ø**	**Ø**	**Ø**	**Ø**	**Ø**	**170**	**Ø**	**Ø**	**Ø**	**Ø**	**Selection Mischung, Bahlsen**
Ø	Ø	Ø	Ø	Ø	Ø	51	Ø	Ø	Ø	Ø	1 Portion (3–4 Kekse), 30 g

Getreide und Getreideerzeugnisse jeweils essb. Anteil | Zeile 1: pro 100 g | Zeile 2: pro Portion	Energie			Eiweiß	Kohlenhydrate			Fett/Fettsäuren		
	Energie		Energie-dichte	Eiweiß	Kohlen-hydrate	KH-Port.	Ballast-stoffe	Fett	gesättigte FS	einfach unges. FS
	kcal	kJ	kcal/g	g	g		g	g	g	g
Kleingebäck und Kekse, Markenprodukte										
Schoko-Zwieback, Brandt	**453**	**1923**	**4,5**	**10**	**64**	**6,0**	**3**	**18**	**Ø**	**Ø**
1 Zwieback, 18 g	82	346	4,5	2	12	1,0	1	3	Ø	Ø
Vollkorn-Zwieback, Brandt	**362**	**1531**	**3,6**	**14**	**64**	**6,0**	**9**	**6**	**3**	**Ø**
1 Zwieback, 10 g	36	153	3,6	1	6	0,5	1	1	↙	Ø

	(FS)		Vitamine				Mineralstoffe					
Getreide und Getreideerzeugnisse jeweils essb. Anteil | Zeile 1: pro 100 g | Zeile 2: pro Portion	mehrfach unges. FS g	Cholesterin mg	A (RÄ) µg	E (TÄ) mg	C mg	Folsäure µg	Natrium mg	Kalium mg	Kalzium mg	Magnesium mg	Eisen mg
Kleingebäck und Kekse, Markenprodukte											
Schoko-Zwieback, Brandt	**Ø**	**Ø**	**Ø**	**Ø**	**Ø**	**Ø**	**Ø**	**Ø**	**Ø**	**Ø**	**Ø**
1 Zwieback, 18 g	Ø	Ø	Ø	Ø	Ø	Ø	Ø	Ø	Ø	Ø	Ø
Vollkorn-Zwieback, Brandt	**Ø**	**Ø**	**Ø**	**Ø**	**Ø**	**Ø**	**500**	**Ø**	**240**	**Ø**	**Ø**
1 Zwieback, 10 g	Ø	Ø	Ø	Ø	Ø	Ø	50	Ø	24	Ø	Ø

Gemüse, Salat, Kartoffeln jeweils essb. Anteil | Zeile 1: pro 100 g | Zeile 2: pro Portion	Energie Energie kcal	 kJ	 Energiedichte kcal/g	Eiweiß Eiweiß g	Kohlenhydrate Kohlenhydrate g	 KH-Port.	 Ballaststoffe g	Fett/Fettsäuren Fett g	 gesättigte FS g	 einfach unges. FS g
Gemüse, Salat, Kräuter										
Artischocke	**22**	**93**	**0,2**	**2**	**3**	**0**	**11**	✓	✓	✓
1 Portion, 100 g	22	93	0,2	2	3	0	11	✓	✓	✓
Artischocken, Konserve	**16**	**67**	**0,2**	**2**	**2**	**0**	**9**	✓	✓	✓
1 Portion, 50 g	8	33	0,2	1	1	0	4	✓	✓	✓
Aubergine	**17**	**72**	**0,2**	**1**	**3**	**0**	**3**	✓	✓	✓
1 Portion, 200 g	34	144	0,2	2	5	0,5	6	✓	✓	✓
Bambussprossen	**18**	**76**	**0,2**	**3**	**1**	**0**	**3**	✓	✓	✓
1 Portion, 150 g	27	114	0,2	4	2	0	4	✓	✓	✓
Blattsalat, gemischter (ohne Dressing)	**14**	**58**	**0,1**	**1**	**1**	**0**	**2**	✓	✓	✓
1 Portion, 50 g	7	29	0,1	1	1	0	1	✓	✓	✓
Blumenkohl (Karfiol)	**23**	**95**	**0,2**	**3**	**2**	**0**	**3**	✓	✓	✓
1 Portion, 200 g	45	190	0,2	5	5	0,5	6	✓	✓	✓
Bohnen (Gemüsebohnen) i. D.	**25**	**106**	**0,3**	**2**	**3**	**0,5**	**3**	✓	✓	✓
1 Portion, 200 g	51	212	0,3	5	6	0,5	6	✓	✓	✓
Bohnen (Gemüsebohnen), Konserve	**22**	**90**	**0,2**	**2**	**3**	**0**	**3**	✓	✓	✓
1 Portion, 200 g	43	180	0,2	4	5	0,5	6	✓	✓	✓
Brokkoli	**26**	**110**	**0,3**	**3**	**3**	**0**	**3**	✓	✓	✓
1 Portion, 200 g	53	220	0,3	7	5	0,5	6	✓	✓	✓
Brunnenkresse	**19**	**78**	**0,2**	**2**	**2**	**0**	**3**	✓	✓	✓
1 EL, 3 g	1	2	0,2	✓	✓	0	✓	✓	✓	✓
Chicorée	**17**	**72**	**0,2**	**1**	**2**	**0**	**1**	✓	✓	✓
1 Portion, 75 g	13	54	0,2	1	2	0	1	✓	✓	✓
Chinakohl	**14**	**57**	**0,1**	**1**	**1**	**0**	**2**	✓	✓	✓
1 Portion, 200 g	27	114	0,1	2	2	0	4	✓	✓	✓
Dicke Bohnen	**84**	**351**	**0,8**	**7**	**13**	**1,0**	**3**	**1**	✓	✓
1 Portion, 200 g	168	702	0,8	14	25	2,5	6	1	✓	✓
Dill	**55**	**232**	**0,6**	**4**	**8**	**0,5**	**5**	**1**	✓	✓
1 EL gehackt, 5 g	3	12	0,6	✓	✓	0	✓	✓	✓	✓
Eisbergsalat	**13**	**55**	**0,1**	**1**	**2**	**0**	**2**	✓	✓	✓
1 Portion, 50 g	7	27	0,1	1	1	0	1	✓	✓	✓
Endivie	**11**	**46**	**0,1**	**2**	✓	**0**	**1**	✓	✓	✓
1 Portion, 50 g	6	23	0,1	1	✓	0	1	✓	✓	✓
Erbsen (Gemüseerbsen)	**82**	**342**	**0,8**	**7**	**12**	**1,0**	**5**	**1**	✓	✓
1 Portion, 200 g	163	684	0,8	13	25	2,0	10	1	✓	✓
Erbsen (Gemüseerbsen), Konserve	**70**	**294**	**0,7**	**6**	**10**	**1,0**	**5**	**1**	✓	✓
1 Portion, 200 g	141	588	0,7	12	20	2,0	10	1	✓	✓
Feldsalat	**14**	**60**	**0,1**	**2**	**1**	**0**	**2**	✓	✓	✓
1 Portion, 50 g	7	30	0,1	1	✓	0	1	✓	✓	✓
Fenchel (Gemüsefenchel)	**19**	**79**	**0,2**	**1**	**3**	**0,5**	**2**	✓	✓	✓
1 Portion, 150 g	29	119	0,2	2	5	0,5	3	1	✓	✓
Gartenkresse	**38**	**159**	**0,4**	**4**	**2**	**0**	**3**	**1**	✓	✓
1 EL, 3 g	1	5	0,4	✓	✓	0	✓	✓	✓	✓
Grünkohl (Braunkohl)	**37**	**155**	**0,4**	**4**	**3**	**0**	**4**	**1**	✓	✓
1 Portion, 200 g	74	310	0,4	9	5	0,5	8	2	✓	✓
Gurke (Salatgurke)	**12**	**51**	**0,1**	**1**	**2**	**0**	**1**	✓	✓	✓
1 Stück, 200 g	24	102	0,1	1	4	0,5	1	✓	✓	✓
Knoblauch	**142**	**593**	**1,4**	**6**	**28**	**2,5**	**2**	✓	✓	✓
1 Zehe, 3 g	4	18	1,4	✓	1	0	✓	✓	✓	✓
Kohlrabi	**25**	**103**	**0,2**	**2**	**4**	**0,5**	**2**	✓	✓	✓
1 Portion, 200 g	49	206	0,2	4	7	0,5	3	✓	✓	✓

(FS)		Vitamine				Mineralstoffe					
mehrfach unges. FS	Cholesterin	A (RÄ)	E (TÄ)	C	Folsäure	Natrium	Kalium	Kalzium	Magnesium	Eisen	**Gemüse, Salat, Kartoffeln**
g	mg	µg	mg	mg	µg	mg	mg	mg	mg	mg	jeweils essb. Anteil | Zeile 1: pro 100 g | Zeile 2: pro Portion
											Gemüse, Salat, Kräuter
✓	**0**	**17**	**0,2**	**8**	**68**	**47**	**350**	**53**	**26**	**1,5**	**Artischocke**
✓	0	17	0,2	8	68	47	350	53	26	1,5	1 Portion, 100 g
✓	**0**	**11**	**0,2**	**2**	**12**	**248**	**164**	**45**	**17**	**0,9**	**Artischocken, Konserve**
✓	0	6	0,1	1	6	124	82	23	9	0,5	1 Portion, 50 g
✓	**0**	**7**	✓	**5**	**31**	**4**	**203**	**12**	**14**	**0,4**	**Aubergine**
✓	0	14	0,1	10	62	8	406	24	28	0,7	1 Portion, 200 g
✓	**0**	**2**	**0,3**	**7**	**60**	**6**	**470**	**15**	**3**	**0,7**	**Bambussprossen**
✓	0	3	0,5	10	90	9	705	23	5	1,1	1 Portion, 150 g
✓	**0**	**438**	**0,6**	**19**	**44**	**9**	**274**	**32**	**9**	**1,1**	**Blattsalat, gemischter (ohne Dressing)**
✓	0	219	0,3	10	22	4	137	16	5	0,6	1 Portion, 50 g
✓	**0**	**2**	**0,1**	**73**	**55**	**16**	**328**	**20**	**17**	**0,6**	**Blumenkohl (Karfiol)**
✓	0	4	0,2	146	110	32	656	40	34	1,2	1 Portion, 200 g
✓	**0**	**56**	**0,1**	**20**	**44**	**2**	**248**	**57**	**25**	**0,8**	**Bohnen (Gemüsebohnen) i. D.**
✓	0	112	0,2	40	88	4	496	114	50	1,6	1 Portion, 200 g
✓	**0**	**45**	**0,2**	**5**	**7**	**181**	**116**	**61**	**19**	**0,6**	**Bohnen (Gemüsebohnen), Konserve**
✓	0	90	0,4	10	14	362	232	122	38	1,2	1 Portion, 200 g
✓	**0**	**143**	**0,6**	**115**	**90**	**19**	**373**	**105**	**24**	**1,3**	**Brokkoli**
✓	0	286	1,2	230	180	38	746	210	48	2,6	1 Portion, 200 g
✓	**0**	**692**	**1,0**	**51**	**40**	**12**	**276**	**180**	**34**	**3,1**	**Brunnenkresse**
✓	0	21	✓	2	1	✓	8	5	1	0,1	1 EL, 3 g
✓	**0**	**572**	**0,1**	**9**	**52**	**4**	**194**	**26**	**13**	**0,7**	**Chicorée**
✓	0	429	0,1	7	39	3	146	20	10	0,5	1 Portion, 75 g
✓	**0**	**71**	**0,2**	**26**	**83**	**19**	**144**	**40**	**11**	**0,6**	**Chinakohl**
✓	0	142	0,4	52	166	38	288	80	22	1,2	1 Portion, 200 g
✓	**0**	**22**	**0,3**	**33**	**44**	**27**	**360**	**25**	**38**	**2,0**	**Dicke Bohnen**
1	0	44	0,6	66	88	54	720	50	76	4,0	1 Portion, 200 g
✓	**0**	**1017**	**1,7**	**70**	**50**	**27**	**647**	**230**	**28**	**5,5**	**Dill**
✓	0	51	0,1	4	3	1	32	12	1	0,3	1 EL gehackt, 5 g
✓	**0**	**600**	**0,6**	**4**	**53**	**12**	**160**	**19**	**7**	**0,5**	**Eisbergsalat**
✓	0	300	0,3	2	27	6	80	10	4	0,3	1 Portion, 50 g
✓	**0**	**280**	**1,0**	**10**	**49**	**53**	**346**	**54**	**10**	**1,4**	**Endivie**
✓	0	140	0,5	5	25	27	173	27	5	0,7	1 Portion, 50 g
✓	**0**	**72**	**0,3**	**25**	**33**	**2**	**304**	**24**	**33**	**1,8**	**Erbsen (Gemüseerbsen)**
✓	0	144	0,6	50	66	4	608	48	66	3,6	1 Portion, 200 g
✓	**0**	**58**	**0,3**	**7**	**7**	**222**	**177**	**26**	**27**	**1,3**	**Erbsen (Gemüseerbsen), Konserve**
✓	0	116	0,6	13	14	444	354	52	54	2,6	1 Portion, 200 g
✓	**0**	**650**	**0,6**	**35**	**30**	**4**	**420**	**35**	**13**	**2,0**	**Feldsalat**
✓	0	325	0,3	18	15	2	210	18	7	1,0	1 Portion, 50 g
✓	**0**	**23**	**Ø**	**9**	**37**	**27**	**395**	**38**	**12**	**0,7**	**Fenchel (Gemüsefenchel)**
✓	0	35	Ø	14	56	41	593	57	18	1,1	1 Portion, 150 g
1	**0**	**365**	**0,7**	**59**	**110**	**5**	**550**	**214**	**40**	**2,9**	**Gartenkresse**
✓	0	11	✓	2	3	✓	17	6	1	0,1	1 EL, 3 g
1	**0**	**862**	**1,7**	**105**	**60**	**42**	**490**	**212**	**31**	**1,9**	**Grünkohl (Braunkohl)**
1	0	1724	3,4	210	120	84	980	424	62	3,8	1 Portion, 200 g
✓	**0**	**62**	**0,1**	**8**	**15**	**3**	**164**	**16**	**8**	**0,2**	**Gurke (Salatgurke)**
✓	0	124	0,1	16	30	6	328	32	16	0,4	1 Stück, 200 g
✓	**0**	✓	✓	**14**	**20**	**19**	**530**	**38**	**35**	**1,4**	**Knoblauch**
✓	0	✓	✓	✓	1	1	16	1	1	✓	1 Zehe, 3 g
✓	**0**	**33**	**0,4**	**64**	**25**	**32**	**380**	**68**	**43**	**0,9**	**Kohlrabi**
✓	0	66	0,8	128	50	64	760	136	86	1,8	1 Portion, 200 g

Gemüse, Salat, Kartoffeln jeweils essb. Anteil | Zeile 1: pro 100 g | Zeile 2: pro Portion	Energie			Eiweiß	Kohlenhydrate			Fett/Fettsäuren		
	Energie kcal	Energie kJ	Energiedichte kcal/g	Eiweiß g	Kohlenhydrate g	KH-Port.	Ballaststoffe g	Fett g	gesättigte FS g	einfach unges. FS g
Gemüse, Salat, Kräuter										
Kopfsalat	**12**	**49**	**0,1**	**1**	**1**	**0**	**2**	✓	✓	✓
1 Portion, 50 g	6	24	0,1	1	1	0	1	✓	✓	✓
Kürbis	**25**	**105**	**0,3**	**1**	**5**	**0,5**	**2**	✓	✓	✓
1 Portion, 200 g	50	209	0,3	2	9	1,0	4	✓	✓	✓
Löwenzahnblattsalat	**28**	**117**	**0,3**	**3**	**2**	**0**	**3**	**1**	✓	✓
1 Portion, 30 g	8	35	0,3	1	1	0	1	✓	✓	✓
Mangold	**14**	**59**	**0,1**	**2**	**1**	**0**	**Ø**	✓	✓	✓
1 Portion, 200 g	28	117	0,1	4	1	0	Ø	✓	✓	✓
Meerrettich, gerieben	**64**	**266**	**0,6**	**3**	**12**	**1,0**	**8**	✓	✓	✓
1 EL, 10 g	6	27	0,6	✓	1	0	1	✓	✓	✓
Möhre (Karotte)	**26**	**108**	**0,3**	**1**	**5**	**0,5**	**4**	✓	✓	✓
1 Möhre, 80 g	21	86	0,3	1	4	0,5	3	✓	✓	✓
Paprika (Gemüsepaprika), gelb	**30**	**126**	**0,3**	**1**	**5**	**0,5**	**4**	✓	✓	✓
1 Schote, 150 g	45	189	0,3	2	8	0,5	5	✓	✓	✓
Paprika (Gemüsepaprika), grün	**20**	**85**	**0,2**	**1**	**3**	**0,5**	**4**	✓	✓	✓
1 Schote, 150 g	30	127	0,2	2	4	0,5	5	✓	✓	✓
Paprika (Gemüsepaprika), rot	**37**	**154**	**0,4**	**1**	**6**	**0,5**	**4**	**1**	✓	✓
1 Schote, 150 g	55	231	0,4	2	10	1,0	5	1	✓	✓
Pastinake	**59**	**247**	**0,6**	**1**	**12**	**1,0**	**2**	✓	✓	✓
1 Portion, 125 g	74	309	0,6	2	15	1,5	3	✓	✓	✓
Petersilie	**53**	**220**	**0,5**	**4**	**7**	**0,5**	**4**	✓	✓	✓
1 EL gehackt, 5 g	3	11	0,5	✓	✓	0	✓	✓	✓	✓
Porree (Lauch)	**26**	**107**	**0,3**	**2**	**3**	**0,5**	**2**	✓	✓	✓
1 Portion, 200 g	51	214	0,3	4	6	0,5	4	✓	✓	✓
Portulak (Postelein)	**16**	**67**	**0,2**	**1**	**3**	**0,5**	**Ø**	✓	✓	✓
1 Portion, 50 g	8	33	0,2	1	2	0	Ø	✓	✓	✓
Radicchio	**14**	**57**	**0,1**	**1**	**2**	**0**	**2**	✓	✓	✓
1 Portion, 50 g	7	28	0,1	1	1	0	1	✓	✓	✓
Radieschen	**15**	**61**	**0,1**	**1**	**2**	**0**	**2**	✓	✓	✓
1 Bund (ca. 10 Stück), 80 g	12	49	0,1	1	2	0	1	✓	✓	✓
Rettich	**14**	**57**	**0,1**	**1**	**2**	**0**	**3**	✓	✓	✓
1 Portion, 100 g	14	57	0,1	1	2	0	3	✓	✓	✓
Rhabarber	**13**	**55**	**0,1**	**1**	**1**	**0**	**2**	✓	✓	✓
1 Portion, 125 g	16	69	0,1	1	2	0	3	✓	✓	✓
Rohkost, gemischte (ohne Blattsalat/Dressing)	**18**	**76**	**0,2**	**1**	**3**	**0,5**	**2**	✓	✓	✓
1 Portion, 250 g	45	189	0,2	2	7	0,5	5	1	✓	✓
Romanasalat	**16**	**67**	**0,2**	**2**	**2**	**0**	**1**	✓	✓	✓
1 Portion, 50 g	8	33	0,2	1	1	0	1	✓	✓	✓
Rosenkohl	**36**	**151**	**0,4**	**4**	**3**	**0,5**	**4**	✓	✓	✓
1 Portion, 200 g	72	302	0,4	9	7	0,5	9	✓	✓	✓
Rote Bete (Rote Rübe)	**42**	**175**	**0,4**	**2**	**8**	**1,0**	**3**	✓	✓	✓
1 Portion, 125 g	52	219	0,4	2	11	1,0	3	✓	✓	✓
Rotkohl (Rotkraut, Blaukraut)	**23**	**95**	**0,2**	**2**	**4**	**0,5**	**3**	✓	✓	✓
1 Portion, 200 g	45	190	0,2	3	7	0,5	5	✓	✓	✓
Rotkohl, Konserve	**15**	**63**	**0,2**	**1**	**2**	**0**	**2**	✓	✓	✓
1 Portion, 200 g	30	126	0,2	3	4	0,5	4	✓	✓	✓
Rucola (Rauke)	**25**	**105**	**0,3**	**3**	**2**	**0**	**2**	**1**	✓	✓
1 Portion, 50 g	13	52	0,3	1	1	0	1	✓	✓	✓
Sauerkraut	**17**	**70**	**0,2**	**2**	**1**	**0**	**4**	✓	✓	✓
1 Portion, 200 g	33	140	0,2	3	2	0	7	✓	✓	✓

Gemüse, Salat, Kartoffeln

jeweils essb. Anteil | Zeile 1: pro 100 g | Zeile 2: pro Portion

(FS) mehrfach unges. FS g	Cholesterin mg	Vitamine A (RÄ) µg	E (TÄ) mg	C mg	Folsäure µg	Mineralstoffe Natrium mg	Kalium mg	Kalzium mg	Magnesium mg	Eisen mg	Gemüse, Salat, Kartoffeln
											Gemüse, Salat, Kräuter
✓	**0**	**240**	**0,6**	**13**	**37**	**10**	**224**	**37**	**11**	**1,0**	**Kopfsalat**
✓	0	120	0,3	7	19	5	112	19	6	0,5	1 Portion, 50 g
✓	**0**	**128**	**1,1**	**12**	**36**	**3**	**304**	**22**	**8**	**0,8**	**Kürbis**
✓	0	256	2,2	24	72	6	608	44	16	1,6	1 Portion, 200 g
✓	**0**	**1300**	**2,5**	**68**	**40**	**76**	**501**	**168**	**37**	**3,4**	**Löwenzahnblattsalat**
✓	0	390	0,8	20	12	23	150	50	11	1,0	1 Portion, 30 g
✓	**0**	**588**	**1,5**	**39**	**30**	**90**	**376**	**103**	**81**	**2,7**	**Mangold**
✓	0	1176	3,0	78	60	180	752	206	162	5,4	1 Portion, 200 g
✓	**0**	**3**	**0,1**	**114**	**26**	**9**	**554**	**105**	**33**	**1,4**	**Meerrettich, gerieben**
✓	0	✓	✓	11	3	1	55	11	3	0,1	1 EL, 10 g
✓	**0**	**1574**	**0,5**	**7**	**12**	**60**	**290**	**41**	**18**	**2,1**	**Möhre (Karotte)**
✓	0	1259	0,4	6	10	48	232	33	14	1,7	1 Möhre, 80 g
✓	**0**	**31**	**2,5**	**130**	**18**	**4**	**220**	**8**	**16**	**0,4**	**Paprika (Gemüsepaprika), gelb**
✓	0	47	3,8	195	27	6	330	12	24	0,6	1 Schote, 150 g
✓	**0**	**180**	**2,5**	**139**	**18**	**3**	**177**	**11**	**12**	**0,8**	**Paprika (Gemüsepaprika), grün**
✓	0	270	3,8	209	27	5	266	17	18	1,2	1 Schote, 150 g
✓	**0**	**354**	**2,9**	**140**	**50**	**5**	**260**	**10**	**14**	**0,6**	**Paprika (Gemüsepaprika), rot**
✓	0	531	4,4	210	75	8	390	15	21	0,9	1 Schote, 150 g
✓	**0**	**3**	**0,9**	**18**	**59**	**8**	**523**	**47**	**26**	**0,7**	**Pastinake**
✓	0	4	1,1	23	74	10	654	59	33	0,9	1 Portion, 125 g
✓	**0**	**871**	**3,7**	**159**	**149**	**37**	**811**	**179**	**44**	**3,6**	**Petersilie**
✓	0	44	0,2	8	7	2	41	9	2	0,2	1 EL gehackt, 5 g
✓	**0**	**167**	**0,5**	**24**	**56**	**5**	**235**	**87**	**18**	**1,0**	**Porree (Lauch)**
✓	0	334	1,0	48	112	10	470	174	36	2,0	1 Portion, 200 g
✓	**0**	**66**	**Ø**	**21**	**12**	**45**	**494**	**65**	**68**	**2,0**	**Portulak (Postelein)**
✓	0	33	Ø	11	6	23	247	33	34	1,0	1 Portion, 50 g
✓	**0**	**133**	**0,5**	**28**	**34**	**10**	**240**	**40**	**11**	**1,5**	**Radicchio**
✓	0	67	0,3	14	17	5	120	20	6	0,8	1 Portion, 50 g
✓	**0**	**4**	**✓**	**29**	**24**	**17**	**255**	**34**	**8**	**1,5**	**Radieschen**
✓	0	3	✓	23	19	14	204	27	6	1,2	1 Bund (ca. 10 Stück), 80 g
✓	**0**	**2**	**✓**	**27**	**24**	**18**	**322**	**33**	**15**	**0,8**	**Rettich**
✓	0	2	✓	27	24	18	322	33	15	0,8	1 Portion, 100 g
✓	**0**	**12**	**0,3**	**10**	**3**	**2**	**270**	**52**	**13**	**0,5**	**Rhabarber**
✓	0	15	0,4	13	4	3	338	65	16	0,6	1 Portion, 125 g
✓	**0**	**382**	**0,8**	**42**	**23**	**19**	**221**	**23**	**12**	**1,1**	**Rohkost, gemischte (ohne Blattsalat/Dressing)**
✓	0	954	1,9	104	57	47	553	58	30	2,7	1 Portion, 250 g
✓	**0**	**260**	**0,6**	**24**	**55**	**8**	**290**	**36**	**6**	**1,1**	**Romanasalat**
✓	0	130	0,3	12	28	4	145	18	3	0,6	1 Portion, 50 g
✓	**0**	**75**	**0,6**	**112**	**78**	**10**	**387**	**31**	**22**	**1,1**	**Rosenkohl**
✓	0	150	1,2	224	156	20	774	62	44	2,2	1 Portion, 200 g
✓	**0**	**2**	**✓**	**10**	**93**	**58**	**336**	**29**	**25**	**0,9**	**Rote Bete (Rote Rübe)**
✓	0	3	✓	13	116	73	420	36	31	1,1	1 Portion, 125 g
✓	**0**	**3**	**1,7**	**50**	**39**	**4**	**266**	**35**	**18**	**0,5**	**Rotkohl (Rotkraut, Blaukraut)**
✓	0	6	3,4	100	78	8	532	70	36	1,0	1 Portion, 200 g
✓	**0**	**3**	**1,8**	**10**	**6**	**166**	**77**	**32**	**10**	**0,3**	**Rotkohl, Konserve**
✓	0	6	3,6	19	12	332	154	64	20	0,6	1 Portion, 200 g
✓	**0**	**233**	**Ø**	**Ø**	**Ø**	**27**	**369**	**160**	**Ø**	**1,5**	**Rucola (Rauke)**
✓	0	117	Ø	Ø	Ø	14	185	80	Ø	0,8	1 Portion, 50 g
✓	**0**	**3**	**0,2**	**20**	**16**	**355**	**288**	**48**	**14**	**0,6**	**Sauerkraut**
✓	0	6	0,4	40	32	710	576	96	28	1,2	1 Portion, 200 g

Gemüse, Salat, Kartoffeln jeweils essb. Anteil | Zeile 1: pro 100 g | Zeile 2: pro Portion	Energie			Eiweiß	Kohlenhydrate			Fett/Fettsäuren		
	Energie kcal	Energie kJ	Energiedichte kcal/g	Eiweiß g	Kohlenhydrate g	KH-Port.	Ballaststoffe g	Fett g	gesättigte FS g	einfach unges. FS g
Gemüse, Salat, Kräuter										
Schnittlauch	**27**	**114**	**0,3**	**4**	**2**	**0**	**6**	**1**	✓	✓
1 EL gehackt, 5 g	1	6	0,3	✓	✓	0	✓	✓	✓	✓
Schwarzwurzel	**17**	**70**	**0,2**	**1**	**2**	**0**	**4**	✓	✓	✓
1 Portion, 200 g	33	140	0,2	3	3	0,5	9	1	✓	✓
Schwarzwurzel, Konserve	**15**	**61**	**0,1**	**1**	**1**	**0**	**4**	✓	✓	✓
1 Portion, 200 g	29	122	0,1	3	3	0	8	1	✓	✓
Sellerie, Knollensellerie	**19**	**81**	**0,2**	**2**	**2**	**0**	**4**	✓	✓	✓
¼ Knolle, 70 g	14	57	0,2	1	2	0	3	✓	✓	✓
Sellerie, Staudensellerie	**17**	**70**	**0,2**	**1**	**2**	**0**	**3**	✓	✓	✓
1 Portion, 150 g	25	105	0,2	2	3	0,5	4	✓	✓	✓
Spargel	**18**	**75**	**0,2**	**2**	**2**	**0**	**1**	✓	✓	✓
1 Portion, 250 g	45	188	0,2	5	5	0,5	3	✓	✓	✓
Spargel, Konserve	**16**	**67**	**0,2**	**2**	**1**	**0**	**1**	✓	✓	✓
1 Portion, 150 g	24	100	0,2	3	2	0	2	✓	✓	✓
Spinat	**17**	**71**	**0,2**	**3**	**1**	**0**	**3**	✓	✓	✓
1 Portion, 200 g	34	142	0,2	6	1	0	5	✓	✓	✓
Steckrübe (Kohlrübe)	**28**	**115**	**0,3**	**1**	**5**	**0,5**	**2**	✓	✓	✓
1 Portion, 200 g	55	230	0,3	2	10	1,0	5	✓	✓	✓
Stielmus (Rübstiel)	**24**	**102**	**0,2**	**2**	**3**	**0,5**	**2**	✓	✓	✓
1 Portion, 200 g	49	204	0,2	4	6	0,5	5	✓	✓	✓
Süßkartoffel (Batate)	**111**	**466**	**1,1**	**2**	**24**	**2,0**	**3**	**1**	✓	✓
1 Süßkartoffel, 50 g	56	233	1,1	1	12	1,0	2	✓	✓	✓
Tomate	**17**	**73**	**0,2**	**1**	**3**	**0**	**1**	✓	✓	✓
1 Tomate, 80 g	14	58	0,2	1	2	0	1	✓	✓	✓
1 Cocktailtomate, 11 g	2	8	0,2	Sp	Sp	0	Sp	Sp	Sp	Sp
Tomaten in Dosen	**18**	**75**	**0,2**	**1**	**2**	**0**	**1**	✓	✓	✓
1 Portion, 200 g	36	151	0,2	2	5	0,5	2	✓	✓	✓
Topinambur	**31**	**130**	**0,3**	**2**	**4**	**0,5**	**13**	✓	✓	✓
1 Portion, 150 g	47	195	0,3	4	6	0,5	19	✓	✓	✓
Weißkohl (Weißkraut)	**25**	**105**	**0,3**	**1**	**4**	**0,5**	**3**	✓	✓	✓
1 Portion, 200 g	50	209	0,3	3	8	1,0	6	✓	✓	✓
Wirsing	**26**	**109**	**0,3**	**3**	**3**	**0,5**	**3**	✓	✓	✓
1 Portion, 200 g	52	218	0,3	6	6	0,5	5	✓	✓	✓
Wurzelpetersilie	**40**	**167**	**0,4**	**3**	**6**	**0,5**	**4**	✓	✓	✓
1 Portion, 125 g	50	209	0,4	4	8	0,5	5	✓	✓	✓
Zucchini	**20**	**84**	**0,2**	**2**	**2**	**0**	**1**	✓	✓	✓
1 Zucchini, 150 g	30	126	0,2	3	3	0,5	2	✓	✓	✓
Zuckererbsen	**60**	**249**	**0,6**	**4**	**10**	**1,0**	**5**	✓	✓	✓
1 Portion, 200 g	119	498	0,6	8	20	2,0	10	✓	✓	✓
Zuckermais	**89**	**374**	**0,9**	**3**	**16**	**1,5**	**3**	**1**	✓	✓
1 Portion, 100 g	89	374	0,9	3	16	1,5	3	1	✓	✓
Zuckermais in Dosen	**76**	**317**	**0,8**	**3**	**13**	**1,0**	**3**	**1**	✓	✓
1 EL, 25 g	19	79	0,8	1	3	0,5	1	✓	✓	✓
Zwiebel	**27**	**113**	**0,3**	**1**	**5**	**0,5**	**2**	✓	✓	✓
1 Zwiebel, 40 g	11	45	0,3	✓	2	0	1	✓	✓	✓
Gemüsesäfte										
Gemüsesaft i. D.	**22**	**93**	**0,2**	**2**	**3**	**0,5**	✓	✓	✓	✓
1 Glas, 150 ml	33	140	0,2	3	5	0,5	✓	✓	✓	✓

(FS)		Vitamine				Mineralstoffe					
mehrfach unges. FS	Cholesterin	A (RÄ)	E (TÄ)	C	Folsäure	Natrium	Kalium	Kalzium	Magnesium	Eisen	**Gemüse, Salat, Kartoffeln**
g	mg	µg	mg	mg	µg	mg	mg	mg	mg	mg	jeweils essb. Anteil | Zeile 1: pro 100 g | Zeile 2: pro Portion
											Gemüse, Salat, Kräuter
↙	**0**	**50**	**1,6**	**47**	**80**	**3**	**434**	**129**	**44**	**1,9**	**Schnittlauch**
↙	0	3	0,1	2	4	↙	22	6	2	0,1	1 EL gehackt, 5 g
↙	**0**	**3**	**6,0**	**4**	**57**	**5**	**320**	**53**	**23**	**3,3**	**Schwarzwurzel**
↙	0	6	12,0	8	114	10	640	106	46	6,6	1 Portion, 200 g
↙	**0**	**3**	**6,1**	**1**	**12**	**218**	**180**	**50**	**17**	**2,3**	**Schwarzwurzel, Konserve**
↙	0	6	12,2	2	24	436	360	100	34	4,6	1 Portion, 200 g
↙	**0**	**3**	**0,5**	**8**	**12**	**77**	**321**	**68**	**9**	**0,5**	**Sellerie, Knollensellerie**
↙	0	2	0,4	6	8	54	225	48	6	0,4	¼ Knolle, 70 g
↙	**0**	**483**	**0,2**	**7**	**7**	**132**	**344**	**80**	**12**	**0,5**	**Sellerie, Staudensellerie**
↙	0	725	0,3	11	11	198	516	120	18	0,8	1 Portion, 150 g
↙	**0**	**87**	**2,0**	**20**	**108**	**4**	**203**	**26**	**17**	**0,7**	**Spargel**
↙	0	218	5,0	50	270	10	508	65	43	1,7	1 Portion, 250 g
↙	**0**	**58**	**Ø**	**15**	**55**	**375**	**121**	**17**	**8**	**0,7**	**Spargel, Konserve**
↙	0	87	Ø	23	83	563	182	26	12	1,0	1 Portion, 150 g
↙	**0**	**795**	**1,4**	**51**	**145**	**69**	**554**	**117**	**62**	**3,4**	**Spinat**
↙	0	1590	2,8	102	290	138	1108	234	124	6,8	1 Portion, 200 g
↙	**0**	**17**	**0,2**	**33**	**27**	**10**	**227**	**48**	**11**	**0,4**	**Steckrübe (Kohlrübe)**
↙	0	34	0,4	66	54	20	454	96	22	0,8	1 Portion, 200 g
↙	**0**	**600**	**1,5**	**130**	**30**	**100**	**400**	**100**	**10**	**1,5**	**Stielmus (Rübstiel)**
↙	0	1200	3,0	260	60	200	800	200	20	3,0	1 Portion, 200 g
↙	**0**	**1426**	**4,6**	**30**	**12**	**4**	**413**	**35**	**25**	**0,9**	**Süßkartoffel (Batate)**
↙	0	713	2,3	15	6	2	207	18	13	0,5	1 Süßkartoffel, 50 g
↙	**0**	**97**	**0,8**	**19**	**22**	**3**	**235**	**9**	**11**	**0,3**	**Tomate**
↙	0	78	0,6	15	18	2	188	7	9	0,3	1 Tomate, 80 g
Sp	0	11	0,1	2	2	Sp	26	1	1	Sp	1 Cocktailtomate, 11 g
↙	**0**	**81**	**0,8**	**17**	**8**	**9**	**186**	**27**	**13**	**0,5**	**Tomaten in Dosen**
↙	0	162	1,6	34	16	18	372	54	26	1,1	1 Portion, 200 g
↙	**0**	**2**	**0,2**	**4**	**35**	**3**	**478**	**10**	**20**	**3,7**	**Topinambur**
↙	0	3	0,3	6	53	5	717	15	30	5,6	1 Portion, 150 g
↙	**0**	**12**	**1,7**	**52**	**31**	**12**	**269**	**45**	**13**	**0,4**	**Weißkohl (Weißkraut)**
↙	0	24	3,4	104	62	24	538	90	26	0,7	1 Portion, 200 g
↙	**0**	**8**	**2,5**	**49**	**90**	**9**	**236**	**64**	**12**	**0,6**	**Wirsing**
↙	0	16	5,0	98	180	18	472	128	24	1,1	1 Portion, 200 g
↙	**0**	**5**	**1,7**	**41**	**22**	**12**	**399**	**39**	**26**	**0,9**	**Wurzelpetersilie**
↙	0	6	2,1	51	28	15	499	49	33	1,1	1 Portion, 125 g
↙	**0**	**31**	**0,5**	**18**	**48**	**3**	**177**	**25**	**18**	**1,0**	**Zucchini**
↙	0	47	0,8	27	72	5	266	38	27	1,5	1 Zucchini, 150 g
↙	**0**	**68**	**0,5**	**25**	**33**	**4**	**300**	**20**	**30**	**2,0**	**Zuckererbsen**
↙	0	136	1,0	50	66	8	600	40	60	4,0	1 Portion, 200 g
1	**0**	**10**	**0,1**	**12**	**43**	↙	**300**	**2**	**27**	**0,4**	**Zuckermais**
1	0	10	0,1	12	43	↙	300	2	27	0,4	1 Portion, 100 g
1	**0**	**7**	**0,1**	**3**	**9**	**223**	**175**	**10**	**38**	**0,4**	**Zuckermais in Dosen**
↙	0	2	↙	1	2	56	44	3	10	0,1	1 EL, 25 g
↙	**0**	**1**	**0,1**	**7**	**11**	**3**	**162**	**22**	**10**	**0,2**	**Zwiebel**
↙	0	↙	↙	3	4	1	65	9	4	0,1	1 Zwiebel, 40 g
											Gemüsesäfte
↙	**0**	**299**	**0,6**	**18**	**9**	**213**	**180**	**19**	**15**	**0,9**	**Gemüsesaft i. D.**
↙	0	448	0,9	27	14	319	269	29	23	1,4	1 Glas, 150 ml

Gemüse, Salat, Kartoffeln jeweils essb. Anteil | Zeile 1: pro 100 g | Zeile 2: pro Portion	Energie			Eiweiß	Kohlenhydrate			Fett/Fettsäuren		
	Energie kcal	 kJ	Energiedichte kcal/g	Eiweiß g	Kohlenhydrate g	KH-Port.	Ballaststoffe g	Fett g	gesättigte FS g	einfach unges. FS g
Gemüsesäfte										
Möhren-/Karottensaft	**22**	**91**	**0,2**	**1**	**4**	**0,5**	✓	✓	✓	✓
1 Glas, 150 ml	33	136	0,2	1	6	0,5	1	✓	✓	✓
Rote-Bete-Saft	**35**	**147**	**0,4**	**1**	**7**	**0,5**	✓	✓	✓	✓
1 Glas, 150 ml	53	220	0,4	2	11	1,0	✓	✓	✓	✓
Sauerkrautsaft	**15**	**64**	**0,2**	**1**	**1**	**0**	✓	✓	✓	✓
1 Glas, 150 ml	23	96	0,2	2	1	0	1	✓	✓	✓
Spinatsaft	**15**	**64**	**0,2**	**2**	**1**	**0**	✓	✓	✓	✓
1 Glas, 150 ml	23	96	0,2	3	1	0	✓	✓	✓	✓
Tomatensaft	**15**	**61**	**0,1**	**1**	**2**	**0**	✓	✓	✓	✓
1 Glas, 150 ml	22	92	0,1	1	3	0,5	✓	✓	✓	✓
Gemüsesauerkonserven										
Gewürz-/Salz-/Dillgurken	**16**	**68**	**0,2**	**1**	**2**	**0**	**1**	✓	✓	✓
1 Gurke, 50 g	8	34	0,2	✓	1	0	✓	✓	✓	✓
Mixed Pickles	**36**	**150**	**0,4**	**1**	**6**	**0,5**	**1**	✓	✓	✓
1 Portion, 50 g	18	75	0,4	1	3	0,5	1	✓	✓	✓
Oliven, eingelegt, grün	**145**	**607**	**1,5**	**1**	**4**	**0,5**	**4**	**15**	**2**	**11**
1 Olive, 5 g	7	30	1,5	✓	✓	0	✓	1	✓	1
Oliven, eingelegt, schwarz	**294**	**1230**	**2,9**	**2**	**8**	**0,5**	**4**	**30**	**4**	**21**
1 Olive, 5 g	15	61	2,9	✓	✓	0	✓	2	✓	1
Rote Bete (Rote Rübe), Konserve	**30**	**127**	**0,3**	**1**	**6**	**0,5**	**2**	✓	✓	✓
1 Portion, 50 g	15	64	0,3	1	3	0,5	1	✓	✓	✓
Silber-/Perlzwiebeln	**62**	**259**	**0,6**	**1**	**13**	**1,0**	**2**	✓	✓	✓
1 Portion, 50 g	31	129	0,6	1	7	0,5	1	✓	✓	✓
Tomatenpaprika	**29**	**121**	**0,3**	**1**	**5**	**0,5**	**2**	✓	✓	✓
1 Portion, 50 g	14	60	0,3	✓	2	0	1	✓	✓	✓
Gemüsegerichte										
Apfel-Rotkohl	**63**	**265**	**0,6**	**1**	**6**	**0,5**	**2**	**4**	**2**	**2**
1 Portion, 200 g	127	531	0,6	2	12	1,0	4	8	3	3
Blumenkohl mit Buttersoße	**99**	**413**	**1,0**	**3**	**9**	**1,0**	**3**	**6**	**3**	**2**
1 Portion, 200 g	197	825	1,0	6	19	1,5	6	11	6	3
Brokkoli mit Mandelbutter	**120**	**500**	**1,2**	**4**	**2**	**0**	**4**	**11**	**4**	**5**
1 Portion, 200 g	239	1001	1,2	8	4	0,5	7	21	8	9
Frühlingsrolle	**155**	**649**	**1,6**	**9**	**17**	**1,5**	**1**	**5**	**2**	**2**
1 Frühlingsrolle, 150 g	233	973	1,6	14	26	2,5	2	8	2	3
Gemüse im Teigmantel	**133**	**554**	**1,3**	**5**	**12**	**1,0**	**2**	**7**	**2**	**2**
1 Portion, 200 g	265	1109	1,3	9	25	2,5	4	14	4	5
Leipziger Allerlei mit Butter	**86**	**360**	**0,9**	**3**	**7**	**0,5**	**3**	**5**	**3**	**2**
1 Portion, 200 g	172	720	0,9	6	14	1,5	6	10	6	3
Rahm-Blumenkohl	**85**	**354**	**0,8**	**3**	**6**	**0,5**	**3**	**6**	**3**	**2**
1 Portion, 200 g	169	709	0,8	5	11	1,0	5	11	6	4
Rahm-Brokkoli	**87**	**362**	**0,9**	**3**	**5**	**0,5**	**3**	**6**	**3**	**2**
1 Portion, 200 g	173	724	0,9	7	11	1,0	6	11	6	4
Rahm-Gemüse i. D.	**86**	**358**	**0,9**	**3**	**7**	**0,5**	**3**	**5**	**2**	**2**
1 Portion, 200 g	171	715	0,9	6	14	1,5	6	10	5	4
Rahm-Kohlrabi	**90**	**375**	**0,9**	**3**	**7**	**0,5**	**2**	**6**	**3**	**2**
1 Portion, 200 g	179	750	0,9	5	15	1,5	3	11	6	4
Rahm-Porree	**79**	**329**	**0,8**	**3**	**6**	**0,5**	**2**	**5**	**2**	**2**
1 Portion, 200 g	157	658	0,8	5	13	1,0	5	9	4	3

(FS) mehrfach unges. FS g	Cholesterin mg	Vitamine A (RÄ) µg	E (TÄ) mg	C mg	Folsäure µg	Mineralstoffe Natrium mg	Kalium mg	Kalzium mg	Magnesium mg	Eisen mg	Gemüse, Salat, Kartoffeln (jeweils essb. Anteil | Zeile 1: pro 100 g | Zeile 2: pro Portion)
											Gemüsesäfte
✓	**0**	**437**	**0,5**	**4**	**5**	**274**	**271**	**42**	**19**	**2,0**	**Möhren-/Karottensaft**
✓	0	656	0,8	6	8	411	407	63	29	3,0	1 Glas, 150 ml
✓	**0**	**2**	✓	**4**	**38**	**272**	**314**	**30**	**26**	**0,9**	**Rote-Bete-Saft**
✓	0	3	✓	6	57	408	471	45	39	1,4	1 Glas, 150 ml
✓	**0**	**3**	**0,2**	**8**	**7**	**547**	**267**	**49**	**15**	**0,6**	**Sauerkrautsaft**
✓	0	5	0,3	12	11	821	401	74	23	0,9	1 Glas, 150 ml
✓	**0**	**Ø**	**1,4**	**21**	**32**	**274**	**583**	**125**	**57**	**3,8**	**Spinatsaft**
✓	0	Ø	2,1	32	48	411	875	188	86	5,7	1 Glas, 150 ml
✓	**0**	**77**	**0,8**	**10**	**16**	**218**	**221**	**14**	**13**	**0,5**	**Tomatensaft**
✓	0	116	1,2	15	24	327	332	21	20	0,8	1 Glas, 150 ml
											Gemüsesauerkonserven
✓	**0**	**50**	**0,1**	**2**	**5**	**345**	**107**	**22**	**12**	**0,5**	**Gewürz-/Salz-/Dillgurken**
✓	0	25	0,1	1	3	173	54	11	6	0,3	1 Gurke, 50 g
✓	**0**	**32**	**0,1**	**10**	**10**	**257**	**171**	**21**	**18**	**0,6**	**Mixed Pickles**
✓	0	16	0,1	5	5	129	86	11	9	0,3	1 Portion, 50 g
1	**0**	**180**	**2,0**	**0**	**6**	**1610**	**42**	**52**	**20**	**1,2**	**Oliven, eingelegt, grün**
✓	0	9	0,1	0	✓	81	2	3	1	0,1	1 Olive, 5 g
3	**0**	**40**	**2,0**	**0**	**11**	**3288**	**40**	**61**	**22**	**1,5**	**Oliven, eingelegt, schwarz**
✓	0	2	0,1	0	1	164	2	3	1	0,1	1 Olive, 5 g
✓	**0**	**1**	✓	**3**	**30**	**234**	**233**	**23**	**21**	**0,7**	**Rote Bete (Rote Rübe), Konserve**
✓	0	1	✓	2	15	117	117	12	11	0,4	1 Portion, 50 g
✓	**0**	✓	**0,2**	**4**	**2**	**225**	**145**	**40**	**10**	**0,7**	**Silber-/Perlzwiebeln**
✓	0	✓	0,1	2	1	113	73	20	5	0,4	1 Portion, 50 g
✓	**0**	**194**	**1,9**	**45**	**16**	**199**	**183**	**11**	**14**	**0,4**	**Tomatenpaprika**
✓	0	97	1,0	23	8	100	92	6	7	0,2	1 Portion, 50 g
											Gemüsegerichte
1	**3**	**4**	**1,2**	**15**	**13**	**188**	**121**	**25**	**9**	**0,4**	**Apfel-Rotkohl**
1	6	9	2,4	30	25	376	242	50	19	0,8	1 Portion, 200 g
✓	**15**	**41**	**0,2**	**30**	**27**	**113**	**219**	**23**	**15**	**0,6**	**Blumenkohl mit Buttersoße**
1	29	82	0,4	60	54	226	438	46	30	1,2	1 Portion, 200 g
1	**18**	**167**	**2,7**	**52**	**48**	**74**	**317**	**115**	**37**	**1,3**	**Brokkoli mit Mandelbutter**
2	37	335	5,4	104	96	148	635	230	73	2,6	1 Portion, 200 g
1	**16**	**13**	**0,9**	**4**	**21**	**239**	**132**	**21**	**14**	**1,1**	**Frühlingsrolle**
2	24	20	1,4	6	32	359	198	31	20	1,7	1 Frühlingsrolle, 150 g
2	**30**	**182**	**0,6**	**6**	**27**	**153**	**118**	**68**	**34**	**1,4**	**Gemüse im Teigmantel**
5	60	364	1,2	11	53	306	236	136	67	2,8	1 Portion, 200 g
✓	**13**	**236**	**0,6**	**18**	**20**	**69**	**198**	**29**	**24**	**1,0**	**Leipziger Allerlei mit Butter**
1	26	472	1,2	35	39	138	397	57	49	2,0	1 Portion, 200 g
1	**7**	**26**	**0,1**	**49**	**33**	**76**	**286**	**23**	**16**	**0,6**	**Rahm-Blumenkohl**
1	14	52	0,2	98	67	152	571	46	32	1,2	1 Portion, 200 g
1	**7**	**147**	**0,7**	**55**	**44**	**76**	**278**	**106**	**23**	**1,1**	**Rahm-Brokkoli**
1	14	294	1,4	109	87	152	556	211	45	2,2	1 Portion, 200 g
1	**4**	**316**	**0,7**	**23**	**13**	**82**	**171**	**45**	**15**	**0,9**	**Rahm-Gemüse i. D.**
1	8	631	1,4	47	25	164	343	89	31	1,8	1 Portion, 200 g
1	**7**	**51**	**0,4**	**45**	**16**	**91**	**349**	**66**	**40**	**0,9**	**Rahm-Kohlrabi**
1	14	103	0,8	91	33	182	697	132	79	1,8	1 Portion, 200 g
1	**3**	**156**	**0,6**	**19**	**39**	**65**	**239**	**89**	**19**	**1,1**	**Rahm-Porree**
1	6	312	1,2	38	78	130	477	177	38	2,2	1 Portion, 200 g

Gemüse, Salat, Kartoffeln

jeweils essb. Anteil | Zeile 1: pro 100 g | Zeile 2: pro Portion

	Energie			Eiweiß	Kohlenhydrate			Fett/Fettsäuren		
	Energie kcal	Energie kJ	Energiedichte kcal/g	Eiweiß g	Kohlenhydrate g	KH-Port.	Ballaststoffe g	Fett g	gesättigte FS g	einfach unges. FS g
Gemüsegerichte										
Rahm-Rosenkohl	**103**	**430**	**1,0**	**4**	**7**	**0,5**	**4**	**7**	**3**	**2**
1 Portion, 200 g	205	859	1,0	8	13	1,0	7	13	6	4
Rahm-Spinat, Rahm-Blattspinat	**63**	**262**	**0,6**	**3**	**1**	**0**	**3**	**5**	**3**	**2**
1 Portion, 200 g	125	524	0,6	5	2	0	5	10	5	3
Rahm-Wirsing	**79**	**328**	**0,8**	**3**	**5**	**0,5**	**2**	**5**	**2**	**2**
1 Portion, 200 g	157	657	0,8	6	10	1,0	5	10	5	4
Ratatouille	**74**	**311**	**0,7**	**1**	**3**	**0,5**	**2**	**6**	**1**	**3**
1 Portion, 250 g	186	778	0,7	3	7	0,5	6	16	2	7
Spargel-Schinken-Röllchen	**101**	**422**	**1,0**	**6**	**3**	**0,5**	**1**	**7**	**3**	**3**
2 Röllchen, 240 g	242	1013	1,0	14	7	0,5	2	18	8	7
Pilze										
Austernpilze	**11**	**46**	**0,1**	**3**	**0**	**0**	**6**	✓	✓	✓
1 Portion, 150 g	17	69	0,1	5	0	0	9	✓	✓	✓
Birkenpilze	**18**	**75**	**0,2**	**5**	**0**	**0**	**6**	**1**	✓	✓
1 Portion, 150 g	27	113	0,2	7	0	0	10	1	✓	✓
Butterpilze	**11**	**46**	**0,1**	**3**	✓	**0**	**4**	✓	✓	✓
1 Portion, 150 g	17	69	0,1	4	✓	0	7	1	✓	✓
Champignons	**16**	**67**	**0,2**	**4**	**1**	**0**	**2**	✓	✓	✓
1 Portion, 150 g	24	100	0,2	6	1	0	3	✓	✓	✓
1 Champignon, 10 g	2	7	0,2	✓	✓	0	✓	✓	✓	✓
Champignons, Konserve	**14**	**59**	**0,1**	**3**	✓	**0**	**2**	**1**	✓	✓
1 Portion, 150 g	21	88	0,1	5	✓	0	2	1	✓	✓
Hallimasche	**15**	**63**	**0,2**	**3**	✓	**0**	**6**	**1**	✓	✓
1 Portion, 150 g	23	94	0,2	5	✓	0	8	1	✓	✓
Morcheln (Speise-)	**10**	**42**	**0,1**	**2**	**0**	**0**	**7**	✓	✓	✓
1 Portion, 150 g	15	63	0,1	4	0	0	11	✓	✓	✓
Pfifferlinge	**11**	**46**	**0,1**	**2**	✓	**0**	**3**	✓	✓	✓
1 Portion, 150 g	17	69	0,1	4	✓	0	5	1	✓	✓
Pfifferlinge, getrocknet	**93**	**389**	**0,9**	**25**	**2**	**0**	**46**	**2**	**Ø**	**Ø**
1 Portion, 25 g	23	97	0,9	6	✓	0	12	1	Ø	Ø
Pfifferlinge, Konserve	**13**	**54**	**0,1**	**2**	✓	**0**	**4**	**1**	✓	✓
1 Portion, 150 g	20	82	0,1	3	✓	0	6	1	✓	✓
Steinpilze	**21**	**88**	**0,2**	**5**	**1**	**0**	**6**	✓	✓	✓
1 Portion, 150 g	32	132	0,2	8	1	0	9	1	✓	✓
Steinpilze, getrocknet	**149**	**623**	**1,5**	**27**	**4**	**0,5**	**55**	**3**	**1**	✓
1 Portion, 25 g	37	156	1,5	7	1	0	14	1	✓	✓
Kartoffelgerichte und -produkte										
Bratkartoffeln, in Öl gebraten	**133**	**556**	**1,3**	**2**	**15**	**1,5**	**2**	**7**	**1**	**3**
1 Portion, 200 g	266	1111	1,3	4	30	2,5	5	14	2	6
Gnocchi	**128**	**536**	**1,3**	**5**	**21**	**2,0**	**2**	**2**	**1**	**1**
1 Portion, 200 g	256	1071	1,3	10	42	4,0	4	4	1	2
Herzoginkartoffeln (Pommes Duchesse)	**162**	**679**	**1,6**	**3**	**13**	**1,0**	**2**	**11**	**6**	**4**
1 Portion, 150 g	243	1018	1,6	5	19	1,5	3	16	8	5
Kartoffel, gekocht	**69**	**287**	**0,7**	**2**	**14**	**1,5**	**2**	✓	✓	✓
1 mittelgroße Kartoffel, 80 g	55	230	0,7	2	11	1,0	2	✓	✓	✓
Kartoffelgratin	**151**	**632**	**1,5**	**2**	**11**	**1,0**	**2**	**11**	**6**	**3**
1 Portion, 200 g	302	1264	1,5	5	23	2,0	3	21	12	7

Gemüse, Salat, Kartoffeln

jeweils essb. Anteil | Zeile 1: pro 100 g | Zeile 2: pro Portion

(FS) mehrfach unges. FS g	(FS) Cholesterin mg	Vitamine A (RÄ) µg	Vitamine E (TÄ) mg	Vitamine C mg	Vitamine Folsäure µg	Mineralstoffe Natrium mg	Mineralstoffe Kalium mg	Mineralstoffe Kalzium mg	Mineralstoffe Magnesium mg	Mineralstoffe Eisen mg	
											Gemüsegerichte
1	**7**	**76**	**0,5**	**69**	**43**	**70**	**310**	**30**	**18**	**0,9**	**Rahm-Rosenkohl**
2	15	152	1,0	138	86	140	620	61	37	1,8	1 Portion, 200 g
1	**7**	**739**	**1,5**	**21**	**36**	**112**	**327**	**127**	**36**	**3,1**	**Rahm-Spinat, Rahm-Blattspinat**
1	14	1479	3,0	42	71	224	654	254	72	6,2	1 Portion, 200 g
1	**5**	**21**	**2,2**	**20**	**41**	**332**	**126**	**47**	**8**	**0,7**	**Rahm-Wirsing**
1	10	42	4,4	39	81	664	253	94	16	1,4	1 Portion, 200 g
3	**0**	**89**	**2,8**	**28**	**20**	**63**	**182**	**18**	**13**	**0,7**	**Ratatouille**
7	0	223	7,0	71	50	158	455	46	33	1,8	1 Portion, 250 g
1	**22**	**64**	**2,3**	**7**	**33**	**252**	**111**	**25**	**13**	**0,7**	**Spargel-Schinken-Röllchen**
2	52	154	5,5	16	79	605	267	59	31	1,7	2 Röllchen, 240 g
											Pilze
✓	**0**	**Ø**	**Ø**	**1**	**Ø**	**6**	**254**	**12**	**13**	**1,2**	**Austernpilze**
✓	0	Ø	Ø	1	Ø	9	381	18	20	1,8	1 Portion, 150 g
✓	**0**	**0**	**0,1**	**7**	**25**	**2**	**360**	**9**	**10**	**1,6**	**Birkenpilze**
✓	0	0	0,2	11	38	3	540	14	15	2,4	1 Portion, 150 g
✓	**0**	**0**	**0,1**	**8**	**25**	**3**	**190**	**25**	**6**	**1,3**	**Butterpilze**
✓	0	0	0,2	12	38	5	285	38	9	2,0	1 Portion, 150 g
✓	**0**	**2**	**0,1**	**5**	**25**	**8**	**422**	**11**	**13**	**1,2**	**Champignons**
✓	0	3	0,2	7	38	12	633	17	20	1,8	1 Portion, 150 g
✓	0	✓	✓	✓	3	1	42	1	1	0,1	1 Champignon, 10 g
✓	**0**	**2**	**0,1**	**2**	**3**	**320**	**110**	**19**	**15**	**0,8**	**Champignons, Konserve**
✓	0	3	0,2	3	5	480	165	29	23	1,2	1 Portion, 150 g
✓	**0**	**Ø**	**Ø**	**5**	**Ø**	**Ø**	**427**	**4**	**13**	**0,9**	**Hallimasche**
✓	0	Ø	Ø	8	Ø	Ø	641	6	20	1,3	1 Portion, 150 g
✓	**0**	**0**	**0,2**	**5**	**25**	**2**	**390**	**11**	**16**	**1,2**	**Morcheln (Speise-)**
✓	0	0	0,3	8	38	3	585	17	24	1,8	1 Portion, 150 g
✓	**0**	**217**	**0,1**	**6**	**25**	**3**	**332**	**4**	**14**	**Ø**	**Pfifferlinge**
✓	0	326	0,2	9	38	5	498	6	21	Ø	1 Portion, 150 g
Ø	**0**	**Ø**	**Ø**	**2**	**Ø**	**32**	**5370**	**85**	**135**	**Ø**	**Pfifferlinge, getrocknet**
Ø	0	Ø	Ø	1	Ø	8	1343	21	34	Ø	1 Portion, 25 g
✓	**0**	**217**	**0,1**	**3**	**6**	**165**	**155**	**5**	**6**	**Ø**	**Pfifferlinge, Konserve**
✓	0	326	0,2	5	9	248	233	8	9	Ø	1 Portion, 150 g
✓	**0**	**1**	**0,2**	**3**	**25**	**6**	**327**	**4**	**12**	**1,0**	**Steinpilze**
✓	0	2	0,2	4	38	9	491	6	18	1,5	1 Portion, 150 g
2	**0**	**8**	**1,2**	**8**	**98**	**14**	**2000**	**34**	**83**	**8,4**	**Steinpilze, getrocknet**
✓	0	2	0,3	2	25	4	500	9	21	2,1	1 Portion, 25 g
											Kartoffelgerichte und -produkte
3	**0**	**15**	**2,3**	**10**	**19**	**63**	**382**	**6**	**20**	**0,4**	**Bratkartoffeln, in Öl gebraten**
5	0	29	4,6	21	37	126	764	13	39	0,8	1 Portion, 200 g
✓	**71**	**51**	**0,4**	**8**	**21**	**75**	**253**	**16**	**17**	**0,8**	**Gnocchi**
1	143	102	0,8	16	42	150	507	32	34	1,6	1 Portion, 200 g
1	**151**	**150**	**0,8**	**11**	**30**	**128**	**361**	**21**	**19**	**1,1**	**Herzoginkartoffeln (Pommes Duchesse)**
1	226	225	1,2	16	45	192	542	31	28	1,7	1 Portion, 150 g
✓	**0**	**1**	**0,1**	**12**	**15**	**62**	**333**	**6**	**18**	**0,4**	**Kartoffel, gekocht**
✓	0	1	0,1	10	12	50	266	5	14	0,3	1 mittelgroße Kartoffel, 80 g
1	**50**	**122**	**0,4**	**11**	**21**	**69**	**321**	**26**	**17**	**0,5**	**Kartoffelgratin**
1	100	244	0,8	21	42	138	642	51	34	1,0	1 Portion, 200 g

Gemüse, Salat, Kartoffeln

jeweils essb. Anteil | Zeile 1: pro 100 g | Zeile 2: pro Portion

	Energie			Eiweiß	Kohlenhydrate			Fett/Fettsäuren		
	Energie		Energie-dichte	Eiweiß	Kohlen-hydrate	KH-Port.	Ballast-stoffe	Fett	gesättigte FS	einfach unges. FS
	kcal	kJ	kcal/g	g	g		g	g	g	g
Kartoffelgerichte und -produkte										
Kartoffelklöße/-knödel, Trockenprodukt	**325**	**1360**	**3,3**	**6**	**74**	**6,5**	**6**	✓	✓	✓
für 2 Klöße, 50 g Pulver	163	680	3,3	3	37	3,5	3	✓	✓	✓
Kartoffelklöße/-knödel, zubereitet	**108**	**451**	**1,1**	**3**	**22**	**2,0**	**3**	**1**	✓	✓
1 Kloß, 100 g	108	451	1,1	3	22	2,0	3	1	✓	✓
Kartoffelkroketten, frittiert	**214**	**895**	**2,1**	**4**	**22**	**2,0**	**1**	**13**	**2**	**3**
1 Portion (7–8 Kroketten), 150 g	321	1343	2,1	6	32	3,0	2	20	3	5
Kartoffelpüree, Trockenprodukt	**329**	**1375**	**3,3**	**9**	**71**	**6,5**	**6**	**1**	✓	✓
für 1 Portion, 30 g Pulver	99	412	3,3	3	21	2,0	2	✓	✓	✓
Kartoffelpüree, zub. mit Milch u. Butter	**91**	**380**	**0,9**	**3**	**12**	**1,0**	**2**	**3**	**2**	**1**
1 Portion, 200 g	182	761	0,9	5	24	2,0	3	7	4	2
Kartoffelpuffer (Reibekuchen), in Öl gebraten	**255**	**1065**	**2,5**	**4**	**15**	**1,5**	**2**	**20**	**3**	**7**
1 Puffer, 120 g	306	1278	2,5	4	19	1,5	2	24	3	8
Kartoffelwedges (Kartoffelecken), frittiert	**283**	**1184**	**2,8**	**4**	**34**	**3,0**	**3**	**15**	**3**	**9**
1 Portion, 150 g	425	1776	2,8	6	50	4,5	5	22	4	13
Pommes frites, frittiert	**316**	**1323**	**3,2**	**3**	**38**	**3,5**	**3**	**17**	**5**	**9**
1 Portion, 150 g	474	1984	3,2	5	58	5,0	5	25	7	13
Pommes frites aus dem Backofen	**157**	**657**	**1,6**	**3**	**26**	**2,5**	**3**	**5**	**1**	**3**
1 Portion, 150 g	236	985	1,6	4	38	3,5	4	8	2	4
Rösti, frittiert	**257**	**1075**	**2,6**	**2**	**25**	**2,5**	**3**	**17**	**3**	**7**
1 Rösti, 50 g	129	538	2,6	1	13	1,0	2	9	2	4
Schupfnudeln, gekocht	**150**	**628**	**1,5**	**6**	**27**	**2,5**	**2**	**2**	**1**	**1**
1 Portion, 200 g	300	1255	1,5	11	54	5,0	5	4	1	1
Zwetschgenknödel	**186**	**776**	**1,9**	**3**	**28**	**2,5**	**3**	**7**	**4**	**2**
1 Knödel, 65 g	121	504	1,9	2	18	1,5	2	4	2	1
Kartoffelprodukte, Markenprodukte										
Country Potatoes Classic, TK, McCain	**141**	**592**	**1,4**	**3**	**20**	**2,0**	**Ø**	**5**	**1**	**2**
1 Portion, 150 g	212	888	1,4	4	30	3,0	Ø	8	1	3
Kroketten, TK, McCain	**213**	**893**	**2,1**	**3**	**29**	**2,5**	**3**	**9**	**1**	**4**
1 Portion, 150 g	320	1340	2,1	5	43	4,0	5	14	2	5
Rösti, TK, McCain	**191**	**798**	**1,9**	**2**	**25**	**2,5**	**3**	**9**	**1**	**3**
1 Portion, 150 g	287	1197	1,9	3	38	3,5	5	13	1	5
1·2·3 Frites Original, TK, McCain	**153**	**643**	**1,5**	**3**	**23**	**2,0**	**3**	**5**	**1**	**2**
1 Portion, 150 g	230	965	1,5	4	34	3,0	5	7	2	3
Hülsenfrüchte										
Bohnen, weiß, Trockenprodukt	**237**	**992**	**2,4**	**21**	**35**	**3,0**	**23**	**2**	✓	✓
1 Portion, 60 g	142	595	2,4	13	21	2,0	14	1	✓	✓
Bohnen, weiß, Konserve	**66**	**274**	**0,7**	**5**	**10**	**1,0**	**4**	✓	✓	✓
1 Portion, 125 g	82	343	0,7	7	12	1,0	5	1	✓	✓
Erbsen, Trockenprodukt	**271**	**1134**	**2,7**	**23**	**41**	**3,5**	**17**	**1**	✓	✓
1 Portion, 60 g	163	680	2,7	14	25	2,0	10	1	✓	✓
Kichererbsen, Trockenprodukt	**305**	**1276**	**3,1**	**19**	**44**	**4,0**	**16**	**6**	**1**	✓
1 Portion, 60 g	183	766	3,1	11	27	2,5	9	4	1	✓
Kidneybohnen, Konserve	**84**	**351**	**0,8**	**5**	**15**	**1,5**	**5**	**1**	✓	✓
1 Portion, 125 g	105	439	0,8	7	18	1,5	7	1	✓	✓
Kidneybohnen, Trockenprodukt	**333**	**1393**	**3,3**	**24**	**60**	**5,5**	**25**	**1**	✓	✓
1 Portion, 60 g	200	836	3,3	14	36	3,5	15	✓	✓	✓
Limabohnen (Butterbohnen), Trockenprodukt	**275**	**1151**	**2,8**	**21**	**45**	**4,0**	**14**	**1**	✓	✓
1 Portion, 60 g	165	690	2,8	12	27	2,5	9	1	✓	✓

Gemüse, Salat, Kartoffeln

jeweils essb. Anteil | Zeile 1: pro 100 g | Zeile 2: pro Portion

(FS)		Vitamine				Mineralstoffe					
mehrfach unges. FS g	Cholesterin mg	A (RÄ) µg	E (TÄ) mg	C mg	Folsäure µg	Natrium mg	Kalium mg	Kalzium mg	Magnesium mg	Eisen mg	Gemüse, Salat, Kartoffeln
											Kartoffelgerichte und -produkte
✓	**0**	**0**	**0**	**20**	**24**	**1260**	**749**	**40**	**45**	**2,4**	**Kartoffelklöße/-knödel, Trockenprodukt**
✓	0	0	0	10	12	630	375	20	23	1,2	für 2 Klöße, 50 g Pulver
✓	**15**	**11**	**0,2**	**12**	**17**	**210**	**340**	**13**	**21**	**0,7**	**Kartoffelklöße/-knödel, zubereitet**
✓	15	11	0,2	12	17	210	340	13	21	0,7	1 Kloß, 100 g
8	**0**	**0**	**Ø**	**2**	**2**	**420**	**360**	**44**	**19**	**0,9**	**Kartoffelkroketten, frittiert**
11	0	0	Ø	3	3	630	540	66	29	1,4	1 Portion (7–8 Kroketten), 150 g
✓	**0**	**0**	**0,3**	**20**	**24**	**160**	**1150**	**30**	**69**	**2,4**	**Kartoffelpüree, Trockenprodukt**
✓	0	0	0,1	6	7	48	345	9	21	0,7	für 1 Portion, 30 g Pulver
✓	**29**	**38**	**0,2**	**11**	**20**	**74**	**342**	**32**	**18**	**0,4**	**Kartoffelpüree, zub. mit Milch u. Butter**
✓	57	76	0,4	22	40	148	685	64	36	0,8	1 Portion, 200 g
9	**49**	**70**	**7,6**	**6**	**23**	**173**	**321**	**15**	**18**	**0,7**	**Kartoffelpuffer (Reibekuchen), in Öl gebraten**
11	59	84	9,1	8	28	207	385	18	22	0,8	1 Puffer, 120 g
2	**0**	**Ø**	**1,8**	**Ø**	**Ø**	**757**	**522**	**26**	**30**	**1,1**	**Kartoffelwedges (Kartoffelecken), frittiert**
3	0	Ø	2,8	Ø	Ø	1136	783	39	45	1,6	1 Portion, 150 g
3	**0**	**Ø**	**1,5**	**3**	**12**	**320**	**561**	**13**	**29**	**1,1**	**Pommes frites, frittiert**
4	0	Ø	2,3	5	18	480	842	20	44	1,7	1 Portion, 150 g
✓	**0**	**Ø**	**0,3**	**14**	**13**	**222**	**461**	**8**	**23**	**0,5**	**Pommes frites aus dem Backofen**
✓	0	Ø	0,5	21	20	333	692	12	35	0,8	1 Portion, 150 g
4	**0**	**0**	**1,8**	**3**	**38**	**546**	**391**	**18**	**21**	**0,8**	**Rösti, frittiert**
2	0	0	0,9	2	19	273	196	9	11	0,4	1 Rösti, 50 g
✓	**55**	**39**	**0,4**	**9**	**24**	**132**	**290**	**15**	**19**	**0,9**	**Schupfnudeln, gekocht**
1	110	79	0,8	18	47	264	581	30	37	1,8	1 Portion, 200 g
✓	**32**	**74**	**0,5**	**5**	**12**	**87**	**215**	**14**	**13**	**0,6**	**Zwetschgenknödel**
✓	21	48	0,3	3	7	57	139	9	9	0,4	1 Knödel, 65 g
											Kartoffelprodukte, Markenprodukte
3	**Ø**	**Ø**	**Ø**	**Ø**	**Ø**	**Ø**	**Ø**	**Ø**	**Ø**	**Ø**	**Country Potatoes Classic, TK, McCain**
4	Ø	Ø	Ø	Ø	Ø	Ø	Ø	Ø	Ø	Ø	1 Portion, 150 g
4	**Ø**	**Ø**	**Ø**	**Ø**	**Ø**	**350**	**Ø**	**Ø**	**Ø**	**Ø**	**Kroketten, TK, McCain**
7	Ø	Ø	Ø	Ø	Ø	525	Ø	Ø	Ø	Ø	1 Portion, 150 g
4	**Ø**	**Ø**	**Ø**	**Ø**	**Ø**	**350**	**Ø**	**Ø**	**Ø**	**Ø**	**Rösti, TK, McCain**
6	Ø	Ø	Ø	Ø	Ø	525	Ø	Ø	Ø	Ø	1 Portion, 150 g
3	**Ø**	**Ø**	**Ø**	**Ø**	**Ø**	**400**	**Ø**	**Ø**	**Ø**	**Ø**	**1·2·3 Frites Original, TK, McCain**
4	Ø	Ø	Ø	Ø	Ø	600	Ø	Ø	Ø	Ø	1 Portion, 150 g
											Hülsenfrüchte
1	**0**	**67**	**0,2**	**3**	**205**	**4**	**1337**	**113**	**140**	**6,5**	**Bohnen, weiß, Trockenprodukt**
1	0	40	0,1	2	123	2	802	68	84	3,9	1 Portion, 60 g
✓	**0**	**15**	**0,1**	**✓**	**52**	**195**	**332**	**33**	**36**	**1,5**	**Bohnen, weiß, Konserve**
✓	0	19	0,1	✓	65	244	415	41	45	1,9	1 Portion, 125 g
1	**0**	**13**	**0,8**	**2**	**151**	**24**	**992**	**50**	**118**	**5,2**	**Erbsen, Trockenprodukt**
✓	0	8	0,5	1	91	14	595	30	71	3,1	1 Portion, 60 g
4	**0**	**30**	**5,8**	**5**	**340**	**23**	**800**	**124**	**126**	**6,1**	**Kichererbsen, Trockenprodukt**
2	0	18	3,5	3	204	14	480	74	76	3,7	1 Portion, 60 g
✓	**0**	**0**	**✓**	**1**	**36**	**296**	**237**	**34**	**27**	**1,2**	**Kidneybohnen, Konserve**
✓	0	0	✓	2	45	370	296	43	34	1,5	1 Portion, 125 g
✓	**0**	**0**	**0,2**	**5**	**394**	**24**	**1406**	**143**	**140**	**8,2**	**Kidneybohnen, Trockenprodukt**
✓	0	0	0,1	3	236	14	844	86	84	4,9	1 Portion, 60 g
1	**0**	**Ø**	**Ø**	**1**	**360**	**13**	**1750**	**89**	**216**	**6,8**	**Limabohnen (Butterbohnen), Trockenprodukt**
✓	0	Ø	Ø	1	216	8	1050	53	130	4,1	1 Portion, 60 g

Gemüse, Salat, Kartoffeln jeweils essb. Anteil | Zeile 1: pro 100 g | Zeile 2: pro Portion	Energie			Eiweiß	Kohlenhydrate			Fett/Fettsäuren		
	Energie kcal	Energie kJ	Energiedichte kcal/g	Eiweiß g	Kohlenhydrate g	KH-Port.	Ballaststoffe g	Fett g	gesättigte FS g	einfach unges. FS g
Hülsenfrüchte										
Linsen, Trockenprodukt	**270**	**1130**	**2,7**	**23**	**41**	**3,5**	**17**	**2**	**Ø**	**Ø**
1 Portion, 60 g	162	678	2,7	14	24	2,0	10	1	Ø	Ø
Mungobohnensprossen	**24**	**99**	**0,2**	**3**	**2**	**0**	**6**	✓	✓	✓
1 Portion, 50 g	12	50	0,2	2	1	0	3	✓	✓	✓
Mungobohnen, Trockenprodukt	**269**	**1125**	**2,7**	**23**	**42**	**4,0**	**17**	**1**	✓	✓
1 Portion, 60 g	161	675	2,7	14	25	2,5	10	1	✓	✓
Sojabohnen, Trockenprodukt	**329**	**1377**	**3,3**	**38**	**6**	**0,5**	**22**	**18**	**2**	**4**
1 Portion, 60 g	197	826	3,3	23	4	0,5	13	11	1	2
Sojamehl (vollfett)	**347**	**1452**	**3,5**	**41**	**3**	**0,5**	**19**	**21**	**3**	**3**
1 EL, 15 g	52	218	3,5	6	✓	0	3	3	✓	1
Sojaschrot	**246**	**1027**	**2,5**	**36**	✓	**0**	**32**	**11**	**2**	**2**
1 EL, 15 g	37	154	2,5	5	✓	0	5	2	✓	✓
Sojasprossen (Sojakeime)	**52**	**217**	**0,5**	**5**	**5**	**0,5**	**2**	**1**	✓	✓
1 Portion, 50 g	26	109	0,5	3	2	0	1	1	✓	✓

Gemüse, Salat, Kartoffeln

jeweils essb. Anteil | Zeile 1: pro 100 g | Zeile 2: pro Portion

(FS)		Vitamine				Mineralstoffe					
mehrfach unges. FS	Cholesterin	A (RÄ)	E (TÄ)	C	Folsäure	Natrium	Kalium	Kalzium	Magnesium	Eisen	
g	mg	µg	mg	mg	µg	mg	mg	mg	mg	mg	
											Hülsenfrüchte
Ø	**0**	**17**	**Ø**	**7**	**168**	**7**	**837**	**65**	**129**	**8,0**	**Linsen, Trockenprodukt**
Ø	0	10	Ø	4	101	4	502	39	77	4,8	1 Portion, 60 g
✓	**0**	**7**	**0,1**	**11**	**61**	**5**	**134**	**13**	**18**	**0,9**	**Mungobohnensprossen**
✓	0	4	0,1	6	31	3	67	7	9	0,5	1 Portion, 50 g
1	**0**	**6**	**1,9**	**3**	**140**	**9**	**171**	**90**	**166**	**6,8**	**Mungobohnen, Trockenprodukt**
✓	0	4	1,1	2	84	5	103	54	100	4,1	1 Portion, 60 g
11	**0**	**63**	**1,5**	✓	**250**	**5**	**1800**	**200**	**220**	**6,6**	**Sojabohnen, Trockenprodukt**
6	0	38	0,9	✓	150	3	1080	120	132	4,0	1 Portion, 60 g
12	**0**	**14**	**1,5**	**0**	**190**	**4**	**1870**	**195**	**247**	**12,0**	**Sojamehl (vollfett)**
2	0	2	0,2	0	29	1	281	29	37	1,8	1 EL, 15 g
7	**0**	**3**	**1,5**	**0**	**340**	**4**	**1700**	**200**	**250**	**10,0**	**Sojaschrot**
1	0	✓	0,2	0	51	1	255	30	38	1,5	1 EL, 15 g
1	**0**	**4**	**0,1**	**20**	**160**	**30**	**235**	**32**	**19**	**0,9**	**Sojasprossen (Sojakeime)**
✓	0	2	0,1	10	80	15	118	16	10	0,5	1 Portion, 50 g

Obst, Obsterzeugnisse und Nüsse

jeweils essb. Anteil | Zeile 1: pro 100 g | Zeile 2: pro Portion

	Energie			Eiweiß	Kohlenhydrate			Fett/Fettsäuren		
	Energie		Energie-dichte	Eiweiß	Kohlen-hydrate	KH-Port.	Ballast-stoffe	Fett	gesättigte FS	einfach unges. FS
	kcal	kJ	kcal/g	g	g		g	g	g	g
Obst und Tiefkühlobst										
Acerola (Westindische Kirschen)	**20**	**85**	**0,2**	✓	**4**	**0,5**	**2**	✓	✓	✓
1 Portion, 50 g	10	42	0,2	✓	2	0	1	✓	✓	✓
Ananas	**59**	**246**	**0,6**	**1**	**13**	**1,0**	**1**	✓	✓	✓
1 Portion, 150 g	88	369	0,6	1	20	2,0	2	✓	✓	✓
Apfel	**54**	**226**	**0,5**	✓	**11**	**1,0**	**2**	**1**	✓	✓
1 Apfel, 180 g	97	407	0,5	1	21	2,0	4	1	✓	✓
Apfelsine (Orange)	**47**	**197**	**0,5**	**1**	**9**	**1,0**	**2**	✓	✓	✓
1 Apfelsine, 145 g	68	286	0,5	1	13	1,0	3	✓	✓	✓
Aprikosen (Marillen)	**42**	**177**	**0,4**	**1**	**9**	**1,0**	**2**	✓	✓	✓
1 Aprikose, 65 g	27	115	0,4	1	6	0,5	1	✓	✓	✓
Avocado	**217**	**909**	**2,2**	**2**	✓	**0**	**6**	**24**	**4**	**17**
½ Avocado, 115 g	250	1046	2,2	2	✓	0	7	27	4	19
Banane	**95**	**398**	**1,0**	**1**	**21**	**2,0**	**2**	✓	✓	✓
1 Banane, 110 g	105	438	1,0	1	24	2,0	2	✓	✓	✓
Beerenmischung, TK-Produkt	**42**	**174**	**0,4**	**1**	**7**	**0,5**	**6**	**1**	✓	✓
1 EL, 40 g	17	69	0,4	✓	3	0	2	✓	✓	✓
Birne	**55**	**230**	**0,6**	✓	**12**	**1,0**	**3**	✓	✓	✓
1 Birne, 180 g	99	414	0,6	1	22	2,0	6	✓	✓	✓
Brombeeren	**44**	**184**	**0,4**	**1**	**6**	**0,5**	**3**	**1**	✓	✓
1 Portion, 125 g	55	230	0,4	2	8	0,5	4	1	✓	✓
Clementine	**46**	**192**	**0,5**	**1**	**9**	**1,0**	**2**	✓	✓	✓
1 Clementine, 90 g	41	173	0,5	✓	8	1,0	2	✓	✓	✓
Cranberrys (Moosbeeren)	**46**	**192**	**0,5**	✓	**12**	**1,0**	**5**	✓	✓	✓
1 Portion, 110 g	51	212	0,5	✓	13	1,0	5	✓	✓	✓
Datteln	**114**	**477**	**1,1**	**1**	**27**	**2,5**	**3**	✓	✓	✓
1 Dattel, 7 g	8	33	1,1	✓	2	0	✓	✓	✓	✓
Erdbeeren	**32**	**134**	**0,3**	**1**	**6**	**0,5**	**2**	✓	✓	✓
6–7 Erdbeeren, 150 g	48	201	0,3	1	8	1,0	2	1	✓	✓
Erdbeeren, TK-Produkt	**32**	**134**	**0,3**	**1**	**6**	**0,5**	**2**	✓	✓	✓
1 EL, 40 g	13	54	0,3	✓	2	0	1	✓	✓	✓
Feigen	**63**	**264**	**0,6**	**1**	**13**	**1,0**	**2**	**1**	✓	✓
1 Feige, 60 g	38	158	0,6	1	8	0,5	1	✓	✓	✓
Granatapfel	**78**	**326**	**0,8**	**1**	**17**	**1,5**	**2**	**1**	✓	✓
1 Granatapfel, 125 g	97	407	0,8	1	21	2,0	3	1	✓	✓
Grapefruit (Pampelmuse)	**50**	**209**	**0,5**	**1**	**9**	**1,0**	**1**	✓	✓	✓
½ Grapefruit, 130 g	65	272	0,5	1	12	1,0	1	✓	✓	✓
Guave (Guajave)	**38**	**158**	**0,4**	**1**	**7**	**0,5**	**5**	**1**	✓	✓
1 Guave, 40 g	15	63	0,4	✓	3	0	2	✓	✓	✓
Heidelbeeren (Blaubeeren)	**36**	**151**	**0,4**	**1**	**6**	**0,5**	**5**	**1**	✓	✓
1 Portion, 125 g	45	188	0,4	1	8	0,5	6	1	✓	✓
Himbeeren	**34**	**142**	**0,3**	**1**	**5**	**0,5**	**5**	✓	✓	✓
1 Portion, 125 g	43	178	0,3	2	6	0,5	6	✓	✓	✓
Himbeeren, TK-Produkt	**34**	**142**	**0,3**	**1**	**5**	**0,5**	**5**	✓	✓	✓
1 EL, 40 g	14	57	0,3	1	2	0	2	✓	✓	✓
Honigmelone (Zuckermelone)	**54**	**226**	**0,5**	**1**	**12**	**1,0**	**1**	✓	✓	✓
1 Portion, 150 g	81	339	0,5	1	19	1,5	2	✓	✓	✓
Jackfrucht	**72**	**302**	**0,7**	**1**	**15**	**1,5**	**4**	✓	✓	✓
1 Portion, 100 g	72	302	0,7	1	15	1,5	4	✓	✓	✓
Johannisbeeren, rot	**33**	**138**	**0,3**	**1**	**5**	**0,5**	**4**	✓	✓	✓
1 Portion, 125 g	41	173	0,3	1	6	0,5	4	✓	✓	✓

Obst, Obsterzeugnisse und Nüsse

jeweils essb. Anteil | Zeile 1: pro 100 g | Zeile 2: pro Portion

(FS)		Vitamine				Mineralstoffe					
mehrfach unges. FS g	Cholesterin mg	A (RÄ) µg	E (TÄ) mg	C mg	Folsäure µg	Natrium mg	Kalium mg	Kalzium mg	Magnesium mg	Eisen mg	
											Obst und Tiefkühlobst
✓	**0**	**28**	**0,3**	**1700**	**6**	**3**	**83**	**12**	**12**	**0,2**	**Acerola (Westindische Kirschen)**
✓	0	14	0,2	850	3	2	42	6	6	0,1	1 Portion, 50 g
✓	**0**	**10**	**0,1**	**19**	**4**	**2**	**173**	**16**	**17**	**0,4**	**Ananas**
✓	0	15	0,2	29	6	3	260	24	26	0,6	1 Portion, 150 g
✓	**0**	**8**	**0,5**	**12**	**7**	**3**	**144**	**7**	**6**	**0,5**	**Apfel**
✓	0	14	0,9	22	13	5	259	13	11	0,9	1 Apfel, 180 g
✓	**0**	**15**	**0,3**	**50**	**29**	**1**	**177**	**42**	**14**	**0,4**	**Apfelsine (Orange)**
✓	0	22	0,4	73	42	1	257	61	20	0,6	1 Apfelsine, 145 g
✓	**0**	**298**	**0,5**	**9**	**4**	**2**	**280**	**17**	**10**	**0,7**	**Aprikosen (Marillen)**
✓	0	194	0,3	6	3	1	182	11	7	0,4	1 Aprikose, 65 g
2	**0**	**12**	**1,3**	**13**	**30**	**3**	**503**	**10**	**29**	**0,6**	**Avocado**
3	0	14	1,5	15	35	3	578	12	33	0,7	½ Avocado, 115 g
✓	**0**	**38**	**0,3**	**12**	**20**	**1**	**393**	**9**	**36**	**0,4**	**Banane**
✓	0	42	0,3	13	22	1	432	10	40	0,4	1 Banane, 110 g
✓	**0**	**15**	**1,0**	**50**	**14**	**2**	**202**	**36**	**19**	**1,0**	**Beerenmischung, TK-Produkt**
✓	0	6	0,4	20	5	1	81	14	7	0,4	1 EL, 40 g
✓	**0**	**3**	**0,4**	**5**	**14**	**2**	**125**	**9**	**7**	**0,2**	**Birne**
✓	0	5	0,7	9	25	4	225	16	13	0,3	1 Birne, 180 g
1	**0**	**45**	**0,7**	**17**	**34**	**3**	**190**	**45**	**30**	**0,9**	**Brombeeren**
1	0	56	0,9	21	43	4	238	56	38	1,1	1 Portion, 125 g
✓	**0**	**50**	**0,3**	**30**	**15**	**2**	**180**	**35**	**11**	**0,3**	**Clementine**
✓	0	45	0,3	27	14	2	162	32	10	0,3	1 Clementine, 90 g
✓	**0**	**3**	**1,2**	**13**	**1**	**2**	**85**	**8**	**6**	**0,3**	**Cranberrys (Moosbeeren)**
✓	0	3	1,3	14	1	2	94	9	7	0,3	1 Portion, 110 g
✓	**0**	**2**	**0,1**	**58**	**21**	**6**	**350**	**21**	**21**	**0,8**	**Datteln**
✓	0	✓	✓	4	1	✓	25	1	1	0,1	1 Dattel, 7 g
✓	**0**	**8**	**0,1**	**65**	**43**	**3**	**145**	**25**	**15**	**0,6**	**Erdbeeren**
✓	0	12	0,2	98	65	5	218	38	23	1,0	6–7 Erdbeeren, 150 g
✓	**0**	**8**	**0,1**	**54**	**41**	**3**	**145**	**25**	**15**	**0,6**	**Erdbeeren, TK-Produkt**
✓	0	3	✓	22	16	1	58	10	6	0,3	1 EL, 40 g
✓	**0**	**8**	**0,5**	**3**	**7**	**2**	**240**	**54**	**20**	**0,6**	**Feigen**
✓	0	5	0,3	2	4	1	144	32	12	0,4	1 Feige, 60 g
✓	**0**	**7**	**0,2**	**7**	**7**	**7**	**290**	**8**	**3**	**0,5**	**Granatapfel**
✓	0	9	0,3	9	9	9	363	10	4	0,6	1 Granatapfel, 125 g
✓	**0**	**3**	**0,3**	**44**	**11**	**2**	**180**	**18**	**10**	**0,3**	**Grapefruit (Pampelmuse)**
✓	0	4	0,4	57	14	3	234	23	13	0,4	½ Grapefruit, 130 g
✓	**0**	**119**	**0,4**	**273**	**30**	**4**	**290**	**17**	**13**	**0,8**	**Guave (Guajave)**
✓	0	48	0,2	109	12	2	116	7	5	0,3	1 Guave, 40 g
✓	**0**	**6**	**2,1**	**22**	**10**	**1**	**78**	**10**	**2**	**0,7**	**Heidelbeeren (Blaubeeren)**
1	0	8	2,6	28	13	1	98	13	3	0,9	1 Portion, 125 g
✓	**0**	**4**	**0,9**	**25**	**30**	**1**	**200**	**40**	**30**	**1,0**	**Himbeeren**
✓	0	5	1,1	31	38	1	250	50	38	1,3	1 Portion, 125 g
✓	**0**	**3**	**0,9**	**21**	**15**	**1**	**200**	**40**	**30**	**1,0**	**Himbeeren, TK-Produkt**
✓	0	1	0,4	8	6	✓	80	16	12	0,4	1 EL, 40 g
✓	**0**	**784**	**0,1**	**33**	**30**	**12**	**309**	**14**	**11**	**0,2**	**Honigmelone (Zuckermelone)**
✓	0	1176	0,2	50	45	18	464	21	17	0,3	1 Portion, 150 g
✓	**0**	**9**	**0,5**	**9**	**7**	**2**	**407**	**27**	**37**	**0,6**	**Jackfrucht**
✓	0	9	0,5	9	7	2	407	27	37	0,6	1 Portion, 100 g
✓	**0**	**4**	**0,7**	**36**	**11**	**2**	**240**	**30**	**13**	**0,9**	**Johannisbeeren, rot**
✓	0	5	0,9	45	14	3	300	38	16	1,1	1 Portion, 125 g

Obst, Obsterzeugnisse und Nüsse jeweils essb. Anteil | Zeile 1: pro 100 g | Zeile 2: pro Portion	Energie			Eiweiß	Kohlenhydrate			Fett/Fettsäuren		
	Energie kcal	Energie kJ	Energiedichte kcal/g	Eiweiß g	Kohlenhydrate g	KH-Port.	Ballaststoffe g	Fett g	gesättigte FS g	einfach unges. FS g
Obst und Tiefkühlobst										
Johannisbeeren, schwarz	**39**	**163**	**0,4**	**1**	**6**	**0,5**	**7**	✓	✓	✓
1 Portion, 125 g	49	204	0,4	2	8	0,5	8	✓	✓	✓
Johannisbeeren, weiß	**30**	**126**	**0,3**	**1**	**7**	**0,5**	**6**	✓	✓	✓
1 Portion, 125 g	38	157	0,3	1	8	1,0	8	✓	✓	✓
Kaki (Kakipflaume)	**71**	**297**	**0,7**	**1**	**16**	**1,5**	**3**	✓	✓	✓
1 Kaki, 150 g	107	446	0,7	1	24	2,0	5	✓	✓	✓
Kaktusfeige (Kaktusbirne, Kaktusapfel)	**37**	**154**	**0,4**	**1**	**7**	**0,5**	**5**	✓	✓	✓
1 Kaktusfeige, 80 g	29	123	0,4	1	6	0,5	4	✓	✓	✓
Kirschen (Süßkirschen)	**63**	**265**	**0,6**	**1**	**13**	**1,0**	**1**	✓	✓	✓
1 Handvoll (ca. 12 Stück), 150 g	95	397	0,6	1	20	2,0	2	✓	✓	✓
Kiwi	**61**	**255**	**0,6**	**1**	**11**	**1,0**	**2**	**1**	✓	✓
1 Kiwi, 50 g	30	127	0,6	1	5	0,5	1	✓	✓	✓
Kumquat (Zwergorange)	**68**	**286**	**0,7**	**1**	**15**	**1,5**	**4**	✓	✓	✓
1 Kumquat, 30 g	21	86	0,7	✓	4	0,5	1	✓	✓	✓
Limette (Limone)	**47**	**195**	**0,5**	**1**	**2**	**0**	**2**	**2**	✓	✓
1 Limette, 50 g	23	97	0,5	✓	1	0	1	1	✓	✓
Litschi	**76**	**319**	**0,8**	**1**	**17**	**1,5**	**2**	✓	✓	✓
1 Litschi, 10 g	8	32	0,8	✓	2	0	✓	✓	✓	✓
Mandarine	**50**	**210**	**0,5**	**1**	**10**	**1,0**	**2**	✓	✓	✓
1 Mandarine, 90 g	45	189	0,5	✓	9	1,0	2	✓	✓	✓
Mango	**60**	**252**	**0,6**	**1**	**13**	**1,0**	**2**	✓	✓	✓
½ Mango, 125 g	75	315	0,6	1	16	1,5	2	1	✓	✓
Maracuja (Passionsfrucht)	**80**	**335**	**0,8**	**2**	**13**	**1,0**	**2**	✓	✓	✓
1 Frucht, 40 g	32	134	0,8	1	5	0,5	1	✓	✓	✓
Mirabellen	**64**	**269**	**0,6**	**1**	**14**	**1,5**	**1**	✓	✓	✓
1 Handvoll (ca. 12 Stück), 150 g	96	404	0,6	1	21	2,0	2	✓	✓	✓
Nektarine	**57**	**238**	**0,6**	**1**	**12**	**1,0**	**2**	✓	✓	✓
1 Nektarine, 175 g	100	417	0,6	2	22	2,0	4	✓	✓	✓
Papaya (Baummelone)	**32**	**134**	**0,3**	**1**	**7**	**0,5**	**2**	✓	✓	✓
½ Papaya, 150 g	48	201	0,3	1	11	1,0	3	✓	✓	✓
Pfirsich	**41**	**170**	**0,4**	**1**	**9**	**1,0**	**2**	✓	✓	✓
1 Pfirsich, 125 g	51	212	0,4	1	11	1,0	3	✓	✓	✓
Pflaumen (Zwetschgen)	**47**	**197**	**0,5**	**1**	**10**	**1,0**	**2**	✓	✓	✓
1 Pflaume, 35 g	16	69	0,5	✓	4	0,5	1	✓	✓	✓
Physalis (Kapstachelbeere)	**76**	**319**	**0,8**	**2**	**13**	**1,0**	**1**	**1**	✓	✓
1 Physalis, 5 g	4	16	0,8	✓	1	0	✓	✓	✓	✓
Quitte	**39**	**162**	**0,4**	✓	**7**	**0,5**	**6**	**1**	✓	✓
1 Quitte, 80 g	31	130	0,4	✓	6	0,5	5	✓	✓	✓
Reineclaude	**63**	**264**	**0,6**	**1**	**14**	**1,0**	**2**	✓	✓	✓
6 Reineclauden, 150 g	95	396	0,6	1	20	2,0	3	Sp	Sp	Sp
Sauerkirschen	**58**	**241**	**0,6**	**1**	**10**	**1,0**	**1**	**1**	✓	✓
1 Portion, 100 g	58	241	0,6	1	10	1,0	1	1	✓	✓
Stachelbeeren	**44**	**184**	**0,4**	**1**	**9**	**1,0**	**3**	✓	✓	✓
1 Portion, 125 g	55	230	0,4	1	11	1,0	4	✓	✓	✓
Tamarillo (Baumtomate)	**59**	**245**	**0,6**	**2**	**11**	**1,0**	**2**	**1**	✓	✓
1 Tamarillo, 70 g	41	172	0,6	1	7	0,5	1	1	✓	✓
Wassermelone	**38**	**160**	**0,4**	**1**	**8**	**1,0**	✓	✓	✓	✓
1 Portion, 150 g	57	240	0,4	1	12	1,0	✓	✓	✓	✓
Weintrauben	**71**	**297**	**0,7**	**1**	**16**	**1,5**	**2**	✓	✓	✓
1 Handvoll, 165 g	117	490	0,7	1	26	2,5	2	✓	✓	✓

Obst, Obsterzeugnisse und Nüsse

jeweils essb. Anteil | Zeile 1: pro 100 g | Zeile 2: pro Portion

(FS)		Vitamine				Mineralstoffe					
mehrfach unges. FS	Cholesterin	A (RÄ)	E (TÄ)	C	Folsäure	Natrium	Kalium	Kalzium	Magnesium	Eisen	
g	mg	µg	mg	mg	µg	mg	mg	mg	mg	mg	
											Obst und Tiefkühlobst
↙	**0**	**14**	**1,9**	**177**	**9**	**2**	**341**	**53**	**17**	**1,3**	**Johannisbeeren, schwarz**
↙	0	18	2,4	221	11	3	426	66	21	1,6	1 Portion, 125 g
↙	**0**	**0**	**0,1**	**35**	**6**	**2**	**267**	**30**	**9**	**1,0**	**Johannisbeeren, weiß**
↙	0	0	0,1	44	8	3	334	38	11	1,2	1 Portion, 125 g
↙	**0**	**267**	**0,8**	**16**	**8**	**4**	**170**	**8**	**8**	**0,4**	**Kaki (Kakipflaume)**
↙	0	401	1,2	24	12	6	255	12	12	0,6	1 Kaki, 150 g
↙	**0**	**9**	**0,5**	**23**	**7**	**4**	**90**	**28**	**85**	**0,3**	**Kaktusfeige (Kaktusbirne, Kaktusapfel)**
↙	0	7	0,4	18	6	3	72	22	68	0,2	1 Kaktusfeige, 80 g
↙	**0**	**14**	**0,1**	**15**	**52**	**3**	**210**	**17**	**11**	**0,4**	**Kirschen (Süßkirschen)**
↙	0	21	0,2	23	78	5	315	26	17	0,6	1 Handvoll (ca. 12 Stück), 150 g
↙	**0**	**8**	**0,5**	**71**	**20**	**4**	**295**	**38**	**24**	**0,8**	**Kiwi**
↙	0	4	0,3	36	10	2	148	19	12	0,4	1 Kiwi, 50 g
↙	**0**	**35**	**0,3**	**38**	**7**	**111**	**198**	**16**	**13**	**0,6**	**Kumquat (Zwergorange)**
↙	0	11	0,1	11	2	33	59	5	4	0,2	1 Kumquat, 30 g
1	**0**	**2**	**0,4**	**44**	**8**	**2**	**82**	**13**	**15**	**0,2**	**Limette (Limone)**
1	0	1	0,2	22	4	1	41	7	8	0,1	1 Limette, 50 g
↙	**0**	**0**	**0,5**	**39**	**25**	**3**	**180**	**9**	**10**	**0,3**	**Litschi**
↙	0	0	0,1	4	3	↙	18	1	1	↙	1 Litschi, 10 g
↙	**0**	**57**	**0,3**	**30**	**7**	**1**	**210**	**33**	**11**	**0,3**	**Mandarine**
↙	0	51	0,3	27	6	1	189	30	10	0,3	1 Mandarine, 90 g
↙	**0**	**201**	**1,0**	**39**	**36**	**5**	**190**	**12**	**18**	**0,4**	**Mango**
↙	0	251	1,3	48	45	6	238	15	23	0,5	½ Mango, 125 g
↙	**0**	**40**	**0,4**	**24**	**20**	**28**	**340**	**17**	**Ø**	**1,3**	**Maracuja (Passionsfrucht)**
↙	0	16	0,2	10	8	11	136	7	Ø	0,5	1 Frucht, 40 g
↙	**0**	**35**	**0,5**	**7**	**3**	↙	**230**	**12**	**15**	**0,5**	**Mirabellen**
↙	0	53	0,8	11	5	↙	345	18	23	0,8	1 Handvoll (ca. 12 Stück), 150 g
↙	**0**	**73**	**0,5**	**8**	**5**	**9**	**212**	**4**	**10**	**0,5**	**Nektarine**
↙	0	128	0,9	14	9	16	371	7	18	0,9	1 Nektarine, 175 g
↙	**0**	**161**	**0,7**	**82**	**2**	**3**	**211**	**21**	**41**	**0,4**	**Papaya (Baummelone)**
↙	0	242	1,1	123	3	5	317	32	62	0,6	½ Papaya, 150 g
↙	**0**	**16**	**1,0**	**10**	**3**	**1**	**176**	**7**	**9**	**0,5**	**Pfirsich**
↙	0	20	1,3	13	4	1	220	9	11	0,6	1 Pfirsich, 125 g
↙	**0**	**65**	**0,9**	**5**	**2**	**2**	**220**	**14**	**10**	**0,4**	**Pflaumen (Zwetschgen)**
↙	0	23	0,3	2	1	1	77	5	4	0,1	1 Pflaume, 35 g
↙	**0**	**150**	**0,5**	**28**	**8**	**5**	**170**	**12**	**8**	**1,3**	**Physalis (Kapstachelbeere)**
↙	0	8	↙	1	0	↙	9	1	↙	0,1	1 Physalis, 5 g
↙	**0**	**6**	**0,4**	**13**	**8**	**2**	**200**	**10**	**8**	**0,6**	**Quitte**
↙	0	5	0,3	10	6	2	160	8	6	0,5	1 Quitte, 80 g
↙	**0**	**30**	**0,7**	**6**	**3**	**1**	**245**	**13**	**10**	**1,1**	**Reineclaude**
Sp	0	45	1,1	9	5	2	368	20	15	1,7	6 Reineclauden, 150 g
↙	**0**	**50**	**0,1**	**12**	**75**	**2**	**115**	**8**	**8**	**0,6**	**Sauerkirschen**
↙	0	50	0,1	12	75	2	115	8	8	0,6	1 Portion, 100 g
↙	**0**	**18**	**0,6**	**35**	**19**	**2**	**200**	**30**	**15**	**0,6**	**Stachelbeeren**
↙	0	23	0,8	44	24	3	250	38	19	0,8	1 Portion, 125 g
↙	**0**	**217**	**0,5**	**24**	**24**	**2**	**320**	**12**	**21**	**0,7**	**Tamarillo (Baumtomate)**
↙	0	152	0,4	17	17	1	224	8	15	0,5	1 Tamarillo, 70 g
↙	**0**	**87**	**0,1**	**6**	**5**	**1**	**158**	**11**	**3**	**0,4**	**Wassermelone**
↙	0	131	0,2	9	8	2	237	17	5	0,6	1 Portion, 150 g
↙	**0**	**6**	**0,7**	**4**	**43**	**2**	**190**	**18**	**9**	**0,4**	**Weintrauben**
↙	0	10	1,2	7	71	3	314	30	15	0,7	1 Handvoll, 165 g

Obst, Obsterzeugnisse und Nüsse jeweils essb. Anteil | Zeile 1: pro 100 g | Zeile 2: pro Portion	Energie			Eiweiß	Kohlenhydrate			Fett/Fettsäuren		
	Energie kcal	Energie kJ	Energiedichte kcal/g	Eiweiß g	Kohlenhydrate g	KH-Port.	Ballaststoffe g	Fett g	gesättigte FS g	einfach unges. FS g
Obst und Tiefkühlobst										
Zitrone	**56**	**235**	**0,6**	**1**	**8**	**0,5**	**1**	**1**	✓	✓
1 Zitrone, 80 g	45	188	0,6	1	6	0,5	1	✓	✓	✓
Obstkonserven/-kompott										
Ananas, Konserve, gezuckert	**88**	**367**	**0,9**	✓	**21**	**2,0**	**1**	✓	✓	✓
1 Portion (mit Saft), 150 g	132	550	0,9	1	31	3,0	1	✓	✓	✓
Apfelmus (Apfelkompott), gezuckert	**102**	**428**	**1,0**	**1**	**23**	**2,0**	**3**	**1**	✓	✓
1 Portion, 125 g	128	536	1,0	1	29	2,5	4	1	✓	✓
Aprikosen, Konserve, gezuckert	**79**	**329**	**0,8**	**1**	**18**	**1,5**	**1**	✓	✓	✓
1 Portion (mit Saft), 150 g	118	493	0,8	1	27	2,5	2	✓	✓	✓
Birne, Konserve, gezuckert	**67**	**280**	**0,7**	✓	**16**	**1,5**	**2**	✓	✓	✓
1 Portion (mit Saft), 150 g	101	420	0,7	✓	24	2,0	2	✓	✓	✓
Erdbeeren, Konserve, gezuckert	**68**	**283**	**0,7**	✓	**16**	**1,5**	**1**	✓	✓	✓
1 Portion (mit Saft), 150 g	101	424	0,7	✓	24	2,0	1	✓	✓	✓
Mandarinen, Konserve, gezuckert	**83**	**348**	**0,8**	✓	**19**	**1,5**	**1**	✓	✓	✓
1 Portion (mit Saft), 150 g	125	522	0,8	1	29	2,5	1	✓	✓	✓
Mirabellen, Konserve, gezuckert	**91**	**379**	**0,9**	✓	**21**	**2,0**	**1**	✓	✓	✓
1 Portion (mit Saft), 150 g	136	569	0,9	1	32	3,0	1	✓	✓	✓
Obstkompott i. D., Konserve, gezuckert	**81**	**339**	**0,8**	✓	**19**	**1,5**	**1**	✓	✓	✓
1 Portion (mit Saft), 150 g	122	508	0,8	1	29	2,5	2	✓	✓	✓
Pfirsiche, Konserve, gezuckert	**78**	**325**	**0,8**	✓	**19**	**1,5**	**1**	✓	✓	✓
1 Portion (mit Saft), 150 g	117	488	0,8	1	28	2,5	2	✓	✓	✓
Pflaumen, Konserve, gezuckert	**82**	**341**	**0,8**	✓	**19**	**1,5**	**1**	✓	✓	✓
1 Portion (mit Saft), 150 g	122	511	0,8	✓	29	2,5	1	✓	✓	✓
Preiselbeeren (Wildpreiselbeeren)	**174**	**726**	**1,7**	✓	**42**	**4,0**	**1**	✓	✓	✓
1 EL, 40 g	69	290	1,7	✓	17	1,5	1	✓	✓	✓
Schattenmorellen, Konserve, gezuckert	**87**	**364**	**0,9**	**1**	**20**	**2,0**	**1**	✓	✓	✓
1 Portion (mit Saft), 150 g	131	546	0,9	1	30	2,5	1	✓	✓	✓
Süßkirschen, Konserve, gezuckert	**90**	**377**	**0,9**	**1**	**21**	**2,0**	**1**	✓	✓	✓
1 Portion (mit Saft), 150 g	135	565	0,9	1	31	3,0	1	✓	✓	✓
Trockenobst										
Apfel, getrocknet (Apfelschnitze)	**278**	**1165**	**2,8**	**2**	**61**	**5,5**	**11**	**2**	**1**	✓
1 Portion, 40 g	111	466	2,8	1	25	2,0	4	1	✓	✓
Aprikosen, getrocknet	**250**	**1044**	**2,5**	**5**	**51**	**4,5**	**11**	**1**	✓	✓
1 Portion, 40 g	100	418	2,5	2	20	2,0	4	✓	✓	✓
Banane, getrocknet („Bananenchips")	**291**	**1216**	**2,9**	**4**	**65**	**6,0**	**6**	**1**	✓	✓
1 Portion, 40 g	116	486	2,9	1	26	2,5	2	✓	✓	✓
Birne, getrocknet (Birnenschnitze)	**252**	**1056**	**2,5**	**2**	**60**	**5,5**	**14**	**1**	✓	**1**
1 Portion, 40 g	101	422	2,5	1	24	2,0	5	1	✓	✓
Cranberrys (Moosbeeren), getrocknet	**308**	**1289**	**3,1**	✓	**82**	**7,5**	**6**	**1**	✓	✓
1 Portion, 40 g	123	515	3,1	✓	33	3,0	2	1	✓	✓
Datteln, getrocknet	**285**	**1194**	**2,9**	**2**	**66**	**6,0**	**9**	**1**	✓	✓
1 Dattel, 10 g	29	119	2,9	✓	7	0,5	1	✓	✓	✓
Feigen, getrocknet	**284**	**1190**	**2,8**	**6**	**58**	**5,5**	**12**	**2**	✓	✓
1 Feige, 20 g	57	238	2,8	1	12	1,0	2	✓	✓	✓
Mischobst, getrocknet (Backobst)	**258**	**1078**	**2,6**	**4**	**56**	**5,0**	**12**	**1**	✓	✓
1 Portion, 40 g	103	431	2,6	1	23	2,0	5	✓	✓	✓
Pfirsich, getrocknet (Pfirsichschnitze)	**247**	**1035**	**2,5**	**5**	**54**	**5,0**	**14**	**1**	✓	✓
1 Portion, 40 g	99	414	2,5	2	22	2,0	6	✓	✓	✓

Obst, Obsterzeugnisse und Nüsse

jeweils essb. Anteil | Zeile 1: pro 100 g | Zeile 2: pro Portion

(FS)		Vitamine				Mineralstoffe					
mehrfach unges. FS	Cholesterin	A (RÄ)	E (TÄ)	C	Folsäure	Natrium	Kalium	Kalzium	Magnesium	Eisen	
g	mg	µg	mg	mg	µg	mg	mg	mg	mg	mg	
											Obst und Tiefkühlobst
✓	**0**	**3**	**0,4**	**53**	**6**	**3**	**149**	**11**	**28**	**0,4**	**Zitrone**
✓	0	2	0,3	42	5	2	119	9	22	0,3	1 Zitrone, 80 g
											Obstkonserven/-kompott
✓	**0**	**6**	**0,1**	**6**	**1**	**1**	**79**	**11**	**10**	**0,2**	**Ananas, Konserve, gezuckert**
✓	0	9	0,2	9	2	2	119	17	15	0,3	1 Portion (mit Saft), 150 g
✓	**0**	**6**	**0,7**	**4**	**4**	**3**	**114**	**4**	**10**	**0,7**	**Apfelmus (Apfelkompott), gezuckert**
✓	0	8	0,9	5	5	4	143	5	12	0,9	1 Portion, 125 g
✓	**0**	**161**	**0,3**	**4**	**1**	**10**	**127**	**11**	**10**	**0,6**	**Aprikosen, Konserve, gezuckert**
✓	0	242	0,5	6	2	15	191	17	15	0,9	1 Portion (mit Saft), 150 g
✓	**0**	**2**	**0,2**	**2**	**6**	**1**	**57**	**7**	**4**	**0,2**	**Birne, Konserve, gezuckert**
✓	0	3	0,3	3	9	2	86	11	6	0,3	1 Portion (mit Saft), 150 g
✓	**0**	**3**	✓	**14**	**3**	**2**	**45**	**12**	**6**	**0,4**	**Erdbeeren, Konserve, gezuckert**
✓	0	5	✓	21	5	3	68	18	9	0,6	1 Portion (mit Saft), 150 g
✓	**0**	**31**	**0,2**	**9**	**2**	**1**	**96**	**21**	**6**	**0,2**	**Mandarinen, Konserve, gezuckert**
✓	0	47	0,3	14	3	2	144	32	9	0,3	1 Portion (mit Saft), 150 g
✓	**0**	**19**	**0,3**	**2**	**1**	✓	**105**	**8**	**9**	**0,3**	**Mirabellen, Konserve, gezuckert**
✓	0	29	0,5	3	2	✓	158	12	14	0,5	1 Portion (mit Saft), 150 g
✓	**0**	**53**	**0,3**	**4**	**2**	**1**	**92**	**11**	**5**	**0,3**	**Obstkompott i. D., Konserve, gezuckert**
✓	0	80	0,5	6	3	2	138	16	8	0,5	1 Portion (mit Saft), 150 g
✓	**0**	**29**	**0,5**	**4**	**5**	**1**	**80**	**6**	**5**	**0,4**	**Pfirsiche, Konserve, gezuckert**
✓	0	44	0,8	6	8	2	120	9	8	0,6	1 Portion (mit Saft), 150 g
✓	**0**	**33**	**0,5**	**2**	**1**	**1**	**101**	**9**	**6**	**0,3**	**Pflaumen, Konserve, gezuckert**
✓	0	50	0,8	2	2	2	152	14	9	0,5	1 Portion (mit Saft), 150 g
✓	**0**	**2**	**0,4**	**2**	**1**	**1**	**30**	**8**	**3**	**0,3**	**Preiselbeeren (Wildpreiselbeeren)**
✓	0	1	0,2	1	✓	✓	12	3	1	0,1	1 EL, 40 g
✓	**0**	**27**	**0,1**	**4**	**10**	**1**	**52**	**6**	**5**	**0,3**	**Schattenmorellen, Konserve, gezuckert**
✓	0	41	0,2	6	15	2	78	9	8	0,5	1 Portion (mit Saft), 150 g
✓	**0**	**8**	**0,1**	**5**	**11**	**2**	**96**	**11**	**6**	**0,2**	**Süßkirschen, Konserve, gezuckert**
✓	0	12	0,2	8	17	3	144	17	9	0,3	1 Portion (mit Saft), 150 g
											Trockenobst
1	**0**	**32**	**1,8**	**12**	**21**	**16**	**541**	**38**	**32**	**1,2**	**Apfel, getrocknet (Apfelschnitze)**
✓	0	13	0,7	5	8	6	216	15	13	0,5	1 Portion, 40 g
✓	**0**	**5800**	**2,7**	**11**	**5**	**12**	**1654**	**100**	**59**	**4,4**	**Aprikosen, getrocknet**
✓	0	2320	1,1	4	2	5	662	40	24	1,8	1 Portion, 40 g
✓	**0**	**107**	**0,7**	**29**	**49**	**3**	**1201**	**27**	**110**	**1,7**	**Banane, getrocknet („Bananenchips“)**
✓	0	43	0,3	12	20	1	480	11	44	0,7	1 Portion, 40 g
1	**0**	**10**	**1,5**	**15**	**39**	**10**	**424**	**43**	**34**	**1,3**	**Birne, getrocknet (Birnenschnitze)**
✓	0	4	0,6	6	16	4	170	17	14	0,5	1 Portion, 40 g
1	**0**	**Ø**	**1,1**	✓	**Ø**	**3**	**40**	**10**	**5**	**0,5**	**Cranberrys (Moosbeeren), getrocknet**
✓	0	Ø	0,4	✓	Ø	1	16	4	2	0,2	1 Portion, 40 g
✓	**0**	**25**	**0,2**	**3**	**21**	**35**	**659**	**66**	**51**	**1,9**	**Datteln, getrocknet**
✓	0	3	✓	✓	2	4	66	7	5	0,2	1 Dattel, 10 g
1	**0**	**32**	**2,0**	**10**	**27**	**40**	**1082**	**244**	**90**	**2,7**	**Feigen, getrocknet**
✓	0	6	0,4	2	5	8	216	49	18	0,5	1 Feige, 20 g
1	**0**	**468**	**3,1**	**33**	**20**	**11**	**982**	**60**	**47**	**2,6**	**Mischobst, getrocknet (Backobst)**
✓	0	187	1,2	13	8	4	393	24	19	1,0	1 Portion, 40 g
✓	**0**	**83**	**5,3**	**17**	**12**	**6**	**1073**	**43**	**55**	**6,9**	**Pfirsich, getrocknet (Pfirsichschnitze)**
✓	0	33	2,1	7	5	2	429	17	22	2,8	1 Portion, 40 g

Obst, Obsterzeugnisse und Nüsse

jeweils essb. Anteil | Zeile 1: pro 100 g | Zeile 2: pro Portion

	Energie			Eiweiß	Kohlenhydrate			Fett/Fettsäuren		
Obst, Obsterzeugnisse und Nüsse	Energie kcal	Energie kJ	Energiedichte kcal/g	Eiweiß g	Kohlenhydrate g	KH-Port.	Ballaststoffe g	Fett g	gesättigte FS g	einfach unges. FS g
Trockenobst										
Pflaumen, getrocknet	**261**	**1092**	**2,6**	**3**	**57**	**5,0**	**18**	**1**	✓	✓
1 Frucht, 7 g	18	76	2,6	✓	4	0,5	1	✓	✓	✓
Rosinen, Sultaninen	**298**	**1247**	**3,0**	**3**	**66**	**6,0**	**5**	**1**	✓	✓
1 EL, 20 g	60	249	3,0	1	13	1,0	1	✓	✓	✓
Obstsäfte und -konzentrate										
Ananassaft	**59**	**248**	**0,6**	✓	**13**	**1,0**	**0**	✓	✓	✓
1 Glas, 200 ml	119	496	0,6	1	27	2,5	0	✓	✓	✓
Apfelsaft	**50**	**207**	**0,5**	✓	**11**	**1,0**	**0**	✓	✓	✓
1 Glas, 200 ml	99	414	0,5	1	21	2,0	0	1	✓	✓
Aprikosennektar	**58**	**244**	**0,6**	✓	**14**	**1,0**	**0**	✓	✓	✓
1 Glas, 200 ml	117	488	0,6	1	27	2,5	0	✓	✓	✓
Fruchtsirup i. D.	**289**	**1208**	**2,9**	✓	**71**	**6,5**	**1**	✓	✓	✓
1 EL, 20 g	58	242	2,9	✓	14	1,5	✓	✓	✓	✓
Grapefruitsaft	**47**	**197**	**0,5**	**1**	**10**	**1,0**	**0**	✓	✓	✓
1 Glas, 200 ml	94	393	0,5	1	20	2,0	0	✓	✓	✓
Grapefruitnektar	**64**	**269**	**0,6**	✓	**14**	**1,5**	**0**	✓	✓	✓
1 Glas, 200 ml	129	538	0,6	1	28	2,5	0	✓	✓	✓
Holunderbeersaft (Muttersaft, ungesüßt)	**38**	**159**	**0,4**	**2**	**7**	**0,5**	**0**	✓	✓	✓
1 Glas (unverdünnt), 100 ml	38	159	0,4	2	7	0,5	0	✓	✓	✓
Johannisbeernektar, rot	**67**	**282**	**0,7**	✓	**16**	**1,5**	**0**	✓	✓	✓
1 Glas, 200 ml	135	564	0,7	✓	31	3,0	0	✓	✓	✓
Johannisbeernektar, schwarz	**70**	**294**	**0,7**	✓	**16**	**1,5**	**0**	✓	✓	✓
1 Glas, 200 ml	141	588	0,7	1	32	3,0	0	✓	✓	✓
Mandarinensaft	**47**	**198**	**0,5**	**1**	**10**	**1,0**	**0**	✓	✓	✓
1 Glas, 200 ml	95	396	0,5	1	19	1,5	0	✓	✓	✓
Maracujanektar	**80**	**334**	**0,8**	**2**	**14**	**1,0**	**0**	✓	✓	✓
1 Glas, 200 ml	160	668	0,8	4	27	2,5	0	1	✓	✓
Orangensaft (Apfelsinensaft)	**42**	**176**	**0,4**	**1**	**9**	**1,0**	✓	✓	✓	✓
1 Glas, 200 ml	84	351	0,4	1	17	1,5	1	✓	✓	✓
Orangennektar (Apfelsinennektar)	**63**	**264**	**0,6**	**1**	**14**	**1,5**	✓	✓	✓	✓
1 Glas, 200 ml	126	528	0,6	1	29	2,5	✓	✓	✓	✓
Sauerkirschnektar	**61**	**255**	**0,6**	✓	**14**	**1,5**	**0**	✓	✓	✓
1 Glas, 200 ml	122	510	0,6	1	28	2,5	0	✓	✓	✓
Sanddornbeerensaft (Muttersaft, ungesüßt)	**40**	**167**	**0,4**	**1**	**1**	**0**	**Ø**	**2**	**Ø**	**Ø**
1 Glas (verdünnt u. gesüßt), 100 ml	31	131	0,3	1	4	0,5	Ø	1	Ø	Ø
Traubensaft	**70**	**293**	**0,7**	✓	**17**	**1,5**	**0**	✓	✓	✓
1 Glas, 200 ml	140	586	0,7	✓	33	3,0	0	✓	✓	✓
Zitronensaft	**26**	**109**	**0,3**	✓	**2**	**0**	✓	✓	✓	✓
1 EL, 15 ml	4	16	0,3	✓	✓	0	✓	✓	✓	✓
Obstsäfte und Fruchtgetränke, Markenprodukte										
A-C-E Saft, beckers bester	**20**	**84**	**0,2**	✓	**4**	**0,5**	✓	✓	✓	**Ø**
1 Glas, 200 ml	40	167	0,2	✓	8	0,5	1	✓	✓	Ø
Chiquita Smoothies i. D.	**56**	**234**	**0,6**	**1**	**13**	**1,0**	**Ø**	✓	**Ø**	**Ø**
1 Flasche, 250 ml	140	586	0,6	2	31	3,0	Ø	✓	Ø	Ø
Fruit2day zum Trinken i. D., Schwartau	**56**	**234**	**0,6**	✓	**13**	**1,0**	**1**	✓	**0**	**Ø**
1 Flasche, 200 ml	112	469	0,6	1	27	2,5	2	✓	0	Ø

Obst, Obsterzeugnisse und Nüsse

jeweils essb. Anteil | Zeile 1: pro 100 g | Zeile 2: pro Portion

	(FS)		Vitamine				Mineralstoffe				
	mehrfach unges. FS	Cholesterin	A (RÄ)	E (TÄ)	C	Folsäure	Natrium	Kalium	Kalzium	Magnesium	Eisen
	g	mg	µg	mg	mg	µg	mg	mg	mg	mg	mg
Trockenobst											
Pflaumen, getrocknet	**1**	**0**	**23**	**4,3**	**4**	**4**	**11**	**1218**	**78**	**55**	**2,4**
1 Frucht, 7 g	✓	0	2	0,3	✓	✓	1	85	5	4	0,2
Rosinen, Sultaninen	✓	**0**	**5**	**0,6**	**1**	**4**	**21**	**782**	**80**	**41**	**2,3**
1 EL, 20 g	✓	0	1	0,1	✓	1	4	156	16	8	0,5
Obstsäfte und -konzentrate											
Ananassaft	✓	**0**	**10**	**0,1**	**12**	**2**	**2**	**149**	**16**	**18**	**0,3**
1 Glas, 200 ml	✓	0	20	0,2	23	4	4	298	32	36	0,6
Apfelsaft	✓	**0**	**8**	**0,5**	**7**	**4**	**3**	**126**	**7**	**6**	**0,3**
1 Glas, 200 ml	✓	0	16	1,0	15	8	6	252	14	12	0,6
Aprikosennektar	✓	**0**	**118**	**0,2**	**2**	**1**	**1**	**97**	**10**	**5**	**0,3**
1 Glas, 200 ml	✓	0	236	0,4	4	2	2	194	20	10	0,6
Fruchtsirup i. D.	✓	**0**	**3**	**0,2**	**4**	**2**	**1**	**49**	**3**	**2**	**0,4**
1 EL, 20 g	✓	0	1	✓	1	✓	✓	10	1	✓	0,1
Grapefruitsaft	✓	**0**	**1**	**0,3**	**36**	**9**	**1**	**149**	**9**	**8**	**0,6**
1 Glas, 200 ml	✓	0	2	0,6	72	18	2	298	18	16	1,1
Grapefruitnektar	✓	**0**	**2**	**0,1**	**12**	**4**	**1**	**77**	**11**	**5**	**0,2**
1 Glas, 200 ml	✓	0	4	0,2	24	8	2	154	22	10	0,4
Holunderbeersaft (Muttersaft, ungesüßt)	✓	**0**	**Ø**	**Ø**	**26**	**6**	**1**	**288**	**5**	**Ø**	**Ø**
1 Glas (unverdünnt), 100 ml	✓	0	Ø	Ø	26	6	1	288	5	Ø	Ø
Johannisbeernektar, rot	✓	**0**	**4**	**0,2**	**6**	**1**	**1**	**110**	**10**	**4**	**0,3**
1 Glas, 200 ml	✓	0	8	0,4	12	2	2	220	20	8	0,6
Johannisbeernektar, schwarz	✓	**0**	**4**	**0,4**	**30**	**1**	**5**	**98**	**15**	**4**	**0,3**
1 Glas, 200 ml	✓	0	8	0,8	60	2	10	196	30	8	0,6
Mandarinensaft	✓	**0**	**21**	**0,3**	**32**	**4**	**1**	**183**	**19**	**11**	**0,2**
1 Glas, 200 ml	✓	0	42	0,6	64	8	2	366	38	22	0,4
Maracujanektar	✓	**0**	**40**	**0,4**	**15**	**12**	**25**	**295**	**18**	**Ø**	**1,3**
1 Glas, 200 ml	✓	0	80	0,8	29	24	50	590	36	Ø	2,6
Orangensaft (Apfelsinensaft)	✓	**0**	**1**	**0,2**	**43**	**20**	**1**	**142**	**15**	**12**	**0,3**
1 Glas, 200 ml	✓	0	2	0,3	86	40	2	284	30	24	0,5
Orangennektar (Apfelsinennektar)	✓	**0**	**8**	**0,1**	**14**	**7**	**1**	**78**	**24**	**8**	**0,2**
1 Glas, 200 ml	✓	0	16	0,2	28	14	2	156	48	16	0,4
Sauerkirschnektar	✓	**0**	**17**	✓	**2**	**2**	**1**	**35**	**6**	**3**	**0,2**
1 Glas, 200 ml	✓	0	34	✓	5	4	2	70	12	6	0,4
Sanddornbeerensaft (Muttersaft, ungesüßt)	**Ø**	**0**	**Ø**	**Ø**	**266**	**Ø**	**6**	**209**	**9**	**Ø**	**Ø**
1 Glas (verdünnt u. gesüßt), 100 ml	Ø	0	Ø	Ø	129	Ø	3	102	6,8	Ø	Ø
Traubensaft	✓	**0**	**2**	**0,7**	**2**	**2**	**2**	**163**	**18**	**9**	**0,4**
1 Glas, 200 ml	✓	0	4	1,4	4	4	4	326	36	18	0,9
Zitronensaft	✓	**0**	**2**	**0,4**	**53**	**1**	**1**	**138**	**11**	**10**	**0,1**
1 EL, 15 ml	✓	0	✓	0,1	8	✓	✓	21	2	2	✓
Obstsäfte und Fruchtgetränke, Markenprodukte											
A-C-E Saft, beckers bester	**Ø**	**Ø**	**240**	**3,0**	**18**	**70**	**‹10**	**Ø**	**Ø**	**Ø**	**Ø**
1 Glas, 200 ml	Ø	Ø	480	6,0	36	140	‹ 20	Ø	Ø	Ø	Ø
Chiquita Smoothies i. D.	**Ø**	**Ø**	**Ø**	**Ø**	**26**	**Ø**	**Ø**	**Ø**	**Ø**	**Ø**	**Ø**
1 Flasche, 250 ml	Ø	Ø	Ø	Ø	66	Ø	Ø	Ø	Ø	Ø	Ø
Fruit2day zum Trinken i. D., Schwartau	**Ø**	**Ø**	**Ø**	**Ø**	**Ø**	**Ø**	**3**	**Ø**	**Ø**	**Ø**	**Ø**
1 Flasche, 200 ml	Ø	Ø	Ø	Ø	Ø	Ø	6	Ø	Ø	Ø	Ø

Obst, Obsterzeugnisse und Nüsse

jeweils essb. Anteil | Zeile 1: pro 100 g | Zeile 2: pro Portion

	Energie			Eiweiß	Kohlenhydrate			Fett/Fettsäuren		
	Energie kcal	Energie kJ	Energiedichte kcal/g	Eiweiß g	Kohlenhydrate g	KH-Port.	Ballaststoffe g	Fett g	gesättigte FS g	einfach unges. FS g
Obstsäfte und Fruchtgetränke, Markenprodukte										
Multivitamin-Saft, hohes C	**46**	**192**	**0,5**	✓	**10**	**1,0**	✓	✓	✓	**Ø**
1 Glas, 200 ml	92	385	0,5	✓	21	2,0	✓	✓	✓	Ø
true fruits smoothie triple orange	**50**	**209**	**0,5**	**1**	**11**	**1,0**	**1**	**Sp**	**Sp**	**Ø**
1 Flasche, 250 ml	125	523	0,5	2	28	2,5	2	Sp	Sp	Ø
Nüsse, Saaten und Samen										
Cashews, Cashewkerne	**553**	**2314**	**5,5**	**18**	**30**	**2,5**	**3**	**44**	**8**	**24**
1 Portion, 40 g	221	926	5,5	7	12	1,0	1	18	3	10
Cashews, geröstet u. gesalzen	**574**	**2402**	**5,7**	**15**	**33**	**3,0**	**3**	**46**	**9**	**27**
1 Portion, 40 g	230	961	5,7	6	13	1,0	1	19	4	11
Chiasamen	**486**	**2033**	**4,9**	**17**	**8**	**0,5**	**34**	**31**	**3**	**2**
1 EL, 15 g	73	305	4,9	2	1	0	5	5	Sp	Sp
Erdnüsse	**564**	**2360**	**5,6**	**25**	**8**	**1,0**	**11**	**48**	**8**	**22**
1 Portion, 40 g	226	944	5,6	10	3	0,5	4	19	3	9
Erdnüsse, dragiert	**530**	**2219**	**5,3**	**20**	**27**	**2,5**	**9**	**39**	**7**	**19**
1 Portion, 40 g	212	888	5,3	8	11	1,0	3	15	3	8
Erdnüsse, geröstet u. gesalzen	**585**	**2448**	**5,9**	**26**	**9**	**1,0**	**11**	**49**	**9**	**23**
1 Portion, 40 g	234	979	5,9	10	4	0,5	4	20	4	9
Esskastanien (Maronen), geröstet	**173**	**724**	**1,7**	**3**	**36**	**3,5**	**8**	**2**	✓	**1**
1 Portion, 40 g	69	290	1,7	1	14	1,5	3	1	✓	✓
Haselnusskerne	**636**	**2662**	**6,4**	**12**	**11**	**1,0**	**8**	**62**	**5**	**48**
1 Portion, 40 g	254	1065	6,4	5	4	0,5	3	25	2	19
Kokosnuss	**358**	**1498**	**3,6**	**4**	**5**	**0,5**	**9**	**37**	**32**	**2**
1 Stück, 40 g	143	599	3,6	2	2	0	4	15	13	1
Kokosmilch (20 % Fett)	**197**	**824**	**2,0**	**2**	**3**	**0,5**	**Ø**	**21**	**19**	**1**
1 EL, 15 g	30	124	2,0	✓	✓	0	Ø	3	3	✓
Kokosnuss-Fruchtwasser	**10**	**42**	**0,1**	✓	**1**	**0**	✓	✓	✓	✓
1 Glas, 100 ml	10	42	0,1	✓	1	0	✓	✓	✓	✓
Kokosraspeln	**611**	**2555**	**6,1**	**6**	**6**	**0,5**	**14**	**63**	**55**	**4**
1 EL, 15 g	92	383	6,1	1	1	0	2	9	8	1
Kürbiskerne	**560**	**2344**	**5,6**	**24**	**14**	**1,5**	**9**	**46**	**9**	**11**
1 EL, 15 g	84	352	5,6	4	2	0	1	7	1	2
Leinsaat (Leinsamen)	**372**	**1558**	**3,7**	**24**	**0**	**0**	**39**	**31**	**3**	**6**
1 EL, 15 g	56	234	3,7	4	0	0	6	5	✓	1
Macadamianüsse	**703**	**2941**	**7,0**	**9**	**4**	**0,5**	**11**	**73**	**11**	**58**
1 Portion, 40 g	281	1177	7,0	4	2	0	5	29	4	23
Mandeln	**570**	**2383**	**5,7**	**19**	**4**	**0,5**	**15**	**54**	**5**	**37**
1 Portion (23–25 Stück), 40 g	228	953	5,7	7	1	0	6	22	2	15
Gebrannte Mandeln	**537**	**2246**	**5,4**	**15**	**23**	**2,0**	**12**	**43**	**4**	**29**
1 Portion, 40 g	215	898	5,4	6	9	1,0	5	17	1	12
Mohnsamen	**472**	**1976**	**4,7**	**20**	**4**	**0,5**	**21**	**42**	**5**	**5**
1 EL, 10 g	47	198	4,7	2	✓	0	2	4	✓	✓
Paranüsse	**660**	**2763**	**6,6**	**14**	**4**	**0,5**	**8**	**67**	**17**	**22**
1 Portion (ca. 10 Stück), 40 g	264	1105	6,6	5	1	0	3	27	7	9
Pekannüsse	**703**	**2941**	**7,0**	**11**	**4**	**0,5**	**9**	**72**	**6**	**45**
1 Portion, 40 g	281	1177	7,0	4	2	0	4	29	2	18
Pinienkerne	**576**	**2408**	**5,8**	**24**	**7**	**0,5**	**7**	**51**	**6**	**20**
1 Portion, 40 g	230	963	5,8	10	3	0,5	3	20	2	8

Obst, Obsterzeugnisse und Nüsse

jeweils essb. Anteil | Zeile 1: pro 100 g | Zeile 2: pro Portion

(FS) mehrfach unges. FS g	Cholesterin mg	Vitamine A (RÄ) µg	E (TÄ) mg	C mg	Folsäure µg	Mineralstoffe Natrium mg	Kalium mg	Kalzium mg	Magnesium mg	Eisen mg	
											Obstsäfte und Fruchtgetränke, Markenprodukte
Ø	**Ø**	**300**	**5,0**	**35**	**100**	**2**	**Ø**	**Ø**	**Ø**	**Ø**	**Multivitamin-Saft, hohes C**
Ø	Ø	600	10,0	70	200	4	Ø	Ø	Ø	Ø	1 Glas, 200 ml
Ø	**Ø**	**Ø**	**Ø**	**264**	**Ø**	**4**	**Ø**	**Ø**	**Ø**	**Ø**	**true fruits smoothie triple orange**
Ø	Ø	Ø	Ø	660	Ø	10	Ø	Ø	Ø	Ø	1 Flasche, 250 ml
											Nüsse, Saaten und Samen
8	**0**	**0**	**2,0**	**0**	**25**	**12**	**660**	**37**	**292**	**6,7**	**Cashews, Cashewkerne**
3	0	0	0,8	0	10	5	264	15	117	2,7	1 Portion, 40 g
8	**0**	**0**	**0,9**	**0**	**69**	**640**	**565**	**45**	**260**	**6,0**	**Cashews, geröstet u. gesalzen**
3	0	0	0,4	0	28	256	226	18	104	2,4	1 Portion, 40 g
24	**0**	**54**	**0,5**	**2**	**49**	**16**	**407**	**631**	**335**	**7,7**	**Chiasamen**
4	0	8	Sp	Sp	7	2	61	95	50	1,2	1 EL, 15 g
14	**0**	**0**	**11,0**	**0**	**169**	**11**	**661**	**41**	**160**	**1,8**	**Erdnüsse**
6	0	0	4,4	0	68	4	264	16	64	0,7	1 Portion, 40 g
11	**0**	**0**	**8,8**	**0**	**20**	**9**	**528**	**32**	**128**	**1,5**	**Erdnüsse, dragiert**
4	0	0	3,5	0	8	4	211	13	51	0,6	1 Portion, 40 g
15	**0**	**0**	**8,6**	**0**	**52**	**400**	**800**	**37**	**180**	**2,0**	**Erdnüsse, geröstet u. gesalzen**
6	0	0	3,4	0	21	160	320	15	72	0,8	1 Portion, 40 g
1	**0**	**4**	**1,2**	**27**	**62**	**2**	**707**	**35**	**45**	**1,3**	**Esskastanien (Maronen), geröstet**
✓	0	2	0,5	11	25	1	283	14	18	0,5	1 Portion, 40 g
7	**0**	**5**	**26,3**	**3**	**71**	**2**	**635**	**225**	**155**	**3,8**	**Haselnusskerne**
3	0	2	10,5	1	28	1	254	90	62	1,5	1 Portion, 40 g
1	**0**	**0**	**0,7**	**2**	**30**	**35**	**380**	**20**	**39**	**2,3**	**Kokosnuss**
✓	0	0	0,3	1	12	14	152	8	16	0,9	1 Stück, 40 g
✓	**0**	**0**	**Ø**	**1**	**14**	**13**	**220**	**18**	**46**	**3,3**	**Kokosmilch (20 % Fett)**
✓	0	0	Ø	✓	2	2	33	3	7	0,5	1 EL, 15 g
✓	**0**	**0**	**0**	**2**	**10**	**47**	**282**	**27**	**30**	**0,1**	**Kokosnuss-Fruchtwasser**
✓	0	0	0	2	10	47	282	27	30	0,1	1 Glas, 100 ml
1	**0**	**0**	**1,3**	**1**	**50**	**33**	**600**	**25**	**90**	**3,5**	**Kokosraspeln**
✓	0	0	0,2	✓	8	5	90	4	14	0,5	1 EL, 15 g
24	**0**	**38**	**4,0**	✓	**50**	**18**	**814**	**41**	**402**	**12,5**	**Kürbiskerne**
4	0	6	0,6	✓	8	3	122	6	60	1,9	1 EL, 15 g
21	**0**	**80**	**3,0**	**0**	**20**	**60**	**725**	**198**	**350**	**8,2**	**Leinsaat (Leinsamen)**
3	0	12	0,5	0	3	9	109	30	53	1,2	1 EL, 15 g
2	**0**	**0**	**1,5**	**0**	**11**	**5**	**265**	**51**	**108**	**0,2**	**Macadamianüsse**
1	0	0	0,6	0	4	2	106	20	43	0,1	1 Portion, 40 g
10	**0**	**20**	**26,1**	**1**	**45**	**5**	**835**	**250**	**170**	**4,1**	**Mandeln**
4	0	8	10,4	✓	18	2	334	100	68	1,6	1 Portion (23–25 Stück), 40 g
8	**0**	**16**	**20,9**	**1**	**77**	**4**	**668**	**200**	**176**	**3,4**	**Gebrannte Mandeln**
3	0	6	8,4	✓	31	2	267	80	70	1,4	1 Portion, 40 g
31	**0**	**5**	**4,0**	**0**	**100**	**21**	**705**	**1460**	**333**	**9,5**	**Mohnsamen**
3	0	1	0,4	0	10	2	71	146	33	1,0	1 EL, 10 g
25	**0**	**0**	**7,6**	**1**	**40**	**2**	**645**	**132**	**160**	**3,4**	**Paranüsse**
10	0	0	3,0	✓	16	1	258	53	64	1,4	1 Portion (ca. 10 Stück), 40 g
17	**0**	**13**	**3,1**	**2**	**39**	**3**	**604**	**73**	**142**	**2,4**	**Pekannüsse**
7	0	5	1,2	1	16	1	242	29	57	1,0	1 Portion, 40 g
23	**0**	**3**	**13,6**	**2**	**57**	**4**	**600**	**26**	**235**	**9,2**	**Pinienkerne**
9	0	1	5,4	1	23	2	240	10	94	3,7	1 Portion, 40 g

Obst, Obsterzeugnisse und Nüsse jeweils essb. Anteil | Zeile 1: pro 100 g | Zeile 2: pro Portion	Energie			Eiweiß	Kohlenhydrate			Fett/Fettsäuren		
	Energie kcal	Energie kJ	Energie-dichte kcal/g	Eiweiß g	Kohlen-hydrate g	KH-Port.	Ballast-stoffe g	Fett g	gesättigte FS g	einfach unges. FS g
Nüsse, Saaten und Samen										
Pistazien, geröstet u. gesalzen	**615**	**2573**	**6,2**	**18**	**16**	**1,5**	**6**	**54**	**7**	**37**
1 Portion, 25 g	154	643	6,2	4	4	0,5	2	14	2	9
Sesamsaat	**565**	**2364**	**5,7**	**21**	**10**	**1,0**	**10**	**50**	**8**	**20**
1 EL, 15 g	85	355	5,7	3	2	0	2	8	1	3
Sonnenblumenkerne	**575**	**2405**	**5,7**	**23**	**12**	**1,0**	**6**	**49**	**6**	**11**
1 EL, 15 g	86	361	5,7	3	2	0	1	7	1	2
Studentenfutter mit Rosinen	**484**	**2023**	**4,8**	**10**	**35**	**3,0**	**7**	**33**	**4**	**18**
1 Portion, 40 g	193	809	4,8	4	14	1,5	3	13	2	7
Walnüsse	**654**	**2738**	**6,5**	**14**	**11**	**1,0**	**6**	**63**	**7**	**10**
1 Portion (ca. 20 Hälften), 40 g	262	1095	6,5	6	4	0,5	2	25	3	4

(FS)		Vitamine				Mineralstoffe					
mehrfach unges. FS	Cholesterin	A (RÄ)	E (TÄ)	C	Folsäure	Natrium	Kalium	Kalzium	Magnesium	Eisen	**Obst, Obsterzeugnisse und Nüsse** jeweils essb. Anteil | Zeile 1: pro 100 g | Zeile 2: pro Portion
g	mg	µg	mg	mg	µg	mg	mg	mg	mg	mg	
											Nüsse, Saaten und Samen
8	**0**	**23**	**4,1**	**7**	**58**	**768**	**985**	**93**	**130**	**3,0**	**Pistazien, geröstet u. gesalzen**
2	0	6	1,0	2	15	192	246	23	33	0,8	1 Portion, 25 g
19	**0**	**7**	**2,5**	**0**	**97**	**45**	**458**	**783**	**347**	**10,0**	**Sesamsaat**
3	0	1	0,4	0	15	7	69	117	52	1,5	1 EL, 15 g
30	**0**	**3**	**33,0**	**0**	**100**	**2**	**725**	**100**	**395**	**6,3**	**Sonnenblumenkerne**
5	0	✓	5,0	0	15	✓	109	15	59	0,9	1 EL, 15 g
10	**0**	**8**	**9,1**	**1**	**48**	**12**	**698**	**101**	**122**	**2,1**	**Studentenfutter mit Rosinen**
4	0	3	3,6	1	19	5	279	41	49	0,8	1 Portion, 40 g
43	**0**	**8**	**6,0**	**3**	**77**	**2**	**544**	**87**	**130**	**2,5**	**Walnüsse**
17	0	3	2,4	1	31	1	218	35	52	1,0	1 Portion (ca. 20 Hälften), 40 g

Süße und herzhafte Produkte

jeweils essb. Anteil | Zeile 1: pro 100 g | Zeile 2: pro Portion

	Energie			Eiweiß	Kohlenhydrate			Fett/Fettsäuren		
	Energie		Energiedichte	Eiweiß	Kohlenhydrate	KH-Port.	Ballaststoffe	Fett	gesättigte FS	einfach unges. FS
	kcal	kJ	kcal/g	g	g		g	g	g	g
Zucker und Sirup										
Ahornsirup	**261**	**1092**	**2,6**	**0**	**67**	**6,0**	**0**	✓	✓	✓
1 TL, 10 g	26	109	2,6	0	7	0,5	0	✓	✓	✓
Fruchtzucker	**406**	**1697**	**4,1**	**0**	**100**	**9,0**	**0**	**0**	**0**	**0**
1 TL, 5 g	20	85	4,1	0	5	0,5	0	0	0	0
Milchzucker	**406**	**1697**	**4,1**	**0**	**100**	**9,0**	**0**	**0**	**0**	**0**
1 TL, 5 g	20	85	4,1	0	5	0,5	0	0	0	0
Traubenzucker	**406**	**1697**	**4,1**	**0**	**100**	**9,0**	**0**	**0**	**0**	**0**
1 TL, 5 g	20	85	4,1	0	5	0,5	0	0	0	0
Zucker (Haushaltszucker, Zuckerraffinade)	**406**	**1697**	**4,1**	**0**	**100**	**9,0**	**0**	**0**	**0**	**0**
1 TL, 5 g	20	85	4,1	0	5	0,5	0	0	0	0
Kakaopulver										
Kakaopulver, schwach entölt	**343**	**1433**	**3,4**	**20**	**11**	**1,0**	**33**	**25**	**14**	**8**
1 TL, 5 g	17	72	3,4	1	1	0	2	1	1	✓
Kakaopulver, stark entölt	**253**	**1058**	**2,5**	**23**	**13**	**1,0**	**38**	**12**	**7**	**4**
1 TL, 5 g	13	53	2,5	1	1	0	2	1	✓	✓
Kakaogetränkepulver, löslich	**392**	**1638**	**3,9**	**6**	**77**	**7,0**	**6**	**6**	**4**	**2**
1 TL, 5 g	20	82	3,9	✓	4	0,5	✓	✓	✓	✓
Schokoladenpulver	**385**	**1612**	**3,9**	**6**	**71**	**6,5**	**11**	**8**	**5**	**3**
1 TL, 5 g	19	81	3,9	✓	4	0,5	1	✓	✓	✓
Süße Brotaufstriche										
Apfelgelee	**259**	**1084**	**2,6**	✓	**64**	**6,0**	**1**	**0**	**0**	**0**
1 TL, 10 g	26	108	2,6	✓	6	0,5	✓	0	0	0
Apfelsinenkonfitüre (Orangenkonfitüre)	**259**	**1084**	**2,6**	✓	**64**	**6,0**	**1**	**0**	**0**	**0**
1 TL, 10 g	26	108	2,6	✓	6	0,5	✓	0	0	0
Aprikosenkonfitüre	**248**	**1038**	**2,5**	✓	**61**	**5,5**	**1**	**0**	**0**	**0**
1 TL, 10 g	25	104	2,5	✓	6	0,5	✓	0	0	0
Erdbeerkonfitüre	**256**	**1071**	**2,6**	✓	**63**	**5,5**	**1**	**0**	**0**	**0**
1 TL, 10 g	26	107	2,6	✓	6	0,5	✓	0	0	0
Erdnussbutter	**589**	**2464**	**5,9**	**22**	**9**	**1,0**	**10**	**52**	**10**	**25**
1 TL, 10 g	59	246	5,9	2	1	0	1	5	1	3
Erdnussmus	**588**	**2460**	**5,9**	**25**	**20**	**2,0**	**6**	**50**	**10**	**24**
1 TL, 10 g	59	246	5,9	3	2	0	1	5	1	2
Gelee i. D.	**280**	**1172**	**2,8**	✓	**69**	**6,0**	✓	**0**	**0**	**0**
1 TL, 10 g	28	117	2,8	✓	7	0,5	✓	0	0	0
Heidelbeerkonfitüre	**257**	**1075**	**2,6**	✓	**64**	**6,0**	**2**	**0**	**0**	**0**
1 TL, 10 g	26	108	2,6	✓	6	0,5	✓	0	0	0
Himbeerkonfitüre	**251**	**1050**	**2,5**	**1**	**61**	**5,5**	**1**	**0**	**0**	**0**
1 TL, 10 g	25	105	2,5	✓	6	0,5	✓	0	0	0
Honig	**307**	**1283**	**3,1**	✓	**75**	**7,0**	**0**	**0**	**0**	**0**
1 TL, 10 g	31	128	3,1	✓	8	0,5	0	0	0	0
Johannisbeergelee	**247**	**1033**	**2,5**	✓	**61**	**5,5**	✓	**0**	**0**	**0**
1 TL, 10 g	25	103	2,5	✓	6	0,5	✓	0	0	0
Konfitüre i. D.	**274**	**1146**	**2,7**	✓	**67**	**6,0**	**1**	**0**	**0**	**0**
1 TL, 10 g	27	115	2,7	✓	7	0,5	✓	0	0	0
Mandelmus	**579**	**2421**	**5,8**	**18**	**4**	**0,5**	**15**	**55**	**5**	**38**
1 TL, 10 g	58	242	5,8	2	Sp	0	1	6	Sp	4
Marmelade i. D.	**280**	**1170**	**2,8**	✓	**68**	**6,0**	**1**	**0**	**0**	**0**
1 TL, 10 g	28	117	2,8	✓	7	0,5	✓	0	0	0

Süße und herzhafte Produkte

jeweils essb. Anteil | Zeile 1: pro 100 g | Zeile 2: pro Portion

(FS)		Vitamine				Mineralstoffe					
mehrfach unges. FS g	Cholesterin mg	A (RÄ) µg	E (TÄ) mg	C mg	Folsäure µg	Natrium mg	Kalium mg	Kalzium mg	Magnesium mg	Eisen mg	
											Zucker und Sirup
✓	0	0	0	0	0	9	204	67	14	1,2	**Ahornsirup**
✓	0	0	0	0	0	1	20	7	1	0,1	1 TL, 10 g
0	0	0	0	0	0	0	2	1	0	0,3	**Fruchtzucker**
0	0	0	0	0	0	0	✓	✓	0	✓	1 TL, 5 g
0	0	0	0	0	0	0	2	1	0	0,3	**Milchzucker**
0	0	0	0	0	0	0	✓	✓	0	✓	1 TL, 5 g
0	0	0	0	0	0	0	2	1	0	0,3	**Traubenzucker**
0	0	0	0	0	0	0	✓	✓	0	✓	1 TL, 5 g
0	0	0	0	0	0	0	2	1	0	0,3	**Zucker (Haushaltszucker, Zuckerraffinade)**
0	0	0	0	0	0	0	✓	✓	0	✓	1 TL, 5 g
											Kakaopulver
1	0	7	0,7	0	38	17	1920	114	414	12,5	**Kakaopulver, schwach entölt**
✓	0	✓	✓	0	2	1	96	6	21	0,6	1 TL, 5 g
✓	0	2	0,4	0	44	19	2238	133	483	14,6	**Kakaopulver, stark entölt**
✓	0	✓	✓	0	2	1	112	7	24	0,7	1 TL, 5 g
✓	0	0	0,2	0	10	250	410	33	150	2,4	**Kakaogetränkepulver, löslich**
✓	0	0	✓	0	1	13	21	2	8	0,1	1 TL, 5 g
✓	0	2	0,2	0	12	5	616	37	132	4,2	**Schokoladenpulver**
✓	0	✓	✓	0	1	✓	31	2	7	0,2	1 TL, 5 g
											Süße Brotaufstriche
0	0	3	0	Ø	1	15	49	10	Ø	Ø	**Apfelgelee**
0	0	✓	0	Ø	✓	2	5	1	Ø	Ø	1 TL, 10 g
0	0	3	✓	4	1	11	53	32	5	0,3	**Apfelsinenkonfitüre (Orangenkonfitüre)**
0	0	✓	✓	✓	✓	1	5	3	1	✓	1 TL, 10 g
0	0	55	0,1	1	0	5	75	8	4	0,4	**Aprikosenkonfitüre**
0	0	6	✓	✓	0	1	8	1	✓	✓	1 TL, 10 g
0	0	2	✓	6	1	5	59	10	6	0,5	**Erdbeerkonfitüre**
0	0	✓	✓	1	✓	1	6	1	1	0,1	1 TL, 10 g
15	0	0	10,6	0	148	126	579	36	141	1,6	**Erdnussbutter**
1	0	0	1,1	0	15	13	58	4	14	0,2	1 TL, 10 g
14	0	0	11,0	0	74	17	649	43	154	1,9	**Erdnussmus**
1	0	0	1,1	0	7	2	65	4	15	0,2	1 TL, 10 g
0	0	3	0,2	3	✓	1	48	3	2	0,4	**Gelee i. D.**
0	0	✓	✓	✓	✓	✓	5	✓	✓	✓	1 TL, 10 g
0	0	1	0,4	1	0	✓	28	5	1	0,5	**Heidelbeerkonfitüre**
0	0	✓	✓	✓	0	✓	3	1	✓	0,1	1 TL, 10 g
0	0	1	0,2	3	1	7	56	15	11	0,6	**Himbeerkonfitüre**
0	0	✓	✓	✓	✓	1	6	2	1	0,1	1 TL, 10 g
0	0	0	0	2	0	7	47	5	6	1,3	**Honig**
0	0	0	0	✓	0	1	5	1	1	0,1	1 TL, 10 g
0	0	Ø	Ø	Ø	Ø	4	80	6	Ø	Ø	**Johannisbeergelee**
0	0	Ø	Ø	Ø	Ø	✓	8	1	Ø	Ø	1 TL, 10 g
0	0	40	0,1	✓	✓	1	97	7	4	0,4	**Konfitüre i. D.**
0	0	4	✓	✓	✓	✓	10	1	✓	✓	1 TL, 10 g
11	0	19	26,5	1	93	5	811	243	214	4,0	**Mandelmus**
1	0	2	2,7	Sp	9	1	81	24	21	0,4	1 TL, 10 g
0	0	3	0,2	4	1	1	55	3	2	0,4	**Marmelade i. D.**
0	0	✓	✓	✓	✓	✓	6	✓	✓	✓	1 TL, 10 g

Süße und herzhafte Produkte

jeweils essb. Anteil | Zeile 1: pro 100 g | Zeile 2: pro Portion

	Energie			Eiweiß	Kohlenhydrate			Fett/Fettsäuren		
	Energie kcal	Energie kJ	Energiedichte kcal/g	Eiweiß g	Kohlenhydrate g	KH-Port.	Ballaststoffe g	Fett g	gesättigte FS g	einfach unges. FS g
Süße Brotaufstriche										
Nuss-Nougat-Creme	**522**	**2183**	**5,2**	**4**	**60**	**5,5**	**4**	**30**	**18**	**9**
1 TL, 10 g	52	218	5,2	✓	6	0,5	✓	3	2	1
Pflaumenmus	**202**	**845**	**2,0**	**1**	**48**	**4,5**	**3**	**0**	**0**	**0**
1 TL, 10 g	20	85	2,0	✓	5	0,5	✓	0	0	0
Rübensirup (Rübenkraut)	**273**	**1142**	**2,7**	**1**	**67**	**6,0**	**3**	**0**	**0**	**0**
1 TL, 10 g	27	114	2,7	✓	7	0,5	✓	0	0	0
Sauerkirschkonfitüre	**250**	**1046**	**2,5**	✓	**61**	**5,5**	**1**	**0**	**0**	**0**
1 TL, 10 g	25	105	2,5	✓	6	0,5	✓	0	0	0
Süßigkeiten										
Bitterschokolade i. D.	**497**	**2078**	**5,0**	**7**	**44**	**4,0**	**12**	**33**	**19**	**11**
1 Riegel, 20 g	99	416	5,0	1	9	1,0	2	7	4	2
Bonbons i. D.	**391**	**1635**	**3,9**	**1**	**95**	**8,5**	**0**	✓	✓	✓
1 Stück, 5 g	20	82	3,9	✓	5	0,5	0	✓	✓	✓
Fruchtgummi, Weingummi	**348**	**1456**	**3,5**	**6**	**78**	**7,0**	**Sp**	**0**	**0**	**0**
1 Portion, 50 g	174	728	3,5	3	39	3,5	Sp	0	0	0
gefüllte Schokolade i. D.	**514**	**2150**	**5,1**	**8**	**50**	**4,5**	**7**	**32**	**14**	**14**
1 Riegel, 20 g	103	430	5,1	2	10	1,0	1	6	3	3
Geleefrüchte	**329**	**1378**	**3,3**	**2**	**79**	**7,0**	**Ø**	✓	✓	✓
1 Stück, 5 g	16	69	3,3	✓	4	0,5	Ø	✓	✓	✓
kandierte Früchte	**263**	**1102**	**2,6**	✓	**64**	**6,0**	✓	✓	✓	✓
1 Stück, 5 g	13	55	2,6	✓	3	0,5	✓	✓	✓	✓
Lakritze i. D.	**376**	**1571**	**3,8**	**4**	**86**	**8,0**	**2**	**1**	✓	✓
1 Portion, 50 g	188	786	3,8	2	43	4,0	1	✓	✓	✓
Marshmallows („Mäusespeck“)	**318**	**1331**	**3,2**	**2**	**81**	**7,5**	**0**	✓	✓	✓
1 Portion (7–8 Stück), 50 g	159	665	3,2	1	41	3,5	0	✓	✓	✓
Marzipan	**459**	**1920**	**4,6**	**6**	**69**	**6,0**	**5**	**18**	**2**	**12**
1 Stück, 10 g	46	192	4,6	1	7	0,5	✓	2	✓	1
Nougat	**474**	**1985**	**4,7**	**5**	**65**	**6,0**	**5**	**21**	**3**	**16**
1 Stück, 10 g	47	198	4,7	1	7	0,5	1	2	✓	2
Nuss-Schokolade i. D.	**520**	**2177**	**5,2**	**9**	**49**	**4,5**	**6**	**32**	**18**	**11**
1 Riegel, 20 g	104	435	5,2	2	10	1,0	1	6	4	2
Pralinen i. D.	**502**	**2102**	**5,0**	**11**	**43**	**4,0**	**2**	**33**	**6**	**20**
1 Praline, 12 g	60	252	5,0	1	5	0,5	✓	4	1	2
Pralinen mit Alkohol	**387**	**1620**	**3,9**	**1**	**69**	**6,0**	**2**	**6**	**4**	**2**
1 Praline, 12 g	46	194	3,9	✓	8	0,5	✓	1	✓	✓
Schokoladenstreusel	**442**	**1851**	**4,4**	**6**	**59**	**5,5**	**11**	**20**	**12**	**7**
1 EL, 20 g	88	370	4,4	1	12	1,0	2	4	2	1
Toffeebonbons	**355**	**1487**	**3,6**	✓	**79**	**7,0**	**0**	**4**	**2**	**1**
1 Stück, 5 g	18	74	3,6	✓	4	0,5	0	✓	✓	✓
Trüffel (Schokotrüffel)	**520**	**2175**	**5,2**	**4**	**54**	**5,0**	**2**	**32**	**19**	**11**
1 Stück, 12 g	62	261	5,2	1	6	0,5	✓	4	2	1
Vollmilch-Schokolade	**537**	**2245**	**5,4**	**9**	**54**	**5,0**	**3**	**32**	**19**	**10**
1 Riegel, 20 g	107	449	5,4	2	11	1,0	1	6	4	2
Weiße Schokolade	**542**	**2268**	**5,4**	**5**	**63**	**5,5**	**0**	**30**	**18**	**10**
1 Riegel, 20 g	108	454	5,4	1	13	1,0	0	6	4	2
Süßigkeiten, Markenprodukte										
After Eight	**428**	**1803**	**4,3**	**3**	**74**	**6,5**	**3**	**13**	**7**	**Ø**
1 Stück, 8 g	34	144	4,3	Sp	6	0,5	Sp	1	1	Ø

Süße und herzhafte Produkte

jeweils essb. Anteil | Zeile 1: pro 100 g | Zeile 2: pro Portion

(FS)		Vitamine				Mineralstoffe					
mehrfach unges. FS	Cholesterin	A (RÄ)	E (TÄ)	C	Folsäure	Natrium	Kalium	Kalzium	Magnesium	Eisen	Süße und herzhafte Produkte
g	mg	µg	mg	mg	µg	mg	mg	mg	mg	mg	
											Süße Brotaufstriche
1	**0**	**31**	**4,5**	**1**	**15**	**13**	**288**	**71**	**60**	**3,5**	**Nuss-Nougat-Creme**
✓	0	3	0,5	✓	2	1	29	7	6	0,4	1 TL, 10 g
0	**0**	**7**	**0,2**	**1**	**1**	**13**	**137**	**30**	**3**	**0,2**	**Pflaumenmus**
0	0	1	✓	✓	✓	1	14	3	✓	✓	1 TL, 10 g
0	**0**	**0**	**✓**	**0**	**✓**	**90**	**1450**	**500**	**140**	**9,0**	**Rübensirup (Rübenkraut)**
0	0	0	✓	0	✓	9	145	50	14	0,9	1 TL, 10 g
0	**0**	**10**	**✓**	**1**	**0**	**11**	**90**	**9**	**3**	**0,4**	**Sauerkirschkonfitüre**
0	0	1	✓	✓	0	1	9	1	✓	✓	1 TL, 10 g
											Süßigkeiten
1	**0**	**0**	**0,5**	**0**	**14**	**6**	**692**	**41**	**149**	**4,6**	**Bitterschokolade i. D.**
✓	0	0	0,1	0	3	1	138	8	30	0,9	1 Riegel, 20 g
✓	**0**	**0**	**0**	**0**	**0**	**25**	**9**	**4**	**3**	**0,1**	**Bonbons i. D.**
✓	0	0	0	0	0	1	✓	✓	✓	✓	1 Stück, 5 g
0	**0**	**0**	**0**	**0**	**0**	**60**	**10**	**10**	**2**	**0,1**	**Fruchtgummi, Weingummi**
0	0	0	0	0	0	30	5	5	1	0,1	1 Portion, 50 g
2	**5**	**16**	**4,7**	**1**	**23**	**40**	**508**	**146**	**99**	**2,6**	**gefüllte Schokolade i. D.**
✓	1	3	0,9	✓	5	8	102	29	20	0,5	1 Riegel, 20 g
✓	**0**	**0**	**0**	**0**	**0**	**85**	**123**	**99**	**12**	**0,7**	**Geleefrüchte**
✓	0	0	0	0	0	4	6	5	1	✓	1 Stück, 5 g
✓	**0**	**4**	**0**	**7**	**1**	**68**	**121**	**13**	**8**	**0,6**	**kandierte Früchte**
✓	0	✓	0	✓	✓	3	6	1	✓	✓	1 Stück, 5 g
✓	**0**	**0**	**0,1**	**1**	**4**	**3**	**171**	**16**	**18**	**2,0**	**Lakritze i. D.**
✓	0	0	0,1	1	2	2	86	8	9	1,0	1 Portion, 50 g
✓	**0**	**0**	**0**	**0**	**0**	**80**	**5**	**3**	**2**	**0,2**	**Marshmallows („Mäusespeck")**
✓	0	0	0	0	0	40	3	2	1	0,1	1 Portion (7–8 Stück), 50 g
3	**0**	**✓**	**8,5**	**✓**	**31**	**2**	**273**	**82**	**72**	**1,5**	**Marzipan**
✓	0	✓	0,9	✓	3	✓	27	8	7	0,2	1 Stück, 10 g
2	**0**	**2**	**8,4**	**✓**	**25**	**2**	**341**	**80**	**79**	**2,3**	**Nougat**
✓	0	✓	0,8	✓	3	✓	34	8	8	0,2	1 Stück, 10 g
1	**9**	**27**	**1,3**	**2**	**17**	**75**	**560**	**202**	**93**	**2,4**	**Nuss-Schokolade i. D.**
✓	2	5	0,3	✓	3	15	112	40	19	0,5	1 Riegel, 20 g
5	**0**	**✓**	**12,8**	**✓**	**49**	**4**	**538**	**130**	**135**	**3,0**	**Pralinen i. D.**
1	0	✓	1,5	✓	6	✓	65	16	16	0,4	1 Praline, 12 g
✓	**0**	**✓**	**0,1**	**0**	**3**	**2**	**132**	**8**	**28**	**1,0**	**Pralinen mit Alkohol**
✓	0	✓	✓	0	✓	✓	16	1	3	0,1	1 Praline, 12 g
1	**0**	**2**	**0,3**	**0**	**12**	**5**	**616**	**37**	**132**	**4,2**	**Schokoladenstreusel**
✓	0	✓	0,1	0	2	1	123	7	26	0,8	1 EL, 20 g
✓	**11**	**43**	**0,1**	**0**	**✓**	**121**	**117**	**21**	**5**	**0,8**	**Toffeebonbons**
✓	1	2	✓	0	✓	6	6	1	✓	✓	1 Stück, 5 g
1	**Ø**	**2**	**0,4**	**0**	**8**	**4**	**420**	**25**	**90**	**2,9**	**Trüffel (Schokotrüffel)**
✓	Ø	✓	✓	0	1	✓	50	3	11	0,3	1 Stück, 12 g
1	**9**	**59**	**0,3**	**0**	**10**	**58**	**471**	**214**	**86**	**2,3**	**Vollmilch-Schokolade**
✓	2	12	0,1	0	2	12	94	43	17	0,5	1 Riegel, 20 g
1	**20**	**63**	**0,4**	**2**	**8**	**74**	**241**	**185**	**20**	**0,3**	**Weiße Schokolade**
✓	4	13	0,1	✓	2	15	48	37	4	0,1	1 Riegel, 20 g
											Süßigkeiten, Markenprodukte
Ø	**Ø**	**Ø**	**Ø**	**Ø**	**Ø**	**Ø**	**Ø**	**Ø**	**Ø**	**Ø**	**After Eight**
Ø	Ø	Ø	Ø	Ø	Ø	Ø	Ø	Ø	Ø	Ø	1 Stück, 8 g

Süße und herzhafte Produkte

jeweils essb. Anteil | Zeile 1: pro 100 g | Zeile 2: pro Portion

	Energie			Eiweiß	Kohlenhydrate			Fett/Fettsäuren		
	Energie		Energie-dichte	Eiweiß	Kohlen-hydrate	KH-Port.	Ballast-stoffe	Fett	gesättigte FS	einfach unges. FS
	kcal	kJ	kcal/g	g	g		g	g	g	g
Süßigkeiten, Markenprodukte										
Amicelli	**513**	**2155**	**5,1**	**6**	**62**	**5,5**	**2**	**27**	**17**	**Ø**
2 Röllchen, 25 g	128	539	5,1	2	15	1,5	1	7	4	Ø
Balisto Korn-Mix	**500**	**2093**	**5,0**	**7**	**62**	**5,5**	**4**	**24**	**11**	**Ø**
1 Doppelriegel, 37 g	185	774	5,0	2	23	2,5	1	9	4	Ø
Bounty	**488**	**2040**	**4,9**	**4**	**58**	**5,5**	**2**	**26**	**21**	**Ø**
1 Doppelriegel, 57 g	278	1163	4,9	2	33	3,0	1	15	12	Ø
Caramac	**571**	**2380**	**5,7**	**6**	**56**	**5,0**	**0**	**36**	**30**	**Ø**
1 Riegel, 30 g	171	714	5,7	2	17	1,5	0	11	9	Ø
Choclait Chips, Nestlé	**506**	**2119**	**5,1**	**6**	**61**	**5,5**	**3**	**26**	**14**	**Ø**
8 Stück, 20 g	101	424	5,1	1	12	1,0	1	5	3	Ø
Choco Crossies	**514**	**2151**	**5,1**	**7**	**60**	**5,5**	**3**	**27**	**14**	**Ø**
1 Portion, 20 g	103	430	5,1	1	12	1,0	1	5	3	Ø
duplo	**552**	**2305**	**5,5**	**6**	**56**	**5,0**	**3**	**33**	**19**	**Ø**
1 Riegel, 18 g	100	420	5,5	1	10	1,0	Sp	6	3	Ø
Ferrero Küsschen	**630**	**2614**	**6,3**	**8**	**40**	**3,5**	**Ø**	**47**	**20**	**Ø**
1 Stück, 9 g	56	233	6,3	1	4	0,5	Ø	4	2	Ø
Ferrero Giotto	**632**	**2525**	**6,3**	**10**	**38**	**3,5**	**Ø**	**48**	**14**	**Ø**
3 Stück, 13 g	82	326	6,3	1	5	1,0	Ø	6	2	Ø
hanuta	**542**	**2260**	**5,4**	**8**	**54**	**5,0**	**Ø**	**32**	**19**	**Ø**
1 Stück, 22 g	119	497	5,4	2	12	1,0	Ø	7	4	Ø
Haribo Color-Rado	**358**	**1518**	**3,6**	**4**	**79**	**7,0**	**1**	**2**	**1**	**Ø**
1 Portion, 50 g	179	759	3,6	2	40	3,5	Sp	1	1	Ø
Haribo Goldbären	**343**	**1459**	**3,4**	**7**	**77**	**7,0**	**Sp**	**Sp**	**Sp**	**Ø**
1 Portion (ca. 25 Stück), 50 g	172	730	3,4	3	39	3,5	Sp	Sp	Sp	Ø
Haribo Lakritz Schnecken	**317**	**1343**	**3,2**	**3**	**74**	**6,5**	**2**	**1**	**Sp**	**Ø**
1 Portion, 50 g	159	672	3,2	2	37	3,5	1	Sp	Sp	Ø
Karamell Riesen, Storck	**406**	**1710**	**4,1**	**2**	**78**	**7,0**	**Sp**	**10**	**6**	**Ø**
1 Stange (= 6 Bonbons), 30 g	122	513	4,1	1	23	2,0	Sp	3	2	Ø
Katjes Katzen Pfötchen	**342**	**1452**	**3,4**	**1**	**84**	**7,5**	**Ø**	↙	**Ø**	**Ø**
1 Portion, 50 g	171	726	3,4	1	42	4,0	Ø	↙	Ø	Ø
Katjes Salzige Heringe	**345**	**1465**	**3,5**	**5**	**81**	**7,5**	**Ø**	↙	**Sp**	**Ø**
1 Portion, 50 g	173	733	3,5	3	41	4,0	Ø	↙	Sp	Ø
Katjes Tropen-Früchte	**326**	**1365**	**3,3**	**4**	**76**	**7,0**	**Ø**	↙	↙	**Ø**
1 Portion, 50 g	163	683	3,3	2	38	3,5	Ø	↙	↙	Ø
Kinder country	**358**	**2329**	**3,6**	**9**	**55**	**5,0**	**1**	**34**	**22**	**Ø**
1 Riegel, 24 g	84	547	3,6	2	13	1,0	Sp	8	5	Ø
Kinder pingui	**452**	**1883**	**4,5**	**7**	**39**	**3,5**	**2**	**30**	**19**	**Ø**
1 Stück, 30 g	136	565	4,5	2	12	1,0	Sp	9	6	Ø
Kinder Riegel	**564**	**2352**	**5,6**	**9**	**54**	**4,5**	**1**	**35**	**23**	**Ø**
1 Riegel, 21 g	118	494	5,6	2	11	1,0	Sp	7	5	Ø
Kinder Schoko Bons	**576**	**2401**	**5,8**	**8**	**53**	**4,5**	**Ø**	**37**	**21**	**Ø**
1 Stück, 6 g	33	139	5,8	Sp	3	0,5	Ø	2	1	Ø
Kinder Schokolade	**566**	**2360**	**5,7**	**9**	**54**	**4,5**	**Ø**	**35**	**23**	**Ø**
1 Riegel, 13 g	71	295	5,7	1	7	0,5	Ø	4	3	Ø
KitKat Riegel	**521**	**2179**	**5,2**	**7**	**60**	**5,5**	**2**	**28**	**16**	**Ø**
4-Finger Riegel, 45 g	234	981	5,2	3	27	2,5	1	12	7	Ø
Knoppers	**548**	**2286**	**5,5**	**10**	**50**	**4,5**	**3**	**33**	**19**	**Ø**
1 Knoppers, 25 g	137	572	5,5	2	13	1,0	1	8	5	Ø
Lindt Excellence, 70 % Kakao	**566**	**2350**	**5,7**	**10**	**34**	**3,0**	**Ø**	**41**	**24**	**Ø**
1 Riegel, 20 g	113	470	5,7	2	7	0,5	Ø	8	5	Ø

Süße und herzhafte Produkte

jeweils essb. Anteil | Zeile 1: pro 100 g | Zeile 2: pro Portion

(FS)		Vitamine				Mineralstoffe					
mehrfach unges. FS g	Cholesterin mg	A (RÄ) µg	E (TÄ) mg	C mg	Folsäure µg	Natrium mg	Kalium mg	Kalzium mg	Magnesium mg	Eisen mg	**Süßigkeiten, Markenprodukte**
Ø	**Ø**	**Ø**	**Ø**	**Ø**	**Ø**	**100**	**Ø**	**Ø**	**Ø**	**Ø**	**Amicelli**
Ø	Ø	Ø	Ø	Ø	Ø	25	Ø	Ø	Ø	Ø	2 Röllchen, 25 g
Ø	**Ø**	**Ø**	**Ø**	**Ø**	**Ø**	**290**	**Ø**	**Ø**	**Ø**	**Ø**	**Balisto Korn-Mix**
Ø	Ø	Ø	Ø	Ø	Ø	107	Ø	Ø	Ø	Ø	1 Doppelriegel, 37 g
Ø	**Ø**	**Ø**	**Ø**	**Ø**	**Ø**	**100**	**Ø**	**Ø**	**Ø**	**Ø**	**Bounty**
Ø	Ø	Ø	Ø	Ø	Ø	57	Ø	Ø	Ø	Ø	1 Doppelriegel, 57 g
Ø	**Ø**	**Ø**	**Ø**	**Ø**	**Ø**	**100**	**Ø**	**Ø**	**Ø**	**Ø**	**Caramac**
Ø	Ø	Ø	Ø	Ø	Ø	30	Ø	Ø	Ø	Ø	1 Riegel, 30 g
Ø	**Ø**	**Ø**	**Ø**	**Ø**	**Ø**	**Ø**	**Ø**	**Ø**	**Ø**	**Ø**	**Choclait Chips, Nestlé**
Ø	Ø	Ø	Ø	Ø	Ø	Ø	Ø	Ø	Ø	Ø	8 Stück, 20 g
Ø	**Ø**	**Ø**	**Ø**	**Ø**	**Ø**	**300**	**Ø**	**Ø**	**Ø**	**Ø**	**Choco Crossies**
Ø	Ø	Ø	Ø	Ø	Ø	60	Ø	Ø	Ø	Ø	1 Portion, 20 g
Ø	**Ø**	**Ø**	**3**	**Ø**	**Ø**	**69**	**Ø**	**122**	**61**	**Ø**	**duplo**
Ø	Ø	Ø	Sp	Ø	Ø	13	Ø	22	11	Ø	1 Riegel, 18 g
Ø	**Ø**	**Ø**	**5,0**	**Ø**	**Ø**	**60**	**Ø**	**Ø**	**97**	**Ø**	**Ferrero Küsschen**
Ø	Ø	Ø	0,4	Ø	Ø	5	Ø	Ø	9	Ø	1 Stück, 9 g
Ø	**Ø**	**Ø**	**Ø**	**Ø**	**Ø**	**122**	**Ø**	**Ø**	**Ø**	**Ø**	**Ferrero Giotto**
Ø	Ø	Ø	Ø	Ø	Ø	16	Ø	Ø	Ø	Ø	3 Stück, 13 g
Ø	**Ø**	**Ø**	**3,9**	**Ø**	**Ø**	**173**	**Ø**	**Ø**	**100**	**Ø**	**hanuta**
Ø	Ø	Ø	0,9	Ø	Ø	38,1	Ø	Ø	22	Ø	1 Stück, 22 g
Ø	**Ø**	**Ø**	**Ø**	**Ø**	**Ø**	**110**	**Ø**	**Ø**	**Ø**	**Ø**	**Haribo Color-Rado**
Ø	Ø	Ø	Ø	Ø	Ø	55	Ø	Ø	Ø	Ø	1 Portion, 50 g
Ø	**Ø**	**Ø**	**Ø**	**Ø**	**Ø**	**30**	**Ø**	**Ø**	**Ø**	**Ø**	**Haribo Goldbären**
Ø	Ø	Ø	Ø	Ø	Ø	15	Ø	Ø	Ø	Ø	1 Portion (ca. 25 Stück), 50 g
Ø	**Ø**	**Ø**	**Ø**	**Ø**	**Ø**	**470**	**Ø**	**Ø**	**Ø**	**Ø**	**Haribo Lakritz Schnecken**
Ø	Ø	Ø	Ø	Ø	Ø	235	Ø	Ø	Ø	Ø	1 Portion, 50 g
Ø	**Ø**	**Ø**	**Ø**	**Ø**	**Ø**	**120**	**Ø**	**Ø**	**Ø**	**Ø**	**Karamell Riesen, Storck**
Ø	Ø	Ø	Ø	Ø	Ø	36	Ø	Ø	Ø	Ø	1 Stange (= 6 Bonbons), 30 g
Ø	**Ø**	**Ø**	**Ø**	**Ø**	**Ø**	**Ø**	**Ø**	**Ø**	**Ø**	**Ø**	**Katjes Katzen Pfötchen**
Ø	Ø	Ø	Ø	Ø	Ø	Ø	Ø	Ø	Ø	Ø	1 Portion, 50 g
Ø	**Ø**	**Ø**	**Ø**	**Ø**	**Ø**	**76**	**Ø**	**Ø**	**Ø**	**Ø**	**Katjes Salzige Heringe**
Ø	Ø	Ø	Ø	Ø	Ø	38	Ø	Ø	Ø	Ø	1 Portion, 50 g
Ø	**Ø**	**Ø**	**Ø**	**Ø**	**Ø**	**24**	**Ø**	**Ø**	**Ø**	**Ø**	**Katjes Tropen-Früchte**
Ø	Ø	Ø	Ø	Ø	Ø	12	Ø	Ø	Ø	Ø	1 Portion, 50 g
Ø	**Ø**	**Ø**	**1,5**	**Ø**	**Ø**	**108**	**Ø**	**290**	**45**	**Ø**	**Kinder country**
Ø	Ø	Ø	0,4	Ø	Ø	25	Ø	68	11	Ø	1 Riegel, 24 g
Ø	**Ø**	**Ø**	**1,5**	**Ø**	**Ø**	**90**	**Ø**	**149**	**45**	**Ø**	**Kinder pingui**
Ø	Ø	Ø	0,5	Ø	Ø	27	Ø	45	14	Ø	1 Stück, 30 g
Ø	**Ø**	**Ø**	**1,5**	**Ø**	**Ø**	**123**	**Ø**	**323**	**45**	**Ø**	**Kinder Riegel**
Ø	Ø	Ø	0,3	Ø	Ø	26	Ø	68	9	Ø	1 Riegel, 21 g
Ø	**Ø**	**Ø**	**2,3**	**Ø**	**Ø**	**112**	**Ø**	**275**	**52**	**Ø**	**Kinder Schoko Bons**
Ø	Ø	Ø	0,1	Ø	Ø	6	Ø	16	3	Ø	1 Stück, 6 g
Ø	**Ø**	**Ø**	**1,5**	**Ø**	**Ø**	**313**	**Ø**	**323**	**45**	**Ø**	**Kinder Schokolade**
Ø	Ø	Ø	0,2	Ø	Ø	39	Ø	40	6	Ø	1 Riegel, 13 g
Ø	**Ø**	**Ø**	**Ø**	**Ø**	**Ø**	**100**	**Ø**	**Ø**	**Ø**	**Ø**	**KitKat Riegel**
Ø	Ø	Ø	Ø	Ø	Ø	45	Ø	Ø	Ø	Ø	4-Finger Riegel, 45 g
Ø	**Ø**	**Ø**	**Ø**	**Ø**	**Ø**	**200**	**Ø**	**Ø**	**Ø**	**Ø**	**Knoppers**
Ø	Ø	Ø	Ø	Ø	Ø	50	Ø	Ø	Ø	Ø	1 Knoppers, 25 g
Ø	**Ø**	**Ø**	**Ø**	**Ø**	**Ø**	**40**	**Ø**	**Ø**	**Ø**	**Ø**	**Lindt Excellence, 70 % Kakao**
Ø	Ø	Ø	Ø	Ø	Ø	8	Ø	Ø	Ø	Ø	1 Riegel, 20 g

Süße und herzhafte Produkte

jeweils essb. Anteil | Zeile 1: pro 100 g | Zeile 2: pro Portion

Süße und herzhafte Produkte	Energie			Eiweiß	Kohlenhydrate			Fett/Fettsäuren		
	Energie kcal	Energie kJ	Energiedichte kcal/g	Eiweiß g	Kohlenhydrate g	KH-Port.	Ballaststoffe g	Fett g	gesättigte FS g	einfach unges. FS g
Süßigkeiten, Markenprodukte										
Lindt Excellence, 85 % Kakao	**558**	**2308**	**5,6**	**11**	**19**	**1,5**	**Ø**	**46**	**29**	**Ø**
1 Riegel, 20 g	112	462	5,6	2	4	0,5	Ø	9	6	Ø
Lindt Lindor Milch	**622**	**2582**	**6,2**	**5**	**44**	**4,0**	**Ø**	**47**	**36**	**Ø**
1 Riegel, 17 g	104	431	6,2	1	7	0,5	Ø	8	6	Ø
Lindt Fioretto i. D.	**531**	**2225**	**5,3**	**8**	**57**	**5,0**	**Ø**	**29**	**14**	**Ø**
1 Praline, 23 g	122	512	5,3	2	13	1,0	Ø	7	3	Ø
M & M's Peanut	**506**	**2119**	**5,1**	**9**	**60**	**5,5**	**3**	**25**	**10**	**Ø**
1 kl. Tüte, 45 g	228	954	5,1	4	27	2,5	1	11	5	Ø
Maoam Würfel	**394**	**1636**	**3,9**	**1**	**84**	**7,6**	**Ø**	**6**	**Ø**	**Ø**
1 Würfel, 22 g	87	360	3,9	↙	18	1,5	Ø	1	Ø	Ø
Mars	**448**	**1881**	**4,5**	**4**	**70**	**6,5**	**1**	**17**	**8**	**Ø**
1 Riegel, 51 g	228	959	4,5	2	36	3,5	1	9	4	Ø
merci Vielfalt i. D.	**561**	**2337**	**5,6**	**7**	**50**	**4,5**	**3**	**36**	**20**	**Ø**
1 Riegel, 13 g	70	292	5,6	1	6	0,5	Sp	5	2	Ø
Milch-Schnitte, Ferrero	**422**	**1756**	**4,2**	**8**	**34**	**3,0**	**1**	**28**	**17**	**Ø**
1 Stück, 28 g	118	492	4,2	2	10	1,0	Sp	8	5	Ø
Milka, I love Milka Pralinés i. D.	**550**	**2295**	**5,5**	**6**	**56**	**5,0**	**2**	**33**	**13**	**Ø**
1 Praline, 6 g	33	138	5,5	Sp	3	0,5	Sp	2	1	Ø
Milka Schoko & Keks	**560**	**2330**	**5,6**	**6**	**55**	**5,0**	**2**	**35**	**12**	**Ø**
1 Riegel, 33 g	186	776	5,6	2	18	1,5	1	12	4	Ø
Milka Tender	**425**	**1775**	**4,3**	**6**	**56**	**5,0**	**1**	**20**	**13**	**Ø**
1 Stück, 37 g	157	657	4,3	2	21	2,0	Sp	7	5	Ø
Milky Way	**448**	**1884**	**4,5**	**4**	**72**	**6,5**	**1**	**16**	**8**	**Ø**
1 Riegel, 43 g	193	810	4,5	2	31	3,0	Sp	7	3	Ø
Mini Dickmann's	**416**	**1745**	**4,2**	**3**	**64**	**6,0**	**Ø**	**16**	**10**	**Ø**
1 Stück, 8 g	35	145	4,2	Sp	5	0,5	Ø	1	1	Ø
Mon chéri	**455**	**1902**	**4,6**	**3**	**53**	**5,0**	**Ø**	**20**	**13**	**Ø**
1 Stück, 11 g	48	200	4,6	Sp	6	0,5	Ø	2	1	Ø
nimm2 Bonbons	**374**	**1588**	**3,7**	**Ø**	**92**	**8,5**	**Ø**	**Sp**	**Sp**	**Ø**
1 Bonbon, 6 g	23	97	3,7	Ø	6	0,5	Ø	Sp	Sp	Ø
Nuts	**498**	**2083**	**5,0**	**5**	**62**	**5,5**	**3**	**25**	**12**	**Ø**
1 Riegel, 42 g	209	875	5,0	2	26	2,5	1	10	5	Ø
Raffaello	**628**	**2607**	**6,3**	**8**	**38**	**3,5**	**Ø**	**49**	**30**	**Ø**
1 Stück, 10 g	63	261	6,3	1	4	0,5	Ø	5	3	Ø
Ritter Sport Joghurt Schokolade	**574**	**2392**	**5,7**	**8**	**49**	**4,5**	**1**	**38**	**22**	**5**
1 Rippe, 25 g	144	598	5,7	2	12	1,0	Sp	10	6	1
Ritter Sport Knusperflakes Schokolade	**526**	**2204**	**5,3**	**6**	**59**	**5,5**	**2**	**29**	**18**	**9**
1 Rippe, 25 g	132	551	5,3	2	15	1,5	1	7	5	2
Rocher, Ferrero	**603**	**2506**	**6,0**	**8**	**44**	**4,0**	**Ø**	**43**	**14**	**Ø**
1 Stück, 13 g	75	313	6,0	1	6	0,5	Ø	5	2	Ø
Schoko Toffees, Storck	**464**	**1945**	**4,6**	**4**	**65**	**6,0**	**3**	**21**	**12**	**Ø**
1 Stück, 9 g	42	177	4,6	Sp	6	0,5	Sp	2	1	Ø
Smarties	**464**	**1948**	**4,6**	**5**	**68**	**6,0**	**1**	**19**	**11**	**Ø**
1 Faltschachtel, 20 g	93	390	4,6	1	14	1,5	Sp	4	2	Ø
Snickers	**484**	**2026**	**4,8**	**9**	**60**	**5,0**	**1**	**23**	**8**	**Ø**
1 Riegel, 50 g	242	1013	4,8	4	30	3,0	1	11	4	Ø
Super Dickmann's	**373**	**1573**	**3,7**	**3**	**68**	**6,0**	**Ø**	**10**	**6**	**Ø**
1 Stück, 28 g	104	440	3,7	1	19	1,5	Ø	3	2	Ø
Toffifee	**514**	**2149**	**5,1**	**6**	**59**	**5,5**	**2**	**29**	**13**	**Ø**
1 Toffifee, 8 g	43	178	5,1	Sp	5	0,5	Sp	2	1	Ø

Süße und herzhafte Produkte

jeweils essb. Anteil | Zeile 1: pro 100 g | Zeile 2: pro Portion

(FS)		Vitamine				Mineralstoffe					
mehrfach unges. FS	Cholesterin	A (RÄ)	E (TÄ)	C	Folsäure	Natrium	Kalium	Kalzium	Magnesium	Eisen	Süße und herzhafte Produkte
g	mg	µg	mg	mg	µg	mg	mg	mg	mg	mg	
											Süßigkeiten, Markenprodukte
Ø	**Ø**	**Ø**	**Ø**	**Ø**	**Ø**	**28**	**Ø**	**Ø**	**Ø**	**Ø**	**Lindt Excellence, 85 % Kakao**
Ø	Ø	Ø	Ø	Ø	Ø	6	Ø	Ø	Ø	Ø	1 Riegel, 20 g
Ø	**Ø**	**Ø**	**Ø**	**Ø**	**Ø**	**56**	**Ø**	**Ø**	**Ø**	**Ø**	**Lindt Lindor Milch**
Ø	Ø	Ø	Ø	Ø	Ø	9	Ø	Ø	Ø	Ø	1 Riegel, 17 g
Ø	**Ø**	**Ø**	**Ø**	**Ø**	**Ø**	**152**	**Ø**	**Ø**	**Ø**	**Ø**	**Lindt Fioretto i. D.**
Ø	Ø	Ø	Ø	Ø	Ø	35	Ø	Ø	Ø	Ø	1 Praline, 23 g
Ø	**Ø**	**Ø**	**Ø**	**Ø**	**Ø**	**60**	**Ø**	**Ø**	**Ø**	**Ø**	**M & M's Peanut**
Ø	Ø	Ø	Ø	Ø	Ø	27	Ø	Ø	Ø	Ø	1 kl. Tüte, 45 g
Ø	**Ø**	**Ø**	**Ø**	**Ø**	**Ø**	**Ø**	**Ø**	**Ø**	**Ø**	**Ø**	**Maoam Würfel**
Ø	Ø	Ø	Ø	Ø	Ø	Ø	Ø	Ø	Ø	Ø	1 Würfel, 22 g
Ø	**Ø**	**Ø**	**Ø**	**Ø**	**Ø**	**170**	**Ø**	**Ø**	**Ø**	**Ø**	**Mars**
Ø	Ø	Ø	Ø	Ø	Ø	87	Ø	Ø	Ø	Ø	1 Riegel, 51 g
Ø	**Ø**	**Ø**	**Ø**	**Ø**	**Ø**	**70**	**Ø**	**Ø**	**Ø**	**Ø**	**merci Vielfalt i. D.**
Ø	Ø	Ø	Ø	Ø	Ø	9	Ø	Ø	Ø	Ø	1 Riegel, 13 g
Ø	**Ø**	**Ø**	**Ø**	**Ø**	**Ø**	**240**	**Ø**	**Ø**	**Ø**	**Ø**	**Milch-Schnitte, Ferrero**
Ø	Ø	Ø	Ø	Ø	Ø	67	Ø	Ø	Ø	Ø	1 Stück, 28 g
Ø	**Ø**	**Ø**	**Ø**	**Ø**	**Ø**	**140**	**Ø**	**Ø**	**Ø**	**Ø**	**Milka, I love Milka Pralinés i. D.**
Ø	Ø	Ø	Ø	Ø	Ø	8	Ø	Ø	Ø	Ø	1 Praline, 6 g
Ø	**Ø**	**Ø**	**Ø**	**Ø**	**Ø**	**172**	**Ø**	**Ø**	**Ø**	**Ø**	**Milka Schoko & Keks**
Ø	Ø	Ø	Ø	Ø	Ø	57	Ø	Ø	Ø	Ø	1 Riegel, 33 g
Ø	**Ø**	**Ø**	**Ø**	**Ø**	**Ø**	**240**	**Ø**	**Ø**	**Ø**	**Ø**	**Milka Tender**
Ø	Ø	Ø	Ø	Ø	Ø	89	Ø	Ø	Ø	Ø	1 Stück, 37 g
Ø	**Ø**	**Ø**	**Ø**	**Ø**	**Ø**	**210**	**Ø**	**Ø**	**Ø**	**Ø**	**Milky Way**
Ø	Ø	Ø	Ø	Ø	Ø	90	Ø	Ø	Ø	Ø	1 Riegel, 43 g
Ø	**Ø**	**Ø**	**Ø**	**Ø**	**Ø**	**60**	**Ø**	**Ø**	**Ø**	**Ø**	**Mini Dickmann's**
Ø	Ø	Ø	Ø	Ø	Ø	5	Ø	Ø	Ø	Ø	1 Stück, 8 g
Ø	**Ø**	**Ø**	**Ø**	**Ø**	**Ø**	**Ø**	**Ø**	**Ø**	**58**	**Ø**	**Mon chéri**
Ø	Ø	Ø	Ø	Ø	Ø	Ø	Ø	Ø	6	Ø	1 Stück, 11 g
Ø	**Ø**	**Ø**	**41**	**248**	**1**	**8**	**Ø**	**Ø**	**Ø**	**Ø**	**nimm2 Bonbons**
Ø	Ø	Ø	3	15	Sp	Sp	Ø	Ø	Ø	Ø	1 Bonbon, 6 g
Ø	**Ø**	**Ø**	**Ø**	**Ø**	**Ø**	**100**	**Ø**	**Ø**	**Ø**	**Ø**	**Nuts**
Ø	Ø	Ø	Ø	Ø	Ø	42	Ø	Ø	Ø	Ø	1 Riegel, 42 g
Ø	**Ø**	**Ø**	**5,9**	**Ø**	**Ø**	**122**	**Ø**	**195**	**60**	**Ø**	**Raffaello**
Ø	Ø	Ø	0,6	Ø	Ø	12	Ø	20	6	Ø	1 Stück, 10 g
9	**70**	**220**	**1,0**	**1**	**Ø**	**280**	**Ø**	**257**	**Ø**	**0,5**	**Ritter Sport Joghurt Schokolade**
2	17	55	Sp	Sp	Ø	70	Ø	64	Ø	0,1	1 Rippe, 25 g
1	**9**	**90**	**0,5**	**2**	**Ø**	**162**	**Ø**	**126**	**Ø**	**0,9**	**Ritter Sport Knusperflakes Schokolade**
Sp	2	23	Sp	Sp	Ø	40	Ø	32	Ø	0,2	1 Rippe, 25 g
Ø	**Ø**	**Ø**	**8,0**	**Ø**	**Ø**	**153**	**Ø**	**197**	**90**	**Ø**	**Rocher, Ferrero**
Ø	Ø	Ø	1,0	Ø	Ø	19	Ø	25	11	Ø	1 Stück, 13 g
Ø	**Ø**	**Ø**	**Ø**	**Ø**	**Ø**	**50**	**Ø**	**Ø**	**Ø**	**Ø**	**Schoko Toffees, Storck**
Ø	Ø	Ø	Ø	Ø	Ø	5	Ø	Ø	Ø	Ø	1 Stück, 9 g
Ø	**Ø**	**Ø**	**Ø**	**Ø**	**Ø**	**Ø**	**Ø**	**Ø**	**Ø**	**Ø**	**Smarties**
Ø	Ø	Ø	Ø	Ø	Ø	Ø	Ø	Ø	Ø	Ø	1 Faltschachtel, 20 g
Ø	**Ø**	**Ø**	**Ø**	**Ø**	**Ø**	**250**	**Ø**	**Ø**	**Ø**	**Ø**	**Snickers**
Ø	Ø	Ø	Ø	Ø	Ø	125	Ø	Ø	Ø	Ø	1 Riegel, 50 g
Ø	**Ø**	**Ø**	**Ø**	**Ø**	**Ø**	**32**	**Ø**	**Ø**	**Ø**	**Ø**	**Super Dickmann's**
Ø	Ø	Ø	Ø	Ø	Ø	9	Ø	Ø	Ø	Ø	1 Stück, 28 g
Ø	**Ø**	**Ø**	**Ø**	**Ø**	**Ø**	**100**	**Ø**	**Ø**	**Ø**	**Ø**	**Toffifee**
Ø	Ø	Ø	Ø	Ø	Ø	8	Ø	Ø	Ø	Ø	1 Toffifee, 8 g

Süße und herzhafte Produkte	Energie			Eiweiß	Kohlenhydrate			Fett/Fettsäuren		
	Energie		Energie-dichte	Eiweiß	Kohlen-hydrate	KH-Port.	Ballast-stoffe	Fett	gesättigte FS	einfach unges. FS
jeweils essb. Anteil | Zeile 1: pro 100 g | Zeile 2: pro Portion	kcal	kJ	kcal/g	g	g		g	g	g	g
Süßigkeiten, Markenprodukte										
Twix	**495**	**2074**	**5,0**	**5**	**65**	**6,0**	**2**	**24**	**14**	**Ø**
1 Doppelriegel, 50 g	248	1037	5,0	2	32	3,5	1	12	7	Ø
Werther's Original	**424**	**1790**	**4,2**	↙	**86**	**8,0**	**Ø**	**9**	**Ø**	**Ø**
1 Bonbon, 5 g	21	90	4,2	↙	4	0,5	Ø	↙	Ø	Ø
Yogurette	**571**	**2382**	**5,7**	**5**	**57**	**5,0**	**Ø**	**36**	**21**	**Ø**
1 Riegel, 13 g	71	298	5,7	1	7	0,5	Ø	4	3	Ø
Süßspeisen										
Bayrische Creme	**205**	**859**	**2,1**	**4**	**11**	**1,0**	**0**	**16**	**9**	**5**
1 Portion, 125 g	257	1074	2,1	4	14	1,5	0	21	12	6
Birne Helene	**217**	**906**	**2,2**	**2**	**19**	**1,5**	**3**	**15**	**8**	**5**
1 Portion, 180 g	390	1631	2,2	4	33	3,0	6	27	15	10
Cremedessert i. D. (m. Sahne u. Ei)	**238**	**996**	**2,4**	**4**	**20**	**2,0**	**1**	**15**	**8**	**5**
1 Portion, 125 g	297	1244	2,4	5	25	2,5	1	19	10	6
Cremedessert Nuss (m. Sahne u. Ei)	**314**	**1315**	**3,1**	**7**	**22**	**2,0**	**1**	**22**	**11**	**8**
1 Portion, 125 g	393	1643	3,1	9	27	2,5	2	28	13	10
Cremedessert Obst (m. Sahne u. Ei)	**191**	**798**	**1,9**	**3**	**22**	**2,0**	**1**	**10**	**6**	**3**
1 Portion, 125 g	239	998	1,9	3	27	2,5	1	13	7	4
Crêpe mit Apfelmus	**140**	**584**	**1,4**	**5**	**19**	**1,5**	**1**	**5**	**2**	**2**
1 Crêpe, 170 g	237	993	1,4	9	31	3,0	2	8	4	3
Crêpe mit Nuss-Nougat-Creme	**227**	**951**	**2,3**	**6**	**27**	**2,5**	**1**	**11**	**6**	**3**
1 Crêpe, 150 g	341	1427	2,3	9	40	3,5	2	16	8	5
Crêpe mit Zucker	**196**	**821**	**2,0**	**6**	**30**	**2,5**	**1**	**6**	**3**	**2**
1 Crêpe, 125 g	245	1026	2,0	7	37	3,5	1	7	3	2
Dampfnudeln	**277**	**1159**	**2,8**	**7**	**44**	**4,0**	**2**	**8**	**4**	**2**
1 Portion, 100 g	277	1159	2,8	7	44	4,0	2	8	4	2
Dampfnudeln mit Obstkompott	**203**	**849**	**2,0**	**4**	**35**	**3,0**	**2**	**5**	**3**	**2**
1 Portion, 160 g	325	1360	2,0	7	55	5,0	3	8	4	2
Dampfnudeln mit Vanillesoße	**209**	**875**	**2,1**	**6**	**32**	**3,0**	**1**	**7**	**4**	**2**
1 Portion, 160 g	333	1394	2,1	9	50	4,5	2	10	6	3
Fruchtkaltschale i. D.	**64**	**266**	**0,6**	↙	**15**	**1,5**	**1**	↙	↙	↙
1 Portion, 200 g	127	532	0,6	1	30	2,5	1	↙	↙	↙
Germknödel (mit Pflaumenmus gefüllt)	**255**	**1067**	**2,6**	**5**	**27**	**2,5**	**4**	**14**	**7**	**3**
1 Portion, 200 g	510	2134	2,6	10	55	5,0	7	28	13	5
Germknödel mit Vanillesoße	**218**	**912**	**2,2**	**5**	**24**	**2,0**	**3**	**12**	**6**	**2**
1 Portion, 260 g	566	2369	2,2	12	61	5,5	7	31	14	6
Götterspeise	**58**	**242**	**0,6**	**1**	**13**	**1,0**	**0**	**0**	**0**	**0**
1 Portion, 125 g	72	303	0,6	2	16	1,5	0	0	0	0
Grießbrei mit Fruchtsirup	**141**	**591**	**1,4**	**3**	**24**	**2,0**	**1**	**3**	**2**	**1**
1 Portion (Dessert), 200 g	283	1182	1,4	7	48	4,5	1	7	4	2
Grießbrei mit Fruchtsirup	**141**	**591**	**1,4**	**3**	**24**	**2,0**	**1**	**3**	**2**	**1**
1 Portion (Hauptgericht), 450 g	635	2659	1,4	15	108	10,0	3	15	9	5
Grießbrei mit Obstkompott	**122**	**511**	**1,2**	**3**	**20**	**2,0**	**1**	**3**	**2**	**1**
1 Portion (Dessert), 200 g	244	1022	1,2	6	40	3,5	2	6	4	2
Grießbrei mit Obstkompott	**122**	**511**	**1,2**	**3**	**20**	**2,0**	**1**	**3**	**2**	**1**
1 Portion (Hauptgericht), 450 g	549	2299	1,2	14	90	8,0	3	14	8	4
Herrencreme	**197**	**826**	**2,0**	**3**	**16**	**1,5**	**1**	**12**	**7**	**4**
1 Portion, 125 g	247	1032	2,0	4	20	2,0	2	15	9	5

Süße und herzhafte Produkte

jeweils essb. Anteil | Zeile 1: pro 100 g | Zeile 2: pro Portion

(FS) mehrfach unges. FS g	Cholesterin mg	Vitamine A (RÄ) µg	E (TÄ) mg	C mg	Folsäure µg	Mineralstoffe Natrium mg	Kalium mg	Kalzium mg	Magnesium mg	Eisen mg	Süße und herzhafte Produkte
											Süßigkeiten, Markenprodukte
ø	**ø**	**ø**	**ø**	**ø**	**ø**	**170**	**ø**	**ø**	**ø**	**ø**	**Twix**
ø	ø	ø	ø	ø	ø	85	ø	ø	ø	ø	1 Doppelriegel, 50 g
ø	**ø**	**ø**	**ø**	**ø**	**ø**	**ø**	**ø**	**ø**	**ø**	**ø**	**Werther's Original**
ø	ø	ø	ø	ø	ø	ø	ø	ø	ø	ø	1 Bonbon, 5 g
ø	**ø**	**ø**	**2,9**	**ø**	**ø**	**57**	**ø**	**154**	**ø**	**ø**	**Yogurette**
ø	ø	ø	0,4	ø	ø	7	ø	19	ø	ø	1 Riegel, 13 g
											Süßspeisen
1	**126**	**226**	**0,8**	**1**	**15**	**38**	**116**	**95**	**10**	**0,6**	**Bayrische Creme**
1	158	283	1,0	1	19	47	145	119	13	0,7	1 Portion, 125 g
1	**28**	**109**	**1,4**	**1**	**9**	**10**	**168**	**40**	**29**	**0,8**	**Birne Helene**
2	51	196	2,5	2	17	17	302	71	53	1,5	1 Portion, 180 g
1	**99**	**183**	**1,1**	**4**	**24**	**38**	**130**	**45**	**15**	**0,6**	**Cremedessert i. D. (m. Sahne u. Ei)**
2	124	229	1,4	4	29	48	162	56	19	0,8	1 Portion, 125 g
2	**127**	**232**	**2,1**	**1**	**38**	**46**	**156**	**55**	**25**	**0,8**	**Cremedessert Nuss (m. Sahne u. Ei)**
3	159	290	2,7	1	48	58	195	69	32	1,0	1 Portion, 125 g
1	**77**	**148**	**0,7**	**10**	**19**	**28**	**144**	**38**	**12**	**0,5**	**Cremedessert Obst (m. Sahne u. Ei)**
1	96	185	0,8	12	23	35	179	48	15	0,7	1 Portion, 125 g
1	**75**	**72**	**0,6**	**2**	**15**	**161**	**125**	**60**	**12**	**0,7**	**Crêpe mit Apfelmus**
1	128	123	1,0	4	26	274	213	102	20	1,2	1 Crêpe, 170 g
1	**84**	**80**	**1,3**	**1**	**19**	**183**	**159**	**77**	**21**	**1,0**	**Crêpe mit Nuss-Nougat-Creme**
1	126	119	2,0	1	28	274	238	116	32	1,5	1 Crêpe, 150 g
1	**89**	**84**	**0,5**	**1**	**17**	**191**	**116**	**69**	**12**	**0,8**	**Crêpe mit Zucker**
1	112	105	0,6	1	21	239	146	86	15	1,0	1 Crêpe, 125 g
1	**46**	**73**	**0,4**	✓	**119**	**23**	**154**	**50**	**19**	**1,3**	**Dampfnudeln**
1	46	73	0,4	✓	119	23	154	50	19	1,3	1 Portion, 100 g
✓	**29**	**48**	**0,3**	**1**	**75**	**15**	**109**	**33**	**13**	**0,9**	**Dampfnudeln mit Obstkompott**
1	46	76	0,5	1	120	24	174	53	21	1,4	1 Portion, 160 g
✓	**44**	**63**	**0,3**	✓	**77**	**33**	**148**	**72**	**16**	**0,9**	**Dampfnudeln mit Vanillesoße**
1	70	101	0,5	1	123	52	237	115	26	1,5	1 Portion, 160 g
✓	**0**	**5**	**0,2**	**6**	**5**	**2**	**92**	**11**	**6**	**0,2**	**Fruchtkaltschale i. D.**
✓	0	9	0,5	11	10	3	184	21	13	0,5	1 Portion, 200 g
4	**31**	**54**	**0,8**	✓	**24**	**10**	**149**	**197**	**47**	**1,6**	**Germknödel (mit Pflaumenmus gefüllt)**
8	62	108	1,6	✓	48	20	298	394	94	3,3	1 Portion, 200 g
3	**33**	**53**	**0,7**	✓	**20**	**19**	**147**	**177**	**39**	**1,3**	**Germknödel mit Vanillesoße**
8	86	136	1,8	1	52	50	381	459	101	3,4	1 Portion, 260 g
0	**0**	**0**	**0**	**0**	**0**	**2**	**1**	**5**	**1**	**0,1**	**Götterspeise**
0	0	0	0	0	0	2	1	6	1	0,1	1 Portion, 125 g
✓	**11**	**27**	**0,1**	**1**	**4**	**37**	**127**	**91**	**12**	**0,2**	**Grießbrei mit Fruchtsirup**
✓	22	54	0,3	2	9	75	254	182	23	0,4	1 Portion (Dessert), 200 g
✓	**11**	**27**	**0,1**	**1**	**4**	**37**	**127**	**91**	**12**	**0,2**	**Grießbrei mit Fruchtsirup**
✓	50	121	0,5	5	20	168	571	409	53	0,9	1 Portion (Hauptgericht), 450 g
✓	**11**	**27**	**0,2**	**1**	**4**	**36**	**124**	**87**	**12**	**0,2**	**Grießbrei mit Obstkompott**
✓	21	54	0,3	2	8	71	248	175	24	0,4	1 Portion (Dessert), 200 g
✓	**11**	**27**	**0,2**	**1**	**4**	**36**	**124**	**87**	**12**	**0,2**	**Grießbrei mit Obstkompott**
✓	48	121	0,9	4	18	160	558	393	54	0,9	1 Portion (Hauptgericht), 450 g
✓	**26**	**93**	**0,3**	**1**	**6**	**47**	**175**	**85**	**24**	**0,6**	**Herrencreme**
1	32	116	0,4	1	8	58	218	106	30	0,8	1 Portion, 125 g

Süße und herzhafte Produkte jeweils essb. Anteil | Zeile 1: pro 100 g | Zeile 2: pro Portion	Energie Energie kcal	 kJ	 Energie-dichte kcal/g	Eiweiß Eiweiß g	Kohlenhydrate Kohlen-hydrate g	 KH-Port.	 Ballast-stoffe g	Fett/Fettsäuren Fett g	 gesättigte FS g	 einfach unges. FS g
Süßspeisen										
Milchreis mit Obstkompott	**147**	**613**	**1,5**	**3**	**23**	**2,0**	✓	**4**	**2**	**1**
1 Portion (Dessert), 200 g	293	1226	1,5	7	46	4,0	1	9	5	3
1 Portion (Hauptgericht), 450 g	659	2758	1,5	15	104	9,5	2	20	10	5
Milchreis mit Zimtzucker	**169**	**706**	**1,7**	**4**	**27**	**2,5**	✓	**5**	**3**	**1**
1 Portion (Dessert), 200 g	338	1413	1,7	7	55	5,0	1	10	5	3
1 Portion (Hauptgericht), 450 g	760	3178	1,7	16	123	11,0	1	22	11	6
Mousse au chocolat	**305**	**1277**	**3,1**	**7**	**14**	**1,0**	**3**	**25**	**14**	**8**
1 Portion, 90 g	275	1150	3,1	6	12	1,0	3	23	13	7
Obstsalat	**104**	**436**	**1,0**	**1**	**24**	**2,0**	**2**	✓	✓	✓
1 Portion, 150 g	156	653	1,0	1	36	3,5	3	✓	✓	✓
Pfirsich Melba	**184**	**769**	**1,8**	**2**	**16**	**1,5**	**3**	**12**	**6**	**5**
1 Portion, 200 g	367	1537	1,8	4	32	3,0	5	25	12	10
Quarkauflauf mit Äpfeln	**138**	**579**	**1,4**	**7**	**11**	**1,0**	**1**	**8**	**4**	**2**
1 Portion, 200 g	277	1157	1,4	13	21	2,0	1	15	8	5
Quarkspeise mit frischen Früchten	**113**	**471**	**1,1**	**5**	**17**	**1,5**	**1**	**2**	**1**	**1**
1 Portion, 200 g	225	942	1,1	10	35	3,0	2	5	3	1
Rote Grütze	**126**	**526**	**1,3**	**1**	**29**	**2,5**	**2**	✓	✓	✓
1 Portion, 125 g	157	658	1,3	1	36	3,0	3	✓	✓	✓
Schokoladenpudding	**127**	**530**	**1,3**	**3**	**21**	**2,0**	✓	**3**	**2**	**1**
1 Portion, 125 g	158	662	1,3	4	26	2,5	✓	4	2	1
Tiramisu	**313**	**1309**	**3,1**	**6**	**22**	**2,0**	**1**	**22**	**13**	**7**
1 Portion, 125 g	391	1636	3,1	8	28	2,5	1	27	16	9
Vanillepudding	**126**	**529**	**1,3**	**3**	**21**	**2,0**	**0**	**3**	**2**	**1**
1 Portion, 125 g	158	662	1,3	4	26	2,5	0	4	2	1
Vanillesoße	**94**	**392**	**0,9**	**4**	**11**	**1,0**	**0**	**4**	**2**	**1**
1 Portion, 60 ml	56	235	0,9	2	6	0,5	0	2	1	1
Wein-Cremedessert (m. Sahne u. Ei)	**209**	**874**	**2,1**	**3**	**16**	**1,5**	**0**	**12**	**7**	**4**
1 Portion, 125 g	261	1092	2,1	4	20	2,0	0	15	9	5
Süßspeisen, Markenprodukte										
Crème Brûlée, Dr. Oetker	**218**	**908**	**2,2**	**2**	**22**	**2,0**	**0**	**14**	**8**	**Ø**
1 Portion, 125 g	273	1135	2,2	3	27	2,5	0	17	10	Ø
Dessertsauce Frucht i. D., Schwartau	**266**	**1027**	**2,7**	**1**	**63**	**5,5**	**Ø**	**Sp**	**Ø**	**Ø**
1 Portion, 20 g	53	205	2,7	Sp	13	1,0	Ø	Sp	Ø	Ø
Dessertsauce Schokolade, Schwartau	**352**	**1491**	**3,5**	**2**	**74**	**7,0**	**Ø**	**5**	**Ø**	**Ø**
1 Portion, 20 g	70	298	3,5	Sp	15	1,5	Ø	1	Ø	Ø
Dessertsauce Vanille, Schwartau	**145**	**609**	**1,5**	**3**	**19**	**2,0**	**Ø**	**6**	**Ø**	**Ø**
1 Portion, 20 g	29	122	1,5	1	4	0,5	Ø	1	Ø	Ø
Gala Feiner Schokoladenpudding, Dr. Oetker	**100**	**422**	**1,0**	**3**	**18**	**1,5**	**1**	**2**	**1**	**Ø**
1 Portion, 150 g	150	633	1,0	5	26	2,5	1	3	2	Ø
Garant Grießpudding, Dr. Oetker	**92**	**390**	**0,9**	**3**	**16**	**1,5**	✓	**1**	**1**	**Ø**
1 Portion, 145 g	133	566	0,9	5	24	2,0	✓	2	1	Ø
Mousse Zitrone, Dr. Oetker	**148**	**626**	**1,5**	**4**	**26**	**2,5**	✓	**3**	**2**	**Ø**
1 Portion, 85 g	126	532	1,5	4	22	2,0	✓	2	2	Ø
Panna Cotta, Dr. Oetker	**201**	**838**	**2,0**	**4**	**19**	**1,5**	**Sp**	**12**	**7**	**Ø**
1 Portion, 150 g	302	1257	2,0	6	29	2,5	Sp	18	10	Ø
Paradiescreme Vanille-Geschmack, Dr. Oetker	**114**	**480**	**1,1**	**3**	**18**	**1,5**	✓	**3**	**2**	**Ø**
1 Portion, 90 g	103	432	1,1	3	16	1,5	✓	3	2	Ø
Quarkfein Erdbeer-Geschmack, Dr. Oetker	**97**	**412**	**1,0**	**8**	**14**	**1,5**	**0**	**1**	✓	**Ø**
1 Portion, 125 g	121	515	1,0	10	18	1,5	0	1	✓	Ø

Süße und herzhafte Produkte

jeweils essb. Anteil | Zeile 1: pro 100 g | Zeile 2: pro Portion

(FS)		Vitamine				Mineralstoffe					
mehrfach unges. FS	Cholesterin	A (RÄ)	E (TÄ)	C	Folsäure	Natrium	Kalium	Kalzium	Magnesium	Eisen	Süße und herzhafte Produkte
g	mg	µg	mg	mg	µg	mg	mg	mg	mg	mg	
											Süßspeisen
1	11	36	0,3	1	7	34	130	80	19	0,2	**Milchreis mit Obstkompott**
1	22	72	0,6	2	13	69	260	159	38	0,4	1 Portion (Dessert), 200 g
3	50	162	1,4	5	30	154	585	359	86	0,9	1 Portion (Hauptgericht), 450 g
1	12	38	0,3	1	7	38	125	86	20	0,2	**Milchreis mit Zimtzucker**
1	25	77	0,6	1	14	76	249	172	39	0,3	1 Portion (Dessert), 200 g
3	56	172	1,4	3	32	171	560	387	88	0,9	1 Portion (Hauptgericht), 450 g
1	159	236	1,1	✓	28	58	279	62	49	2,0	**Mousse au chocolat**
1	143	212	1,0	✓	25	52	251	56	44	1,8	1 Portion, 90 g
✓	0	15	0,3	19	15	2	194	16	15	0,4	**Obstsalat**
✓	0	23	0,5	28	23	3	290	24	23	0,6	1 Portion, 150 g
1	28	131	2,1	5	11	10	135	49	23	0,6	**Pfirsich Melba**
2	56	262	4,2	11	23	21	271	98	45	1,2	1 Portion, 200 g
1	62	94	0,6	3	21	28	109	65	9	0,4	**Quarkauflauf mit Äpfeln**
1	124	188	1,1	6	43	55	217	131	18	0,8	1 Portion, 200 g
✓	8	34	0,2	8	19	24	148	71	12	0,2	**Quarkspeise mit frischen Früchten**
✓	16	68	0,4	16	37	48	297	143	25	0,5	1 Portion, 200 g
✓	0	10	0,4	6	4	2	83	15	9	0,4	**Rote Grütze**
✓	0	13	0,5	7	6	2	104	19	12	0,5	1 Portion, 125 g
✓	22	32	0,1	1	4	69	131	100	10	0,2	**Schokoladenpudding**
✓	28	40	0,1	1	5	86	163	125	13	0,3	1 Portion, 125 g
1	157	274	1,1	0	22	95	119	45	14	1,0	**Tiramisu**
2	197	342	1,4	0	27	118	149	56	18	1,3	1 Portion, 125 g
✓	22	32	0,1	1	4	69	131	100	10	0,2	**Vanillepudding**
✓	28	40	0,1	1	5	86	163	125	13	0,3	1 Portion, 125 g
✓	41	47	0,2	1	7	49	139	109	11	0,2	**Vanillesoße**
✓	24	28	0,1	✓	4	30	83	65	7	0,1	1 Portion, 60 ml
1	93	170	0,6	✓	14	40	89	42	8	0,6	**Wein-Cremedessert (m. Sahne u. Ei)**
1	116	212	0,8	✓	17	50	112	52	10	0,7	1 Portion, 125 g
											Süßspeisen, Markenprodukte
Ø	Ø	Ø	Ø	Ø	Ø	70	Ø	Ø	Ø	Ø	**Crème Brûlée, Dr. Oetker**
Ø	Ø	Ø	Ø	Ø	Ø	88	Ø	Ø	Ø	Ø	1 Portion, 125 g
Ø	Ø	Ø	Ø	Ø	Ø	Ø	Ø	Ø	Ø	Ø	**Dessertsauce Frucht i. D., Schwartau**
Ø	Ø	Ø	Ø	Ø	Ø	Ø	Ø	Ø	Ø	Ø	1 Portion, 20 g
Ø	Ø	Ø	Ø	Ø	Ø	Ø	Ø	Ø	Ø	Ø	**Dessertsauce Schokolade, Schwartau**
Ø	Ø	Ø	Ø	Ø	Ø	Ø	Ø	Ø	Ø	Ø	1 Portion, 20 g
Ø	Ø	Ø	Ø	Ø	Ø	Ø	Ø	Ø	Ø	Ø	**Dessertsauce Vanille, Schwartau**
Ø	Ø	Ø	Ø	Ø	Ø	Ø	Ø	Ø	Ø	Ø	1 Portion, 20 g
Ø	Ø	Ø	Ø	Ø	Ø	60	Ø	Ø	Ø	Ø	**Gala Feiner Schokoladenpudding, Dr. Oetker**
Ø	Ø	Ø	Ø	Ø	Ø	90	Ø	Ø	Ø	Ø	1 Portion, 150 g
Ø	Ø	Ø	Ø	Ø	Ø	70	Ø	Ø	Ø	Ø	**Garant Grießpudding, Dr. Oetker**
Ø	Ø	Ø	Ø	Ø	Ø	100	Ø	Ø	Ø	Ø	1 Portion, 145 g
Ø	Ø	Ø	Ø	Ø	Ø	60	Ø	Ø	Ø	Ø	**Mousse Zitrone, Dr. Oetker**
Ø	Ø	Ø	Ø	Ø	Ø	51	Ø	Ø	Ø	Ø	1 Portion, 85 g
Ø	Ø	Ø	Ø	Ø	Ø	48	Ø	Ø	Ø	Ø	**Panna Cotta, Dr. Oetker**
Ø	Ø	Ø	Ø	Ø	Ø	72	Ø	Ø	Ø	Ø	1 Portion, 150 g
Ø	Ø	Ø	Ø	Ø	Ø	96	Ø	Ø	Ø	Ø	**Paradiescreme Vanille-Geschmack, Dr. Oetker**
Ø	Ø	Ø	Ø	Ø	Ø	86	Ø	Ø	Ø	Ø	1 Portion, 90 g
Ø	Ø	Ø	Ø	Ø	Ø	44	Ø	Ø	Ø	Ø	**Quarkfein Erdbeer-Geschmack, Dr. Oetker**
Ø	Ø	Ø	Ø	Ø	Ø	55	Ø	Ø	Ø	Ø	1 Portion, 125 g

Süße und herzhafte Produkte jeweils essb. Anteil | Zeile 1: pro 100 g | Zeile 2: pro Portion	Energie Energie kcal	 kJ	 Energie-dichte kcal/g	Eiweiß Eiweiß g	Kohlenhydrate Kohlen-hydrate g	 KH-Port.	 Ballast-stoffe g	Fett/Fettsäuren Fett g	 gesättigte FS g	 einfach unges. FS g
Süßspeisen, Markenprodukte										
Rotwein-Creme, Dr. Oetker	**203**	**848**	**2,0**	**2**	**20**	**2,0**	**0**	**10**	**6**	**Ø**
1 Portion, 105 g	213	890	2,0	2	21	2,0	0	10	6	Ø
Eis										
Eiskaffee mit Sahne	**91**	**381**	**0,9**	**1**	**8**	**0,5**	**0**	**6**	**4**	**2**
1 Glas, 200 g	182	761	0,9	3	16	1,5	0	13	8	4
Eisschokolade mit Sahne	**137**	**573**	**1,4**	**3**	**13**	**1,0**	↙	**8**	**5**	**2**
1 Glas, 200 g	274	1146	1,4	7	25	2,5	1	17	10	5
Fruchteis i. D.	**192**	**803**	**1,9**	**3**	**28**	**2,5**	**1**	**8**	**5**	**Ø**
1 Kugel, 65 g	125	522	1,9	2	18	1,5	1	5	3	Ø
Fruchtsorbet	**132**	**551**	**1,3**	**1**	**28**	**2,5**	↙	**1**	**1**	↙
1 Kugel, 65 g	86	358	1,3	1	18	1,5	↙	1	1	1
Schokoladeneis	**216**	**904**	**2,2**	**4**	**28**	**2,5**	**1**	**11**	**7**	**3**
1 Kugel, 65 g	140	587	2,2	2	18	1,5	1	7	4	2
Softeis	**130**	**542**	**1,3**	**2**	**25**	**2,5**	**0**	**2**	**1**	**1**
1 Portion, 90 g	117	488	1,3	2	22	2,0	0	2	1	1
Vanilleeis	**201**	**841**	**2,0**	**4**	**24**	**2,0**	**1**	**11**	**7**	**3**
1 Kugel, 65 g	131	547	2,0	2	15	1,5	↙	7	4	2
Eis, Markenprodukte										
Capri, Langnese	**90**	**383**	**0,9**	↙	**21**	**2,0**	↙	↙	↙	**Ø**
1 Capri, 58 g	52	222	0,9	↙	13	1,0	↙	↙	↙	Ø
Cookie Dough Vanilleeis, Ben & Jerry's	**270**	**1100**	**2,7**	**4**	**30**	**2,5**	**Ø**	**15**	**9**	**Ø**
1 Kugel, 65 g	176	715	2,7	3	20	2,0	Ø	10	6	Ø
Cornetto Bottermelk Zitrone, Langnese	**240**	**990**	**2,4**	**3**	**31**	**3,0**	**1**	**11**	**8**	**Ø**
1 Cornetto, 86 g	206	851	2,4	2	27	2,5	1	9	7	Ø
Cornetto Haselnuss, Langnese	**310**	**1300**	**3,1**	**4**	**33**	**3,0**	**2**	**18**	**14**	**Ø**
1 Cornetto, 82 g	254	1066	3,1	3	27	2,5	2	15	11	Ø
Crème brûlée, Mövenpick	**206**	**864**	**2,1**	**2**	**29**	**2,5**	**Sp**	**9**	**8**	**Ø**
1 Kugel, 65 g	134	562	2,1	2	19	1,5	Sp	6	5	Ø
Cremissimo Bourbon Vanille, Langnese	**200**	**830**	**2,0**	**3**	**28**	**2,5**	↙	**8**	**8**	**Ø**
1 Kugel, 65 g	130	540	2,0	2	18	1,5	↙	5	5	Ø
Cremissimo Leichter Genuss Vanille, Langnese	**170**	**710**	**1,7**	**3**	**27**	**2,5**	**4**	**5**	**5**	**Ø**
1 Kugel, 65 g	111	462	1,7	2	18	1,5	2	3	3	Ø
Cremissimo Stracciatella, Langnese	**240**	**1000**	**2,4**	**4**	**31**	**3,0**	**1**	**11**	**9**	**Ø**
1 Kugel, 65 g	156	650	2,4	2	20	2,0	1	7	6	Ø
Domino, Langnese	**260**	**1100**	**2,6**	**4**	**24**	**2,0**	**Ø**	**16**	**14**	**Ø**
1 Eis, 50 g	130	550	2,6	2	12	1,0	Ø	8	7	Ø
Häagen Dazs, cookies & cream	**263**	**1095**	**2,6**	**4**	**23**	**2,0**	**Ø**	**17**	**11**	**Ø**
1 Kugel, 65 g	218	909	2,6	4	19	1,5	Ø	14	9	Ø
Magnum Classic, Langnese	**300**	**1300**	**3,0**	**4**	**29**	**2,5**	**2**	**19**	**14**	**Ø**
1 Magnum, 79 g	237	1027	3,0	3	23	2,0	1	15	11	Ø
Maple Walnuts, Mövenpick	**242**	**1012**	**2,4**	**4**	**28**	**2,5**	**1**	**13**	**7**	**Ø**
1 Kugel, 65 g	157	658	2,4	3	18	1,5	Sp	8	4	Ø
Nogger, Langnese	**320**	**1300**	**3,2**	**4**	**26**	**2,5**	**2**	**21**	**17**	**Ø**
1 Nogger, 67 g	214	871	3,2	2	17	1,5	1	14	11	Ø
Vienetta Vanille, Langnese	**250**	**1000**	**2,5**	**3**	**27**	**2,5**	**1**	**14**	**13**	**Ø**
1 Scheibe, 70 g	175	700	2,5	2	19	1,5	Sp	10	9	Ø

Süße und herzhafte Produkte

jeweils essb. Anteil | Zeile 1: pro 100 g | Zeile 2: pro Portion

(FS)		Vitamine				Mineralstoffe					
mehrfach unges. FS	Cholesterin	A (RÄ)	E (TÄ)	C	Folsäure	Natrium	Kalium	Kalzium	Magnesium	Eisen	
g	mg	µg	mg	mg	µg	mg	mg	mg	mg	mg	
											Süßspeisen, Markenprodukte
Ø	Ø	Ø	Ø	Ø	Ø	32	Ø	Ø	Ø	Ø	**Rotwein-Creme, Dr. Oetker**
Ø	Ø	Ø	Ø	Ø	Ø	34	Ø	Ø	Ø	Ø	1 Portion, 105 g
											Eis
✓	22	165	0,2	✓	3	28	110	48	9	0,2	**Eiskaffee mit Sahne**
✓	44	329	0,4	1	6	56	221	97	18	0,4	1 Glas, 200 g
✓	30	183	0,2	1	6	63	168	116	16	0,1	**Eisschokolade mit Sahne**
1	59	365	0,4	3	11	126	336	232	33	0,3	1 Glas, 200 g
Ø	29	320	Ø	8	12	60	188	120	14	0,2	**Fruchteis i. D.**
Ø	19	208	Ø	5	8	39	122	78	9	0,1	1 Kugel, 65 g
✓	✓	✓	0,2	4	5	20	101	50	8	0,3	**Fruchtsorbet**
✓	✓	✓	0,1	3	3	13	66	33	5	0,2	1 Kugel, 65 g
✓	34	416	0,3	1	16	76	249	109	29	0,9	**Schokoladeneis**
✓	22	270	0,2	✓	10	49	162	71	19	0,6	1 Kugel, 65 g
✓	9	26	0	1	4	33	100	85	11	0,1	**Softeis**
✓	8	23	0	1	4	30	90	77	10	0,1	1 Portion, 90 g
1	44	421	0,3	1	5	80	199	128	14	0,1	**Vanilleeis**
✓	29	274	0,2	✓	3	52	129	83	9	0,1	1 Kugel, 65 g
											Eis, Markenprodukte
Ø	Ø	Ø	Ø	Ø	Ø	0	Ø	Ø	Ø	Ø	**Capri, Langnese**
Ø	Ø	Ø	Ø	Ø	Ø	0	Ø	Ø	Ø	Ø	1 Capri, 58 g
Ø	Ø	Ø	Ø	Ø	Ø	68	Ø	Ø	Ø	Ø	**Cookie Dough Vanilleeis, Ben & Jerry's**
Ø	Ø	Ø	Ø	Ø	Ø	44	Ø	Ø	Ø	Ø	1 Kugel, 65 g
Ø	Ø	Ø	Ø	Ø	Ø	70	Ø	Ø	Ø	Ø	**Cornetto Bottermelk Zitrone, Langnese**
Ø	Ø	Ø	Ø	Ø	Ø	60	Ø	Ø	Ø	Ø	1 Cornetto, 86 g
Ø	Ø	Ø	Ø	Ø	Ø	90	Ø	Ø	Ø	Ø	**Cornetto Haselnuss, Langnese**
Ø	Ø	Ø	Ø	Ø	Ø	74	Ø	Ø	Ø	Ø	1 Cornetto, 82 g
Ø	Ø	Ø	Ø	Ø	Ø	Ø	Ø	Ø	Ø	Ø	**Crème brûlée, Mövenpick**
Ø	Ø	Ø	Ø	Ø	Ø	Ø	Ø	Ø	Ø	Ø	1 Kugel, 65 g
Ø	Ø	Ø	Ø	Ø	Ø	50	Ø	Ø	Ø	Ø	**Cremissimo Bourbon Vanille, Langnese**
Ø	Ø	Ø	Ø	Ø	Ø	33	Ø	Ø	Ø	Ø	1 Kugel, 65 g
Ø	Ø	Ø	Ø	Ø	Ø	50	Ø	Ø	Ø	Ø	**Cremissimo Leichter Genuss Vanille, Langnese**
Ø	Ø	Ø	Ø	Ø	Ø	33	Ø	Ø	Ø	Ø	1 Kugel, 65 g
Ø	Ø	Ø	Ø	Ø	Ø	40	Ø	Ø	Ø	Ø	**Cremissimo Stracciatella, Langnese**
Ø	Ø	Ø	Ø	Ø	Ø	26	Ø	Ø	Ø	Ø	1 Kugel, 65 g
Ø	Ø	Ø	Ø	Ø	Ø	70	Ø	Ø	Ø	Ø	**Domino, Langnese**
Ø	Ø	Ø	Ø	Ø	Ø	35	Ø	Ø	Ø	Ø	1 Eis, 50 g
Ø	Ø	Ø	Ø	Ø	Ø	84	Ø	Ø	Ø	Ø	**Häagen Dazs, cookies & cream**
Ø	Ø	Ø	Ø	Ø	Ø	70	Ø	Ø	Ø	Ø	1 Kugel, 65 g
Ø	Ø	Ø	Ø	Ø	Ø	50	Ø	Ø	Ø	Ø	**Magnum Classic, Langnese**
Ø	Ø	Ø	Ø	Ø	Ø	40	Ø	Ø	Ø	Ø	1 Magnum, 79 g
Ø	Ø	Ø	Ø	Ø	Ø	Ø	Ø	Ø	Ø	Ø	**Maple Walnuts, Mövenpick**
Ø	Ø	Ø	Ø	Ø	Ø	Ø	Ø	Ø	Ø	Ø	1 Kugel, 65 g
Ø	Ø	Ø	Ø	Ø	Ø	100	Ø	Ø	Ø	Ø	**Nogger, Langnese**
Ø	Ø	Ø	Ø	Ø	Ø	67	Ø	Ø	Ø	Ø	1 Nogger, 67 g
Ø	Ø	Ø	Ø	Ø	Ø	70	Ø	Ø	Ø	Ø	**Vienetta Vanille, Langnese**
Ø	Ø	Ø	Ø	Ø	Ø	49	Ø	Ø	Ø	Ø	1 Scheibe, 70 g

Süße und herzhafte Produkte

jeweils essb. Anteil | Zeile 1: pro 100 g | Zeile 2: pro Portion

	Energie			Eiweiß	Kohlenhydrate			Fett/Fettsäuren		
	Energie kcal	Energie kJ	Energie-dichte kcal/g	Eiweiß g	Kohlen-hydrate g	KH-Port.	Ballast-stoffe g	Fett g	gesättigte FS g	einfach unges. FS g
Feinkostsalate										
Eiersalat	**135**	**564**	**1,3**	**7**	**7**	**0,5**	**1**	**9**	**4**	**3**
1 Portion, 200 g	270	1128	1,3	14	13	1,0	1	17	8	6
Geflügelsalat	**91**	**379**	**0,9**	**11**	**4**	**0,5**	**1**	**3**	**1**	**1**
1 Portion, 200 g	181	758	0,9	21	8	0,5	2	7	2	2
Kartoffelsalat (mit Essig u. Öl)	**123**	**513**	**1,2**	**2**	**12**	**1,0**	**2**	**7**	**1**	**3**
1 Portion, 200 g	246	1027	1,2	4	24	2,0	4	15	2	6
Kartoffelsalat (mit Mayonnaise)	**154**	**646**	**1,5**	**3**	**11**	**1,0**	**1**	**11**	**5**	**4**
1 Portion, 200 g	309	1291	1,5	6	22	2,0	3	22	9	8
Käsesalat	**213**	**890**	**2,1**	**10**	**7**	**0,5**	**1**	**16**	**10**	**5**
1 Portion, 200 g	426	1781	2,1	19	14	1,5	1	32	19	10
Krabbensalat	**163**	**681**	**1,6**	**9**	**6**	**0,5**	✓	**12**	**4**	**4**
1 Portion, 150 g	244	1021	1,6	13	9	1,0	✓	17	6	6
Nudelsalat (mit Mayonnaise)	**205**	**858**	**2,1**	**7**	**12**	**1,0**	**1**	**14**	**4**	**5**
1 Portion, 200 g	410	1715	2,1	14	24	2,0	2	29	8	9
Reissalat	**132**	**552**	**1,3**	**5**	**12**	**1,0**	**1**	**7**	**1**	**2**
1 Portion, 150 g	198	828	1,3	7	17	1,5	1	11	2	3
Waldorfsalat	**250**	**1044**	**2,5**	**3**	**8**	**0,5**	**3**	**23**	**3**	**8**
1 Portion, 150 g	374	1566	2,5	4	12	1,0	4	35	4	12
Wurstsalat	**179**	**750**	**1,8**	**5**	**3**	**0,5**	**2**	**16**	**4**	**7**
1 Portion, 200 g	358	1500	1,8	11	7	0,5	3	32	9	15
Eintöpfe und Suppen										
Chili con carne	**112**	**467**	**1,1**	**10**	**4**	**0,5**	**2**	**6**	**2**	**3**
1 Teller, 400 g	446	1866	1,1	39	16	1,5	8	25	8	11
Cremesuppen i. D.	**63**	**262**	**0,6**	**1**	**2**	**0**	✓	**6**	**3**	**2**
1 Teller, 250 g	157	655	0,6	1	6	0,5	✓	14	8	5
Erbseneintopf mit Speck	**71**	**297**	**0,7**	**4**	**8**	**0,5**	**3**	**3**	**1**	**1**
1 Teller, 400 g	285	1192	0,7	15	31	3,0	12	11	4	5
Gemüsebrühe, klare	**3**	**13**	**0**	✓	✓	**0**	**0**	✓	✓	✓
1 Teller, 250 g	8	31	0	1	1	0	0	✓	✓	✓
Gemüseeintopf mit Rindfleisch	**64**	**268**	**0,6**	**6**	**4**	**0,5**	**2**	**3**	**1**	**1**
1 Teller, 400 g	257	1075	0,6	23	16	1,5	7	11	4	4
Gulaschsuppe	**66**	**276**	**0,7**	**4**	**2**	**0**	**1**	**4**	**2**	**2**
1 Teller, 250 g	165	690	0,7	11	6	0,5	2	10	5	5
Kartoffelsuppe	**46**	**192**	**0,5**	**2**	**7**	**0,5**	**1**	**1**	**1**	**1**
1 Teller, 250 g	116	485	0,5	4	17	1,5	3	4	2	2
Käsesuppe mit Hackfleisch	**144**	**604**	**1,4**	**8**	**1**	**0**	**1**	**12**	**6**	**5**
1 Teller, 250 g	361	1509	1,4	20	2	0	2	30	14	12
Käsesuppe, vegetarisch	**110**	**460**	**1,1**	**5**	**3**	**0,5**	✓	**9**	**5**	**3**
1 Teller, 250 g	275	1151	1,1	12	8	1,0	✓	22	11	7
Linseneintopf mit Speck	**85**	**356**	**0,9**	**4**	**10**	**1,0**	**2**	**3**	**1**	**2**
1 Teller, 400 g	340	1422	0,9	16	38	3,5	9	13	4	6
Rindfleischbrühe, klare	**6**	**25**	**0,1**	✓	✓	**0**	**0**	✓	✓	✓
1 Teller, 250 g	15	63	0,1	1	1	0	0	1	✓	✓
Spargelcremesuppe	**57**	**239**	**0,6**	**2**	**3**	**0**	✓	**5**	**2**	**2**
1 Teller, 250 g	143	597	0,6	4	7	0,5	1	11	6	4
Tomatensuppe	**39**	**162**	**0,4**	**1**	**2**	**0**	✓	**3**	✓	**1**
1 Teller, 250 g	97	404	0,4	1	4	0,5	1	8	1	4
Zwiebelsuppe	**65**	**270**	**0,6**	**2**	**2**	**0**	**1**	**6**	**3**	**2**
1 Teller, 250 g	161	675	0,6	4	4	0,5	1	15	6	6

Süße und herzhafte Produkte

jeweils essb. Anteil | Zeile 1: pro 100 g | Zeile 2: pro Portion

(FS)		Vitamine				Mineralstoffe					
mehrfach unges. FS g	Cholesterin mg	A (RÄ) µg	E (TÄ) mg	C mg	Folsäure µg	Natrium mg	Kalium mg	Kalzium mg	Magnesium mg	Eisen mg	Süße und herzhafte Produkte
											Feinkostsalate
1	128	148	1,1	3	18	257	121	37	12	0,8	Eiersalat
1	256	297	2,1	6	36	514	241	74	24	1,6	1 Portion, 200 g
1	29	31	0,8	3	9	233	224	30	19	0,6	Geflügelsalat
2	58	61	1,6	5	17	466	447	60	39	1,2	1 Portion, 200 g
3	0	18	2,4	11	14	305	288	11	18	0,4	Kartoffelsalat (mit Essig u. Öl)
6	0	36	4,9	22	28	610	576	23	35	0,9	1 Portion, 200 g
2	69	45	1,5	9	20	366	256	17	15	0,6	Kartoffelsalat (mit Mayonnaise)
4	137	89	3,1	18	41	731	512	34	29	1,1	1 Portion, 200 g
1	39	174	0,6	8	17	287	142	306	20	0,3	Käsesalat
2	77	348	1,2	16	33	574	284	612	40	0,6	1 Portion, 200 g
2	154	144	2,5	2	18	335	168	67	22	0,9	Krabbensalat
3	231	216	3,8	2	27	502	251	100	34	1,4	1 Portion, 150 g
5	45	70	4,6	9	7	643	95	82	21	0,6	Nudelsalat (mit Mayonnaise)
10	89	140	9,2	18	14	1285	190	165	42	1,2	1 Portion, 200 g
4	8	21	4,3	4	6	577	71	11	20	0,5	Reissalat
6	12	32	6,5	6	10	865	106	17	30	0,7	1 Portion, 150 g
11	29	54	6,1	8	18	76	200	30	21	0,9	Waldorfsalat
17	43	81	9,2	12	27	114	300	44	31	1,4	1 Portion, 150 g
4	19	342	2,2	12	6	387	169	22	14	1,0	Wurstsalat
7	37	684	4,5	25	11	774	338	44	27	1,9	1 Portion, 200 g
											Eintöpfe und Suppen
1	18	36	1,0	4	15	138	239	18	22	1,3	Chili con carne
5	73	143	4,1	16	62	552	954	70	88	5,2	1 Teller, 400 g
1	14	59	0,4	✓	2	66	15	14	3	0,1	Cremesuppen i. D.
1	35	147	0,9	✓	4	165	37	35	7	0,2	1 Teller, 250 g
✓	2	88	0,2	7	11	106	184	20	19	0,9	Erbseneintopf mit Speck
1	7	352	0,8	28	44	424	736	82	74	3,6	1 Teller, 400 g
✓	0	✓	✓	0	0	60	✓	✓	✓	✓	Gemüsebrühe, klare
✓	0	✓	✓	0	0	150	✓	✓	✓	✓	1 Teller, 250 g
✓	16	174	0,5	14	9	109	194	13	14	0,9	Gemüseeintopf mit Rindfleisch
1	62	695	2,0	56	36	437	777	53	57	3,6	1 Teller, 400 g
1	16	58	1,0	13	6	127	130	11	9	0,7	Gulaschsuppe
1	40	145	2,5	33	14	318	325	28	23	1,8	1 Teller, 250 g
✓	3	3	✓	5	7	102	129	8	9	0,2	Kartoffelsuppe
1	8	8	✓	12	16	255	322	20	22	0,5	1 Teller, 250 g
1	31	82	0,4	7	9	336	142	126	17	0,8	Käsesuppe mit Hackfleisch
2	79	206	1,0	17	24	840	355	316	42	2,0	1 Teller, 250 g
1	20	73	0,7	1	6	294	103	173	14	0,4	Käsesuppe, vegetarisch
2	50	182	1,8	2	15	736	257	434	36	1,0	1 Teller, 250 g
1	2	81	0,3	2	38	100	192	20	24	1,3	Linseneintopf mit Speck
2	9	324	1,2	9	151	399	767	80	95	5,2	1 Teller, 400 g
✓	✓	✓	✓	0	0	60	✓	✓	✓	✓	Rindfleischbrühe, klare
✓	✓	✓	✓	0	0	150	✓	✓	✓	✓	1 Teller, 250 g
✓	35	75	0,9	2	15	77	53	30	6	0,3	Spargelcremesuppe
1	89	187	2,2	6	37	193	132	75	15	0,8	1 Teller, 250 g
1	0	34	1,4	7	11	106	88	9	6	0,2	Tomatensuppe
3	0	86	3,4	19	29	265	220	24	15	0,6	1 Teller, 250 g
1	7	Ø	0,5	3	5	239	148	11	10	0,2	Zwiebelsuppe
2	18	Ø	1,3	6	13	598	369	27	24	0,4	1 Teller, 250 g

Süße und herzhafte Produkte

jeweils essb. Anteil | Zeile 1: pro 100 g | Zeile 2: pro Portion

	Energie			Eiweiß	Kohlenhydrate			Fett/Fettsäuren		
	Energie kcal	Energie kJ	Energiedichte kcal/g	Eiweiß g	Kohlenhydrate g	KH-Port.	Ballaststoffe g	Fett g	gesättigte FS g	einfach unges. FS g
Eintöpfe und Suppen, Markenprodukte										
Bihun Suppe, Sonnen Bassermann	**35**	**147**	0,4	**2**	**3**	**0**	**1**	**2**	**1**	**Ø**
1 Teller, 400 g	140	588	0,4	6	10	1,0	4	7	2	Ø
Brokkoli Cremesuppe, Sonnen Bassermann	**56**	**232**	0,6	**1**	**4**	**0,5**	**1**	**4**	**Ø**	**Ø**
1 Teller, 400 g	224	928	0,6	2	15	1,5	4	16	Ø	Ø
Chinese Chicken Soup, Maggi	**51**	**216**	0,5	**2**	**9**	**1,0**	**1**	**1**	**Sp**	**Ø**
1 Portion, 320 g	163	691	0,5	7	29	2,5	2	2	1	Ø
Feuertopf, Erasco	**78**	**326**	**0,8**	**4**	**9**	**1,0**	**3**	**2**	**1**	**Ø**
1 Teller, 400 g	312	1304	0,8	16	35	3,0	13	9	2	Ø
Graupentopf, Erasco	**37**	**156**	**0,4**	**2**	**6**	**0,5**	**1**	**Sp**	**Sp**	**Ø**
1 Teller, 400 g	148	624	0,4	8	25	2,5	4	1	Sp	Ø
Hühner-Reistopf, Erasco	**57**	**241**	**0,6**	**2**	**7**	**0,5**	**Sp**	**2**	**1**	**Ø**
1 Teller, 400 g	228	964	0,6	9	28	2,5	2	9	3	Ø
Kartoffeltopf mit Würstchen, Sonnen Bassermann	**75**	**312**	**0,8**	**2**	**7**	**0,5**	**1**	**4**	**1**	**Ø**
1 Teller, 400 g	300	1248	0,8	10	29	2,5	2	15	2	Ø
Kürbis Kokos Süppchen, Sonnen Bassermann	**74**	**308**	**0,7**	**1**	**5**	**0,5**	**Ø**	**6**	**3**	**Ø**
1 Teller, 400 g	296	1232	0,7	4	19	1,5	Ø	22	13	Ø
Mexikanischer Bohnentopf, Sonnen Bassermann	**82**	**345**	**0,8**	**4**	**10**	**1,0**	**4**	**2**	**1**	**Ø**
1 Teller, 400 g	328	1380	0,8	16	40	3,5	18	8	2	Ø
Möhrentopf, Sonnen Bassermann	**51**	**214**	**0,5**	**1**	**5**	**0,5**	**1**	**3**	**2**	**Ø**
1 Teller, 400 g	204	856	0,5	4	18	1,5	6	12	6	Ø
Pichelsteiner Topf, Erasco	**33**	**140**	**0,3**	**2**	**5**	**0,5**	**2**	**Sp**	**Sp**	**Ø**
1 Teller, 400 g	132	560	0,3	8	20	2,0	6	1	Sp	Ø
Serbische Bohnensuppe, Erasco	**73**	**308**	**0,7**	**4**	**9**	**1,0**	**2**	**2**	**1**	**Ø**
1 Teller, 400 g	292	1232	0,7	15	37	3,5	7	8	3	Ø
Wirsingtopf, Sonnen Bassermann	**37**	**157**	**0,4**	**2**	**4**	**0,5**	**1**	**1**	**Sp**	**Ø**
1 Teller, 400 g	148	628	0,4	8	16	1,5	4	5	2	Ø
Pizza und herzhafte Backwaren										
Bruschetta	**130**	**542**	**1,3**	**3**	**14**	**1,5**	**2**	**7**	**1**	**5**
1 Scheibe, 125 g	162	677	1,3	4	18	1,5	2	8	1	6
Flammkuchen mit Zwiebeln und Speck	**198**	**830**	**2,0**	**6**	**25**	**2,0**	**2**	**9**	**3**	**3**
1 Stück, 90 g	178	747	2,0	5	22	2,0	2	8	2	3
Kräuter-/Knoblauchbutter-Baguette	**310**	**1298**	**3,1**	**7**	**41**	**3,5**	**3**	**13**	**8**	**4**
1 Portion, 60 g	186	779	3,1	4	25	2,0	2	8	5	2
Pizzabaguette mit Ananas u. Schinken	**211**	**882**	**2,1**	**11**	**25**	**2,5**	**2**	**7**	**4**	**2**
1 Baguettehälfte, 135 g	285	1191	2,1	15	34	3,0	2	10	5	3
Pizzabaguette mit Pilzen	**205**	**857**	**2,0**	**11**	**21**	**2,0**	**2**	**8**	**4**	**3**
1 Baguettehälfte, 135 g	277	1157	2,0	15	28	2,5	2	11	6	4
Pizzabaguette Salami	**277**	**1158**	**2,8**	**14**	**24**	**2,0**	**2**	**14**	**7**	**5**
1 Baguettehälfte, 135 g	374	1563	2,8	18	33	3,0	2	19	9	7
Pizza Calzone	**232**	**972**	**2,3**	**10**	**24**	**2,0**	**2**	**10**	**4**	**4**
1 Pizza, 350 g	813	3402	2,3	36	83	7,5	6	36	14	13
Pizza Calzone	**232**	**972**	**2,3**	**10**	**24**	**2,0**	**2**	**10**	**4**	**4**
1 Stück, 90 g	209	875	2,3	9	21	2,0	1	9	4	3
Pizza Funghi (Pilze)	**230**	**961**	**2,3**	**11**	**26**	**2,5**	**2**	**9**	**3**	**3**
1 Pizza, 350 g	804	3364	2,3	37	91	8,5	6	31	12	10
Pizza Funghi (Pilze)	**230**	**961**	**2,3**	**11**	**26**	**2,5**	**2**	**9**	**3**	**3**
1 Stück (¼ Pizza), 90 g	207	865	2,3	10	23	2,0	2	8	3	3
Pizza Hawaii (Ananas und Schinken)	**228**	**955**	**2,3**	**10**	**27**	**2,5**	**2**	**8**	**3**	**3**
1 Pizza, 350 g	799	3341	2,3	36	93	8,5	6	29	11	10

(FS)		Vitamine				Mineralstoffe					
mehrfach unges. FS	Cholesterin	A (RÄ)	E (TÄ)	C	Folsäure	Natrium	Kalium	Kalzium	Mag-nesium	Eisen	**Süße und herzhafte Produkte**
g	mg	µg	mg	mg	µg	mg	mg	mg	mg	mg	jeweils essb. Anteil | Zeile 1: pro 100 g | Zeile 2: pro Portion
											Eintöpfe und Suppen, Markenprodukte
ø	**ø**	**ø**	**ø**	**ø**	**ø**	**500**	**ø**	**ø**	**ø**	**ø**	**Bihun Suppe, Sonnen Bassermann**
ø	ø	ø	ø	ø	ø	2000	ø	ø	ø	ø	1 Teller, 400 g
ø	**ø**	**ø**	**ø**	**ø**	**ø**	**300**	**ø**	**ø**	**ø**	**ø**	**Brokkoli Cremesuppe, Sonnen Bassermann**
ø	ø	ø	ø	ø	ø	1200	ø	ø	ø	ø	1 Teller, 400 g
ø	**ø**	**ø**	**ø**	**ø**	**ø**	**440**	**ø**	**ø**	**ø**	**ø**	**Chinese Chicken Soup, Maggi**
ø	ø	ø	ø	ø	ø	1408	ø	ø	ø	ø	1 Portion, 320 g
ø	**ø**	**ø**	**ø**	**ø**	**ø**	**360**	**ø**	**ø**	**ø**	**ø**	**Feuertopf, Erasco**
ø	ø	ø	ø	ø	ø	1440	ø	ø	ø	ø	1 Teller, 400 g
ø	**ø**	**ø**	**ø**	**ø**	**ø**	**440**	**ø**	**ø**	**ø**	**ø**	**Graupentopf, Erasco**
ø	ø	ø	ø	ø	ø	1760	ø	ø	ø	ø	1 Teller, 400 g
ø	**ø**	**ø**	**ø**	**ø**	**ø**	**440**	**ø**	**ø**	**ø**	**ø**	**Hühner-Reistopf, Erasco**
ø	ø	ø	ø	ø	ø	1760	ø	ø	ø	ø	1 Teller, 400 g
ø	**ø**	**ø**	**ø**	**ø**	**ø**	**850**	**ø**	**ø**	**ø**	**ø**	**Kartoffeltopf mit Würstchen, Sonnen Bassermann**
ø	ø	ø	ø	ø	ø	3400	ø	ø	ø	ø	1 Teller, 400 g
ø	**ø**	**ø**	**ø**	**ø**	**ø**	**1003**	**ø**	**ø**	**ø**	**ø**	**Kürbis Kokos Süppchen, Sonnen Bassermann**
ø	ø	ø	ø	ø	ø	4012	ø	ø	ø	ø	1 Teller, 400 g
ø	**ø**	**ø**	**ø**	**ø**	**ø**	**1250**	**ø**	**ø**	**ø**	**ø**	**Mexikanischer Bohnentopf, Sonnen Bassermann**
ø	ø	ø	ø	ø	ø	5000	ø	ø	ø	ø	1 Teller, 400 g
ø	**ø**	**167**	**ø**	**ø**	**ø**	**300**	**ø**	**ø**	**ø**	**ø**	**Möhrentopf, Sonnen Bassermann**
ø	ø	668	ø	ø	ø	1200	ø	ø	ø	ø	1 Teller, 400 g
ø	**ø**	**ø**	**ø**	**ø**	**ø**	**440**	**ø**	**ø**	**ø**	**ø**	**Pichelsteiner Topf, Erasco**
ø	ø	ø	ø	ø	ø	1760	ø	ø	ø	ø	1 Teller, 400 g
ø	**ø**	**ø**	**ø**	**ø**	**ø**	**440**	**ø**	**ø**	**ø**	**ø**	**Serbische Bohnensuppe, Erasco**
ø	ø	ø	ø	ø	ø	1760	ø	ø	ø	ø	1 Teller, 400 g
ø	**ø**	**ø**	**ø**	**ø**	**ø**	**780**	**ø**	**ø**	**ø**	**ø**	**Wirsingtopf, Sonnen Bassermann**
ø	ø	ø	ø	ø	ø	3120	ø	ø	ø	ø	1 Teller, 400 g
											Pizza und herzhafte Backwaren
1	**Sp**	**71**	**1**	**13**	**30**	**138**	**192**	**15**	**13**	**0,5**	**Bruschetta**
1	Sp	88	2	16	38	173	240	19	17	0,6	1 Scheibe, 125 g
2	**34**	**43**	**1,4**	**2**	**41**	**191**	**129**	**38**	**16**	**1,1**	**Flammkuchen mit Zwiebeln und Speck**
2	30	39	1,3	2	37	172	116	34	15	1,0	1 Stück, 90 g
1	**33**	**126**	**0,6**	↙	**8**	**418**	**85**	**17**	**18**	**1,1**	**Kräuter-/Knoblauchbutter-Baguette**
1	20	76	0,3	↙	5	251	51	10	11	0,7	1 Portion, 60 g
1	**19**	**104**	**0,7**	**7**	**21**	**443**	**202**	**184**	**27**	**1,0**	**Pizzabaguette mit Ananas u. Schinken**
1	26	141	0,9	10	28	599	273	248	36	1,4	1 Baguettehälfte, 135 g
1	**19**	**97**	**0,6**	**7**	**24**	**435**	**274**	**172**	**27**	**1,2**	**Pizzabaguette mit Pilzen**
1	26	131	0,9	10	32	587	370	232	36	1,6	1 Baguettehälfte, 135 g
1	**29**	**112**	**0,8**	**7**	**22**	**609**	**268**	**198**	**31**	**1,3**	**Pizzabaguette Salami**
2	39	151	1,0	10	30	823	361	268	42	1,7	1 Baguettehälfte, 135 g
2	**52**	**178**	**2,4**	**11**	**63**	**393**	**293**	**178**	**28**	**1,3**	**Pizza Calzone**
7	183	622	8,4	40	221	1374	1024	623	99	4,6	1 Pizza, 350 g
2	**52**	**178**	**2,4**	**11**	**63**	**393**	**293**	**178**	**28**	**1,3**	**Pizza Calzone**
2	47	160	2,2	10	57	353	263	160	25	1,2	1 Stück, 90 g
2	**14**	**261**	**3,5**	**32**	**83**	**411**	**668**	**173**	**47**	**1,9**	**Pizza Funghi (Pilze)**
7	50	914	12,1	113	291	1437	2338	604	163	6,8	1 Pizza, 350 g
2	**14**	**261**	**3,5**	**32**	**83**	**411**	**668**	**173**	**47**	**1,9**	**Pizza Funghi (Pilze)**
2	13	235	3,2	29	75	370	601	155	42	1,7	1 Stück (¼ Pizza), 90 g
2	**14**	**251**	**3,3**	**31**	**79**	**407**	**634**	**167**	**46**	**1,8**	**Pizza Hawaii (Ananas und Schinken)**
6	50	879	11,6	109	276	1423	2218	583	160	6,5	1 Pizza, 350 g

Süße und herzhafte Produkte

Süße und herzhafte Produkte jeweils essb. Anteil | Zeile 1: pro 100 g | Zeile 2: pro Portion	Energie Energie kcal	 kJ	 Energiedichte kcal/g	Eiweiß Eiweiß g	Kohlenhydrate Kohlenhydrate g	 KH-Port.	 Ballaststoffe g	Fett/Fettsäuren Fett g	 gesättigte FS g	 einfach unges. FS g
Pizza und herzhafte Backwaren										
Pizza Hawaii (Ananas und Schinken)	**228**	**955**	**2,3**	**10**	**27**	**2,5**	**2**	**8**	**3**	**3**
1 Stück (¼ Pizza), 90 g	205	859	2,3	9	24	2,0	1	8	3	3
Pizza Margherita (Tomate)	**248**	**1038**	**2,5**	**11**	**29**	**2,5**	**2**	**9**	**4**	**3**
1 Pizza, 350 g	868	3633	2,5	37	101	9,0	6	33	13	11
Pizza Margherita (Tomate)	**248**	**1038**	**2,5**	**11**	**29**	**2,5**	**2**	**9**	**4**	**3**
1 Stück (¼ Pizza), 90 g	223	934	2,5	10	26	2,5	2	8	3	3
Pizza Salami	**263**	**1101**	**2,6**	**12**	**26**	**2,5**	**2**	**12**	**5**	**4**
1 Pizza, 350 g	921	3854	2,6	41	92	8,5	6	42	16	16
Pizza Salami	**263**	**1101**	**2,6**	**12**	**26**	**2,5**	**2**	**12**	**5**	**4**
1 Stück (¼ Pizza), 90 g	237	991	2,6	11	24	2,0	2	11	4	4
Pizza Spinaci (Spinat)	**226**	**946**	**2,3**	**10**	**26**	**2,5**	**2**	**9**	**3**	**3**
1 Pizza, 350 g	792	3313	2,3	35	92	8,5	7	30	11	10
Pizza Spinaci (Spinat)	**226**	**946**	**2,3**	**10**	**26**	**2,5**	**2**	**9**	**3**	**3**
1 Stück (¼ Pizza), 90 g	204	852	2,3	9	24	2,0	2	8	3	3
Pizza Tonno (Thunfisch)	**248**	**1037**	**2,5**	**12**	**26**	**2,5**	**2**	**10**	**4**	**3**
1 Pizza, 350 g	868	3630	2,5	42	92	8,5	6	36	13	12
Pizza Tonno (Thunfisch)	**248**	**1037**	**2,5**	**12**	**26**	**2,5**	**2**	**10**	**4**	**3**
1 Stück (¼ Pizza), 90 g	223	933	2,5	11	23	2,0	1	9	3	3
Pizza Vegetarisch	**220**	**918**	**2,2**	**10**	**26**	**2,5**	**2**	**8**	**3**	**3**
1 Pizza, 350 g	768	3214	2,2	33	90	8,0	7	29	11	10
Pizza Vegetarisch	**220**	**918**	**2,2**	**10**	**26**	**2,5**	**2**	**8**	**3**	**3**
1 Stück (¼ Pizza), 90 g	198	827	2,2	9	23	2,0	2	7	3	2
Quiche Lorraine	**327**	**1369**	**3,3**	**10**	**18**	**1,5**	**1**	**25**	**13**	**8**
1 Stück, 90 g	295	1232	3,3	9	16	1,5	1	22	12	7
Toast Hawai (Ananas, Schinken, Käse)	**221**	**925**	**2,2**	**12**	**17**	**1,5**	**1**	**12**	**7**	**4**
1 Toast, 135 g	298	1249	2,2	16	23	2,0	1	16	9	5
Toast mit Schinken und Käse	**270**	**1130**	**2,7**	**16**	**15**	**1,5**	**1**	**16**	**9**	**5**
1 Toast, 95 g	256	1073	2,7	15	15	1,5	1	15	9	5
Zwiebelkuchen	**190**	**795**	**1,9**	**8**	**14**	**1,5**	**2**	**11**	**4**	**5**
1 Stück, 90 g	171	716	1,9	7	13	1,0	1	10	4	4
Internationale Gerichte										
Blätterteigtaschen mit Spinat und Feta	**240**	**1002**	**2,4**	**5**	**12**	**1,0**	**1**	**19**	**11**	**6**
1 große Tasche, 200 g	479	2005	2,4	11	24	2,0	3	38	21	13
1 kleine Tasche, 100 g	240	1002	2,4	5	12	1,0	1	19	11	6
Chop Suey	**105**	**439**	**1,0**	**8**	**3**	**0,5**	**1**	**7**	**2**	**3**
1 Portion, 400 g	420	1756	1,0	33	12	1,0	6	26	6	11
Gebratene Nudeln mit Ente und Gemüse	**110**	**459**	**1,1**	**8**	**10**	**1,0**	**2**	**4**	**1**	**2**
1 Portion, 400 g	439	1838	1,1	31	38	3,5	6	18	3	7
Gebratene Nudeln mit Gemüse	**108**	**453**	**1,1**	**3**	**11**	**1,0**	**2**	**6**	**1**	**3**
1 Portion, 350 g	379	1586	1,1	10	37	3,5	6	21	3	9
Gebratener Reis mit Hähnchen, Ei und Gemüse	**146**	**610**	**1,5**	**9**	**10**	**1,0**	**1**	**8**	**1**	**3**
1 Portion, 300 g	437	1830	1,5	28	29	2,5	2	23	4	10
Gyros mit Zaziki	**217**	**910**	**2,2**	**15**	**2**	**0**	**Sp**	**17**	**5**	**9**
1 Portion, 200 g	435	1819	2,2	30	3	0,5	1	34	10	19
Hummus	**192**	**804**	**1,9**	**9**	**15**	**1,5**	**8**	**11**	**1**	**6**
1 EL, 15 g	29	121	1,9	1	2	0	1	2	Sp	1
Köttbullar mit Rahmsoße und Preiselbeeren	**212**	**889**	**2,1**	**11**	**5**	**0,5**	**1**	**17**	**7**	**6**
1 Portion, 400 g	850	3555	2,1	45	20	2,0	2	66	29	25

Süße und herzhafte Produkte

jeweils essb. Anteil | Zeile 1: pro 100 g | Zeile 2: pro Portion

(FS)		Vitamine				Mineralstoffe					
mehrfach unges. FS	Cholesterin	A (RÄ)	E (TÄ)	C	Folsäure	Natrium	Kalium	Kalzium	Magnesium	Eisen	Süße und herzhafte Produkte
g	mg	µg	mg	mg	µg	mg	mg	mg	mg	mg	
											Pizza und herzhafte Backwaren
2	**14**	**251**	**3,3**	**31**	**79**	**407**	**634**	**167**	**46**	**1,8**	**Pizza Hawaii (Ananas und Schinken)**
2	13	226	3,0	28	71	366	570	150	41	1,6	1 Stück (¼ Pizza), 90 g
2	**13**	**300**	**3,8**	**36**	**92**	**216**	**719**	**192**	**50**	**2,1**	**Pizza Margherita (Tomate)**
7	46	1049	13,3	126	321	757	2515	673	173	7,4	1 Pizza, 350 g
2	**13**	**300**	**3,8**	**36**	**92**	**216**	**719**	**192**	**50**	**2,1**	**Pizza Margherita (Tomate)**
2	12	270	3,4	32	83	195	647	173	45	1,9	1 Stück (¼ Pizza), 90 g
2	**20**	**263**	**3,5**	**32**	**83**	**329**	**688**	**174**	**48**	**2,0**	**Pizza Salami**
8	69	920	12,3	113	289	1152	2408	608	169	7,1	1 Pizza, 350 g
2	**20**	**263**	**3,5**	**32**	**83**	**329**	**688**	**174**	**48**	**2,0**	**Pizza Salami**
2	18	237	3,2	29	74	296	619	156	43	1,8	1 Stück (¼ Pizza), 90 g
2	**12**	**356**	**3,6**	**36**	**88**	**203**	**689**	**187**	**49**	**2,3**	**Pizza Spinaci (Spinat)**
7	41	1247	12,8	124	307	709	2412	654	173	7,9	1 Pizza, 350 g
2	**12**	**356**	**3,6**	**36**	**88**	**203**	**689**	**187**	**49**	**2,3**	**Pizza Spinaci (Spinat)**
2	11	321	3,2	32	79	182	620	168	44	2,1	1 Stück (¼ Pizza), 90 g
2	**19**	**279**	**3,5**	**32**	**84**	**288**	**684**	**174**	**48**	**1,9**	**Pizza Tonno (Thunfisch)**
8	68	976	12,4	113	292	1007	2393	609	168	6,7	1 Pizza, 350 g
2	**19**	**279**	**3,5**	**32**	**84**	**288**	**684**	**174**	**48**	**1,9**	**Pizza Tonno (Thunfisch)**
2	17	251	3,2	29	75	259	615	157	43	1,7	1 Stück (¼ Pizza), 90 g
2	**11**	**258**	**3,4**	**34**	**83**	**349**	**647**	**171**	**47**	**1,9**	**Pizza Vegetarisch**
6	40	904	11,8	119	290	1221	2265	598	164	6,6	1 Pizza, 350 g
2	**11**	**258**	**3,4**	**34**	**83**	**349**	**647**	**171**	**47**	**1,9**	**Pizza Vegetarisch**
2	10	233	3,1	31	75	314	582	154	42	1,7	1 Stück (¼ Pizza), 90 g
2	**165**	**252**	**1,1**	↙	**19**	**234**	**92**	**120**	**15**	**1,0**	**Quiche Lorraine**
1	148	227	1,0	↙	17	210	83	108	14	0,9	1 Stück, 90 g
1	**34**	**104**	**0,5**	**1**	**12**	**457**	**110**	**202**	**20**	**0,7**	**Toast Hawai (Ananas, Schinken, Käse)**
1	46	140	0,7	2	16	617	149	273	27	0,9	1 Toast, 135 g
1	**47**	**138**	**0,6**	**2**	**15**	**625**	**113**	**270**	**22**	**0,8**	**Toast mit Schinken und Käse**
1	44	131	0,6	3	15	593	107	256	21	0,7	1 Toast, 95 g
2	**44**	**59**	**1,3**	**2**	**24**	**149**	**109**	**101**	**15**	**0,8**	**Zwiebelkuchen**
2	39	53	1,2	2	22	134	98	91	13	0,7	1 Stück, 90 g
											Internationale Gerichte
1	**61**	**454**	**1,5**	**12**	**44**	**327**	**238**	**90**	**29**	**1,5**	**Blätterteigtaschen mit Spinat und Feta**
2	122	907	3,0	24	89	654	477	179	58	3,0	1 große Tasche, 200 g
1	61	454	1,5	12	44	327	238	90	29	1,5	1 kleine Tasche, 100 g
2	**22**	**139**	**1,3**	**12**	**31**	**331**	**238**	**19**	**15**	**0,8**	**Chop Suey**
7	86	556	5,2	48	123	1322	952	76	61	3,2	1 Portion, 400 g
2	**30**	**48**	**1,1**	**25**	**25**	**235**	**163**	**17**	**17**	**1,9**	**Gebratene Nudeln mit Ente und Gemüse**
6	118	193	4,4	99	100	938	651	68	66	7,6	1 Portion, 400 g
2	**10**	**199**	**2,1**	**22**	**17**	**207**	**152**	**28**	**11**	**0,7**	**Gebratene Nudeln mit Gemüse**
8	35	698	7,4	76	58	723	532	97	38	2,5	1 Portion, 350 g
2	**82**	**69**	**0,9**	**8**	**22**	**123**	**153**	**23**	**15**	**0,9**	**Gebratener Reis mit Hähnchen, Ei und Gemüse**
7	245	208	2,7	25	65	370	458	69	44	2,7	1 Portion, 300 g
1	**50**	**24**	**1,2**	**2**	**5**	**59**	**199**	**26**	**18**	**0,9**	**Gyros mit Zaziki**
3	101	49	2,4	3	10	117	398	51	35	1,8	1 Portion, 200 g
3	**Sp**	**20**	**1,9**	**4**	**57**	**13**	**267**	**72**	**58**	**2,4**	**Hummus**
Sp	Sp	3	0,3	1	8	2	40	11	9	0,4	1 EL, 15 g
2	**61**	**87**	**1,3**	**2**	**6**	**254**	**202**	**26**	**17**	**1,5**	**Köttbullar mit Rahmsoße und Preiselbeeren**
6	245	346	5,2	7	22	1016	810	106	66	6,0	1 Portion, 400 g

Süße und herzhafte Produkte jeweils essb. Anteil | Zeile 1: pro 100 g | Zeile 2: pro Portion	Energie kcal	Energie kJ	Energiedichte kcal/g	Eiweiß g	Kohlenhydrate g	KH-Port.	Ballaststoffe g	Fett g	gesättigte FS g	einfach unges. FS g
	Energie			**Eiweiß**	**Kohlenhydrate**			**Fett/Fettsäuren**		
Internationale Gerichte										
Minestrone	**52**	**217**	**0,5**	**2**	**6**	**0,5**	**1**	**2**	**1**	**1**
1 Portion, 400 g	207	867	0,5	8	24	2,0	5	9	3	4
Paella-Hähnchen und Seafood	**90**	**377**	**0,9**	**8**	**8**	**1,0**	**1**	**3**	**1**	**2**
1 Portion, 350 g	316	1321	0,9	26	29	2,5	2	9	2	5
Peking-Suppe	**52**	**216**	**0,5**	**5**	**2**	**0,0**	**1**	**3**	**1**	**1**
1 Portion, 350 g	181	757	0,5	16	7	0,5	2	9	2	4
Sushi mit Avocado und Tomate	**107**	**449**	**1,1**	**2**	**15**	**1,5**	**2**	**4**	**1**	**2**
1 Sushi, 40 g	43	179	1,1	1	6	0,5	1	2	Sp	1
Sushi mit Fisch	**135**	**565**	**1,4**	**6**	**21**	**2,0**	**Sp**	**3**	**1**	**1**
1 Sushi, 30 g	41	169	1,4	2	6	0,5	Sp	1	Sp	Sp
Thai-Curry mit Hähnchen und Reis	**86**	**359**	**0,9**	**5**	**10**	**1,0**	**1**	**3**	**1**	**1**
1 Portion, 450 g	386	1615	0,9	20	44	4,0	5	14	3	6
Fast Food										
Cheeseburger i. D.	**275**	**1149**	**2,7**	**14**	**26**	**2,5**	**2**	**13**	**6**	**5**
1 Cheeseburger, 125 g	343	1436	2,7	17	32	3,0	2	17	7	6
Cheeseburger i. D.	**275**	**1149**	**2,7**	**14**	**26**	**2,5**	**2**	**13**	**6**	**5**
1 Dopppelter Cheesburger, 175 g	480	2010	2,7	24	45	4,0	3	23	10	8
Currywurst, Pommes frites, Ketchup u. Mayo.	**283**	**1184**	**2,8**	**6**	**18**	**1,5**	**2**	**21**	**7**	**10**
1 Portion, 400 g	1132	4735	2,8	25	72	6,5	7	83	29	38
Currywurst mit Soße	**236**	**985**	**2,4**	**10**	**4**	**0,5**	**1**	**20**	**7**	**9**
1 Portion, 180 g	424	1773	2,4	18	7	0,5	1	36	13	17
Döner-Tasche	**157**	**659**	**1,6**	**11**	**17**	**1,5**	**1**	**5**	**2**	**2**
1 Döner, 500 g	787	3294	1,6	53	83	7,5	7	26	9	9
Falafel-Tasche	**152**	**638**	**1,5**	**5**	**23**	**2,0**	**3**	**4**	**1**	**1**
1 Stück, 500 g	762	3189	1,5	26	117	10,5	16	20	7	6
Hamburger i. D.	**264**	**1102**	**2,6**	**13**	**29**	**2,5**	**2**	**11**	**4**	**4**
1 Hamburger, 110 g	290	1213	2,6	15	32	3,0	2	12	4	5
Hot Dog	**245**	**1025**	**2,4**	**9**	**17**	**1,5**	**1**	**16**	**6**	**7**
1 Hot Dog, 200 g	490	2049	2,4	17	34	3,0	2	32	12	14
Lamacun (türkische Pizza)	**127**	**531**	**1,3**	**4**	**15**	**1,5**	**2**	**6**	**3**	**2**
1 Lamacun, 415 g	526	2202	1,3	16	61	5,5	7	24	11	7
Pide mit Hackfleisch und Gemüse	**229**	**958**	**2,3**	**12**	**24**	**2,0**	**2**	**10**	**3**	**5**
1 Pide, 500 g	1145	4789	2,3	59	119	11,0	9	48	15	24
Sandwich mit Hähnchen	**185**	**773**	**1,8**	**12**	**19**	**1,5**	**2**	**7**	**2**	**3**
1 Sandwich, 255 g	471	1971	1,8	31	48	4,5	4	17	5	6
Sandwich mit Pute und Kochschinken	**194**	**811**	**1,9**	**11**	**20**	**2,0**	**2**	**8**	**2**	**2**
1 Sandwich, 240 g	465	1946	1,9	26	49	4,5	4	18	5	5
Wrap mit Hähnchenfleisch	**125**	**524**	**1,3**	**7**	**12**	**1,0**	**2**	**6**	**1**	**2**
1 Wrap, 200 g	251	1049	1,3	14	23	2,0	3	11	2	5
Fast Food, Markenprodukte										
Apfeltasche, McDonald's	**300**	**1255**	**3,0**	**3**	**33**	**3,0**	**2**	**17**	**3**	**Ø**
1 Apfeltasche, 84 g	252	1054	3,0	3	28	2,5	2	14	3	Ø
Big King, Burger King	**274**	**1139**	**2,7**	**13**	**18**	**1,5**	**1**	**17**	**6**	**8**
1 Big King, 186 g	507	2113	2,7	24	33	3,0	2	31	11	16
Big Mac, McDonald's	**232**	**972**	**2,3**	**12**	**19**	**1,5**	**1**	**12**	**5**	**Ø**
1 Big Mac, 220 g	510	2138	2,3	26	42	4,0	2	26	11	Ø
Breakfast Burger, Burger King	**270**	**1128**	**2,7**	**14**	**15**	**1,5**	**1**	**17**	**6**	**9**
1 Burger, 300 g	811	3384	2,7	41	44	4,0	4	51	17	26

Süße und herzhafte Produkte

jeweils essb. Anteil | Zeile 1: pro 100 g | Zeile 2: pro Portion

(FS) mehrfach unges. FS g	Cholesterin mg	Vitamine A (RÄ) µg	E (TÄ) mg	C mg	Folsäure µg	Mineralstoffe Natrium mg	Kalium mg	Kalzium mg	Magnesium mg	Eisen mg	Süße und herzhafte Produkte
											Internationale Gerichte
Sp	**6**	**134**	**0,4**	**7**	**14**	**34**	**143**	**45**	**11**	**0,4**	**Minestrone**
1	25	536	1,6	28	54	138	573	182	46	1,6	1 Portion, 400 g
Sp	**55**	**31**	**1,3**	**12**	**17**	**81**	**176**	**21**	**20**	**1,0**	**Paella-Hähnchen und Seafood**
1	193	108	4,6	43	59	285	615	72	71	3,5	1 Portion, 350 g
1	**31**	**89**	**1,0**	**5**	**12**	**1268**	**163**	**24**	**11**	**0,5**	**Peking-Suppe**
3	108	311	3,5	19	41	4436	571	84	37	1,8	1 Portion, 350 g
1	**0**	**24**	**0,7**	**4**	**20**	**11**	**217**	**25**	**23**	**0,9**	**Sushi mit Avocado und Tomate**
Sp	0	10	0,3	2	8	4	87	10	9	0,4	1 Sushi, 40 g
1	**13**	**51**	**0,5**	**1**	**21**	**22**	**120**	**21**	**23**	**1,1**	**Sushi mit Fisch**
Sp	4	15	0,2	Sp	6	7	36	6	7	0,3	1 Sushi, 30 g
1	**12**	**141**	**1,0**	**10**	**11**	**179**	**148**	**19**	**15**	**0,7**	**Thai-Curry mit Hähnchen und Reis**
5	53	633	4,5	45	49	804	667	85	67	3,2	1 Portion, 450 g
											Fast Food
1	**40**	**232**	**0,2**	✓	**59**	**614**	**189**	**130**	**22**	**2,4**	**Cheeseburger i. D.**
1	50	290	0,2	1	74	768	236	163	28	3,0	1 Cheeseburger, 125 g
1	**40**	**232**	**0,2**	✓	**59**	**614**	**189**	**130**	**22**	**2,4**	**Cheeseburger i. D.**
2	70	406	0,3	1	103	1075	331	228	39	4,2	1 Dopppelter Cheesburger, 175 g
3	**34**	**19**	**1,4**	**4**	**8**	**548**	**374**	**19**	**24**	**1,0**	**Currywurst, Pommes frites, Ketchup u. Mayo.**
11	134	77	5,4	18	34	2190	1496	77	96	4,0	1 Portion, 400 g
2	**40**	**16**	**0,4**	**4**	**4**	**722**	**256**	**18**	**21**	**0,9**	**Currywurst mit Soße**
4	73	29	0,8	6	7	1300	461	33	38	1,6	1 Portion, 180 g
1	**25**	**41**	**1,1**	**5**	**21**	**335**	**171**	**31**	**18**	**1,2**	**Döner-Tasche**
6	123	206	5,6	23	107	1676	857	157	91	6,1	1 Döner, 500 g
1	**2**	**50**	**1,0**	**8**	**42**	**284**	**171**	**38**	**25**	**1,2**	**Falafel-Tasche**
5	11	250	5,2	40	209	1420	853	188	126	6,0	1 Stück, 500 g
1	**31**	**55**	✓	✓	**64**	**481**	**193**	**86**	**22**	**2,6**	**Hamburger i. D.**
1	34	61	✓	✓	70	529	212	95	24	2,8	1 Hamburger, 110 g
2	**28**	**26**	**0,8**	**10**	**6**	**656**	**189**	**24**	**21**	**1,0**	**Hot Dog**
4	56	53	1,6	19	13	1311	379	48	43	1,9	1 Hot Dog, 200 g
1	**25**	**104**	**1,2**	**11**	**40**	**225**	**157**	**41**	**14**	**0,7**	**Lamacun (türkische Pizza)**
4	106	431	5,0	47	166	934	652	169	59	2,9	1 Lamacun, 415 g
1	**54**	**63**	**1,3**	**10**	**93**	**46**	**268**	**30**	**21**	**1,6**	**Pide mit Hackfleisch und Gemüse**
6	272	314	6,5	51	466	230	1342	149	104	8,0	1 Pide, 500 g
2	**26**	**86**	**1,6**	**7**	**26**	**331**	**201**	**71**	**22**	**0,8**	**Sandwich mit Hähnchen**
4	67	220	4,1	17	67	843	511	182	56	2,0	1 Sandwich, 255 g
3	**20**	**82**	**2,9**	**12**	**32**	**601**	**196**	**75**	**21**	**0,9**	**Sandwich mit Pute und Kochschinken**
6	49	196	7,0	29	77	1443	469	180	49	2,2	1 Sandwich, 240 g
2	**42**	**121**	**1,7**	**13**	**18**	**266**	**189**	**42**	**20**	**0,7**	**Wrap mit Hähnchenfleisch**
3	85	241	3,4	26	35	532	377	84	40	1,4	1 Wrap, 200 g
											Fast Food, Markenprodukte
Ø	**Ø**	**Ø**	**Ø**	**Ø**	**Ø**	**240**	**Ø**	**Ø**	**Ø**	**Ø**	**Apfeltasche, McDonald's**
Ø	Ø	Ø	Ø	Ø	Ø	202	Ø	Ø	Ø	Ø	1 Apfeltasche, 84 g
2	**Ø**	**Ø**	**Ø**	**Ø**	**Ø**	**600**	**Ø**	**Ø**	**Ø**	**Ø**	**Big King, Burger King**
4	Ø	Ø	Ø	Ø	Ø	1113	Ø	Ø	Ø	Ø	1 Big King, 186 g
Ø	**Ø**	**Ø**	**Ø**	**Ø**	**Ø**	**440**	**Ø**	**Ø**	**Ø**	**Ø**	**Big Mac, McDonald's**
Ø	Ø	Ø	Ø	Ø	Ø	968	Ø	Ø	Ø	Ø	1 Big Mac, 220 g
3	**Ø**	**Ø**	**Ø**	**Ø**	**Ø**	**500**	**Ø**	**Ø**	**Ø**	**Ø**	**Breakfast Burger, Burger King**
8	Ø	Ø	Ø	Ø	Ø	1500	Ø	Ø	Ø	Ø	1 Burger, 300 g

Süße und herzhafte Produkte jeweils essb. Anteil | Zeile 1: pro 100 g | Zeile 2: pro Portion	Energie			Eiweiß	Kohlenhydrate			Fett/Fettsäuren		
	Energie kcal	Energie kJ	Energiedichte kcal/g	Eiweiß g	Kohlenhydrate g	KH-Port.	Ballaststoffe g	Fett g	gesättigte FS g	einfach unges. FS g
Fast Food, Markenprodukte										
Cheeseburger, McDonald's	**253**	**1060**	**2,5**	**13**	**25**	**2,5**	**2**	**11**	**5**	**Ø**
1 Cheeseburger, 120 g	304	1272	2,5	16	30	2,5	2	13	6	Ø
Chickenburger mit Chili Sauce, McDonald's	**252**	**1054**	**2,5**	**9**	**35**	**3,0**	**2**	**8**	**1**	**Ø**
1 Chickenburger, 135 g	340	1423	2,5	12	47	4,5	3	11	1	Ø
Chicken McNuggets, McDonald's	**250**	**1048**	**2,5**	**16**	**18**	**1,5**	**1**	**13**	**2**	**Ø**
6 Chicken McNuggets, 105 g	268	1121	2,5	17	19	1,5	1	13	2	Ø
Chicken Nugget Burger, Burger King	**271**	**1142**	**2,7**	**9**	**31**	**3,0**	**2**	**12**	**2**	**7**
1 Burger, 138 g	375	1576	2,7	12	43	4,0	2	17	3	10
Chicken Teriyaki, Subway	**141**	**571**	**1,4**	**9**	**18**	**1,5**	**1**	**3**	**2**	**Ø**
1 Sub 15 cm, 268 g	377	1583	1,4	25	49	4,5	3	8	4	Ø
Country Burger, Burger King	**230**	**963**	**2,3**	**5**	**28**	**2,5**	**3**	**11**	**2**	**6**
1 Burger, 232 g	532	2234	2,3	12	66	6,0	6	25	5	13
Donut, Burger King	**420**	**1795**	**4,2**	**6**	**44**	**4,0**	**2**	**24**	**12**	**Ø**
1 Donut, 71 g	298	1274	4,2	4	31	3,0	1	17	8	Ø
Filet-o-Fish, Mc Donald's	**243**	**1017**	**2,4**	**11**	**26**	**2,5**	**2**	**9**	**2**	**Ø**
1 Burger, 140 g	340	1424	2,4	15	36	3,5	3	13	3	Ø
Hamburger Royal Käse, McDonald's	**255**	**1065**	**2,6**	**15**	**17**	**1,5**	**1**	**14**	**7**	**Ø**
1 Hamburger Royal, 205 g	523	2183	2,6	31	35	3,0	2	29	14	Ø
Iced Fruit Smoothie Erdbeer Banane, McDonald's	**54**	**227**	**0,5**	**1**	**12**	**1,0**	**1**	**0**	**0**	**Ø**
1 Smoothie mittel, 335 g	181	760	0,5	3	40	3,5	3	0	0	Ø
McChicken, McDonald's	**237**	**993**	**2,4**	**12**	**25**	**2,5**	**1**	**9**	**1**	**Ø**
1 McChicken, 180 g	427	1787	2,4	22	45	1,0	2	16	2	Ø
McCroissant, McDonald's	**298**	**1245**	**3,0**	**13**	**28**	**2,5**	**2**	**15**	**8**	**Ø**
1 Croissant, 94 g	280	1170	3,0	12	26	2,5	2	14	8	Ø
McFlurry Smarties, McDonald's	**189**	**792**	**1,9**	**4**	**30**	**2,5**	**Sp**	**6**	**Ø**	**Ø**
1 McFlurry Smarties, 200 g	378	1584	1,9	8	60	5,5	Sp	12	Ø	Ø
McMuffin Chicken & Bacon, McDonald's	**246**	**1030**	**2,5**	**12**	**19**	**1,5**	**1**	**13**	**4**	**Ø**
1 Burger, 208 g	512	2142	2,5	25	40	3,5	2	27	8	Ø
McToast Cheese, McDonald's	**305**	**1275**	**3,1**	**11**	**41**	**3,5**	**3**	**9**	**5**	**Ø**
1 Burger, 64 g	195	816	3,1	7	26	2,5	2	6	3	Ø
McWrap Tomate Mozzarella Chicken, McDonald's	**210**	**880**	**2,1**	**10**	**21**	**2,0**	**1**	**9**	**2**	**Ø**
1 Wrap, 271 g	569	2385	2,1	27	57	5,0	3	24	5	Ø
Milchshake Schoko, McDonald's	**121**	**507**	**1,2**	**3**	**20**	**2,0**	**✓**	**3**	**2**	**Ø**
1 Milchshake, 250 ml	220	908	1,2	6	35	3,0	1	6	4	Ø
Veggieburger TS, McDonald's	**208**	**870**	**2,1**	**5**	**25**	**2,5**	**2**	**9**	**2**	**Ø**
1 Burger, 174 g	362	1514	2,1	9	44	4,0	3	16	3	Ø
Veggie Patty + Joghurt Soße + Cheddar, Subway	**168**	**712**	**1,7**	**9**	**18**	**1,5**	**3**	**6**	**2**	**Ø**
1 Sub 15 cm, 240 g	403	1710	1,7	22	43	4,0	6	15	5	Ø
Whopper, Burger King	**229**	**962**	**2,3**	**10**	**17**	**1,5**	**2**	**13**	**4**	**8**
1 Whopper, 274 g	628	2636	2,3	27	45	4,0	4	35	10	21
Warme Soßen										
Béchamelsoße	**94**	**393**	**0,9**	**2**	**7**	**0,5**	**✓**	**7**	**3**	**2**
1 Portion (ca. 4 EL), 60 g	56	234	0,9	1	4	0,5	✓	4	2	1
Bratensoße (mit Mehlschwitze)	**79**	**331**	**0,8**	**1**	**5**	**0,5**	**✓**	**6**	**3**	**2**
1 Portion (ca. 4 EL), 60 g	47	198	0,8	✓	3	0,5	✓	4	2	1
helle Grundsoße (mit Mehlschwitze)	**78**	**326**	**0,8**	**1**	**6**	**0,5**	**✓**	**6**	**3**	**2**
1 Portion (ca. 4 EL), 60 g	47	197	0,8	✓	3	0,5	✓	4	2	1
Holländische Soße, Sauce hollandaise	**561**	**2346**	**5,6**	**3**	**1**	**0**	**✓**	**62**	**36**	**19**
1 Portion (ca. 4 EL), 60 g	336	1407	5,6	2	✓	0	✓	37	22	11

Süße und herzhafte Produkte

jeweils essb. Anteil | Zeile 1: pro 100 g | Zeile 2: pro Portion

(FS) mehrfach unges. FS g	Cholesterin mg	Vitamine A (RÄ) µg	E (TÄ) mg	C mg	Folsäure µg	Mineralstoffe Natrium mg	Kalium mg	Kalzium mg	Magnesium mg	Eisen mg	Süße und herzhafte Produkte
											Fast Food, Markenprodukte
Ø	**Ø**	**Ø**	**Ø**	**Ø**	**Ø**	**560**	**Ø**	**Ø**	**Ø**	**Ø**	**Cheeseburger, McDonald's**
Ø	Ø	Ø	Ø	Ø	Ø	672	Ø	Ø	Ø	Ø	1 Cheeseburger, 120 g
Ø	**Ø**	**Ø**	**Ø**	**Ø**	**Ø**	**520**	**Ø**	**Ø**	**Ø**	**Ø**	**Chickenburger mit Chili Sauce, McDonald's**
Ø	Ø	Ø	Ø	Ø	Ø	702	Ø	Ø	Ø	Ø	1 Chickenburger, 135 g
Ø	**Ø**	**Ø**	**Ø**	**Ø**	**Ø**	**440**	**Ø**	**Ø**	**Ø**	**Ø**	**Chicken McNuggets, McDonald's**
Ø	Ø	Ø	Ø	Ø	Ø	471	Ø	Ø	Ø	Ø	6 Chicken McNuggets, 105 g
3	**Ø**	**Ø**	**Ø**	**Ø**	**Ø**	**500**	**Ø**	**Ø**	**Ø**	**Ø**	**Chicken Nugget Burger, Burger King**
4	Ø	Ø	Ø	Ø	Ø	690	Ø	Ø	Ø	Ø	1 Burger, 138 g
Ø	**Ø**	**Ø**	**Ø**	**Ø**	**Ø**	**410**	**Ø**	**Ø**	**Ø**	**Ø**	**Chicken Teriyaki, Subway**
Ø	Ø	Ø	Ø	Ø	Ø	1100	Ø	Ø	Ø	Ø	1 Sub 15 cm, 268 g
3	**Ø**	**Ø**	**Ø**	**Ø**	**Ø**	**600**	**Ø**	**Ø**	**Ø**	**Ø**	**Country Burger, Burger King**
6	Ø	Ø	Ø	Ø	Ø	1392	Ø	Ø	Ø	Ø	1 Burger, 232 g
Ø	**Ø**	**Ø**	**Ø**	**Ø**	**Ø**	**500**	**Ø**	**Ø**	**Ø**	**Ø**	**Donut, Burger King**
Ø	Ø	Ø	Ø	Ø	Ø	355	Ø	Ø	Ø	Ø	1 Donut, 71 g
Ø	**Ø**	**Ø**	**Ø**	**Ø**	**Ø**	**440**	**Ø**	**Ø**	**Ø**	**Ø**	**Filet-o-Fish, Mc Donald's**
Ø	Ø	Ø	Ø	Ø	Ø	616	Ø	Ø	Ø	Ø	1 Burger, 140 g
Ø	**Ø**	**Ø**	**Ø**	**Ø**	**Ø**	**520**	**Ø**	**Ø**	**Ø**	**Ø**	**Hamburger Royal Käse, McDonald's**
Ø	Ø	Ø	Ø	Ø	Ø	1066	Ø	Ø	Ø	Ø	1 Hamburger Royal, 205 g
Ø	**Ø**	**Ø**	**Ø**	**Ø**	**Ø**	**40**	**Ø**	**Ø**	**Ø**	**Ø**	**Iced Fruit Smoothie Erdbeer Banane, McDonald's**
Ø	Ø	Ø	Ø	Ø	Ø	134	Ø	Ø	Ø	Ø	1 Smoothie mittel, 335 g
Ø	**Ø**	**Ø**	**Ø**	**Ø**	**Ø**	**440**	**Ø**	**Ø**	**Ø**	**Ø**	**McChicken, McDonald's**
Ø	Ø	Ø	Ø	Ø	Ø	792	Ø	Ø	Ø	Ø	1 McChicken, 180 g
Ø	**Ø**	**Ø**	**Ø**	**Ø**	**Ø**	**680**	**Ø**	**Ø**	**Ø**	**Ø**	**McCroissant, McDonald's**
Ø	Ø	Ø	Ø	Ø	Ø	639	Ø	Ø	Ø	Ø	1 Croissant, 94 g
Ø	**Ø**	**Ø**	**Ø**	**Ø**	**Ø**	**80**	**Ø**	**Ø**	**Ø**	**Ø**	**McFlurry Smarties, McDonald's**
Ø	Ø	Ø	Ø	Ø	Ø	160	Ø	Ø	Ø	Ø	1 McFlurry Smarties, 200 g
Ø	**Ø**	**Ø**	**Ø**	**Ø**	**Ø**	**480**	**Ø**	**Ø**	**Ø**	**Ø**	**McMuffin Chicken & Bacon, McDonald's**
Ø	Ø	Ø	Ø	Ø	Ø	998	Ø	Ø	Ø	Ø	1 Burger, 208 g
Ø	**Ø**	**Ø**	**Ø**	**Ø**	**Ø**	**400**	**Ø**	**Ø**	**Ø**	**Ø**	**McToast Cheese, McDonald's**
Ø	Ø	Ø	Ø	Ø	Ø	256	Ø	Ø	Ø	Ø	1 Burger, 64 g
Ø	**Ø**	**Ø**	**Ø**	**Ø**	**Ø**	**320**	**Ø**	**Ø**	**Ø**	**Ø**	**McWrap Tomate Mozzarella Chicken, McDonald's**
Ø	Ø	Ø	Ø	Ø	Ø	867	Ø	Ø	Ø	Ø	1 Wrap, 271 g
Ø	**Ø**	**Ø**	**Ø**	**Ø**	**Ø**	**Ø**	**Ø**	**Ø**	**Ø**	**Ø**	**Milchshake Schoko, McDonald's**
Ø	Ø	Ø	Ø	Ø	Ø	Ø	Ø	Ø	Ø	Ø	1 Milchshake, 250 ml
Ø	**Ø**	**Ø**	**Ø**	**Ø**	**Ø**	**520**	**Ø**	**Ø**	**Ø**	**Ø**	**Veggieburger TS, McDonald's**
Ø	Ø	Ø	Ø	Ø	Ø	905	Ø	Ø	Ø	Ø	1 Burger, 174 g
Ø	**Ø**	**Ø**	**Ø**	**Ø**	**Ø**	**350**	**Ø**	**Ø**	**Ø**	**Ø**	**Veggie Patty + Joghurt Soße + Cheddar, Subway**
Ø	Ø	Ø	Ø	Ø	Ø	840	Ø	Ø	Ø	Ø	1 Sub 15 cm, 240 g
3	**Ø**	**Ø**	**Ø**	**Ø**	**Ø**	**400**	**Ø**	**Ø**	**Ø**	**Ø**	**Whopper, Burger King**
7	Ø	Ø	Ø	Ø	Ø	1096	Ø	Ø	Ø	Ø	1 Whopper, 274 g
											Warme Soßen
1	**13**	**52**	**0,6**	**1**	**3**	**98**	**77**	**59**	**8**	**0,1**	**Béchamelsoße**
✓	8	31	0,4	✓	2	59	46	36	5	0,1	1 Portion (ca. 4 EL), 60 g
1	**9**	**22**	**0,1**	**✓**	**1**	**129**	**9**	**7**	**3**	**0,1**	**Bratensoße (mit Mehlschwitze)**
✓	5	13	0,1	✓	✓	78	5	4	2	0,1	1 Portion (ca. 4 EL), 60 g
1	**9**	**45**	**0,7**	**✓**	**1**	**137**	**9**	**7**	**3**	**0,1**	**helle Grundsoße (mit Mehlschwitze)**
✓	5	27	0,4	✓	1	82	5	4	2	0,1	1 Portion (ca. 4 EL), 60 g
3	**359**	**583**	**2,3**	**1**	**23**	**12**	**40**	**33**	**5**	**1,2**	**Holländische Soße, Sauce hollandaise**
2	216	350	1,4	✓	14	7	24	20	3	0,7	1 Portion (ca. 4 EL), 60 g

Süße und herzhafte Produkte

jeweils essb. Anteil | Zeile 1: pro 100 g | Zeile 2: pro Portion

	Energie			Eiweiß	Kohlenhydrate			Fett/Fettsäuren		
	Energie		Energiedichte	Eiweiß	Kohlenhydrate	KH-Port.	Ballaststoffe	Fett	gesättigte FS	einfach unges. FS
	kcal	kJ	kcal/g	g	g		g	g	g	g
Warme Soßen										
Italienische Tomatensoße	**69**	**287**	**0,7**	**1**	**3**	**0,5**	**1**	**6**	**1**	**4**
1 Portion, 150 g	103	430	0,7	2	5	0,5	2	9	1	6
Jägersoße	**151**	**633**	**1,5**	**2**	**2**	**0**	**1**	**15**	**9**	**5**
1 Portion, 125 g	189	791	1,5	2	3	0,5	2	19	11	6
Käsesoße i. D.	**133**	**556**	**1,3**	**5**	**7**	**0,5**	✓	**10**	**5**	**3**
1 Portion (ca. 4 EL), 60 g	80	334	1,3	3	4	0,5	✓	6	3	2
Rahmsoße i. D. (mit Sahne)	**131**	**548**	**1,3**	**1**	**1**	**0**	✓	**14**	**8**	**4**
1 Portion (ca. 4 EL), 60 g	79	331	1,3	1	1	0	✓	8	5	3
Zigeunersoße	**42**	**174**	**0,4**	**2**	**2**	**0**	**1**	**3**	**1**	**1**
1 Portion, 125 g	52	217	0,4	2	3	0	1	4	1	2
Würzmittel, Würzsoßen und Salatdressings										
Aioli	**740**	**3097**	**7,4**	**2**	**3,4**	**0,5**	**Sp**	**81**	**12**	**57**
1 EL, 15 g	111	465	7,4	Sp	1	0	Sp	12	2	9
Barbecue-Grillsoße	**146**	**612**	**1,5**	**2**	**31**	**3,0**	**2**	✓	✓	✓
1 EL, 15 g	22	92	1,5	✓	5	0,5	✓	✓	✓	✓
Cocktaildressing	**518**	**2167**	**5,2**	**2**	**8**	**0,5**	**0**	**54**	**24**	**20**
1 Portion (ca. 2 EL), 30 g	155	650	5,2	1	2	0	0	16	7	6
Essig, Obstessig	**20**	**82**	**0,2**	✓	**1**	**0**	**0**	**0**	**0**	**0**
1 EL, 15 g	3	12	0,2	✓	✓	0	0	0	0	0
Essig, Weinessig	**19**	**79**	**0,2**	✓	**1**	**0**	**0**	**0**	**0**	**0**
1 EL, 15 g	3	12	0,2	✓	✓	0	0	0	0	0
Guacamole	**97**	**407**	**1,0**	**1**	**4**	**0,5**	**3**	**8**	**2**	**5**
1 EL, 15 g	15	61	1,0	Sp	1	0	Sp	1	Sp	1
Joghurtdressing	**97**	**406**	**1,0**	**3**	**5**	**0,5**	**0**	**7**	**3**	**3**
1 Portion (ca. 2 EL), 30 g	29	122	1,0	1	1	0	0	2	1	1
Knoblauchdip	**172**	**721**	**1,7**	**9**	**4**	**0,5**	**0**	**14**	**8**	**4**
1 EL, 30 g	52	216	1,7	3	1	0	0	4	2	1
Maggiwürze	**224**	**939**	**2,2**	**25**	**15**	**1,5**	**0**	**7**	**3**	**4**
5–10 Spritzer (ca. 0,5 g)	1	5	2,2	✓	✓	0	0	0	0	0
Pesto mit Olivenöl (Basilikum)	**564**	**2361**	**5,6**	**12**	**5**	**0,5**	**2**	**56**	**11**	**34**
1 EL, 30 g	169	708	5,6	4	2	0	1	17	3	10
Pesto mit Olivenöl (Tomate)	**450**	**1882**	**4,5**	**12**	**6**	**0,5**	**3**	**43**	**9**	**27**
1 EL, 30 g	135	564	4,5	4	2	0	1	13	3	8
Sahne-/Schmanddressing	**319**	**1334**	**3,2**	**2**	**5**	**0,5**	**0**	**33**	**20**	**10**
1 Portion (ca. 2 EL), 30 g	96	400	3,2	1	2	0	0	10	6	3
Salz	**0**	**0**	**0**	**0**	**0**	**0**	**0**	**0**	**0**	**0**
1 TL, 5 g	0	0	0	0	0	0	0	0	0	0
Schaschlik-Grillsoße	**75**	**312**	**0,7**	**3**	**10**	**1,0**	**3**	**2**	**1**	**1**
1 EL, 15 g	11	47	0,7	✓	2	0	✓	✓	✓	✓
Senf, mittelscharf	**87**	**362**	**0,9**	**6**	**6**	**0,5**	**1**	**4**	✓	**3**
1 TL, 8 g	7	29	0,9	✓	✓	0	✓	✓	✓	✓
Senf, scharf	**79**	**329**	**0,8**	**6**	**4**	**0,5**	**1**	**4**	✓	**3**
1 TL, 8 g	6	26	0,8	✓	✓	0	✓	✓	✓	✓
Senf, süß	**87**	**363**	**0,9**	**6**	**6**	**0,5**	**1**	**4**	✓	**3**
1 TL, 8 g	7	29	0,9	✓	✓	0	✓	✓	✓	✓
Sojasoße	**70**	**294**	**0,7**	**9**	**8**	**1,0**	**0**	**0**	**0**	**0**
1 EL, 15 g	11	44	0,7	1	1	0	0	0	0	0
Tomatenketchup	**110**	**460**	**1,1**	**2**	**24**	**2,0**	**1**	✓	✓	✓
1 EL, 15 g	16	69	1,1	✓	4	0,5	✓	✓	✓	✓

Süße und herzhafte Produkte

jeweils essb. Anteil | Zeile 1: pro 100 g | Zeile 2: pro Portion

(FS) mehrfach unges. FS g	Cholesterin mg	Vitamine A (RÄ) µg	E (TÄ) mg	C mg	Folsäure µg	Mineralstoffe Natrium mg	Kalium mg	Kalzium mg	Mag-nesium mg	Eisen mg	Süße und herzhafte Produkte
											Warme Soßen
1	0	101	1,7	15	24	12	239	16	15	0,5	**Italienische Tomatensoße**
1	0	151	2,6	23	35	18	359	24	23	0,8	1 Portion, 150 g
1	41	213	0,7	2	10	76	157	38	8	1,4	**Jägersoße**
1	52	266	0,9	3	12	95	197	47	10	1,8	1 Portion, 125 g
1	23	86	0,6	1	6	208	92	147	12	0,2	**Käsesoße i. D.**
✓	14	52	0,4	✓	4	125	55	88	7	0,1	1 Portion (ca. 4 EL), 60 g
1	37	151	0,7	1	5	69	57	34	6	0,2	**Rahmsoße i. D. (mit Sahne)**
✓	22	91	0,4	✓	3	41	34	20	4	0,1	1 Portion (ca. 4 EL), 60 g
1	0	61	1,8	25	11	159	121	12	8	0,3	**Zigeunersoße**
1	0	76	2,3	32	14	199	152	15	10	0,4	1 Portion, 125 g
											Würzmittel, Würzsoßen und Salatdressings
8	95	193	9,8	2	13	409	39	17	7	0,8	**Aioli**
1	14	29	1,5	Sp	2	61	6	3	1	0,1	1 EL, 15 g
✓	0	66	1,7	12	20	1240	467	40	38	0,9	**Barbecue-Grillsoße**
✓	0	10	0,3	2	3	186	70	6	6	0,1	1 EL, 15 g
7	154	124	4,8	1	10	602	172	27	9	0,7	**Cocktaildressing**
2	46	37	1,4	✓	3	181	52	8	3	0,2	1 Portion (ca. 2 EL), 30 g
0	0	2	0	0	0	1	100	6	20	0,6	**Essig, Obstessig**
0	0	✓	0	0	0	✓	15	1	3	0,1	1 EL, 15 g
0	0	0	0	0	0	20	89	15	22	0,5	**Essig, Weinessig**
0	0	0	0	0	0	3	13	2	3	0,1	1 EL, 15 g
1	Sp	36	1,5	7	22	3	434	18	21	0,4	**Guacamole**
Sp	Sp	5	0,2	1	3	Sp	65	3	3	0,1	1 EL, 15 g
2	13	37	1,3	2	9	70	152	121	14	0,1	**Joghurtdressing**
✓	4	11	0,4	1	3	21	46	36	4	✓	1 Portion (ca. 2 EL), 30 g
1	40	177	0,4	4	24	118	141	96	11	0,4	**Knoblauchdip**
✓	12	53	0,1	1	7	35	42	29	3	0,1	1 EL, 30 g
✓	0	0	0	0	0	20	500	230	10	Ø	**Maggiwürze**
0	0	0	0	0	0	✓	3	1	0	Ø	5–10 Spritzer (ca. 0,5 g)
8	15	254	7,3	5	27	222	232	272	77	3,1	**Pesto mit Olivenöl (Basilikum)**
2	5	76	2,2	2	8	67	70	82	23	0,9	1 EL, 30 g
5	16	201	7,6	17	29	306	539	300	68	1,5	**Pesto mit Olivenöl (Tomate)**
1	5	60	2,3	5	9	92	162	90	21	0,4	1 EL, 30 g
1	96	390	0,9	3	9	23	90	70	9	0,1	**Sahne-/Schmanddressing**
✓	29	117	0,3	1	3	7	27	21	3	✓	1 Portion (ca. 2 EL), 30 g
0	0	0	0	0	0	40 000	4	250	120	0,1	**Salz**
0	0	0	0	0	0	2000	✓	13	6	✓	1 TL, 5 g
✓	0	77	1,6	16	20	82	527	90	45	2,3	**Schaschlik-Grillsoße**
✓	0	12	0,2	2	3	12	79	14	7	0,3	1 EL, 15 g
1	0	5	0	3	0	1200	120	130	110	2,0	**Senf, mittelscharf**
✓	0	✓	0	✓	0	96	10	10	9	0,2	1 TL, 8 g
1	0	5	0	3	0	1300	130	124	100	1,8	**Senf, scharf**
✓	0	✓	0	✓	0	104	10	10	8	0,1	1 TL, 8 g
1	0	5	0	3	0	1250	120	120	100	2,0	**Senf, süß**
✓	0	✓	0	✓	0	100	10	10	8	0,2	1 TL, 8 g
0	0	0	Ø	Ø	11	5720	360	19	43	2,7	**Sojasoße**
0	0	0	Ø	Ø	2	858	54	3	6	0,4	1 EL, 15 g
✓	0	100	0,4	2	1	1120	590	25	19	1,2	**Tomatenketchup**
✓	0	15	0,1	✓	✓	168	89	4	3	0,2	1 EL, 15 g

Süße und herzhafte Produkte jeweils essb. Anteil | Zeile 1: pro 100 g | Zeile 2: pro Portion	Energie			Eiweiß	Kohlenhydrate			Fett/Fettsäuren		
	Energie		Energiedichte	Eiweiß	Kohlenhydrate	KH-Port.	Ballaststoffe	Fett	gesättigte FS	einfach unges. FS
	kcal	kJ	kcal/g	g	g		g	g	g	g
Würzmittel, Würzsoßen und Salatdressings										
Tomatenmark	**74**	**309**	**0,7**	**5**	**13**	**1,0**	**3**	✓	✓	✓
1 TL, 8 g	6	25	0,7	✓	1	0	✓	✓	✓	✓
Vinaigrette (Öl-Essig-Senf)	**594**	**2486**	**5,9**	**1**	**1**	**0**	**0**	**66**	**8**	**29**
1 Portion (ca. 2 EL), 30 g	178	746	5,9	✓	✓	0	0	20	2	9
Worcestersoße	**153**	**639**	**1,5**	**4**	**26**	**2,5**	**4**	**2**	**1**	**1**
5–10 Spritzer (ca. 0,5 g)	1	3	1,5	✓	✓	0	✓	0	0	0
Würzmittel, Würzsoßen und Salatdressings, Markenprodukte										
American Caesar Dressing, Kühne	**241**	**994**	**2,4**	**3**	**5**	**0,5**	**Ø**	**23**	**Ø**	**Ø**
1 EL, 15 g	36	149	2,4	Sp	1	0	Ø	3	Ø	Ø
Crème Fraîche Dressing, Kühne	**185**	**766**	**1,9**	**2**	**8**	**0,5**	**Ø**	**16**	**Ø**	**Ø**
1 EL, 15 g	28	115	1,9	✓	1	0	Ø	2	Ø	Ø
Curry Ketchup, Heinz	**108**	**455**	**1,1**	**1**	**24**	**2,0**	**Ø**	**Sp**	**Sp**	**Ø**
1 EL, 15 g	16	68	1,1	Sp	4	0,5	Ø	Sp	Sp	Ø
Gartenkräuter Dressing laktosefrei, Kühne	**184**	**762**	**1,8**	**Sp**	**9**	**1,0**	**Ø**	**16**	**Ø**	**Ø**
1 EL, 15 g	28	114	1,8	Sp	1	0	Ø	2	Ø	Ø
Hamburger Sauce, Hela	**300**	**1230**	**3,0**	**1**	**12**	**1,5**	**Sp**	**27**	**2**	**Ø**
1 EL, 15 g	45	185	3,0	Sp	2	0	Sp	4	Sp	Ø
Helle Fritten Sauce, Hela	**304**	**1258**	**3,0**	**1**	**13**	**1,0**	**Sp**	**27**	**2**	**Ø**
1 EL, 15 g	46	189	3,0	Sp	2	0	Sp	4	Sp	Ø
Hot Dog Sauce, Homann	**263**	**1093**	**2,6**	**1**	**18**	**1,5**	**1**	**21**	**2**	**Ø**
1 EL, 15 g	39	164	2,6	Sp	3	0,5	Sp	3	Sp	Ø
Joghurt Dressing, Kühne	**215**	**890**	**2,2**	**1**	**8**	**1,0**	**Ø**	**19**	**Ø**	**Ø**
1 EL, 15 g	32	134	2,2	Sp	1	0	Ø	3	Ø	Ø
Joghurt-Kräuter Dressing leicht, Kühne	**132**	**547**	**1,3**	**2**	**10**	**1,0**	**Ø**	**9**	**Ø**	**Ø**
1 EL, 15 g	20	82	1,3	Sp	1	0	Ø	1	Ø	Ø
Tomaten Gewürz Ketchup, Hela	**126**	**533**	**1,3**	**1**	**29**	**3,0**	**Sp**	**Sp**	**Sp**	**Ø**
1 EL, 15 g	19	80	1,3	Sp	4	0,5	Sp	Sp	Sp	Ø
Würzsauce China, Kühne	**126**	**535**	**1,3**	**1**	**30**	**2,5**	**Ø**	**0**	**Ø**	**Ø**
1 EL, 15 g	19	80	1,3	Sp	5	0,5	Ø	0	Ø	Ø
Würzsauce Curry, Kühne	**249**	**1034**	**2,5**	**1**	**16**	**1,5**	**Ø**	**19**	**Ø**	**Ø**
1 EL, 15 g	37	155	2,5	Sp	2	0	Ø	3	Ø	Ø
Würzsauce Knoblauch, Kühne	**377**	**1556**	**3,8**	**1**	**12**	**1,0**	**Ø**	**36**	**Ø**	**Ø**
1 EL, 15 g	57	233	3,8	Sp	2	0	Ø	5	Ø	Ø
Würzsauce Schaschlik, Kühne	**116**	**491**	**1,2**	**2**	**24**	**2,2**	**Ø**	**Sp**	**Ø**	**Ø**
1 EL, 15 g	17	74	1,2	Sp	4	0,5	Ø	Sp	Ø	Ø
Würzsauce Zigeuner, Kühne	**100**	**425**	**1,0**	**2**	**22**	**2,0**	**Ø**	**1**	**Ø**	**Ø**
1 EL, 15 g	15	64	1,0	Sp	3	0,5	Ø	Sp	Ø	Ø
Knabberwaren										
Erdnussflips	**530**	**2216**	**5,3**	**10**	**45**	**4,0**	**5**	**35**	**6**	**17**
1 Portion, 40 g	212	886	5,3	4	18	1,5	2	14	3	7
Kartoffelchips	**536**	**2242**	**5,4**	**6**	**41**	**3,5**	**3**	**39**	**10**	**1**
1 Portion, 40 g	214	897	5,4	2	16	1,5	1	16	4	✓
Kartoffelsticks	**492**	**2060**	**4,9**	**7**	**46**	**4,0**	**2**	**32**	**8**	**1**
1 Portion, 40 g	197	824	4,9	3	18	1,5	1	13	3	✓
Käsegebäck (aus Blätterteig)	**527**	**2205**	**5,3**	**11**	**35**	**3,0**	**2**	**38**	**23**	**12**
1 Portion, 40 g	211	882	5,3	4	14	1,5	1	15	9	5

Süße und herzhafte Produkte

jeweils essb. Anteil | Zeile 1: pro 100 g | Zeile 2: pro Portion

(FS)		Vitamine				Mineralstoffe					
mehrfach unges. FS	Cholesterin	A (RÄ)	E (TÄ)	C	Folsäure	Natrium	Kalium	Kalzium	Magnesium	Eisen	
g	mg	µg	mg	mg	µg	mg	mg	mg	mg	mg	
											Würzmittel, Würzsoßen und Salatdressings
✓	0	217	5,4	38	54	240	1150	48	48	1,6	Tomatenmark
✓	0	17	0,4	3	4	19	92	4	4	0,1	1 TL, 8 g
26	✓	175	21,7	7	6	62	77	26	12	0,8	Vinaigrette (Öl-Essig-Senf)
8	✓	53	6,5	2	2	19	23	8	4	0,2	1 Portion (ca. 2 EL), 30 g
1	0	212	1,1	13	20	2001	760	89	74	6,8	Worcestersoße
0	0	1	✓	✓	✓	10	4	✓	✓	✓	5–10 Spritzer (ca. 0,5 g)
											Würzmittel, Würzsoßen und Salatdressings, Markenprodukte
Ø	Ø	Ø	Ø	Ø	Ø	Ø	Ø	Ø	Ø	Ø	American Caesar Dressing, Kühne
Ø	Ø	Ø	Ø	Ø	Ø	Ø	Ø	Ø	Ø	Ø	1 EL, 15 g
Ø	Ø	Ø	Ø	Ø	Ø	Ø	Ø	Ø	Ø	Ø	Crème Fraîche Dressing, Kühne
Ø	Ø	Ø	Ø	Ø	Ø	Ø	Ø	Ø	Ø	Ø	1 EL, 15 g
Ø	Ø	Ø	Ø	Ø	Ø	1140	Ø	Ø	Ø	Ø	Curry Ketchup, Heinz
Ø	Ø	Ø	Ø	Ø	Ø	171	Ø	Ø	Ø	Ø	1 EL, 15 g
Ø	Ø	Ø	Ø	Ø	Ø	Ø	Ø	Ø	Ø	Ø	Gartenkräuter Dressing laktosefrei, Kühne
Ø	Ø	Ø	Ø	Ø	Ø	Ø	Ø	Ø	Ø	Ø	1 EL, 15 g
Ø	Ø	Ø	Ø	Ø	Ø	792	Ø	Ø	Ø	Ø	Hamburger Sauce, Hela
Ø	Ø	Ø	Ø	Ø	Ø	119	Ø	Ø	Ø	Ø	1 EL, 15 g
Ø	Ø	Ø	Ø	Ø	Ø	760	Ø	Ø	Ø	Ø	Helle Fritten Sauce, Hela
Ø	Ø	Ø	Ø	Ø	Ø	114	Ø	Ø	Ø	Ø	1 EL, 15 g
Ø	Ø	Ø	Ø	Ø	Ø	480	Ø	Ø	Ø	Ø	Hot Dog Sauce, Homann
Ø	Ø	Ø	Ø	Ø	Ø	72	Ø	Ø	Ø	Ø	1 EL, 15 g
Ø	Ø	Ø	Ø	Ø	Ø	Ø	Ø	Ø	Ø	Ø	Joghurt Dressing, Kühne
Ø	Ø	Ø	Ø	Ø	Ø	Ø	Ø	Ø	Ø	Ø	1 EL, 15 g
Ø	Ø	Ø	Ø	Ø	Ø	Ø	Ø	Ø	Ø	Ø	Joghurt-Kräuter Dressing leicht, Kühne
Ø	Ø	Ø	Ø	Ø	Ø	Ø	Ø	Ø	Ø	Ø	1 EL, 15 g
Ø	Ø	Ø	Ø	Ø	Ø	880	Ø	Ø	Ø	Ø	Tomaten Gewürz Ketchup, Hela
Ø	Ø	Ø	Ø	Ø	Ø	132	Ø	Ø	Ø	Ø	1 EL, 15 g
Ø	Ø	Ø	Ø	Ø	Ø	Ø	Ø	Ø	Ø	Ø	Würzsauce China, Kühne
Ø	Ø	Ø	Ø	Ø	Ø	Ø	Ø	Ø	Ø	Ø	1 EL, 15 g
Ø	Ø	Ø	Ø	Ø	Ø	Ø	Ø	Ø	Ø	Ø	Würzsauce Curry, Kühne
Ø	Ø	Ø	Ø	Ø	Ø	Ø	Ø	Ø	Ø	Ø	1 EL, 15 g
Ø	Ø	Ø	Ø	Ø	Ø	Ø	Ø	Ø	Ø	Ø	Würzsauce Knoblauch, Kühne
Ø	Ø	Ø	Ø	Ø	Ø	Ø	Ø	Ø	Ø	Ø	1 EL, 15 g
Ø	Ø	Ø	Ø	Ø	Ø	Ø	Ø	Ø	Ø	Ø	Würzsauce Schaschlik, Kühne
Ø	Ø	Ø	Ø	Ø	Ø	Ø	Ø	Ø	Ø	Ø	1 EL, 15 g
Ø	Ø	Ø	Ø	Ø	Ø	Ø	Ø	Ø	Ø	Ø	Würzsauce Zigeuner, Kühne
Ø	Ø	Ø	Ø	Ø	Ø	Ø	Ø	Ø	Ø	Ø	1 EL, 15 g
											Knabberwaren
10	0	27	5,0	0	17	770	165	16	43	0,9	Erdnussflips
4	0	11	2,0	0	7	308	66	6	17	0,4	1 Portion, 40 g
21	0	10	6,1	8	20	450	1000	52	64	2,3	Kartoffelchips
8	0	4	2,4	3	8	180	400	21	26	0,9	1 Portion, 40 g
17	0	10	4,3	8	40	720	1160	60	74	2,6	Kartoffelsticks
7	0	4	1,7	3	16	288	464	24	30	1,0	1 Portion, 40 g
2	110	298	1,1	0	10	186	121	80	15	0,9	Käsegebäck (aus Blätterteig)
1	44	119	0,4	0	4	74	48	32	6	0,4	1 Portion, 40 g

Süße und herzhafte Produkte	Energie			Eiweiß	Kohlenhydrate			Fett/Fettsäuren		
jeweils essb. Anteil | Zeile 1: pro 100 g | Zeile 2: pro Portion	Energie kcal	Energie kJ	Energiedichte kcal/g	Eiweiß g	Kohlenhydrate g	KH-Port.	Ballaststoffe g	Fett g	gesättigte FS g	einfach unges. FS g
Knabberwaren										
Kräcker	**376**	**1574**	**3,8**	**10**	**75**	**7,0**	**5**	**3**	**1**	**1**
1 Stück, 5 g	19	79	3,8	1	4	0,5	✓	✓	✓	✓
Popcorn (süß)	**387**	**1619**	**3,9**	**13**	**78**	**7,0**	**15**	**5**	**1**	**1**
1 Portion, 40 g	155	648	3,9	5	31	3,0	6	2	✓	✓
Reiswaffeln, ungesalzen	**390**	**1632**	**3,9**	**8**	**84**	**7,5**	**2**	**2**	**1**	**1**
1 Waffel, 7 g	27	114	3,9	1	6	0,5	✓	✓	✓	✓
Schoko-Reiswaffeln	**463**	**1938**	**4,6**	**8**	**69**	**6,5**	**2**	**17**	**10**	**5**
1 Waffel, 17 g	79	330	4,6	1	12	1,0	✓	3	2	1
Salzstangen, Salzbrezeln	**347**	**1452**	**3,5**	**9**	**75**	**7,0**	**1**	**1**	✓	✓
10 Stück, 15 g	52	218	3,5	1	11	1,0	✓	✓	✓	✓
Knabberwaren, Markenprodukte										
Chipsfrisch ungarisch, funny-frisch	**539**	**2243**	**5,4**	**6**	**48**	**4,5**	**4**	**35**	**3**	**29**
1 Portion, 30 g	162	673	5,4	2	14	1,5	1	11	1	9
Chips ready salted, Chio	**537**	**2235**	**5,4**	**5**	**48**	**4,5**	**4**	**35**	**3**	**Ø**
1 Portion, 25 g	134	559	5,4	1	12	1,0	1	9	1	Ø
Crunchips light Paprika, Lorenz	**485**	**2031**	**4,9**	**7**	**61**	**5,5**	**4**	**23**	**2**	**Ø**
1 Portion, 30 g	146	609	4,9	2	18	1,5	1	7	1	Ø
ErdnußLocken Classic, Lorenz	**500**	**2094**	**5,0**	**13**	**56**	**5,0**	**4**	**24**	**4**	**13**
1 Portion, 30 g	150	628	5,0	4	17	1,5	1	7	1	4
Ofen Chips Sour Cream, funny-frisch	**410**	**1731**	**4,1**	**6**	**74**	**6,5**	**Ø**	**9**	**1**	**7**
1 Portion, 30 g	123	519,3	4,1	2	22	2,0	Ø	3	Sp	2
Ofen Sticks, funny-frisch	**474**	**1986**	**4,7**	**6**	**64**	**6,0**	**2**	**21**	**9**	**10**
1 Portion, 30 g	142	596	4,7	2	19	1,5	1	6	3	3
Pringles Classic Paprika	**504**	**2108**	**5,0**	**5**	**52**	**4,5**	**3**	**31**	**5**	**Ø**
1 Portion, 30 g	151	632	5,0	1	16	1,5	1	9	1	Ø
Saltletts Snack Mix, Lorenz	**441**	**1856**	**4,4**	**10**	**65**	**6,0**	**3**	**15**	**9**	**Ø**
1 Portion, 30 g	132	557	4,4	3	20	2,0	1	5	3	Ø
Taccos, Chio	**476**	**1997**	**4,8**	**6**	**65**	**6,0**	**3**	**21**	**2**	**Ø**
1 Portion, 30 g	143	599	4,8	2	20	2,0	1	6	1	Ø
Tortillas Nacho Cheese, Chio	**478**	**2000**	**4,8**	**6**	**62**	**5,5**	**4**	**22**	**7**	**Ø**
1 Portion (ohne Dip), 30 g	143	600	4,8	2	19	1,5	1	7	2	Ø
Tuc Classic, De Beukelaer	**468**	**1964**	**4,7**	**8**	**65**	**6,0**	**2**	**19**	**8**	**Ø**
10 Stück, 36 g	168	707	4,7	3	23	2,0	1	7	3	Ø
Zwiebli Ringe, funny-frisch	**516**	**2155**	**5,2**	**7**	**57**	**5,0**	**Ø**	**28**	**4**	**7**
1 Portion, 30 g	155	647	5,2	2	17	1,5	Ø	8	1	2

Süße und herzhafte Produkte

jeweils essb. Anteil | Zeile 1: pro 100 g | Zeile 2: pro Portion

(FS) mehrfach unges. FS g	Cholesterin mg	Vitamine A (RÄ) µg	E (TÄ) mg	C mg	Folsäure µg	Mineralstoffe Natrium mg	Kalium mg	Kalzium mg	Mag-nesium mg	Eisen mg	Süße und herzhafte Produkte
											Knabberwaren
1	**0**	**16**	**0,8**	**0**	**10**	**977**	**141**	**67**	**15**	**1,6**	**Kräcker**
✓	0	1	✓	0	1	49	7	3	1	0,1	1 Stück, 5 g
2	**0**	**10**	**0,3**	**0**	**31**	**8**	**329**	**7**	**144**	**3,2**	**Popcorn (süß)**
1	0	4	0,1	0	12	3	132	3	58	1,3	1 Portion, 40 g
1	**0**	**0**	**0,4**	**0**	**19**	**20**	**110**	**6**	**25**	**1,1**	**Reiswaffeln, ungesalzen**
✓	0	0	✓	0	1	1	8	✓	2	0,1	1 Waffel, 7 g
1	**5**	**30**	**0,3**	**0**	**15**	**40**	**291**	**110**	**56**	**1,7**	**Schoko-Reiswaffeln**
✓	1	5	0,1	0	2	7	49	19	9	0,3	1 Waffel, 17 g
✓	**0**	**0**	**0,4**	**0**	**0**	**1790**	**124**	**147**	**Ø**	**0,7**	**Salzstangen, Salzbrezeln**
✓	0	0	0,1	0	0	269	19	22	Ø	0,1	10 Stück, 15 g
											Knabberwaren, Markenprodukte
3	**Ø**	**Ø**	**Ø**	**Ø**	**Ø**	**600**	**Ø**	**Ø**	**Ø**	**Ø**	**Chipsfrisch ungarisch, funny-frisch**
1	Ø	Ø	Ø	Ø	Ø	180	Ø	Ø	Ø	Ø	1 Portion, 30 g
Ø	**Ø**	**Ø**	**Ø**	**Ø**	**Ø**	**600**	**Ø**	**Ø**	**Ø**	**Ø**	**Chips ready salted, Chio**
Ø	Ø	Ø	Ø	Ø	Ø	150	Ø	Ø	Ø	Ø	1 Portion, 25 g
Ø	**Ø**	**Ø**	**Ø**	**Ø**	**Ø**	**1700**	**Ø**	**Ø**	**Ø**	**Ø**	**Crunchips light Paprika, Lorenz**
Ø	Ø	Ø	Ø	Ø	Ø	510	Ø	Ø	Ø	Ø	1 Portion, 30 g
7	**Ø**	**Ø**	**Ø**	**Ø**	**Ø**	**780**	**Ø**	**Ø**	**Ø**	**Ø**	**ErdnußLocken Classic, Lorenz**
2	Ø	Ø	Ø	Ø	Ø	234	Ø	Ø	Ø	Ø	1 Portion, 30 g
1	**Ø**	**Ø**	**Ø**	**Ø**	**Ø**	**1040**	**Ø**	**Ø**	**Ø**	**Ø**	**Ofen Chips Sour Cream, funny-frisch**
Sp	Ø	Ø	Ø	Ø	Ø	312	Ø	Ø	Ø	Ø	1 Portion, 30 g
3	**Ø**	**Ø**	**Ø**	**Ø**	**Ø**	**1200**	**Ø**	**Ø**	**Ø**	**Ø**	**Ofen Sticks, funny-frisch**
1	Ø	Ø	Ø	Ø	Ø	360	Ø	Ø	Ø	Ø	1 Portion, 30 g
Ø	**Ø**	**Ø**	**Ø**	**Ø**	**Ø**	**620**	**Ø**	**Ø**	**Ø**	**Ø**	**Pringles Classic Paprika**
Ø	Ø	Ø	Ø	Ø	Ø	186	Ø	Ø	Ø	Ø	1 Portion, 30 g
Ø	**Ø**	**Ø**	**Ø**	**Ø**	**Ø**	**1009**	**Ø**	**Ø**	**Ø**	**Ø**	**Saltletts Snack Mix, Lorenz**
Ø	Ø	Ø	Ø	Ø	Ø	303	Ø	Ø	Ø	Ø	1 Portion, 30 g
Ø	**Ø**	**Ø**	**Ø**	**Ø**	**Ø**	**900**	**Ø**	**Ø**	**Ø**	**Ø**	**Taccos, Chio**
Ø	Ø	Ø	Ø	Ø	Ø	270	Ø	Ø	Ø	Ø	1 Portion, 30 g
Ø	**Ø**	**Ø**	**Ø**	**Ø**	**Ø**	**800**	**Ø**	**Ø**	**Ø**	**Ø**	**Tortillas Nacho Cheese, Chio**
Ø	Ø	Ø	Ø	Ø	Ø	240	Ø	Ø	Ø	Ø	1 Portion (ohne Dip), 30 g
Ø	**Ø**	**Ø**	**Ø**	**Ø**	**Ø**	**1000**	**Ø**	**Ø**	**Ø**	**Ø**	**Tuc Classic, De Beukelaer**
Ø	Ø	Ø	Ø	Ø	Ø	360	Ø	Ø	Ø	Ø	10 Stück, 36 g
17	**Ø**	**Ø**	**Ø**	**Ø**	**Ø**	**600**	**Ø**	**Ø**	**Ø**	**Ø**	**Zwiebli Ringe, funny-frisch**
5	Ø	Ø	Ø	Ø	Ø	180	Ø	Ø	Ø	Ø	1 Portion, 30 g

Vegetarische und vegane Produkte jeweils essb. Anteil | Zeile 1: pro 100 g | Zeile 2: pro Portion	Energie			Eiweiß	Kohlenhydrate			Fett/Fettsäuren		
	Energie kcal	Energie kJ	Energiedichte kcal/g	Eiweiß g	Kohlenhydrate g	KH-Port.	Ballaststoffe g	Fett g	gesättigte FS g	einfach unges. FS g
Milchersatzprodukte										
Kaffeeweißer (Pulver)	**549**	**2298**	**5,5**	**4**	**55**	**5,0**	**0**	**35**	**33**	**1**
1 TL, 5 g	27	115	5,5	↙	3	0,5	0	2	2	↙
Joghurtersatz aus Soja	**52**	**218**	**0,5**	**4**	**3**	**0,5**	**1**	**3**	**1**	**1**
1 Portion, 150 g	78	326	0,5	6	4	0,5	2	4	1	1
Joghurtersatz aus Soja mit Frucht	**84**	**351**	**0,8**	**3**	**13**	**1,0**	**1**	**2**	↙	**1**
1 Portion, 150 g	126	527	0,8	5	19	1,5	2	3	1	1
Schokodrink auf Sojabasis	**64**	**268**	**0,6**	**3**	**8**	**0,5**	**1**	**2**	**1**	**1**
1 Glas, 200 ml	128	536	0,6	7	15	1,5	1	4	1	1
Sojamilch	**52**	**218**	**0,5**	**4**	**6**	**0,5**	**1**	**2**	↙	↙
1 Glas, 200 ml	104	435	0,5	7	12	1,0	1	4	1	1
Tofu (Sojakäse)	**77**	**323**	**0,8**	**8**	**1**	**0**	**1**	**5**	**1**	**1**
1 Portion, 100 g	77	323	0,8	8	1	0	1	5	1	1
Milchersatzprodukte, Markenprodukte										
Dinkeldrink Calcium, Natumi	**45**	**191**	**0,5**	**Sp**	**9**	**1,0**	**Sp**	**1**	**Sp**	**1**
1 Glas, 200 g	90	382	0,5	Sp	18	1,5	Sp	2	Sp	2
Haferdrink, alpro	**43**	**182**	**0,4**	**Sp**	**7**	**0,5**	**1**	**1**	**Sp**	**1**
1 Glas, 200 g	86	364	0,4	1	14	1,5	3	3	Sp	1
Hafersahne Cuisine, Natumi	**85**	**354**	**0,9**	**1**	**4**	**0,5**	**1**	**8**	**1**	**6**
1 Portion, 30 g	26	106	0,9	Sp	1	0	Sp	2	Sp	2
Haselnussdrink, alpro	**29**	**119**	**0,3**	**Sp**	**3**	**0,5**	**Sp**	**2**	**Sp**	**1**
1 Glas, 200 g	58	238	0,3	1	6	0,5	1	3	Sp	3
Haselnussdrink, Natumi	**56**	**236**	**0,6**	**1**	**6**	**0,5**	**Sp**	**3**	**Sp**	**2**
1 Glas, 200 g	112	472	0,6	2	13	1,0	1	6	1	5
Mandeldrink, Provamel	**47**	**200**	**0,5**	**1**	**4**	**0,5**	**1**	**3**	**Sp**	**2**
1 Glas, 200 g	94	400	0,5	2	8	1,0	1	6	1	4
Reisdrink, alpro	**47**	**200**	**0,5**	**Sp**	**10**	**1,0**	**0**	**1**	**Sp**	**Sp**
1 Glas, 200 g	94	400	0,5	Sp	19	2,0	0	2	Sp	1
Reissahne Cuisine, Natumi	**96**	**400**	**1,0**	**Sp**	**6**	**0,5**	**Sp**	**8**	**1**	**6**
1 Portion, 30 g	29	120	1,0	Sp	2	0	Sp	2	Sp	2
Soja-Dessert Schoko, Provamel	**95**	**401**	**1,0**	**3**	**16**	**1,5**	**1**	**2**	**Sp**	**Sp**
1 Becher, 125 g	119	501	1,0	4	21	2,0	2	2	1	1
Sojadrink Calcium, alpro	**39**	**163**	**0,4**	**3**	**3**	**0,0**	**1**	**2**	**Sp**	**Sp**
1 Glas, 200 g	78	326	0,4	3	5	0,5	1	4	1	1
Sojajoghurt Heidelbeere, Provamel	**75**	**317**	**0,8**	**4**	**9**	**1,0**	**1**	**2**	**Sp**	**Sp**
1 Becher, 125 g	94	396	0,8	5	12	1,0	1	2	Sp	1
Sojajoghurt natur, Provamel	**43**	**181**	**0,4**	**4**	**1**	**0**	**1**	**2**	**Sp**	**1**
1 Becher, 125 g	54	226	0,4	5	1	0	1	3	1	1
Sojasahne Cuisine, Provamel	**193**	**796**	**1,9**	**3**	**4**	**0,5**	**1**	**18**	**2**	**4**
1 Portion, 30 g	58	239	1,9	1	1	0	Sp	5	1	1
Vegetarische Fleisch- und Wurstersatzprodukte										
Soja-Aufschnitt, i. D.	**266**	**1111**	**2,7**	**16**	**3**	**0,5**	**2**	**21**	**3**	**5**
1 Scheibe, 25 g	66	278	2,7	4	1	0	↙	5	1	1
Sojafleisch (Sojazubereitung, Fleischersatz)	**192**	**802**	**1,9**	**14**	**1**	**0**	↙	**15**	**2**	**4**
1 Portion (mit Soße), 150 g	288	1203	1,9	22	2	0	1	22	3	6
Sojapaste	**58**	**243**	**0,6**	**13**	**1**	**0**	**8**	↙	↙	↙
1 EL, 15 g	9	36	0,6	2	↙	0	1	↙	↙	↙

Vegetarische und vegane Produkte

jeweils essb. Anteil | Zeile 1: pro 100 g | Zeile 2: pro Portion

(FS) mehrfach unges. FS g	Cholesterin mg	Vitamine A (RÄ) µg	E (TÄ) mg	C mg	Folsäure µg	Mineralstoffe Natrium mg	Kalium mg	Kalzium mg	Magnesium mg	Eisen mg	Vegetarische und vegane Produkte
											Milchersatzprodukte
✓	Ø	20	1,0	0	0	200	812	20	4	1,1	**Kaffeeweißer (Pulver)**
✓	Ø	1	0,1	0	0	10	41	1	✓	0,1	1 TL, 5 g
2	0	Ø	Ø	Ø	Ø	10	Ø	Ø	Ø	Ø	**Joghurtersatz aus Soja**
2	0	Ø	Ø	Ø	Ø	15	Ø	Ø	Ø	Ø	1 Portion, 150 g
1	0	Ø	Ø	Ø	Ø	11	Ø	Ø	Ø	Ø	**Joghurtersatz aus Soja mit Frucht**
2	0	Ø	Ø	Ø	Ø	17	Ø	Ø	Ø	Ø	1 Portion, 150 g
1	0	Ø	1,5	Ø	1	70	Ø	Ø	Ø	Ø	**Schokodrink auf Sojabasis**
2	0	Ø	3,0	Ø	2	140	Ø	Ø	Ø	Ø	1 Glas, 200 ml
1	0	Ø	Ø	Ø	1	3	191	3	28	0,8	**Sojamilch**
2	0	Ø	Ø	Ø	2	6	382	6	56	1,6	1 Glas, 200 ml
3	0	4	0,5	✓	15	4	94	87	99	3,7	**Tofu (Sojakäse)**
3	0	4	0,5	✓	15	4	94	87	99	3,7	1 Portion, 100 g
											Milchersatzprodukte, Markenprodukte
Sp	Ø	Ø	Ø	Ø	Ø	47	Ø	120	Ø	Ø	**Dinkeldrink Calcium, Natumi**
Sp	Ø	Ø	Ø	Ø	Ø	94	Ø	240	Ø	Ø	1 Glas, 200 g
1	0	Ø	Ø	Ø	Ø	40	25	120	4	0,1	**Haferdrink, alpro**
1	0	Ø	Ø	Ø	Ø	80	50	240	8	0,2	1 Glas, 200 g
1	Ø	Ø	Ø	Ø	Ø	43	Ø	Ø	Ø	Ø	**Hafersahne Cuisine, Natumi**
Sp	Ø	Ø	Ø	Ø	Ø	13	Ø	Ø	Ø	Ø	1 Portion, 30 g
Sp	0	Ø	1,8	Ø	Ø	50	19	120	5	0,2	**Haselnussdrink, alpro**
Sp	0	Ø	3,6	Ø	Ø	100	38	240	10	0,4	1 Glas, 200 g
Sp	Ø	Ø	Ø	Ø	Ø	59	Ø	Ø	Ø	Ø	**Haselnussdrink, Natumi**
1	Ø	Ø	Ø	Ø	Ø	118	Ø	Ø	Ø	Ø	1 Glas, 200 g
1	Ø	Ø	Ø	Ø	Ø	32	Ø	Ø	Ø	Ø	**Mandeldrink, Provamel**
1	Ø	Ø	Ø	Ø	Ø	63	Ø	Ø	Ø	Ø	1 Glas, 200 g
1	0	Ø	Ø	Ø	Ø	40	16	120	5	0,1	**Reisdrink, alpro**
1	0	Ø	Ø	Ø	Ø	80	32	240	10	0,2	1 Glas, 200 g
1	Ø	Ø	Ø	Ø	Ø	20	Ø	Ø	Ø	Ø	**Reissahne Cuisine, Natumi**
Sp	Ø	Ø	Ø	Ø	Ø	6	Ø	Ø	Ø	Ø	1 Portion, 30 g
1	Ø	Ø	Ø	Ø	Ø	63	Ø	Ø	Ø	Ø	**Soja-Dessert Schoko, Provamel**
1	Ø	Ø	Ø	Ø	Ø	79	Ø	Ø	Ø	Ø	1 Becher, 125 g
1	0	Ø	Ø	Ø	Ø	40	91	120	13	0,3	**Sojadrink Calcium, alpro**
2	0	Ø	Ø	Ø	Ø	80	182	240	26	0,6	1 Glas, 200 g
1	Ø	Ø	Ø	Ø	Ø	63	Ø	Ø	Ø	Ø	**Sojajoghurt Heidelbeere, Provamel**
2	Ø	Ø	Ø	Ø	Ø	79	Ø	Ø	Ø	Ø	1 Becher, 125 g
1	Ø	Ø	Ø	Ø	Ø	71	Ø	Ø	Ø	Ø	**Sojajoghurt natur, Provamel**
2	Ø	Ø	Ø	Ø	Ø	89	Ø	Ø	Ø	Ø	1 Becher, 125 g
12	Ø	Ø	Ø	Ø	Ø	55	Ø	Ø	10	Ø	**Sojasahne Cuisine, Provamel**
4	Ø	Ø	Ø	Ø	Ø	17	Ø	Ø	3	Ø	1 Portion, 30 g
											Vegetarische Fleisch- und Wurstersatzprodukte
12	0	11	7,2	2	29	614	291	59	16	1,7	**Soja-Aufschnitt, i. D.**
3	0	3	1,8	1	7	154	73	15	4	0,4	1 Scheibe, 25 g
8	0	4	4,8	✓	17	608	146	41	10	1,0	**Sojafleisch (Sojazubereitung, Fleischersatz)**
12	0	6	7,2	✓	26	912	219	62	15	1,5	1 Portion (mit Soße), 150 g
✓	0	2	Ø	Ø	85	391	626	68	86	3,5	**Sojapaste**
✓	0	✓	Ø	Ø	13	59	94	10	13	0,5	1 EL, 15 g

Vegetarische und vegane Produkte

jeweils essb. Anteil | Zeile 1: pro 100 g | Zeile 2: pro Portion

	Energie			Eiweiß	Kohlenhydrate			Fett/Fettsäuren		
Vegetarische und vegane Produkte	Energie kcal	Energie kJ	Energiedichte kcal/g	Eiweiß g	Kohlenhydrate g	KH-Port.	Ballaststoffe g	Fett g	gesättigte FS g	einfach unges. FS g
Vegetarische Fleisch- und Wurstersatzprodukte										
Sojawurst i. D.	**293**	**1224**	**2,9**	**11**	**5**	**0,5**	**1**	**25**	**10**	**10**
1 Wurst, 100 g	293	1224	2,9	11	5	0,5	1	25	10	10
Vegetarische Fleisch- und Wurstersatzprodukte, Markenprodukte										
Bratwürstchen vegetarisch, Alnatura	**252**	**1051**	**2,5**	**28**	**2**	**0**	**3**	**14**	**2**	**Ø**
1 Stück, 36 g	90	375	2,5	10	1	0	1	5	1	Ø
Frankfurter aus Seitan, Alnatura	**260**	**1088**	**2,6**	**31**	**7**	**1,0**	**1**	**12**	**1**	**Ø**
1 Stück, 50 g	130	544	2,6	16	4	0,5	1	6	1	Ø
Knackies aus Seitan, Alnatura	**256**	**1073**	**2,6**	**31**	**6**	**0,5**	**2**	**12**	**1**	**Ø**
1 Stück, 29 g	73	307	2,6	9	2	0	1	3	Sp	Ø
Räuchertofu, Alnatura	**167**	**697**	**1,7**	**18**	**1**	**0**	**3**	**10**	**2**	**Ø**
1 Portion, 120 g	200	836	1,7	22	1	0	3	11	2	Ø
Seitan, viana	**148**	**615**	**1,5**	**28**	**2**	**0**	**Ø**	**3**	**Ø**	**Ø**
1 Portion, 120 g	178	738	1,5	34	2	0	Ø	3	Ø	Ø
Tempeh, viana	**193**	**804**	**1,9**	**16**	**9**	**1,0**	**8**	**8**	**1**	**2**
1 Portion, 120 g	232	965	1,9	19	11	1,0	10	10	1	2
VeganBRATSTÜCK Schnitzel, Wheaty	**231**	**969**	**2,3**	**25**	**9**	**1,0**	**Ø**	**9**	**Ø**	**Ø**
1 Stück, 175 g	404	1696	2,3	44	16	1,5	Ø	16	Ø	Ø
VeganBRATSTÜCK Kassler Art, Wheaty	**259**	**1082**	**2,6**	**32**	**4**	**0,5**	**Ø**	**12**	**Ø**	**Ø**
1 Stück, 150 g	389	1623	2,6	48	6	0,5	Ø	18	Ø	Ø
VeganKEBAB Döner, Wheaty	**255**	**1065**	**2,6**	**27**	**4**	**0,5**	**Ø**	**14**	**Ø**	**Ø**
1 Portion, 200 g	510	2130	2,6	55	8	1,0	Ø	29	Ø	Ø
VeganSLICES Classic, Wheaty	**234**	**978**	**2,3**	**27**	**3**	**0,5**	**Ø**	**12**	**Ø**	**Ø**
1 Scheibe, 25 g	59	245	2,3	7	1	0	Ø	3	Ø	Ø
VeganSLICES Paprika-Lyoner, Wheaty	**280**	**1172**	**2,8**	**32**	**5**	**0,5**	**Ø**	**15**	**Ø**	**Ø**
1 Scheibe, 10 g	28	117	2,8	3	1	0	Ø	1	Ø	Ø
VeganWURST Chorizo Bratwurst, Wheaty	**247**	**1035**	**2,5**	**29**	**6**	**0,5**	**Ø**	**11**	**Ø**	**Ø**
1 Stück, 65 g	161	673	2,5	19	4	0,5	Ø	7	Ø	Ø
VeganWURST Grillschnecke, Wheaty	**234**	**981**	**2,3**	**26**	**6**	**0,5**	**Ø**	**12**	**Ø**	**Ø**
1 Stück, 150 g	351	1472	2,3	38	9	1,0	Ø	18	Ø	Ø
Veggi Aufschnitt Paprika, Alnatura	**214**	**894**	**2,1**	**20**	**4**	**0,5**	**2**	**12**	**1**	**Ø**
1 Scheibe, 13 g	27	112	2,1	3	1	0	Sp	2	Sp	Ø
Veggie Hack, viana	**143**	**595**	**1,4**	**10**	**4**	**0,5**	**Ø**	**10**	**2**	**Ø**
1 Portion, 125 g	179	744	1,4	12	5	0,5	Ø	12	2	Ø
Veggi Hamburger, viana	**229**	**963**	**2,3**	**30**	**5**	**0,5**	**Ø**	**9**	**2**	**Ø**
1 Burger, 125 g	286	1204	2,3	37	6	0,5	Ø	11	2	Ø
Veggi Salami, Alnatura	**267**	**1116**	**2,7**	**31**	**5**	**0,5**	**2**	**13**	**3**	**Ø**
1 Stück, 50 g	134	558	2,7	15	3	0	1	7	1	Ø
Vegetarische Brotaufstriche										
Apfel-Zwiebel-Aufstrich	**290**	**1213**	**2,9**	**5**	**10**	**1,0**	**2**	**26**	**3**	**6**
1 Portion, 30 g	87	364	2,9	2	3	0,5	1	8	1	2
Grünkern-Aufstrich	**128**	**534**	**1,3**	**4**	**13**	**1,0**	**3**	**7**	**1**	**3**
1 Portion, 30 g	38	160	1,3	1	4	0,5	1	2	Sp	1
Hefeaufstrich Kräuter	**213**	**892**	**2,1**	**3**	**9**	**1,0**	**2**	**19**	**2**	**4**
1 Portion, 30 g	64	268	2,1	1	3	0	1	6	1	1
Rote-Bete-Meerrettich-Aufstrich	**207**	**866**	**2,1**	**5**	**7**	**1,0**	**3**	**18**	**2**	**8**
1 Portion, 30 g	62	260	2,1	1	2	0	1	5	1	2

Vegetarische und vegane Produkte

jeweils essb. Anteil | Zeile 1: pro 100 g | Zeile 2: pro Portion

(FS) mehrfach unges. FS g	(FS) Cholesterin mg	Vitamine A (RÄ) µg	Vitamine E (TÄ) mg	Vitamine C mg	Vitamine Folsäure µg	Mineralstoffe Natrium mg	Mineralstoffe Kalium mg	Mineralstoffe Kalzium mg	Mineralstoffe Magnesium mg	Mineralstoffe Eisen mg	Vegetarische und vegane Produkte
											Vegetarische Fleisch- und Wurstersatzprodukte
5	**0**	**Ø**	**3,8**	↙	**13**	**456**	**158**	**25**	**18**	**0,8**	**Sojawurst i. D.**
5	0	Ø	3,8	↙	13	456	158	25	18	0,8	1 Wurst, 100 g
											Vegetarische Fleisch- und Wurstersatzprodukte, Markenprodukte
Ø	**Ø**	**Ø**	**Ø**	**Ø**	**Ø**	**708**	**Ø**	**Ø**	**Ø**	**Ø**	**Bratwürstchen vegetarisch, Alnatura**
Ø	Ø	Ø	Ø	Ø	Ø	252	Ø	Ø	Ø	Ø	1 Stück, 36 g
Ø	**Ø**	**Ø**	**Ø**	**Ø**	**Ø**	**866**	**Ø**	**Ø**	**Ø**	**Ø**	**Frankfurter aus Seitan, Alnatura**
Ø	Ø	Ø	Ø	Ø	Ø	433	Ø	Ø	Ø	Ø	1 Stück, 50 g
Ø	**Ø**	**Ø**	**Ø**	**Ø**	**Ø**	**433**	**Ø**	**Ø**	**Ø**	**Ø**	**Knackies aus Seitan, Alnatura**
Ø	Ø	Ø	Ø	Ø	Ø	126	Ø	Ø	Ø	Ø	1 Stück, 29 g
Ø	**Ø**	**Ø**	**Ø**	**Ø**	**Ø**	**480**	**Ø**	**Ø**	**Ø**	**Ø**	**Räuchertofu, Alnatura**
Ø	Ø	Ø	Ø	Ø	Ø	576	Ø	Ø	Ø	Ø	1 Portion, 120 g
Ø	**Ø**	**Ø**	**Ø**	**Ø**	**Ø**	**Ø**	**Ø**	**Ø**	**Ø**	**Ø**	**Seitan, viana**
Ø	Ø	Ø	Ø	Ø	Ø	Ø	Ø	Ø	Ø	Ø	1 Portion, 120 g
6	**0**	**Ø**	**Ø**	**Ø**	**Ø**	**60**	**Ø**	**Ø**	**Ø**	**Ø**	**Tempeh, viana**
7	0	Ø	Ø	Ø	Ø	72	Ø	Ø	Ø	Ø	1 Portion, 120 g
Ø	**Ø**	**Ø**	**Ø**	**Ø**	**Ø**	**984**	**Ø**	**Ø**	**Ø**	**Ø**	**VeganBRATSTÜCK Schnitzel, Wheaty**
Ø	Ø	Ø	Ø	Ø	Ø	1722	Ø	Ø	Ø	Ø	1 Stück, 175 g
Ø	**Ø**	**Ø**	**Ø**	**Ø**	**Ø**	**866**	**Ø**	**Ø**	**Ø**	**Ø**	**VeganBRATSTÜCK Kassler Art, Wheaty**
Ø	Ø	Ø	Ø	Ø	Ø	1299	Ø	Ø	Ø	Ø	1 Stück, 150 g
Ø	**Ø**	**Ø**	**Ø**	**Ø**	**Ø**	**748**	**Ø**	**Ø**	**Ø**	**Ø**	**VeganKEBAB Döner, Wheaty**
Ø	Ø	Ø	Ø	Ø	Ø	1496	Ø	Ø	Ø	Ø	1 Portion, 200 g
Ø	**Ø**	**Ø**	**Ø**	**Ø**	**Ø**	**472**	**Ø**	**Ø**	**Ø**	**Ø**	**VeganSLICES Classic, Wheaty**
Ø	Ø	Ø	Ø	Ø	Ø	118	Ø	Ø	Ø	Ø	1 Scheibe, 25 g
Ø	**Ø**	**Ø**	**Ø**	**Ø**	**Ø**	**591**	**Ø**	**Ø**	**Ø**	**Ø**	**VeganSLICES Paprika-Lyoner, Wheaty**
Ø	Ø	Ø	Ø	Ø	Ø	59	Ø	Ø	Ø	Ø	1 Scheibe, 10 g
Ø	**Ø**	**Ø**	**Ø**	**Ø**	**Ø**	**709**	**Ø**	**Ø**	**Ø**	**Ø**	**VeganWURST Chorizo Bratwurst, Wheaty**
Ø	Ø	Ø	Ø	Ø	Ø	461	Ø	Ø	Ø	Ø	1 Stück, 65 g
Ø	**Ø**	**Ø**	**Ø**	**Ø**	**Ø**	**511**	**Ø**	**Ø**	**Ø**	**Ø**	**VeganWURST Grillschnecke, Wheaty**
Ø	Ø	Ø	Ø	Ø	Ø	767	Ø	Ø	Ø	Ø	1 Stück, 150 g
Ø	**Ø**	**Ø**	**Ø**	**Ø**	**Ø**	**1000**	**Ø**	**Ø**	**Ø**	**Ø**	**Veggi Aufschnitt Paprika, Alnatura**
Ø	Ø	Ø	Ø	Ø	Ø	125	Ø	Ø	Ø	Ø	1 Scheibe, 13 g
Ø	**0**	**Ø**	**Ø**	**Ø**	**Ø**	**Ø**	**Ø**	**Ø**	**Ø**	**Ø**	**Veggie Hack, viana**
Ø	0	Ø	Ø	Ø	Ø	Ø	Ø	Ø	Ø	Ø	1 Portion, 125 g
Ø	**Ø**	**Ø**	**Ø**	**Ø**	**Ø**	**Ø**	**Ø**	**Ø**	**Ø**	**Ø**	**Veggi Hamburger, viana**
Ø	Ø	Ø	Ø	Ø	Ø	Ø	Ø	Ø	Ø	Ø	1 Burger, 125 g
Ø	**Ø**	**Ø**	**Ø**	**Ø**	**Ø**	**940**	**Ø**	**Ø**	**Ø**	**Ø**	**Veggi Salami, Alnatura**
Ø	Ø	Ø	Ø	Ø	Ø	470	Ø	Ø	Ø	Ø	1 Stück, 50 g
											Vegetarische Brotaufstriche
16	**0**	**5**	**17,4**	**8**	**22**	**392**	**246**	**32**	**73**	**1,8**	**Apfel-Zwiebel-Aufstrich**
5	0	2	5,2	2	7	118	74	10	22	0,5	1 Portion, 30 g
2	**0**	**2**	**1,0**	**2**	**23**	**296**	**217**	**26**	**37**	**1,6**	**Grünkern-Aufstrich**
1	0	1	0,3	1	7	89	65	8	11	0,5	1 Portion, 30 g
11	**Sp**	**5**	**11,6**	**2**	**93**	**320**	**125**	**31**	**26**	**1,5**	**Hefeaufstrich Kräuter**
3	Sp	2	3,5	1	28	96	37	9	8	0,5	1 Portion, 30 g
7	**0**	**2**	**10,2**	**7**	**45**	**292**	**237**	**40**	**81**	**1,6**	**Rote-Bete-Meerrettich-Aufstrich**
2	0	1	3,1	2	14	88	71	12	24	0,5	1 Portion, 30 g

Vegetarische und vegane Produkte

jeweils essb. Anteil | Zeile 1: pro 100 g | Zeile 2: pro Portion

	Energie			Eiweiß	Kohlenhydrate			Fett/Fettsäuren		
Vegetarische und vegane Produkte	Energie kcal	Energie kJ	Energiedichte kcal/g	Eiweiß g	Kohlenhydrate g	KH-Port.	Ballaststoffe g	Fett g	gesättigte FS g	einfach unges. FS g
Vegetarische Brotaufstriche										
Rote-Linsen-Aufstrich	**163**	**680**	**1,6**	**5**	**12**	**1,0**	**3**	**11**	**2**	**6**
1 Portion, 30 g	49	204	1,6	2	3	0,5	1	3	Sp	2
Tomate-Kräuter-Streichcreme	**329**	**1378**	**3,3**	**8**	**12**	**1,0**	**3**	**28**	**3**	**6**
1 Portion, 30 g	99	413	3,3	2	4	0,5	1	8	1	2
Vegetarische Leberwurst	**243**	**1015**	**2,4**	**9**	**9**	**1,0**	**4**	**19**	**3**	**12**
1 Portion, 30 g	73	304	2,4	3	3	0	1	6	1	4
Vegetarisches Zwiebelschmalz	**513**	**2146**	**5,1**	**1**	**4**	**0,5**	**1**	**56**	**39**	**6**
1 Portion, 30 g	154	644	5,1	Sp	1	0	Sp	17	12	2
Vegetarische Brotaufstriche, Markenprodukte										
Apfel-Zwiebel-Streich, Zwergenwiese	**233**	**965**	**2,3**	**5**	**6**	**0,5**	**2**	**21**	**2**	**11**
1 Portion, 30 g	70	290	2,3	2	2	0	1	6	1	3
Aufstrich Hokkaido Kürbis, Alnatura	**187**	**779**	**1,9**	**2**	**15**	**1,5**	**2**	**13**	**2**	**Ø**
1 Portion, 30 g	56	234	1,9	1	5	0,5	1	4	Sp	Ø
Bärlauch-Tomate-Streich, Zwergenwiese	**250**	**1033**	**2,5**	**6**	**5**	**0,5**	**2**	**22**	**2**	**12**
1 Portion, 30 g	75	310	2,5	2	2	0	1	7	1	3
Gourmet-Pastete Basilico, Allos	**188**	**786**	**1,9**	**6**	**8**	**1,0**	**Ø**	**14**	**Ø**	**Ø**
1 Portion, 30 g	56	236	1,9	2	2	0	Ø	4	Ø	Ø
Hummus, bio verde	**347**	**1431**	**3,5**	**6**	**9**	**1,0**	**Ø**	**30**	**4**	**Ø**
1 Portion, 30 g	104	429	3,5	2	3	0,5	Ø	9	1	Ø
Schnittlauch-Streich, Zwergenwiese	**352**	**1451**	**3,5**	**7**	**3**	**0**	**5**	**34**	**1**	**18**
1 Portion, 30 g	106	435	3,5	2	1	0	1	10	Sp	5
Soja-Aufstrich wie feine Leberwurst, Alnatura	**241**	**998**	**2,4**	**6**	**8**	**1,0**	**3**	**20**	**9**	**Ø**
1 Portion, 30 g	72	299	2,4	2	2	0	1	6	3	Ø
Gerichte										
Bohneneintopf vegetarisch	**31**	**130**	**0,3**	**1**	**5**	**0,5**	**2**	**1**	**Sp**	**Sp**
1 Teller, 400 g	124	520	0,3	6	18	2,0	7	3	Sp	Sp
Calzone Spinat Feta vegetarisch	**211**	**882**	**2,1**	**7**	**21**	**2,0**	**3**	**11**	**3**	**5**
1 Rolle, 50 g	105	441	2,1	3	10	1,0	1	6	1	2
Erbseneintopf vegetarisch	**61**	**255**	**0,6**	**5**	**8**	**1,0**	**4**	**1**	**Sp**	**1**
1 Teller, 400 g	244	1019	0,6	18	34	3,0	14	4	1	2
Falafel vegetarisch	**264**	**1105**	**2,6**	**12**	**34**	**3,0**	**8**	**9**	**1**	**2**
1 Bällchen, 20 g	53	221	2,6	2	7	0,5	2	2	Sp	Sp
Frühlingsrolle Blätterteig vegetarisch	**180**	**755**	**1,8**	**3**	**13**	**1,0**	**3**	**13**	**7**	**4**
1 Rolle, 110 g	198	830	1,8	3	14	1,5	3	15	7	5
Frühlingsrolle mit Reis vegetarisch	**156**	**651**	**1,6**	**4**	**16**	**1,5**	**2**	**9**	**4**	**3**
1 Rolle, 110 g	171	716	1,6	5	17	1,5	2	9	4	3
Gefüllte Teigtasche vegetarisch	**204**	**855**	**2,0**	**6**	**18**	**1,5**	**2**	**12**	**3**	**8**
1 Teigtasche, 125 g	255	1068	2,0	1	2	0	Sp	2	Sp	1
Gemüse Burger vegetarisch	**250**	**1048**	**2,5**	**12**	**32**	**3,0**	**6**	**8**	**1**	**2**
1 Burger, 100 g	250	1048	2,5	12	32	3,0	6	8	1	2
Gemüse Käse Bratling vegetarisch	**191**	**797**	**1,9**	**8**	**16**	**1,5**	**3**	**11**	**3**	**3**
1 Bratling, 200 g	381	1595	1,9	15	32	3,0	6	21	7	6
Grünkern Tofu Bratling vegetarisch	**228**	**954**	**2,3**	**10**	**23**	**2,0**	**4**	**11**	**1**	**3**
1 Bratling, 20 g	46	191	2,3	2	5	0,5	1	2	Sp	1
Kartoffeleintopf vegetarisch	**37**	**156**	**0,4**	**1**	**4**	**0,5**	**1**	**2**	**Sp**	**1**
1 Teller, 400 g	149	624	0,4	4	18	1,5	4	7	1	4

(FS)		Vitamine				Mineralstoffe					
mehrfach unges. FS	Cholesterin	A (RÄ)	E (TÄ)	C	Folsäure	Natrium	Kalium	Kalzium	Magnesium	Eisen	**Vegetarische und vegane Produkte**
g	mg	µg	mg	mg	µg	mg	mg	mg	mg	mg	jeweils essb. Anteil | Zeile 1: pro 100 g | Zeile 2: pro Portion
											Vegetarische Brotaufstriche
3	**Sp**	**146**	**1,6**	**15**	**50**	**193**	**248**	**34**	**33**	**2,3**	**Rote-Linsen-Aufstrich**
1	Sp	44	0,5	5	15	58	74	10	10	0,7	1 Portion, 30 g
17	**0**	**192**	**20,4**	**32**	**62**	**278**	**661**	**75**	**131**	**3,0**	**Tomate-Kräuter-Streichcreme**
5	0	58	6,1	10	19	83	198	23	39	0,9	1 Portion, 30 g
3	**Sp**	**27**	**2,3**	**1**	**50**	**278**	**364**	**76**	**44**	**2,0**	**Vegetarische Leberwurst**
1	Sp	8	0,7	Sp	15	83	109	23	13	0,6	1 Portion, 30 g
9	**1**	**23**	**9,2**	**6**	**5**	**250**	**71**	**23**	**6**	**0,7**	**Vegetarisches Zwiebelschmalz**
3	Sp	7	2,8	2	2	75	21	7	2	0,2	1 Portion, 30 g
											Vegetarische Brotaufstriche, Markenprodukte
8	**Ø**	**Ø**	**Ø**	**Ø**	**Ø**	**510**	**Ø**	**Ø**	**Ø**	**Ø**	**Apfel-Zwiebel-Streich, Zwergenwiese**
2	Ø	Ø	Ø	Ø	Ø	153	Ø	Ø	Ø	Ø	1 Portion, 30 g
Ø	**Ø**	**Ø**	**Ø**	**Ø**	**Ø**	**280**	**Ø**	**Ø**	**Ø**	**Ø**	**Aufstrich Hokkaido Kürbis, Alnatura**
Ø	Ø	Ø	Ø	Ø	Ø	84	Ø	Ø	Ø	Ø	1 Portion, 30 g
9	**Ø**	**Ø**	**Ø**	**Ø**	**Ø**	**460**	**Ø**	**Ø**	**Ø**	**Ø**	**Bärlauch-Tomate-Streich, Zwergenwiese**
3	Ø	Ø	Ø	Ø	Ø	138	Ø	Ø	Ø	Ø	1 Portion, 30 g
Ø	**Ø**	**Ø**	**Ø**	**Ø**	**Ø**	**Ø**	**Ø**	**Ø**	**Ø**	**Ø**	**Gourmet-Pastete Basilico, Allos**
Ø	Ø	Ø	Ø	Ø	Ø	Ø	Ø	Ø	Ø	Ø	1 Portion, 30 g
Ø	**Ø**	**Ø**	**Ø**	**Ø**	**Ø**	**394**	**Ø**	**Ø**	**Ø**	**Ø**	**Hummus, bio verde**
Ø	Ø	Ø	Ø	Ø	Ø	118	Ø	Ø	Ø	Ø	1 Portion, 30 g
15	**Ø**	**Ø**	**Ø**	**Ø**	**Ø**	**520**	**Ø**	**Ø**	**Ø**	**Ø**	**Schnittlauch-Streich, Zwergenwiese**
4	Ø	Ø	Ø	Ø	Ø	156	Ø	Ø	Ø	Ø	1 Portion, 30 g
Ø	**Ø**	**Ø**	**Ø**	**Ø**	**Ø**	**720**	**Ø**	**Ø**	**Ø**	**Ø**	**Soja-Aufstrich wie feine Leberwurst, Alnatura**
Ø	Ø	Ø	Ø	Ø	Ø	216	Ø	Ø	Ø	Ø	1 Portion, 30 g
											Gerichte
Sp	**0**	**30**	**0,4**	**12**	**23**	**46**	**183**	**32**	**15**	**0,5**	**Bohneneintopf vegetarisch**
2	0	120	1,6	46	92	184	732	128	60	2,0	1 Teller, 400 g
3	**6**	**312**	**3,1**	**8**	**57**	**353**	**225**	**117**	**34**	**2,2**	**Calzone Spinat Feta vegetarisch**
1	3	156	1,6	4	28	176	113	59	17	1,1	1 Rolle, 50 g
Sp	**0**	**146**	**0,3**	**9**	**13**	**516**	**224**	**35**	**23**	**1,3**	**Erbseneintopf vegetarisch**
Sp	0	584	1,2	34	52	2064	896	140	92	5,2	1 Teller, 400 g
4	**0**	**180**	**3,7**	**35**	**38**	**332**	**267**	**151**	**90**	**6,8**	**Falafel vegetarisch**
1	0	36	0,7	7	8	66	53	30	18	1,4	1 Bällchen, 20 g
1	**46**	**625**	**1,4**	**23**	**27**	**420**	**207**	**30**	**15**	**1,3**	**Frühlingsrolle Blätterteig vegetarisch**
1	50	687	1,5	25	29	462	228	33	17	1,4	1 Rolle, 110 g
2	**75**	**82**	**1,9**	**3**	**24**	**260**	**76**	**21**	**12**	**1,0**	**Frühlingsrolle mit Reis vegetarisch**
2	83	90	2,1	3	26	286	84	23	13	1,1	1 Rolle, 110 g
1	**5**	**73**	**1,6**	**5**	**42**	**101**	**204**	**60**	**15**	**0,9**	**Gefüllte Teigtasche vegetarisch**
Sp	1	9	0,2	1	5	13	26	8	2	0,1	1 Teigtasche, 125 g
4	**63**	**185**	**3,3**	**2**	**52**	**130**	**437**	**55**	**80**	**3,4**	**Gemüse Burger vegetarisch**
4	63	185	3,3	2	52	130	437	55	80	3,4	1 Burger, 100 g
4	**64**	**374**	**3,8**	**4**	**25**	**179**	**222**	**134**	**43**	**1,6**	**Gemüse Käse Bratling vegetarisch**
7	128	748	7,6	9	51	359	444	268	86	3,2	1 Bratling, 200 g
4	**Sp**	**7**	**0,4**	**2**	**31**	**414**	**280**	**23**	**59**	**2,1**	**Grünkern Tofu Bratling vegetarisch**
1	Sp	1	0,1	Sp	6	83	56	5	12	0,4	1 Bratling, 20 g
Sp	**0**	**116**	**0,3**	**9**	**12**	**205**	**169**	**21**	**10**	**0,4**	**Kartoffeleintopf vegetarisch**
1	0	464	1,2	38	48	820	676	84	40	1,6	1 Teller, 400 g

Vegetarische und vegane Produkte jeweils essb. Anteil | Zeile 1: pro 100 g | Zeile 2: pro Portion	Energie			Eiweiß	Kohlenhydrate			Fett/Fettsäuren		
	Energie kcal	Energie kJ	Energiedichte kcal/g	Eiweiß g	Kohlenhydrate g	KH-Port.	Ballaststoffe g	Fett g	gesättigte FS g	einfach unges. FS g
Gerichte										
Linseneintopf vegetarisch	**61**	**254**	**0,6**	**4**	**9**	**1,0**	**2**	**1**	**Sp**	**1**
1 Teller, 400 g	243	1016	0,6	14	34	3,0	8	5	1	3
Pide vegetarisch mit Feta	**209**	**875**	**2,1**	**8**	**26**	**2,5**	**2**	**8**	**3**	**2**
1 Pide, 450 g	941	3937	2,1	36	118	11,0	9	35	14	11
Salattasche (ohne Käse)	**118**	**493**	**1,2**	**4**	**20**	**2,0**	**2**	**2**	**1**	**1**
1 Salattasche, 350 g	412	1725	1,2	15	69	6,5	7	8	2	2
Tofu Bratling vegetarisch	**177**	**740**	**1,8**	**10**	**2**	**0**	**3**	**15**	**2**	**4**
1 Bratling, 100 g	177	740	1,8	10	2	0	3	15	2	4
Vegetarischer Burger	**225**	**940**	**2,2**	**7**	**26**	**2,5**	**2**	**10**	**4**	**4**
1 Burger, 170 g	382	1598	2,2	12	44	4,0	4	18	7	6
Gerichte, Markenprodukte										
Bratling mediterran vegan, Alnatura	**149**	**628**	**1,5**	**3**	**23**	**2,0**	**2**	**5**	**1**	**Ø**
1 Bratling, 88 g	130	550	1,5	2	20	2,0	2	4	1	Ø
Erbseneintopf, Alnatura	**68**	**285**	**0,7**	**4**	**10**	**1,0**	**3**	**1**	**Sp**	**Ø**
1 Teller, 400 g	272	1140	0,7	14	41	4,0	11	3	Sp	Ø
Falafel, Alnatura	**260**	**1084**	**2,6**	**8**	**23**	**2,0**	**12**	**13**	**1**	**Ø**
1 Bällchen, 17 g	43	180	2,6	1	4	0,5	2	2	Sp	Ø
Falafel vegan, Soto	**217**	**909**	**2,2**	**10**	**21**	**2,0**	**9**	**8**	**1**	**Ø**
1 Bällchen, 20 g	43	182	2,2	2	4	0,5	2	2	Sp	Ø
Frühlingsrolle „china“, Soto	**213**	**891**	**2,1**	**6**	**22**	**2,0**	**2**	**11**	**2**	**Ø**
1 Rolle, 110 g	234	980	2,1	6	24	2,0	2	12	2	Ø
Gemüse Burger, Alnatura	**359**	**1512**	**3,6**	**12**	**86**	**8,0**	**10**	**7**	**1**	**Ø**
1 Stück, 21 g	75	318	3,6	2	18	1,5	2	1	Sp	Ø
Gemüse Ravioli, Alnatura	**85**	**361**	**0,9**	**2**	**17**	**1,5**	**2**	**1**	**Sp**	**Ø**
1 Teller, 400 g	340	1444	0,9	9	66	6,0	8	3	Sp	Ø
Gemüse Tasche „Mozzarella“, Soto	**211**	**883**	**2,1**	**6**	**23**	**2,0**	**2**	**10**	**2**	**Ø**
1 Tasche, 110 g	232	971	2,1	7	25	2,5	2	11	2	Ø
Kartoffel Cremesuppe, Ökoland	**54**	**226**	**0,5**	**2**	**9**	**1,0**	**Ø**	**2**	**Ø**	**Ø**
1 Teller, 400 g	216	904	0,5	6	34	3,0	Ø	6	Ø	Ø
Klassische Linsensuppe, Davert	**80**	**337**	**0,8**	**4**	**11**	**1,0**	**3**	**2**	**Sp**	**Ø**
1 Portion, 370 g	296	1247	0,8	15	40	4,0	12	6	Sp	Ø
Marokko Pfanne mit Aprikosen, Davert	**121**	**510**	**1,2**	**3**	**22**	**2,0**	**2**	**2**	**Sp**	**Ø**
1 Portion, 300 g	363	1530	1,2	9	66	6,0	7	5	1	Ø
Mexikanischer Bohneneintopf, Eden	**51**	**214**	**0,5**	**3**	**7**	**0,5**	**3**	**1**	**Sp**	**Ø**
1 Teller, 400 g	204	856	0,5	10	26	2,5	11	4	Sp	Ø
Möhren-Ingwer-Cremesuppe, Ökoland	**50**	**210**	**0,5**	**1**	**6**	**0,5**	**1**	**3**	**1**	**Ø**
1 Teller, 400 g	200	840	0,5	3	23	2,0	3	10	5	Ø
Paella, Davert	**112**	**476**	**1,1**	**2**	**23**	**2,0**	**2**	**1**	**Sp**	**Ø**
1 Portion, 330 g	370	1571	1,1	7	76	7,0	5	3	Sp	Ø
Pizza-Ecken „Tomate-Mozzarella“, Soto	**225**	**941**	**2,3**	**6**	**24**	**2,0**	**2**	**11**	**3**	**Ø**
1 Ecke, 125 g	281	941	2,3	7	30	3,0	3	14	4	Ø
Thai Curry mit Kokos, Davert	**127**	**535**	**1,3**	**3**	**23**	**2,0**	**2**	**2**	**1**	**Ø**
1 Portion, 300 g	381	1605	1,3	8	69	6,5	5	7	3	Ø
Thailändische Linsen-Kokos-Suppe, Davert	**73**	**307**	**0,7**	**4**	**7**	**0,5**	**2**	**2**	**1**	**Ø**
1 Portion, 370 g	270	1136	0,7	14	25	2,5	8	7	3	Ø
Tofubratling Dinkel, Alnatura	**270**	**1124**	**2,7**	**16**	**10**	**1,0**	**1**	**18**	**2**	**Ø**
1 Bratling, 100 g	270	1124	2,7	16	10	1,0	1	18	2	Ø
Veggie2go Burger Africa Mild, viana	**260**	**1089**	**2,6**	**19**	**15**	**1,5**	**Ø**	**14**	**3**	**Ø**
1 Burger, 100 g	260	1089	2,6	19	15	1,5	Ø	14	3	Ø

Vegetarische und vegane Produkte

jeweils essb. Anteil | Zeile 1: pro 100 g | Zeile 2: pro Portion

(FS)		Vitamine				Mineralstoffe					
mehrfach unges. FS g	Cholesterin mg	A (RÄ) µg	E (TÄ) mg	C mg	Folsäure µg	Natrium mg	Kalium mg	Kalzium mg	Magnesium mg	Eisen mg	Vegetarische und vegane Produkte
											Gerichte
Sp	**0**	**91**	**0,5**	**11**	**39**	**321**	**223**	**34**	**23**	**1,4**	**Linseneintopf vegetarisch**
1	0	364	2,0	42	156	1284	892	136	92	5,6	1 Teller, 400 g
1	**47**	**160**	**1,5**	**12**	**111**	**152**	**234**	**76**	**23**	**1,4**	**Pide vegetarisch mit Feta**
6	213	718	6,8	53	499	683	1053	344	102	6,3	1 Pide, 450 g
1	**2**	**60**	**0,9**	**11**	**22**	**204**	**168**	**46**	**15**	**0,4**	**Salattasche (ohne Käse)**
2	6	209	3,2	39	77	712	588	161	54	1,4	1 Salattasche, 350 g
8	**Sp**	**52**	**1,9**	**1**	**63**	**589**	**212**	**148**	**115**	**2,7**	**Tofu Bratling vegetarisch**
8	Sp	52	1,9	1	63	589	212	148	115	2,7	1 Bratling, 100 g
2	**40**	**189**	**1,9**	**7**	**35**	**342**	**214**	**91**	**20**	**0,9**	**Vegetarischer Burger**
3	68	321	3,2	12	59	581	363	154	33	1,5	1 Burger, 170 g
											Gerichte, Markenprodukte
Ø	**Ø**	**Ø**	**Ø**	**Ø**	**Ø**	**570**	**Ø**	**Ø**	**Ø**	**Ø**	**Bratling mediterran vegan, Alnatura**
Ø	Ø	Ø	Ø	Ø	Ø	499	Ø	Ø	Ø	Ø	1 Bratling, 88 g
Ø	**Ø**	**Ø**	**Ø**	**Ø**	**Ø**	**440**	**Ø**	**Ø**	**Ø**	**Ø**	**Erbseneintopf, Alnatura**
Ø	Ø	Ø	Ø	Ø	Ø	1760	Ø	Ø	Ø	Ø	1 Teller, 400 g
Ø	**Ø**	**Ø**	**Ø**	**Ø**	**Ø**	**500**	**Ø**	**Ø**	**Ø**	**Ø**	**Falafel, Alnatura**
Ø	Ø	Ø	Ø	Ø	Ø	83	Ø	Ø	Ø	Ø	1 Bällchen, 17 g
Ø	**Ø**	**Ø**	**Ø**	**Ø**	**Ø**	**512**	**Ø**	**Ø**	**Ø**	**Ø**	**Falafel vegan, Soto**
Ø	Ø	Ø	Ø	Ø	Ø	102	Ø	Ø	Ø	Ø	1 Bällchen, 20 g
Ø	**Ø**	**Ø**	**Ø**	**Ø**	**Ø**	**47**	**Ø**	**Ø**	**Ø**	**Ø**	**Frühlingsrolle „china“, Soto**
Ø	Ø	Ø	Ø	Ø	Ø	52	Ø	Ø	Ø	Ø	1 Rolle, 110 g
Ø	**Ø**	**Ø**	**Ø**	**Ø**	**Ø**	**900**	**Ø**	**Ø**	**Ø**	**Ø**	**Gemüse Burger, Alnatura**
Ø	Ø	Ø	Ø	Ø	Ø	189	Ø	Ø	Ø	Ø	1 Stück, 21 g
Ø	**Ø**	**Ø**	**Ø**	**Ø**	**Ø**	**520**	**Ø**	**Ø**	**Ø**	**Ø**	**Gemüse Ravioli, Alnatura**
Ø	Ø	Ø	Ø	Ø	Ø	2080	Ø	Ø	Ø	Ø	1 Teller, 400 g
Ø	**Ø**	**Ø**	**Ø**	**Ø**	**Ø**	**472**	**Ø**	**Ø**	**Ø**	**Ø**	**Gemüse Tasche „Mozzarella“, Soto**
Ø	Ø	Ø	Ø	Ø	Ø	519	Ø	Ø	Ø	Ø	1 Tasche, 110 g
Ø	**Ø**	**Ø**	**Ø**	**Ø**	**Ø**	**Ø**	**Ø**	**Ø**	**Ø**	**Ø**	**Kartoffel Cremesuppe, Ökoland**
Ø	Ø	Ø	Ø	Ø	Ø	Ø	Ø	Ø	Ø	Ø	1 Teller, 400 g
Ø	**Ø**	**Ø**	**Ø**	**Ø**	**Ø**	**240**	**Ø**	**Ø**	**Ø**	**Ø**	**Klassische Linsensuppe, Davert**
Ø	Ø	Ø	Ø	Ø	Ø	888	Ø	Ø	Ø	Ø	1 Portion, 370 g
Ø	**Ø**	**Ø**	**Ø**	**Ø**	**Ø**	**394**	**Ø**	**Ø**	**Ø**	**Ø**	**Marokko Pfanne mit Aprikosen, Davert**
Ø	Ø	Ø	Ø	Ø	Ø	1182	Ø	Ø	Ø	Ø	1 Portion, 300 g
Ø	**Ø**	**Ø**	**Ø**	**Ø**	**Ø**	**472**	**Ø**	**Ø**	**Ø**	**Ø**	**Mexikanischer Bohneneintopf, Eden**
Ø	Ø	Ø	Ø	Ø	Ø	1888	Ø	Ø	Ø	Ø	1 Teller, 400 g
Ø	**Ø**	**Ø**	**Ø**	**Ø**	**Ø**	**394**	**Ø**	**Ø**	**Ø**	**Ø**	**Möhren-Ingwer-Cremesuppe, Ökoland**
Ø	Ø	Ø	Ø	Ø	Ø	1576	Ø	Ø	Ø	Ø	1 Teller, 400 g
Ø	**Ø**	**Ø**	**Ø**	**Ø**	**Ø**	**315**	**Ø**	**Ø**	**Ø**	**Ø**	**Paella, Davert**
Ø	Ø	Ø	Ø	Ø	Ø	1040	Ø	Ø	Ø	Ø	1 Portion, 330 g
Ø	**Ø**	**Ø**	**Ø**	**Ø**	**Ø**	**590**	**Ø**	**Ø**	**Ø**	**Ø**	**Pizza-Ecken „Tomate-Mozzarella“, Soto**
Ø	Ø	Ø	Ø	Ø	Ø	738	Ø	Ø	Ø	Ø	1 Ecke, 125 g
Ø	**Ø**	**Ø**	**Ø**	**Ø**	**Ø**	**354**	**Ø**	**Ø**	**Ø**	**Ø**	**Thai Curry mit Kokos, Davert**
Ø	Ø	Ø	Ø	Ø	Ø	1062	Ø	Ø	Ø	Ø	1 Portion, 300 g
Ø	**Ø**	**Ø**	**Ø**	**Ø**	**Ø**	**288**	**Ø**	**Ø**	**Ø**	**Ø**	**Thailändische Linsen-Kokos-Suppe, Davert**
Ø	Ø	Ø	Ø	Ø	Ø	1066	Ø	Ø	Ø	Ø	1 Portion, 370 g
Ø	**Ø**	**Ø**	**Ø**	**Ø**	**Ø**	**100**	**Ø**	**Ø**	**Ø**	**Ø**	**Tofubratling Dinkel, Alnatura**
Ø	Ø	Ø	Ø	Ø	Ø	100	Ø	Ø	Ø	Ø	1 Bratling, 100 g
Ø	**0**	**Ø**	**Ø**	**Ø**	**Ø**	**Ø**	**Ø**	**Ø**	**Ø**	**Ø**	**Veggie2go Burger Africa Mild, viana**
Ø	0	Ø	Ø	Ø	Ø	Ø	Ø	Ø	Ø	Ø	1 Burger, 100 g

Getränke

Zeile 1: pro 100 ml | Zeile 2: pro Portion (z. B. Tasse, Glas)

Getränke	Energie		Energiedichte	Eiweiß	Kohlenhydrate		Fett	Alkohol
	Energie		Energie-dichte	Eiweiß	Kohlen-hydrate	KH-Port.		
	kcal	kJ	kcal/g	g	g		g	g
Kaffee, Tee und Wasser								
Cappuccino ohne Zucker	**34**	**140**	**0,3**	**2**	**3**	**0**	**2**	**0**
1 Tasse, 150 ml	50	210	0,3	3	4	0,5	3	0
Espresso ohne Zucker	**2**	**8**	**0**	✓	**0**	**0**	✓	**0**
1 Tasse, 30 ml	1	3	0	✓	0	0	✓	0
Kaffee ohne Milch u. Zucker	**2**	**9**	**0**	✓	✓	**0**	**0**	**0**
1 Tasse, 150 ml	3	14	0	✓	✓	0	0	0
Kaffee mit Milch i. D.	**8**	**35**	**0,1**	**1**	**1**	**0**	✓	**0**
1 Tasse, 150 ml	13	53	0,1	1	1	0	1	0
Kaffee mit Milch u. Zucker i. D.	**27**	**114**	**0,3**	**1**	**6**	**0,5**	✓	**0**
1 Tasse, 150 ml	41	171	0,3	1	8	1,0	✓	0
Kräuter-, Früchtetee ohne Zucker	**1**	**3**	**0**	**0**	✓	**0**	**0**	**0**
1 Tasse, 150 ml	1	4	0	0	✓	0	0	0
Latte macchiato ohne Zucker	**44**	**183**	**0,4**	**3**	**4**	**0,5**	**2**	**0**
1 Tasse, 250 ml	109	457	0,4	8	11	1,0	4	0
Malz-, Getreidekaffee	**6**	**25**	**0,1**	✓	**1**	**0**	✓	**0**
1 Tasse, 150 ml	9	38	0,1	✓	2	0	✓	0
Milchkaffee (halb/halb) ohne Zucker	**33**	**139**	**0,3**	**2**	**3**	**0**	**2**	**0**
1 Becher, 200 ml	66	278	0,3	4	5	0,5	4	0
Tee schwarz/grün ohne Zucker	**1**	**2**	**0**	**0**	**0**	**0**	**0**	**0**
1 Tasse, 150 ml	1	3	0	0	0	0	0	0
Tee mit Zucker	**14**	**56**	**0,1**	**0**	**3**	**0,5**	**0**	**0**
1 Tasse, 150 ml	20	85	0,1	0	5	0,5	0	0
Trinkwasser	**0**	**0**	**0**	**0**	**0**	**0**	**0**	**0**
1 Glas, 200 ml	0	0	0	0	0	0	0	0
Mineralwasser*	**0**	**0**	**0**	**0**	**0**	**0**	**0**	**0**
1 Glas, 200 ml	0	0	0	0	0	0	0	0

* Angaben zum Mineralstoffgehalt siehe Flaschenetikett

Getränke	kcal	kJ	kcal/g	Eiweiß g	Kohlenhydrate g	KH-Port.	Fett g	Alkohol g
Erfrischungsgetränke (Fruchtsäfte siehe auch unter Obst)								
Apfelsaftschorle (1 : 1)	**25**	**103**	**0,2**	✓	**5**	**0,5**	✓	**0**
1 Glas, 200 ml	49	207	0,2	✓	11	1,0	✓	0
Bitterlimonade	**31**	**131**	**0,3**	**0**	**8**	**0,5**	**0**	**0**
1 Glas, 200 ml	63	262	0,3	0	15	1,5	0	0
Colagetränke	**43**	**180**	**0,4**	✓	**11**	**1,0**	**0**	**0**
1 Glas, 200 ml	86	360	0,4	✓	22	2,0	0	0
Colagetränke, kalorienarm	**2**	**8**	**0**	**0**	**1**	**0**	**0**	**0**
1 Glas, 200 ml	4	17	0	0	1	0	0	0
Cola-Limo-Mixgetränk	**44**	**184**	**0,4**	**0**	**11**	**1,0**	**0**	**0**
1 Glas, 200 ml	88	368	0,4	0	22	2,0	0	0
Eistee i. D.	**31**	**129**	**0,3**	✓	**7**	**0,5**	✓	**0**
1 Glas, 200 ml	62	257	0,3	✓	15	1,5	✓	0
Fruchtschorle i. D.	**26**	**110**	**0,3**	✓	**6**	**0,5**	✓	**0**
1 Glas, 200 ml	53	221	0,3	1	11	1,0	✓	0
Orangenfruchtsaftgetränk, kalorienreduziert	**23**	**94**	**0,2**	**1**	**4**	**0,5**	✓	**0**
1 Glas, 200 ml	45	188	0,2	1	9	1,0	✓	0
Orangen-/Zitronenlimonade	**42**	**174**	**0,4**	**0**	**10**	**1,0**	**0**	**0**
1 Glas, 200 ml	83	348	0,4	0	20	2,0	0	0
Orangen-/Zitronenlimonade, kalorienarm	**3**	**11**	**0**	**0**	✓	**0**	**0**	**0**
1 Glas, 200 ml	5	22	0	0	1	0	0	0

Getränke

Zeile 1: pro 100 ml | Zeile 2: pro Portion (z. B. Tasse, Glas)

Getränke	Energie			Eiweiß	Kohlenhydrate		Fett	Alkohol
	Energie		Energiedichte	Eiweiß	Kohlenhydrate	KH-Port.		
	kcal	kJ	kcal/g	g	g		g	g
Erfrischungsgetränke (Fruchtsäfte siehe auch unter Obst)								
Orangensaftschorle (1 : 1)	**23**	**94**	**0,2**	**1**	**4**	**0,5**	✓	**0**
1 Glas, 200 ml	45	188	0,2	1	9	1,0	✓	0
Erfrischungsgetränke, Markenprodukte								
Bionade i. D.	**20**	**84**	**0,2**	**0**	**5**	**0,5**	**0**	**0**
1 Flasche, 330 ml	66	276	0,2	0	17	1,5	0	0
Bitter Lemon, Schweppes	**52**	**222**	**0,5**	✓	**13**	**1,0**	**0**	**0**
1 Glas, 200 ml	104	444	0,5	✓	26	2,5	0	0
Capri-Sonne Orange	**43**	**181**	**0,4**	✓	**10**	**1,0**	✓	**0**
1 Portionspackung, 200 ml	85	362	0,4	✓	21	2,0	✓	0
Coca-Cola	**42**	**180**	**0,4**	**0**	**11**	**1,0**	**0**	**0**
1 Glas, 200 ml	84	360	0,4	0	21	2,0	0	0
Coca-Cola light oder zero	✓	**‹1**	**0**	✓	✓	**0**	**0**	**0**
1 Glas, 200 ml	✓	‹ 2	0	✓	✓	0	0	0
Fanta Orange	**39**	**166**	**0,4**	✓	**10**	**1,0**	✓	**0**
1 Glas, 200 ml	78	332	0,4	✓	19	1,5	✓	0
Fanta Zero	**3**	**11**	**0**	✓	✓	**0**	✓	**0**
1 Glas, 200 ml	5	22	0	✓	1	0	✓	0
Fassbrause i. D.	**26**	**112**	**0,3**	**Sp**	**5**	**0,5**	**Sp**	**Sp**
1 Glas, 200 ml	52	224	0,3	Sp	11	1,0	Sp	Sp
Punica Classics Rote Früchte	**39**	**164**	**0,4**	✓	**8**	**0,5**	✓	**0**
1 Glas, 200 ml	78	328	0,4	1	16	1,5	✓	0
Punica Classics Roter Multivitamin 17 + 4	**38**	**162**	**0,4**	✓	**8**	**0,5**	✓	**0**
1 Glas, 200 ml	76	324	0,4	1	16	1,5	✓	0
Punica Tea & Fruit Exotic	**13**	**57**	**0,1**	✓	**3**	**0,5**	✓	**0**
1 Glas, 200 ml	26	114	0,1	✓	6	0,5	✓	0
Sprite	**37**	**159**	**0,4**	**0**	**9**	**1,0**	**0**	**0**
1 Glas, 200 ml	74	318	0,4	0	18	1,5	0	0
Sprite Zero	**1**	**6**	**0**	✓	**0**	**0**	**0**	**0**
1 Glas, 200 ml	2	12	0	✓	0	0	0	0
Tonic Water, Schweppes	**38**	**162**	**0,4**	✓	**9**	**1,0**	**0**	**0**
1 Glas, 200 ml	76	324	0,4	✓	18	1,5	0	0
Energydrinks, Markenprodukte								
Burn	**49**	**207**	**0,5**	**0**	**12**	**1,0**	**0**	**0**
1 Dose, 250 ml	123	518	0,5	0	29	2,5	0	0
Isostar Hydrate & Perform Fresh Alu	**29**	**122**	**0,3**	**0**	**7**	**0,5**	**0**	**0**
1 Dose, 250 ml	73	305	0,3	0	17	1,5	0	0
Powerade Sportswater i. D.	**16**	**66**	**0,2**	**0**	**4**	**0,5**	**0**	**0**
1 Flasche, 500 ml	80	330	0,2	0	18	1,5	0	0
Powerade Sportsdrink i. D.	**24**	**103**	**0,2**	✓	**6**	**0,5**	✓	**0**
1 Flasche, 500 ml	120	515	0,2	✓	29	2,5	✓	0
Red Bull	**45**	**188**	**0,5**	**0**	**11**	**1,0**	**0**	**0**
1 Dose, 250 ml	113	471	0,5	0	28	2,5	0	0
Bier								
alkoholfreies Bier (‹ 0,5 Vol%)	**25**	**105**	**0,3**	✓	**5**	**0,5**	**0**	✓
1 Glas, 300 ml	75	314	0,3	1	15	1,5	0	✓
Altbier (5,0 Vol%)	**41**	**172**	**0,4**	✓	**3**	**0,5**	**0**	**4**
1 Glas, 300 ml	123	515	0,4	1	9	1,0	0	12

Getränke Zeile 1: pro 100 ml | Zeile 2: pro Portion (z. B. Tasse, Glas)	Energie			Eiweiß	Kohlenhydrate		Fett	Alkohol
	Energie		Energie-dichte	Eiweiß	Kohlen-hydrate	KH-Port.		
	kcal	kJ	kcal/g	g	g		g	g
Bier								
Altbierbowle (4,0 Vol%)	**85**	**356**	**0,9**	**Sp**	**14**	**1,5**	**Sp**	**3**
1 Glas, 300 ml	255	1067	0,9	1	43	4,0	Sp	10
Bier mit Limonade (2,5 Vol%; Radler, Alster)	**45**	**188**	**0,5**	✓	**7**	**0,5**	**0**	**2**
1 Glas, 300 ml	135	565	0,5	1	21	2,0	0	7
Bier mit Cola-Limonade (2,5 Vol%; Diesel)	**45**	**188**	**0,5**	✓	**7**	**0,5**	**0**	**2**
1 Glas, 300 ml	135	565	0,5	1	21	2,0	0	5
Kölsch (5,0 Vol%)	**42**	**176**	**0,4**	✓	**3**	**0,5**	**0**	**4**
1 Glas, 300 ml	126	527	0,4	1	9	1,0	0	12
Malzbier (0 Vol%)	**41**	**172**	**0,4**	✓	**10**	**1,0**	**0**	**0**
1 Glas, 300 ml	123	515	0,4	1	30	3,0	0	0
Pils (5,0 Vol%)	**42**	**176**	**0,4**	✓	**3**	**0,5**	**0**	**4**
1 Glas, 300 ml	126	527	0,4	1	9	1,0	0	12
Starkbier (6,0 Vol%)	**60**	**250**	**0,6**	**1**	**5**	**0,5**	**0**	**5**
1 Glas, 300 ml	179	751	0,6	2	15	1,5	0	15
Weizenbier, Weißbier (5,0 Vol%)	**40**	**167**	**0,4**	✓	**3**	**0,5**	**0**	**4**
1 Glas, 500 ml	200	837	0,4	1	15	1,5	0	20
Hefe-Weizenbier obergärig (4,5 Vol%)	**38**	**160**	**0,4**	**Sp**	**3**	**0,5**	**0**	**4**
1 Glas, 500 ml	191	799	0,4	2	15	1,5	0	18
Wein und Sekt								
Apfelwein (6,0 Vol%; Cidre, Cider)	**45**	**188**	**0,5**	**0**	**3**	**0,5**	**0**	**5**
1 Glas, 150 ml	68	282	0,5	0	5	0,5	0	8
Champagner (12,5 Vol%)	**80**	**335**	**0,8**	✓	**2**	**0**	**0**	**10**
1 Glas, 100 ml	80	335	0,8	✓	2	0	0	10
Fruchtweine i. D. (10,0 Vol%)	**70**	**293**	**0,7**	**0**	**4**	**0,5**	**0**	**8**
1 Glas, 150 ml	105	439	0,7	0	6	0,5	0	12
Glühwein (8,0 Vol%)	**107**	**448**	**1,1**	**Sp**	**15**	**1,5**	**0**	**7**
1 Glas, 200 ml	214	896	1,1	Sp	30	2,5	0	13
Portwein (20,0 Vol%)	**160**	**669**	**1,6**	✓	**12**	**1,0**	**0**	**16**
1 Glas, 50 ml	80	335	1,6	✓	6	0,5	0	8
Roséwein (11,5 Vol%)	**75**	**314**	**0,8**	✓	**3**	**0,5**	**0**	**9**
1 Glas, 150 ml	113	471	0,8	✓	5	0,5	0	14
Rotwein (12,5 Vol%)	**85**	**356**	**0,9**	✓	**2**	**0**	**0**	**10**
1 Glas, 150 ml	128	533	0,9	✓	3	0,5	0	15
Sekt (12,5 Vol%)	**80**	**335**	**0,8**	✓	**2**	**0**	**0**	**10**
1 Glas, 100 ml	80	335	0,8	✓	2	0	0	10
Weißwein (11,5 Vol%)	**75**	**314**	**0,8**	✓	**3**	**0,5**	**0**	**9**
1 Glas, 150 ml	113	471	0,8	✓	5	0,5	0	14
Weißweinschorle (5,5 Vol%)	**38**	**157**	**0,4**	**Sp**	**2**	**0,0**	**0**	**5**
1 Glas, 150 ml	56	235	0,4	Sp	2	0,0	0	7
Liköre, Spirituosen und Longdrinks								
Aperol Spritz (12,0 Vol%)	**139**	**580**	**1,4**	**Sp**	**17**	**1,5**	**0**	**10**
1 Glas, 150 ml	208	870	1,4	Sp	25	2,5	0	14
Aquavit (40,0 Vol%)	**225**	**941**	**2,3**	**0**	**0**	**0**	**0**	**32**
1 Glas, 20 ml	45	188	2,3	0	0	0	0	6
Campari-Orange (7,0 Vol%)	**70**	**293**	**0,7**	**0**	**7**	**0,5**	**Sp**	**6**
1 Glas, 200 ml	140	586	0,7	0	14	1,5	Sp	11
Eierlikör (14,0 Vol%)	**270**	**1130**	**2,7**	**4**	**15**	**1,5**	**7**	**11**
1 Glas, 20 ml	54	226	2,7	1	3	0,5	1	2

Getränke Zeile 1: pro 100 ml | Zeile 2: pro Portion (z. B. Tasse, Glas)	Energie Energie kcal	 kJ	 Energie-dichte kcal/g	Eiweiß Eiweiß g	Kohlenhydrate Kohlen-hydrate g	 KH-Port.	Fett g	Alkohol g
Liköre, Spirituosen und Longdrinks								
Fruchtlikör (20,0 Vol%)	**192**	**803**	**1,9**	**0**	**20**	**2,0**	**0**	**16**
1 Glas, 20 ml	38	161	1,9	0	4	0,5	0	3
Gin (40,0 Vol%)	**225**	**941**	**2,3**	**0**	**0**	**0**	**0**	**32**
1 Glas, 20 ml	45	188	2,3	0	0	0	0	6
Gin Tonic (9,0 Vol%)	**66**	**276**	**0,7**	**0**	**4**	**0,5**	**0**	**7**
1 Glas, 200 ml	132	552	0,7	0	8	0,5	0	14
Grappa (40,0 Vol%)	**225**	**941**	**2,3**	**0**	**0**	**0**	**0**	**32**
1 Glas, 20 ml	45	188	2,3	0	0	0	0	6
Korn, Klarer (32,0 Vol%)	**180**	**753**	**1,8**	**0**	**0**	**0**	**0**	**26**
1 Glas, 20 ml	36	151	1,8	0	0	0	0	5
Kräuter-, Gewürz-, Bitterlikör (35,0 Vol%)	**235**	**983**	**2,4**	**0**	**10**	**1,0**	**0**	**28**
1 Glas, 20 ml	47	197	2,4	0	2	0	0	6
Obstbrand (40,0 Vol%)	**225**	**941**	**2,3**	**0**	**0**	**0**	**0**	**32**
1 Glas, 20 ml	45	188	2,3	0	0	0	0	6
Rum (40,0 Vol%)	**225**	**941**	**2,3**	**0**	**0**	**0**	**0**	**32**
1 Glas, 20 ml	45	188	2,3	0	0	0	0	6
Sherry (17,0 Vol%)	**102**	**427**	**1,0**	**0**	**1**	**0**	**0**	**14**
1 Glas, 50 ml	51	213	1,0	0	1	0	0	7
Weinbrand (40,0 Vol%)	**225**	**941**	**2,3**	**0**	**0**	**0**	**0**	**32**
1 Glas, 20 ml	45	188	2,3	0	0	0	0	6
Whisky, Scotch (43,0 Vol%)	**240**	**1004**	**2,4**	**0**	**0**	**0**	**0**	**34**
1 Glas, 20 ml	48	201	2,4	0	0	0	0	7
Wodka (40,0 Vol%)	**225**	**941**	**2,3**	**0**	**0**	**0**	**0**	**32**
1 Glas, 20 ml	45	188	2,3	0	0	0	0	6
Wodka Cola (5,5 Vol%)	**72**	**300**	**0,7**	**0**	**11**	**1,0**	**0**	**5**
1 Glas, 200 ml	144	600	0,7	0	22	2,0	0	9

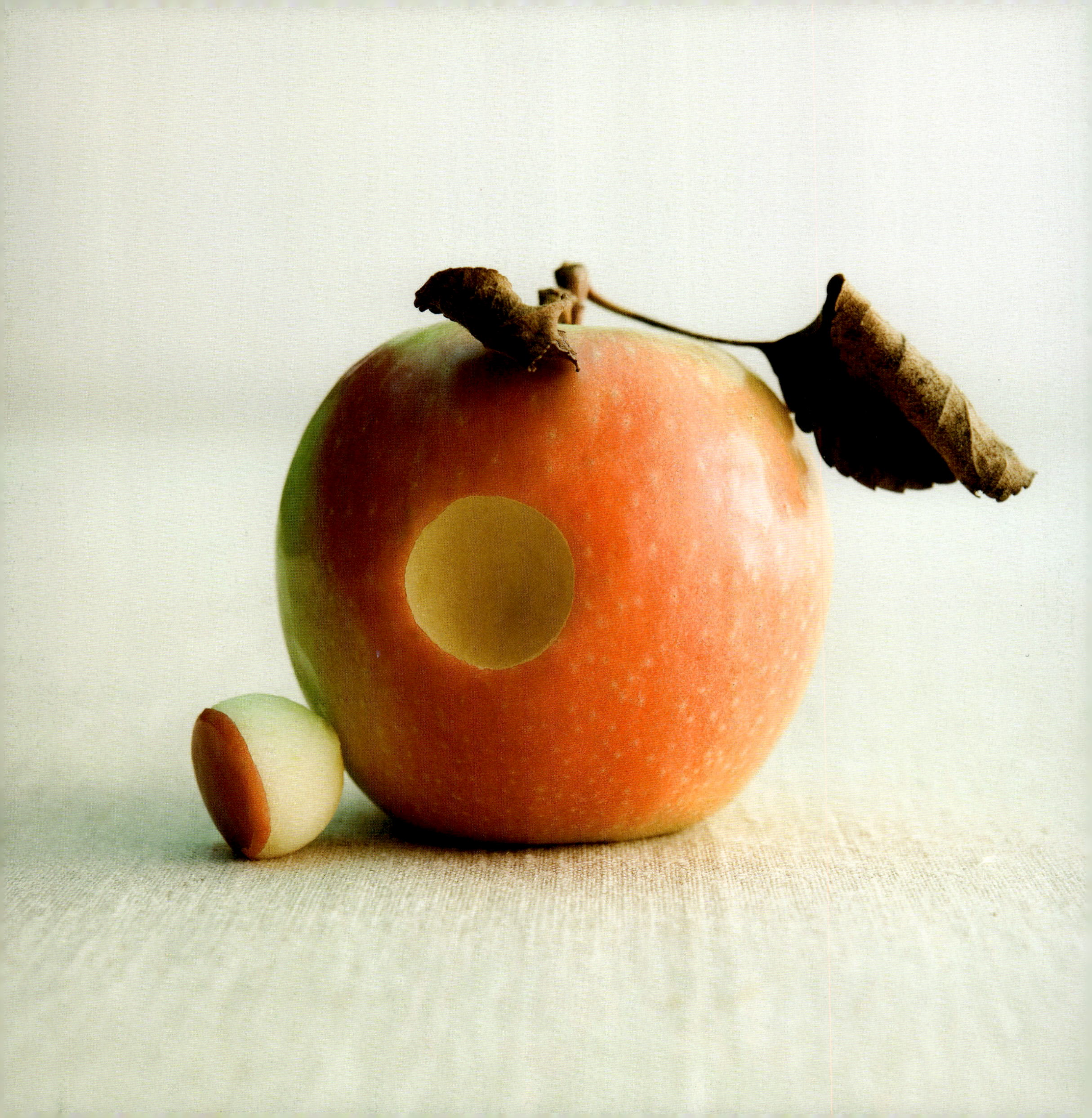

Wenn Essen krank macht

Das üppige Angebot süßer und fettreicher Lebensmittel leistet Übergewicht, Diabetes und Herz-Kreislauf-Erkrankungen Vorschub. Wie kann man dennoch den Zivilisationskrankheiten vorbeugen bzw. entgegenwirken?

Ernährungsabhängige Erkrankungen

Wir haben Ihnen hier die Empfehlungen bei ausgewählten ernährungsabhängigen Erkrankungen zusammengestellt, die auf der Basis aktueller wissenschaftlicher Erkenntnisse von deutschen und internationalen Fachgesellschaften ausgesprochen werden.

Sie sollen Ihnen in erster Linie dabei helfen, die Nährwerttabelle und ihre Ergänzungstabellen optimal zu nutzen. Wir können und wollen mit unseren Hinweisen keine fachkundige Ernährungsberatung und keine speziellen Ernährungsratgeber ersetzen.

Übergewicht abbauen

Zu viel Gewicht schadet unserer Gesundheit, daran besteht kein Zweifel. Es belastet nicht nur Knochen und Gelenke, sondern bringt auch den Stoffwechsel aus dem Takt, was zu Diabetes, zu hohen Blutfettwerten oder Gicht führen kann. Außerdem steigt häufig der Blutdruck an. Diese Erkrankungen gefährden dann besonders Herz und Kreislauf. Bei Übergewicht kommt es daher sehr viel öfter zum Herzinfarkt oder Schlaganfall als bei normalgewichtigen Menschen.

Wo beginnt (gefährliches) Übergewicht?

Um zu beurteilen, ob jemand über- bzw. untergewichtig ist, hat sich heute international der sogenannte **Body-Mass-Index (BMI)** durchgesetzt, der als Quotient aus dem Gewicht (in kg) und der Körpergröße (in m^2) berechnet wird:

$$\text{BMI} = \frac{\text{Körpergewicht (kg)}}{[\text{Grösse (m)}]^2}$$

Ein Beispiel: Nehmen wir an, Sie sind 78 kg schwer und 1,80 m groß. Ihr BMI errechnet sich dann so:

$$\text{BMI} = \frac{78\,\text{kg}}{1{,}80\,\text{m} \times 1{,}80\,\text{m}} = 24{,}1$$

Nach der Definition der Weltgesundheitsorganisation (WHO) gilt ein BMI unter 18,5 als **Untergewicht**, Werte von 18,5 bis 25 als **Normalgewicht**. Von **Übergewicht** sprechen wir bei einem BMI von über 25 bis 30. BMI-Werte über 30 bedeuten **Fettleibigkeit** (Adipositas).

Bei dieser Einteilung handelt es sich lediglich um eine Richtschnur, die im Einzelfall nicht das Maß aller Dinge sein kann. So bedeutet Übergewicht, das heißt BMI-Werte noch unter 30, nicht zwangsläufig, dass man abnehmen muss. Wenn Sie körperlich aktiv, gesund und fit sind, Blutdruck, Blutzucker und Blutfette im »grünen Bereich« liegen, sollten Sie versuchen, Ihr Gewicht zu halten, und sich nicht unbedingt bemühen, das »Normalgewicht« zu erreichen. Übrigens darf man auch mit steigendem Alter ein paar Kilos mehr tolerieren, solange man dabei gesund ist.

Bei einem BMI über 30 jedoch steigt das Risiko für die Folgeerkrankungen wie Diabetes, Fettstoffwechselstörungen oder Bluthochdruck ganz massiv an, und dann sollten Sie möglichst abnehmen.

Darauf kommt es besonders an

Zunächst eines vorweg: Unsere Hinweise können Ihnen hoffentlich beim Abnehmen helfen, wenn es darum geht, die richtigen Lebensmittel auszuwählen und den für Sie richtigen Abnehmweg zu finden. Allein damit werden Sie aber vermutlich nicht auf Dauer abnehmen können. Dazu brauchen Sie mehr Unterstützung, unter anderem bei der Zusammenstellung eines sinnvollen Bewegungsprogramms und bei der dauerhaften Veränderung Ihres Essverhaltens.

Eine der wichtigsten Diät-Faustregeln lautet: Machen Sie einen großen Bogen um alle »Diät-Extremisten!« Je einseitiger eine Diät und je größer die Abnehmerfolge, die ihre Erfinder versprechen, desto ungeeigneter ist sie für eine gesunde und dauerhafte Gewichtsabnahme. Dabei ist es ganz egal, ob Sie fast vollständig auf Kohlenhydrate oder auf Fette verzichten oder sich fast ausschließlich von Kohlsuppe oder Ananas ernähren sollen.

Auf dem richtigen Weg sind Sie hingegen mit einer **abwechslungsreichen, gesunden Kost**, die Sie ausreichend mit allen lebenswichtigen Nährstoffen versorgt, die schmeckt und gut sättigt. Allerdings: Ums **Kaloriensparen** kommen Sie nicht herum! Wie wir Ihnen schon erläutert haben, wird der Körper seine Fettreserven nur dann abbauen, wenn die Nahrung weniger Kalorien liefert, als er verbraucht. Wie aber schafft man das, ohne ständig Kalorien zählen zu müssen und ohne dabei ständig hungrig zu sein?

Die Menge macht uns satt, die Kalorien nicht

Hunger und Sättigung werden im Körper durch ein sehr kompliziertes System gesteuert. Ein wichtiges Signal dabei ist die **Magendehnung**. Immer wenn wir etwas essen, dehnt die Nahrung unseren Magen mehr oder weniger aus. Nerven an der Magenwand registrieren dies genau, und ab einer bestimmten Ausdehnung leiten sie ein Signal ans Gehirn, das uns sagt: Wir sind satt und beenden die Mahlzeit. Dieses **Sättigungssignal** reagiert auf die Nahrungsmenge, nicht aber auf deren Kaloriengehalt. Eine Portion Pommes frites mit Mayonnaise zum Beispiel liefert uns zwar reichlich Fett und Kalorien, macht jedoch schlecht satt, weil sie viel weniger Volumen hat als etwa ein großer Salatteller, der mit viel Masse bei wenig Kalorien gut und anhaltend sättigt.

Hier nun kommt als Hilfsgröße die **Energiedichte** ins Spiel, die den Kaloriengehalt pro Gramm (kcal/g) des Lebensmittels angibt. Sie hilft Ihnen, geeignete Sattmacher ebenso wie

»Kalorienbomben« auf einen Blick zu erkennen: Die höchste Energiedichte hat mit 9 kcal/g Fett, und dementsprechend haben »Fettkalorien«-reiche Lebensmittel ebenfalls eine hohe Energiedichte. Fettarme Produkte, die stattdessen viel Eiweiß und/oder Kohlenhydrate enthalten (beide Nährstoffe liefern jeweils 4 kcal/g) oder die reich sind an Ballaststoffen und/oder Wasser – beides liefert ja keine Kalorien –, sind weniger energiedicht. Sie bedeuten bei gleicher Kalorienmenge eine größere Essmenge auf dem Teller.

Ganz praktisch heißt das für Sie

- Hauptsächlich Lebensmittel mit geringer Energiedichte: Essen Sie sich unbesorgt satt an Gemüse – als Rohkost, Salat oder gegart –, frischem Obst, Vollkornbrot und anderen Vollkornprodukten. Sie sorgen für einen gut, aber mit wenigen Kalorien gefüllten Magen und helfen dabei, länger satt zu bleiben.
- Möglichst wenig Produkte mit hoher Energiedichte: Die versteckten Fette vor allem in fetter Wurst, Käse, Sahne, Schokolade und anderen fettreichen Süßigkeiten, in salzigen Snacks und Backwaren sowie in vielen Fertigprodukten bringen jede Menge überflüssige Kalorien mit. Hier gilt es, kräftig einzusparen.
- Auf mageres Fleisch, fettarme Milchprodukte und Fisch sollten Sie beim Abnehmen nicht verzichten. Diese eiweißreichen Lebensmittel sättigen ebenfalls gut, liefern wertvolle Nährstoffe und sorgen für Abwechslung auf dem Speiseplan.
- Durch den geschickten Austausch von Lebensmitteln mit hoher gegen solche mit niedriger Energiedichte können Sie bei allen Lebensmittelgruppen Kalorien einsparen, ohne weniger essen zu müssen. Einige Beispiele zeigt Ihnen die Tabelle auf der folgenden Seite. Mithilfe der Nährwerttabelle können Sie für Produkte aus den verschiedenen Lebensmittelgruppen leicht selbst geeignete Austauschmöglichkeiten finden.
- Wenn Sie auf Streichfett verzichten, verringern Sie die Energiedichte Ihres Quark- oder Wurstbrots und werden nicht schneller wieder hungrig.
- Zucker, Süßigkeiten sowie Produkte aus hellem Mehl (Weißbrot, Backwaren) sind beim Abnehmen nicht gerade hilfreich. Weil ihnen die Ballaststoffe (siehe Seite 15) fehlen, lassen sie uns rasch wieder hungrig werden.
- Trinken Sie viel, hauptsächlich kalorienfreie oder -arme Getränke. Die Kalorien, die wir mit Getränken aufnehmen, mit süßen Limonaden genauso wie mit alkoholischen Getränken, haben im Vergleich zur gleichen Menge Wasser leider praktisch keine Sättigungswirkung.
- Und noch ein Rat: Lassen Sie sich Zeit mit dem Abnehmen. Pfunde, die man in Jahren angesammelt hat, wird man auf gesunde Weise nicht in wenigen Wochen los! Aus gesundheitlicher Sicht ist es ohnehin nicht ratsam, mehr als ein halbes Kilo pro Woche zu verlieren.

Herz-Kreislauf-Erkrankungen vermeiden

Das Risiko, einen **Herzinfarkt** oder **Schlaganfall** zu erleiden, ist umso größer, je ungesünder wir uns ernähren. Wie schon erwähnt, tragen unsere ungesunden Essgewohnheiten ganz wesentlich zu Übergewicht, Diabetes, hohen Blutfetten und Bluthochdruck bei. Deshalb können wir selbst sehr viel zur Vorbeugung von Herz-Kreislauf-Erkrankungen tun, wenn wir diese gefahrvollen Risikofaktoren durch eine gesunde Ernährung vermeiden oder zumindest bessern. Eine herzgesunde Ernährungsweise ist keine komplizierte oder »strenge Diät«. Es reicht, wenn Sie sich an einigen wenigen Grundsätzen orientieren, die sich im Übrigen nur unwesentlich von den Emp-

Beispiele zum Kaloriensparen

Tauschen Sie ...		gegen ...		... und Sie sparen
Lebensmittel	**Energiedichte (kcal/g)**	**Lebensmittel**	**Energiedichte (kcal/g)**	
10 g Nuss-Nougat-Creme	5,2	10 g Erdbeerkonfitüre	2,6	26 kcal
150 g Joghurt, 3,5 % Fett	0,7	150 g Magerjoghurt	0,4	42 kcal
30 g Camembert, 60 % Fett i.Tr.	3,6	30 g Camembert, 30 % Fett i.Tr.	2,1	46 kcal
20 g Salami	4,0	20 g Kasseler Aufschnitt	1,5	50 kcal
150 g Schweinekotelett, paniert gebraten	2,6	150 g Putenbrust natur (+ 5 g Bratöl)	1,4	182 kcal
150 g Pommes frites	3,2	150 g gekochte Kartoffeln	0,7	370 kcal
200 g TK-Rahmkohlrabi	0,9	200 g TK-Kohlrabi natur	0,2	130 kcal
250 g Käsesuppe mit Hackfleisch	1,4	250 g Gemüsesuppe mit Rindfleisch	0,6	200 kcal
150 g Apfelkuchen (Rührteig)	2,1	150 g Apfelkuchen (Hefeteig)	1,4	70 kcal
25 g Kartoffelchips	5,4	25 g Salzstangen	3,5	47 kcal
200 ml Cola	0,4	200 ml Mineralwasser	0	86 kcal

fehlungen unterscheiden, die wir Ihnen bereits zur gesunden Ernährung gegeben haben. Je nachdem, welche Risikofaktoren bei Ihnen vielleicht vorliegen, müssen zusätzlich ein paar Besonderheiten berücksichtigt werden. Dabei ändert sich jedoch nicht das Gesamtkonzept, sondern es werden jeweils spezifische Akzente gesetzt, auf die wir später eingehen.

Drei wichtige Grundsätze für eine herzgesunde Ernährung:

- wenig gesättigte Fette, stattdessen mehr ungesättigte, bevorzugt einfach ungesättigte Fette,
- mehr Omega-3-Fettsäuren und
- reichlich pflanzliche Lebensmittel, insbesondere Gemüse, Obst, Getreidevollkornprodukte, Hülsenfrüchte, Nüsse, aber wenig Weißmehlprodukte und Zucker.

Wenig gesättigte Fette essen

Gesättigte Fettsäuren lassen das **LDL-Cholesterin** im Blut ansteigen. Und da ein erhöhter LDL-Cholesteringehalt einer der wichtigsten Herzinfarktrisikofaktoren ist, muss die Aufnahme dieser ungesunden Fette eingeschränkt werden. Ungesättigte Fettsäuren, besonders die einfach ungesättigten, senken andererseits nicht nur den Cholesterinspiegel, sondern schützen das Herz gleich in mehrfacher Hinsicht. Auf sie zu verzichten, macht wenig Sinn. Es kommt somit in erster Linie auf eine gezielte Veränderung der Fettqualität an.

Gesättigte Fette verspeisen wir wie beschrieben hauptsächlich mit »versteckten Fetten« in Lebensmitteln wie Wurst, Schokolade, salzigen Snacks und Fertiggerichten. Rund zwei Drittel unseres gesamten Nahrungsfetts stammen aus diesen verborgenen Quellen. Die Devise heißt also: Lieber fettarme Milchprodukte und mageres Fleisch sowie Zurückhaltung bei Gebäck, »Schokoladigem«, Chips und Co.

Feste Pflanzenfette wie **Kokosfett** und **Palmkernfett** bestehen im Gegensatz zu pflanzlichen Ölen ebenfalls zum allergrößten Teil aus gesättigten Fettsäuren und sind für eine herzgesunde Ernährung ungeeignet.

Vermeiden Sie des Weiteren Produkte mit **gehärteten Fetten**, die Sie auf der Zutatenliste an der Angabe »pflanzliche Fette, zum Teil gehärtet« oder »gehärtete Fette« erkennen können. Diese bestehen überwiegend aus gesättigten Fetten und haben zusätzlich noch sogenannte Transfettsäuren im Gepäck. Sie erhöhen den LDL-Cholesterinspiegel ebenfalls und senken zudem den Gehalt an schützendem HDL-Cholesterin. Gehärtete Fette findet man häufig in Knabberartikeln und Gebäck, in Fertiggerichten und frittierten Produkten.

Von den richtigen Fetten dürfen wir sogar mehr essen, als wir es gegenwärtig tun. Die besonders empfehlenswerten **einfach ungesättigten Fettsäuren** finden sich reichlich in **Olivenöl** und **Rapsöl**. Diese beiden Speiseöle haben heute den früher empfohlenen Ölen mit vielen mehrfach ungesättigten Fettsäuren wie Distelöl oder Sonnenblumenöl den Rang abgelaufen. Natürlich sollten Ihre Speisen nicht im Öl ertrinken, aber zwei bis drei Esslöffel Oliven- oder Rapsöl pro Tag dürfen durchaus sein, als Salatdressing, zum Kochen und Braten.

Die mediterrane Ernährungsweise ist ein schönes und empfehlenswertes Beispiel, wie man sich mit vergleichsweise viel Olivenöl bei gleichzeitig reichlich Gemüse, Obst, Hülsenfrüchten und Nüssen herzgesund ernähren kann.

Mehr Omega-3-Fettsäuren essen

Omega-3-Fettsäuren sind ganz besonders wertvoll für Herz und Kreislauf. Sie verbessern die Fließeigenschaften des Blutes und beugen damit der Thrombosegefahr vor, erweitern die Gefäße und schützen vor Herzrhythmusstörungen. Deshalb ist es empfehlenswert, ein- bis zweimal pro Woche fettreichen Fisch mit vielen Omega-3-Fettsäuren (siehe Seite 16) zu essen und außerdem für mehr Omega-3-Fettsäuren aus pflanzlichen Quellen zu sorgen.

Reichlich pflanzliche Lebensmittel verzehren

Essen Sie viel Gemüse, Obst, Getreidevollkornprodukte, Hülsenfrüchte und Nüsse, aber wenig Weißmehlprodukte und Zucker. Herzschützend wirkt vor allem die Mischung verschiedenster pflanzlicher Lebensmittel in der täglichen Kost, denn damit erhalten wir viel Gutes gleichzeitig: reichlich Vitamine und Mineralstoffe, sekundäre Pflanzenstoffe und Ballaststoffe sowie eine gute Sättigung mit vergleichsweise wenigen Kalorien. Dabei lässt sich kein einzelnes Lebensmittel oder einzelner Inhaltsstoff als »herausragend« bewerten, vielmehr ist es erst das Zusammenwirken aller Beteiligten, das für eine optimale Wirkung auf Blutzucker, Blutfette, Blutdruck, Herz und Kreislauf sorgt. Ähnlich wie bei einem Chor eine einzelne Stimme kaum zu hören ist, der ganze Chor aber sehr beeindruckend sein kann.

Zucker und Weißmehlprodukte müssen wir allerdings wieder einmal aus diesem Chor ausschließen. Wie schon erläutert, versorgen sie uns in erster Linie mit unnötigen Kalorien und kaum mit wertvollen Inhaltsstoffen.

Zu einer ausgewogenen herzgesunden Ernährung gehören in maßvollen Mengen auch tierische Lebensmittel, wie Milchprodukte, Fleisch und Fisch. Während es insbesondere bei Fleisch und Wurst magere Sorten sein sollten, sind beim Fisch auch die fettreichen Sorten wie Makrele, Hering oder Lachs zu empfehlen.

Was tun bei erhöhten Blutfettwerten?

Wenn die Blutfette zu hoch sind, kann es entweder der Cholesteringehalt sein, wobei es dann meist das gefährliche LDL-Cholesterin ist, oder die Triglyzeridwerte können angestiegen sein. Im ungünstigsten Fall sind beide Blutfette gleichzeitig erhöht.

Hohe Cholesterinwerte (Hypercholesterinämie)

Wenn Ihr Arzt bei Ihnen zu hohe Cholesterinwerte festgestellt hat, reicht es im Wesentlichen, wenn Sie sich an den gerade genannten drei Grundsätzen orientieren, denn sie sind die beste Voraussetzung zur Senkung erhöhter Cholesterinwerte. Auf die Einschränkung der gesättigten und der Trans-Fettsäuren sollten Sie wegen ihrer ausgeprägten cholesterinerhöhenden Wirkung ganz besonders achten. Davon profitieren Ihre Cholesterinwerte am meisten.

Dem **Cholesteringehalt** der Kost misst man längst nicht mehr die Bedeutung bei wie früher. Inzwischen weiß man nämlich, dass das Cholesterin in Eiern, Butter oder Innereien den Blutcholesteringehalt bei Weitem nicht so stark erhöht wie die gesättigten und Trans-Fettsäuren.

Dennoch sollte man es damit nicht übertreiben, und die Fachgesellschaften raten denn auch, dass es möglichst nicht mehr als 300 mg Cholesterin pro Tag werden sollten. Sie müssen aber keine Berechnungen über ihre tägliche Cholesterinmenge anstellen. Die Cholesterinzufuhr wird automatisch vermindert, wenn weniger fettreiche tierische Lebensmittel gegessen werden, denn bei ihnen sind gesättigte Fettsäuren und Cholesterin praktisch vergesellschaftet. Zur Orientierung haben wir in der Nährwerttabelle den Cholesteringehalt der Lebensmittel mit angegeben.

Hohe Triglyzeridwerte (Hypertriglyzeridämie)

Wenn Ihr Arzt bei Ihnen einen zu hohen Gehalt an Triglyzeriden im Blut festgestellt hat, gilt es, einige spezielle Punkte zusätzlich zu beachten.

Sofern Sie übergewichtig sind, ist die mit Abstand wichtigste Maßnahme für Sie das **Abnehmen**, denn der Triglyzeridgehalt hängt sehr stark vom Körpergewicht ab. Beim Abnehmen sinken die Werte, und zwar mit jedem Kilogramm. Mit keiner anderen Therapiemaßnahme können Sie bei Ihren Triglyzeriden so viel erreichen!

Außer Übergewicht lassen in erster Linie Alkohol und Zucker die Triglyzeride ansteigen. Verzichten Sie also am besten auf Alkohol und meiden Sie Zucker und zuckerreiche Lebensmittel wie Süßwaren, Gebäck, Limonaden oder Fruchtsaftgetränke, wo immer es geht. Süßstoffe wie Aspartam, Acesulfam K oder Saccharin haben keinen Einfluss auf die Triglyzeride.

Des Weiteren helfen die Omega-3-Fettsäuren dabei, die Triglyzeridwerte zu senken, allerdings wirken in diesem Fall nur diejenigen im Fisch. Daher gilt speziell bei einem hohen Triglyzeridgehalt: Essen Sie regelmäßig fettreichen Seefisch (siehe Tabelle Seite 17).

Was tun bei Bluthochdruck (Hypertonie)?

Bei Bluthochdruck und gleichzeitigem Übergewicht ist die wirksamste Maßnahme das Abnehmen (siehe Seite 170). Wer es schafft, sein Körpergewicht zu normalisieren, hat in vielen Fällen wieder einen normalen oder nur leicht erhöhten Blutdruck.

Darüber hinaus wurde Bluthochdruck-Patienten lange Zeit nur empfohlen, möglichst salzarm zu essen. Heute jedoch weiß man, dass neben weniger Salz ein herzgesundes Ernährungsmuster mit vielen pflanzlichen Lebensmitteln und wenig gesättigten Fetten (siehe oben) ebenfalls zu einer Senkung des Blutdrucks führt und empfehlenswert ist. Auch bei Bluthochdruck ist die mediterrane Ernährungsweise daher ein guter Weg.

Zusätzlich sollten Sie auf eine **mäßige Salzzufuhr** achten. Es sollten nicht mehr als etwa 6 g Kochsalz (entsprechend 2400 mg Natrium) pro Tag sein. Das lässt sich mit zwei Strategien leicht erreichen:

- Salzen Sie Ihre Speisen sparsam, wobei Sie nicht völlig auf das Salz verzichten müssen. Würzen Sie lieber mehr mit frischen, tiefgefrorenen oder getrockneten Kräutern aller Art und mit Gewürzen wie Paprika, Pfeffer oder Muskatnuss. Beachten Sie, dass fertige Gewürzmischungen wie zum Beispiel Steak- oder Grillgewürz meist auf Salzbasis hergestellt sind. (Schauen Sie dazu auf die Zutatenliste.)
- Sparen Sie insbesondere bei »verstecktem Salz«. Üblicherweise nehmen wir das meiste Salz gar nicht durch das Salzen der Speisen zu uns, sondern vielmehr mit Lebensmitteln, denen Salz bei der Verarbeitung zugesetzt wurde. Besonders salzreiche Lebensmittel haben wir in der nebenstehenden Übersicht zusammengestellt. Unverarbeitete Produkte enthalten von Natur aus wenig Natrium beziehungsweise Salz. Greifen Sie statt vorgefertigter Produkte auf Frisches zurück und bereiten es selbst zu. Damit können Sie eine Menge Salz sparen! Außerdem können Sie mit der Vielfalt von Kräutern und Gewürzen für eine viel größere geschmackliche Abwechslung sorgen als mit immer ähnlich schmeckenden Fertigprodukten.

Trinken Sie außerdem bei Bluthochdruck wenig oder gar keine **alkoholischen Getränke**, denn regelmäßiger Alkoholkonsum erhöht den Blutdruck ebenfalls.

Was man bei Diabetes mellitus beachten muss

Diabetes ist wohl eine der Erkrankungen, die immer noch häufig mit strenger Diät in Verbindung gebracht werden. Das stimmt heute glücklicherweise nicht mehr. Eine diabetesgerechte Ernährung sieht nicht anders aus als die besprochene **herzgesunde Ernährung**. Diese ist zum einen die beste Grundlage, um den gestörten **Zuckerstoffwechsel** günstig zu beeinflussen, zum anderen lässt sich damit gleichzeitig das **Herzinfarktrisiko**, das bei Diabetes sehr hoch ist, wirkungsvoll verringern. Spezielle Zusatzanforderungen gibt es nur wenige.

Die wichtigste ist auch hier das **Abnehmen** bei Übergewicht. Übergewichtige Patienten mit Diabetes leben mit einem massiv erhöhten Risiko für verschiedene andere gesundheitliche Störungen wie erhöhte Blutfette oder Bluthochdruck, und selbst wenige verlorene Kilos wirken sich bereits günstig aus. Die Empfehlungen zum gesunden Abnehmen (siehe Seite 170) gelten auch bei Diabetes.

Welche Lebensmittel sind besonders salzreich und welche salzarm?

Salzgehalt	Lebensmittel
sehr hoher Salzgehalt (über 3 g Kochsalz/100 g bzw. 1200 mg Natrium/100 g)*	• Dauerwurstwaren (z. B. Salami, Cervelatwurst, Mettwurst) und geräucherte Fleischprodukte (z. B. roher Schinken, Rauchfleisch, durchwachsener Speck, geräucherter Schweinebauch) • Räucherfisch (z. B. Räucherlachs, Räucherforelle) sowie gesalzene und marinierte Fischprodukte (z. B. Matjeshering, Seelachs in Öl, Bismarckheringe, Rollmops) • einige Käsesorten (z. B. Schmelzkäse, Roquefortkäse, Schafskäse) • Salzgebäck (z. B. Salzstangen) • eingelegte Oliven • Ketchup, Grillsoßen, Senf, Gewürzmischungen
hoher Salzgehalt (über 1 – 3 g Kochsalz/100 g bzw. 400 – 1200 mg Natrium/100 g)*	• viele Wurstwaren (z. B. Fleischwurst, Mortadella, Leberwurst, Bratwurst) • viele Fischerzeugnisse (z. B. Brathering, Bückling, Ölsardinen) • viele Käsesorten (z. B. Parmesan, Tilsiter, Gouda, Edamer, Camembert) • Brot, Brötchen, Cornflakes • viele Fertigprodukte und Fertiggerichte (z. B. Doseneintöpfe; Tiefkühlpizza) • vegetarische Brotaufstriche • gesalzene Nüsse
mäßiger Salzgehalt (0,3 – 1 g Kochsalz/100 g bzw. 120 – 400 mg Natrium/100 g)*	• Frischkäse • Gebäck, Kuchen, Zwieback • Gemüsekonserven in Dosen und Gemüsesauerkonserven (z. B. Mixed Pickles, Gewürzgurken) • Gemüsesäfte • Butter, Margarine, Halbfettmargarine
niedriger Salzgehalt (bis 0,3 g Kochsalz/100 g bzw. 120 mg Natrium/100 g)**	• Fleisch, Geflügel, Fisch, Eier • Milch, Dickmilch, Joghurt, Quark, Sahne • Mehl, Reis, Getreideflocken, Müsli, Nudeln • Frischgemüse, Kräuter • Obst, Obstkonserven, Obstsäfte • ungesalzene Nüsse • Pflanzenöle • Konfitüren, Honig, Zucker, Schokolade, Kakao, Süßigkeiten • Erfrischungsgetränke, Tee, Kaffee, Bier, Wein

* Die Salzzugabe bei der Herstellung von Lebensmitteln unterliegt gewissen Schwankungen, sodass beispielsweise eine Salami über 3 g Salz/100 g enthalten kann, eine andere vielleicht lediglich 2,5 g. Verschiebungen von Produkten zwischen zwei benachbarten Gruppen sind daher möglich.

** Hierbei handelt es sich um Lebensmittel, denen kein Salz zugesetzt wird und die natürlicherweise einen geringen Natriumgehalt aufweisen.

Kohlenhydratportionen (KH-Port.)

Diabetes-Patienten, die mit Insulin behandelt werden, müssen auf die Menge und Verteilung der für den Blutzucker wirksamen Kohlenhydrate zu den einzelnen Mahlzeiten achten, um die gespritzte Insulinmenge richtig zu dosieren. Auf Einzelheiten können wir an dieser Stelle nicht näher eingehen. Wir haben jedoch in unsere Nährwerttabelle die »Kohlenhydratportionen« (KH-Port.) mit aufgenommen, mit deren Hilfe sich der Gehalt an blutzuckerwirksamen Kohlenhydraten in den Lebensmitteln leicht abschätzen lässt. Eine KH-Portion entspricht 10 – 12 g Kohlenhydrate. Die KH-Portionen zeigen außerdem, welche Lebensmittel in welcher Menge bei gleichem Kohlenhydratgehalt gegeneinander ausgetauscht werden können. Zum Beispiel liefern 160 g Kartoffeln zwei KH-Portionen und damit ebenso viel wie 100 g gekochter Reis oder 75 g gekochte Nudeln. Die KH-Portionen haben heute in den Schulungen bei Diabetes die früher üblichen »Broteinheiten« (1 BE = 12 g Kohlenhydrate) oder »Kohlenhydrateinheiten« (1 KH = 10 g) vielfach abgelöst.
Die KH-Portionen werden auf- oder abgerundet und jeweils als ganze oder halbe KH-Portion angegeben. Das ist für die Praxis ausreichend genau.

Glykämischer Index (GI)

Als weiteres »Hilfsmittel« bei Diabetes wurden eine Zeit lang Lebensmittel mit »niedrigem glykämischen Index« empfohlen. Der glykämische Index (GI) beschreibt, wie steil der Blutzucker nach dem Verzehr eines kohlenhydrathaltigen Lebensmittels im Vergleich zu Zucker (Glukose) ansteigt. Er ist von verschiedenen Faktoren abhängig, allen voran vom Ballaststoffgehalt. Ballaststoffreiche Lebensmittel lassen den Blutzuckerspiegel langsam ansteigen und haben einen niedrigen GI. Aus verschiedenen Gründen hat sich der GI in der Praxis jedoch nicht bewährt und wird heute nur noch wenig verwendet. Deshalb haben wir auf Tabellen mit dem glykämischen Index von Lebensmitteln verzichtet. Wenn Sie sich wie erläutert am Ballaststoffgehalt orientieren, ist das viel einfacher, und Sie sind auf der sicheren Seite.

Darf man bei Diabetes Zucker essen?

Zucker (gemeint ist der »normale« Haushaltszucker) ist heute für Patienten mit Diabetes nicht mehr grundsätzlich verboten, wobei ein paar Regeln zu beachten sind:

- Es sollte nur wenig sein. Zum Abnehmen sollten Sie schon wegen der Kalorien mit deutlich weniger Zucker auskommen.
- Am besten verzehren Sie den Zucker nicht »pur«, sondern gönnen sich lieber einen süßen Nachtisch oder ein kleines Stückchen Kuchen. Zum Süßen von Süßspeisen und Kaffee können Sie die kalorienfreien Süßstoffe verwenden.
- Da Zucker rasch ins Blut übergeht, ist er, wie jeder Patient mit Diabetes weiß, bei einer akuten Unterzuckerung geeignet.

Hohe Harnsäurewerte (Hyperurikämie)

Bei einem hohen Harnsäuregehalt im Blut, der unter anderem zu schmerzhaften Gichtanfällen führen kann, wird in erster Linie eine **purinarme Ernährungsweise** empfohlen. Harnsäure entsteht im Körper nämlich erst durch den Abbau von sogenannten Purinen. Diese können aus zwei Quellen stammen. Sie finden sich als Bestandteil unserer Erbsubstanz in fast allen Körperzellen, und da im Körper ja ständig Zellen ab- und neue aufgebaut werden, fällt laufend Harnsäure an. Diese Menge können wir nicht beeinflussen.

Zusätzlich nehmen wir Purine mit sehr vielen Nahrungsmitteln auf, die dann ebenfalls zu Harnsäure abgebaut werden. Es entsteht umso mehr, je purinreicher die Lebensmittel

Purinreiche und -arme Lebensmittel

Puringehalt	Lebensmittel*
purinreich	• Innereien (z. B. Leber, Niere, Bries) bis 900 mg • Fleisch und Geflügel bis 170 mg • Fisch und Fischerzeugnisse bis 300 mg • Krustentiere, v. a. Hummer, Miesmuscheln bis 300 mg • Hülsenfrüchte (z. B. Bohnen, Linsen), auch Sojabohnen und -produkte (z. B. Sojamehl) bis 200 mg
mittlerer Puringehalt	• Wurstwaren bis 120 mg • Trockenobst bis 100 mg • Getreide (z. B. Schrot, Flocken) bis 100 mg
purinarm	• Milch, Milchprodukte und Eier, fast purinfrei • Käse 10 – 30 mg • Getreideprodukte wie Brot, Brötchen, Nudeln 15 – 50 mg • Gemüse, meist unter 50 mg • Kartoffeln, meist unter 15 mg • Obst, meist unter 25 mg • Nüsse, meist unter 50 mg

* Die Werte sind als mg Harnsäureäquivalent pro 100 g Lebensmittel angegeben.

sind. Ihr Puringehalt wird meistens in »**Harnsäureäquivalent**« angegeben. Das beschreibt die Harnsäuremenge, die jeweils aus den enthaltenen Purinen im Körper gebildet wird. Die empfohlene purinarme Kost sollte höchstens 500 mg Harnsäureäquivalente pro Tag enthalten.

Es ist allerdings unmöglich, diese Menge exakt zu berechnen. Zum einen schwankt der **Puringehalt** der Lebensmittel beträchtlich und wird zusätzlich durch die Art der Zubereitung beeinflusst. Kochen beispielsweise verringert den Gehalt an Purinen, weil sie teilweise ins Kochwasser übergehen. Zum anderen werden verschiedene Purine vom Körper unterschiedlich gut aufgenommen. Daher lassen sich kaum zuverlässige Harnsäureäquivalente für einzelne Lebensmitteln beziffern. Man kann lediglich Größenordnungen angeben, anhand deren sich erkennen lässt, welche Lebensmitteln besonders viel Purine enthalten beziehungsweise welche purinarm sind. Dies zeigt die Übersicht oben auf dieser Seite.

Wie Sie sehen, sind **Innereien** ganz besonders purinreich. Verzichten Sie darauf. Auch Fleisch, Fisch und Wurstwaren enthalten viele Purine. Essen Sie möglichst nicht mehr als insgesamt 100 – 150 g pro Tag davon, und legen Sie zwischendurch fleisch- und fischlose Tage ein. Milch und Milchprodukte hingegen sind nahezu purinfrei und gut geeignet. Bevorzugen Sie dabei fettarme Sorten.

In **pflanzlichen Lebensmitteln** stecken – mit Ausnahme der Hülsenfrüchte – viel weniger Purine als in Fleisch und Fisch. Sie sind somit ebenfalls bei erhöhten Harnsäurewerten die empfehlenswerte Grundlage Ihrer täglichen Kost. Essen Sie aber Gerichte mit Hülsenfrüchten nicht häufiger als ein- bis zweimal pro Woche. Wie beschrieben hilft eine solche pflanzenbetonte Ernährungsweise auch beim Abnehmen, was bei übergewichtigen Patienten mit erhöhtem Harnsäurespiegel ebenfalls wünschenswert ist.

Trinken Sie sehr viel, am besten 2,5 – 3 l Flüssigkeit jeden Tag. Die reichliche Flüssigkeit hilft, die Harnsäure leichter über die Nieren auszuscheiden. Alkohol allerdings hemmt die Ausscheidung von Harnsäure und ist deshalb nicht geeignet. Kaffee, Tee und Kakao sind nach heutigen Erkenntnissen für Patienten mit hohen Harnsäurewerten unbedenklich.

Bei hohen Harnsäurewerten und Gicht gilt außerdem: Vermeiden Sie alle Exzesse beim Essen und Trinken! Sowohl ein überreichliches Schlemmen am Buffet mit viel Alkohol als auch das krasse Gegenteil, nämlich eine Fastenkur, können schmerzhafte Gichtanfälle auslösen.

Ernährung bei Rheuma

Bei verschiedenen rheumatischen Erkrankungen kann eine bewusste Ernährung den Krankheitsverlauf in vielen Fällen günstig beeinflussen und damit die medikamentöse Therapie unterstützen. Das gilt insbesondere bei der **rheumatoiden Arthritis.** Hier führen chronische Entzündungen in unterschiedlichen Gelenken auf die Dauer zu Schäden an den betroffenen Gelenken, die immer schlechter bewegt werden können. Außerdem kommt es zu einer Entkalkung der Knochen (Osteoporose). Die richtige Ernährung hilft, die Entzündungen zu hemmen und dem Knochenabbau vorzubeugen.

Für Rheumapatienten ist eine spezielle Omega-6-Fettsäure, die **Arachidonsäure**, besonders ungünstig. Sie kommt nur in tierischen Lebensmitteln vor, insbesondere in Fleisch und Eiern, und fördert die Entzündungsprozesse. Am wirkungsvollsten ist es daher, ganz auf Fleisch, Wurstwaren, tierische Fette und Eier zu verzichten. Wenn Sie jedoch gern hin und wieder etwas Fleisch essen möchten, wählen Sie am besten ein kleines Stück mageres Rind- oder Geflügelfleisch. Milchprodukte sind zwar ebenfalls tierische Lebensmittel, enthalten aber nur sehr wenig Arachidonsäure. Deshalb sind sie auch bei Rheuma erlaubt und sogar ganz wichtig, weil sie durch ihren hohen Kalziumgehalt zum Knochenerhalt beitragen. Bevorzugen Sie fettarme Produkte.

Entzündungshemmend wirken in erster Linie **Omega-3-Fettsäuren**, die reichlich in fettreichem Seefisch stecken (siehe Tabelle Seite 17). Deshalb sind mindestens zwei Fischmahlzeiten pro Woche empfehlenswert, und zwar bevorzugt aus fettreichen Sorten wie Hering, Makrele oder Lachs. Ergänzen Sie die Zufuhr durch die pflanzliche α-Linolensäure aus Raps-, Lein- oder Walnussöl.

Bei den rheumatischen Entzündungsprozessen entstehen zellschädigende **freie Radikale**. Um sie unschädlich zu machen, benötigt der Körper mehr **Antioxidanzien** als normalerweise. Reichlich pflanzliche Lebensmittel wie Vollkornprodukte, Hülsenfrüchte, Nüsse und insbesondere viel Gemüse und Obst versorgen Sie nicht nur mit antioxidativen Vitaminen (**Vitamin E, Vitamin C und β-Carotin**), sondern gleichzeitig mit sekundären Pflanzenstoffen, die teilweise ebenfalls antioxidativ wirken. Um dem Knochenabbau entgegenzuwirken, sollten Sie auf eine ausreichende Zufuhr von **Kalzium** und **Vitamin D** achten. Wegen des erhöhten Bedarfs an den genannten Nährstoffen kann es unter Umständen sinnvoll sein, zeitweise zusätzlich Vitamin- bzw. Mineralstoffpräparate aufzunehmen. Besprechen Sie dies jedoch zunächst mit Ihrem Arzt.

Laktoseintoleranz (Milchzuckerunverträglichkeit)

Bei Menschen mit Laktoseintoleranz funktioniert die Verdauung von Milchzucker (Laktose) nicht richtig. Die Laktose kann nicht oder nur schlecht in ihre Bausteine gespalten und aus dem Darm ins Blut aufgenommen werden. Die Kost muss dementsprechend – je nach Schweregrad – nahezu laktosefrei (weniger als 1 g Laktose/Tag) oder laktosearm (8 – 10 g Laktose/Tag) sein. Wie viel Laktose ohne Beschwerden vertragen wird, ist individuell sehr unterschiedlich und lässt sich nicht vorhersagen. Deshalb muss im Einzelfall unter Anleitung eines Arztes oder einer Ernährungsfachkraft vorsichtig ausgetestet werden, welche laktosehaltigen Lebensmittel in welcher Menge beschwerdefrei verzehrt werden können.

In der nachfolgenden Tabelle (Seite 182) finden Sie den Laktosegehalt vieler Lebensmittel und Gerichte. Diese Aufstellung kann nur eine Auswahl sein, nicht zuletzt deshalb, weil für zahlreiche Produkte der genaue Laktosegehalt nicht bekannt ist und man für andere in unterschiedlichen Datenbanken sehr widersprüchliche Werte findet. Für die Praxis daher noch die folgenden Hinweise:

- Natürlicherweise kommt Laktose nur in **Milch** und **Milchprodukten** vor, wobei Milch selbst erfahrungsgemäß am schlechtesten vertragen wird.
- Obwohl **Sauermilchprodukte** wie Joghurt oder Dickmilch noch etwa 3 – 4 g Laktose/100 g enthalten, vertragen viele Betroffene sie gut. Durch die im Joghurt enthaltenen Milchsäurebakterien wird die Laktose weitestgehend abgebaut. Auch Frischkäse und Quark können viele Patienten ohne Beschwerden essen.
- Bei dem übrigen **Käse** wird die Laktose während des Reifungsprozesses allmählich abgebaut. Gereifter Käse wie Hartkäse, Schnittkäse oder Camembert ist daher nahezu laktosefrei.
- Im Handel werden inzwischen zahlreiche spezielle **laktosefreie Milchsorten** und **Milchprodukte** angeboten, bei denen der Milchzucker gezielt gespalten wurde, was dazu führt, dass diese Milch deutlich süßer schmeckt als die übliche. Alle anderen Inhaltsstoffe der Milch bleiben erhalten.
- Laktose ist in allen Produkten enthalten, die mit Milch oder Milchprodukten hergestellt werden, wie Milchbrötchen, Milchreis oder Sahnetorte. Zahlreiche andere Lebensmittel, Speisen und Gerichte können, müssen aber keine Milch enthalten. Bei ihnen hängt der Milch- beziehungsweise **Laktosegehalt** von der jeweiligen Rezeptur ab. So gibt es beispielsweise viele Gebäck- und Kuchensorten wie etwa Rührkuchen, die sich mit oder ohne Milch zubereiten lassen. Bei verpackten Produkten hilft der Blick auf die Zutatenliste. Bei der Lebensmittelherstellung werden zahlreichen Produkten aus technologischen Gründen Laktose oder laktosehaltige Milchzutaten zugesetzt, so etwa häufig bei Wurstwaren, vielen Fertigprodukten und Fertiggerichten oder Süßigkeiten. Auch hier kann Ihnen ein Blick auf die Zutatenliste Klarheit bringen.
- Milch bzw. Laktose muss als **Zutat** in einem Lebensmittel grundsätzlich deutlich gekennzeichnet werden. Wenn Sie im Zutatenverzeichnis Begriffe wie »Milch«, »Milchpulver«, »Milchzucker«, »Laktose«, »Molke«, »Molkenerzeugnisse« oder »Sahne« finden, bedeutet dies immer, dass das betreffende Produkt Laktose enthält. Achten Sie auch auf zusätzliche Angaben wie »kann Spuren von Laktose enthalten«, »enthält eine Laktosequelle« oder »laktosefrei«.
- Auch zu unverpackten Lebensmitteln beispielsweise beim Bäcker oder an der Fleischtheke muss eine entsprechende Information erfolgen. Dies kann durch einen Aushang oder ein Schild bei den Lebensmitteln geschehen, im Restaurant durch einen Hinweis auf der Speisekarte. Von Natur aus laktosefrei sind Fleisch, Fisch, Eier, Getreide, Obst, Gemüse, Kartoffeln, Hülsenfrüchte, Nüsse und pflanzliche Öle. Bei ihnen kommt Laktose lediglich eventuell mit der Verarbeitung ins Spiel wie etwa bei Fischfilet in Sahnesoße, bei Kartoffelgratin oder Rahmgemüse.

Laktosegehalt ausgewählter Lebensmittel

Lebensmittel	Laktosegehalt (g/100 g)
Milchprodukte	
Kuhmilch	4,8 – 5,0
Schafmilch	4,7
Stutenmilch	6,2
Ziegenmilch	4,4
Fruchtmilch, Vanillemilch	3,1 – 4,7
Kakaotrunk, Trinkschokolade	4,0 – 4,8
Buttermilch	3,0
Fruchtbuttermilch	3,4
Crème fraîche	2,0 – 2,4
Dickmilch	4,0 – 4,2
Fruchtdickmilch	3,3 – 3,4
Joghurt	2,8 – 3,1
Fruchtjoghurt	2,3 – 2,6
Kefir	3,6 – 4,0
Fruchtkefir	3,3 – 3,4
Kaffeesahne	4,1
Kondensmilch	9,3 – 12,5
Milchpulver	35,1 – 50,5
Molkenpulver	65,9
Molke	4,2 – 4,7
Fruchtmolke	4,0
Sahne	3,2
saure Sahne	3,3
Schmand	3,1
Frischkäse, 50 – 60 % Fett i.Tr.	2,5 – 3,4
Frischkäse, 20 % Fett i.Tr.	3,6
körniger Frischkäse	3,3
Schichtkäse	3,6 – 3,8
Speisequark	2,6 – 3,2
Fruchtquark	2,0 – 2,3
Kochkäse	3,4 – 3,8
Fetakäse	0,5
Hartkäse (z. B. Chester, Emmentaler)	laktosefrei (< 0,1)
Schnittkäse (z. B. Gouda, Edamer)	laktosefrei (< 0,1)
Weichkäse (z. B. Camembert, Brie)	laktosefrei (< 0,1)
Butter	0,6
laktosefreie Milch	< 0,1
laktosefreie Schokomilch	< 0,1
laktosefreier Joghurt	< 0,1
laktosefreie Sahne	< 0,1
laktosefreier Frischkäse/Quark	< 0,1
Backwaren	
Milchbrötchen	1,3
Bienenstich	2,1
Hefekuchen, Hefegebäck	0,5 – 0,9
Käsekuchen	2,1
Quark-Sahne-Torte	2,4
Quarkstrudel	1,9
Sahnetorte	1,7

Laktosegehalt ausgewählter Lebensmittel

Lebensmittel	Laktosegehalt (g/100 g)
Schokoladenkuchen	0,8
Schokoladenplätzchen	0,8 – 1,6
zubereitete Gerichte	
Pfannkuchen mit Obst oder Gemüse	1,8 – 2,1
Rahmgemüse	1,0
Kartoffelgratin	0,6
Kartoffelpüree	1,0
Cremesuppen i. D.	0,4 – 0,7
Käsesuppe	1,7
Süßes	
Vollmilchschokolade	9,5
Milchschokolade mit Nuss/ Mandel oder diversen Füllungen	6,5 – 7,5
weiße Schokolade	7,6
Nuss-Nougat-Creme	1,9
Cremedessert i. D.	1,2

Lebensmittel	Laktosegehalt (g/100 g)
Crêpes mit diversen Füllungen	1,8 – 2,2
Dampfnudeln/Germknödel	1,0 – 1,5
Eiscreme (Milch-, Joghurteis)	4,0 – 6,7
Grießbrei	3,3 – 3,5
Milchreis	3,0 – 3,4
Mousse au chocolat	1,3
Quarkspeise mit Früchten	2,1
Vanille-, Schokoladenpudding	3,5 – 3,8
Vanillesoße	4,1
Soßen und Dressings	
Käsesoße	1,9
Rahmsoßen mit Sahne i. D.	1,1
Sauce hollandaise	0,4
Joghurtdressing	2,7
Sahne-, Schmanddressing	2,4

i. D. = im Durchschnitt

Fruktoseunverträglichkeit (Fruktosemalabsorption)

Bei einer Fruktoseunverträglichkeit (Fruktosemalabsorption) kann Fruchtzucker (Fruktose) schlecht aus dem Darm ins Blut aufgenommen werden und verursacht Verdauungsbeschwerden. Die Kost darf daher nur wenig Fruktose enthalten. Ähnlich wie bei der Laktoseintoleranz ist die verträgliche Menge individuell sehr unterschiedlich und muss unter fachkundiger Anleitung vorsichtig ausgetestet werden.

Die Tabelle auf Seite 185 zeigt Ihnen den Fruktosegehalt von Lebensmitteln. Wie die Laktose-Tabelle kann sie lediglich eine Auswahl darstellen. Für die Praxis gilt es unter anderem Folgendes zu beachten:

- Fruktosereich sind insbesondere **Obst** und alle **Obsterzeugnisse** wie Trockenobst, Obstkompott, Obstsäfte, Konfitüren; außerdem **Honig**.
- Die Verträglichkeit von Obst lässt sich verbessern, wenn Sie es auf **kleine Portionen** verteilen und diese zu einer Mahlzeit essen, zum Beispiel als Dessert. Durch die Mischung mit anderen Nahrungsmitteln verläuft die Verdauung langsamer, und die Fruktoseaufnahme wird verbessert. Dies gilt insbesondere, wenn fruktosereiche Produkte zusammen mit eiweiß- oder fettreichen Lebensmitteln gegessen werden.
- Lebensmittel, die mit Obst beziehungsweise Obstprodukten hergestellt werden, enthalten ebenfalls Fruktose. Das sind unter anderem Fruchtjoghurt, Obstquark und andere Milchprodukte mit Früchten; Müsli- und Flakesmischungen mit Rosinen und anderen (Trocken-) Früchten; Fruchteis, Süßspeisen mit Obst.
- Fruktose wird darüber hinaus häufig zum **Süßen von Lebensmitteln** verwendet oder wird ähnlich wie Laktose vielen Erzeugnissen aus technologischen Gründen zugesetzt. Daher können unter anderen folgende Produkte fruktosehaltig sein: Softdrinks, Backwaren, Süßwaren, Ketchup, bestimmte Wurstwaren und viele Fertigprodukte. Achten Sie bei verpackten Produkten immer auf die Zutatenliste. Bezeichnungen wie »Fruktosesirup«, »Fruchtzucker«, »Fruktose« oder »Maisstärkesirup« weisen auf die enthaltene Fruktose hin.
- Von Natur aus fruktosefrei sind Fleisch, Fisch, Eier und Milch, Speiseöle und -fette. Kartoffeln und Getreide sowie Getreideprodukte (Reis, Mehl, Brot) enthalten lediglich Spuren von Fruktose.

Fruktosegehalt ausgewählter Lebensmittel

Lebensmittel	Fruktosegehalt (g/100 g)
Obst und Obsterzeugnisse	
Ananas	2,4
Apfel	5,7
Apfelsine	2,6
Aprikosen	0,9
Avocado	0,2
Banane	3,6
Birne	6,7
Brombeeren	3,1
Clementine	1,7
Cranberrys	0,6
Erdbeeren	2,3
Feigen	5,5
Granatapfel	7,4
Grapefruit	2,5
Guave	3,4
Heidelbeeren	3,3
Himbeeren	2,1
Honigmelone	1,3
Johannisbeeren, rot	2,5
Johannisbeeren, schwarz	3,1
Kaki	8,0
Kirschen	4,8
Kiwi	4,4

Lebensmittel	Fruktosegehalt (g/100 g)
Limette	0,8
Mandarine	1,3
Mango	2,7
Mirabellen	4,3
Nektarine	1,8
Papaya	3,5
Maracuja	4,0
Pfirsich	1,2
Pflaumen	2,0
Reineclauden	4,0
Sauerkirschen	4,8
Stachelbeeren	3,3
Wassermelone	3,9
Weintrauben	7,4
Zitrone	3,5
Obstkonserven, gezuckert, i. D.	2,5 – 5,2
Rosinen	33,2
Trockenobst i. D.	5,0 – 30,0
Gemüse und Gemüseprodukte	
Artischocken	1,5
Aubergine	1,0
Blattsalate i. D.	0,2 – 0,6
Bleichsellerie (Staudensellerie)	0,6
Blumenkohl	0,9

Fruktosegehalt ausgewählter Lebensmittel

Lebensmittel	Fruktosegehalt (g/100 g)
Bohnen (Gemüsebohnen)	0,6
dicke Bohnen	2,2
Brokkoli	0,9
Chicorée	0,7
Erbsen (Gemüseerbsen)	0,2
Fenchel	1,1
Grünkohl	0,9
Gurke	0,9
Knollensellerie	0,1
Kohlrabi	1,1
Kürbis	1,3
Mangold	0,3
Möhre	1,3
Paprika (Gemüsepaprika) gelb	2,2
Paprika (Gemüsepaprika) grün	1,2
Paprika (Gemüsepaprika) rot	3,7
Porree	1,2
Radieschen	0,6
Rhabarber	0,4
Rosenkohl	0,9
Rote Bete	0,3
Rotkohl	1,8
Sauerkraut	0,3
Spargel	1,0

Lebensmittel	Fruktosegehalt (g/100 g)
Spinat	0,1
Stielmus	1,3
Tomate	1,4
Weißkohl	1,8
Wirsing	1,1
Zucchini	1,1
Zuckererbse	0,2
Zuckermais	0,4
Zwiebel	1,4
Gemüsesäfte i. D.	0,5 – 1,6
Gewürzgurken	0,8
Mixed Pickles	1,0
Pilze i. D.	0,1 – 0,3
Kartoffel gekocht	0,1
Hülsenfrüchte (Trockenprodukt) i. D.	< 0,1 – 0,8
Getreideprodukte	
Brot, Brötchen i. D.	< 0,1 – 0,5
Rosinenbrot	2,8
Milchbrötchen mit Rosinen	1,6
Cornflakes	2,8
Müsli i. D. (je nach Fruchtanteil)	1,5 – 4,7
Obstkuchen, -torten i. D. (je nach Obstsorte und -anteil)	1,7 – 5,3
Kuchen, Kaffeestückchen mit Rosinen	3,5 – 6,0

Fruktosegehalt ausgewählter Lebensmittel

Lebensmittel	Fruktosegehalt (g/100 g)
Milchprodukte	
Milchmixgetränke mit Früchten i. D.	0,6 – 0,8
Fruchtbuttermilch	0,2
Fruchtdickmilch	0,3
Fruchtjoghurt	0,3
Fruchtkefir	0,3
Fruchtquark	1,6
Süßes	
Honig	37,5
Konfitüren i. D.	13,5 – 21,7
Desserts mit Früchten i. D. (je nach Obstsorte und -anteil)	1,8 – 2,8
Obstsalat i. D.	4,0
rote Grütze	2,0
Fruchteis i. D.	1,7
zubereitete Gerichte	
Tomatensuppe	0,5
Pizza i. D.	2,5 – 2,7
Currywurst mit Soße	1,2

Lebensmittel	Fruktosegehalt (g/100 g)
Soßen und Dressings	
Tomatensoße	1,5
Zigeuner-, Schaschlik-Würzsoße	2,0 – 3,0
Tomatenketchup	9,0 – 12,0
Getränke	
Apfelsaft	6,4
Orangensaft	2,5
Fruchtsäfte i. D.	2,5 – 8,3
Apfelsaftschorle	3,2
Fruchtsaftgetränke i. D.	5,4
Colagetränke	2,1
Orangen-/Zitronenlimonade	3,4
Bitterlimonade	3,6
Malzbier	0,5
Weißwein, Rotwein i. D.	1,6

i. D. = im Durchschnitt

Literatur und Datenbanken

aid infodienst, Verbraucherschutz, Ernährung, Landwirtschaft e.V.: **Kennwort Lebensmittel – mehr als ein Lexikon.** Nachschlagewerk, CD-ROM. Bonn; 2013
Essen geht durch den Magen. Die kleine Ernährungslehre. Heft 1231. Bonn; 2010
Vitamine und Mineralstoffe – eine starke Truppe. Heft 1364. Bonn; 2014
Vollwertig essen und trinken nach den 10 Regeln der DGE. DGE/aid, Heft 400410. Bonn 2013
Das beste Essen in der Schwangerschaft. Heft 1605. Bonn 2013 (www.aid.de)

Belitz HD, Grosch W, Schieberle A. **Lehrbuch der Lebensmittelchemie.** 6. Aufl. Berlin: Springer; 2008

Deutsche Gesellschaft für Ernährung, Österreichische Gesellschaft für Ernährung, Schweizerische Gesellschaft für Ernährung (D-A-CH; Hrsg.): **Referenzwerte für die Nährstoffzufuhr.** 2. Auflage Bonn: Neuer Umschau Buchverlag, 2015

EBISpro für Windows 2011. **Ernährungsanamnese, Beratungs- und Informationssystem auf der Grundlage des Bundeslebensmittelschlüssels.** Jürgen Erhardt. Entwickelt an der Universität Hohenheim/Stuttgart, 2011

Elmadfa I, Leitzmann C. **Ernährung des Menschen.** 5. Aufl. Stuttgart: Eugen Ulmer; 2015

Elmadfa I, Aign W, Muskat E, Fritzsche D. **Die große GU Nährwert Kalorien Tabelle,** Ausgabe 2014/2015. München: Gräfe und Unzer; 2014

Gorys E. **Das neue Küchenlexikon.** 7. Aufl. München: Deutscher Taschenbuch Verlag; 2001

Hahn A, Ströhle A, Wolters M. **Ernährung. Physiologische Grundlagen, Prävention, Therapie.** 2. Aufl. Stuttgart: Wissenschaftliche Verlagsgesellschaft; 2006

Heseker H, Heseker B. **Nährstoffe in Lebensmitteln.** Die große Energie- und Nährwerttabelle. 4. Aufl. Sulzbach/Taunus: Umschau Zeitschriftenverlag; 2013

Kasper H. **Ernährungsmedizin und Diätetik.** 12. Aufl. München: Urban und Fischer; 2014

Leitzmann C, Keller M: **Vegetarische Ernährung.** 3. Aufl. Stuttgart: Eugen Ulmer; 2013

Nährwertangaben verschiedener Erzeugnisse der Ernährungsindustrie (auf Basis von Internetdaten sowie Packungsangaben der Hersteller).

Nestlé Deutschland AG, Frankfurt/Main (Hrsg.): **Kalorien mundgerecht.** 15. Aufl. Neustadt: Neuer Umschau Buchverlag; 2014

Schauder P, Ollenschläger G (Hrsg.) **Ernährungsmedizin. Prävention und Therapie.** 3. Aufl. München: Urban und Fischer; 2006

Schweizer Nährwertdatenbank (Schweizerische Eidgenossenschaft; Bundesamt für Lebensmittelsicherheit und Veterinärwesen) www.naehrwertdaten.ch

Souci SW, Fachmann W, Kraut H. **Die Zusammensetzung der Lebensmittel.** Nährwert-Tabellen. 7. Aufl. Stuttgart: MedPharm Scientific Publishers; 2008

U.S. Department of Agriculture, Agricultural Research Service: USDA National Nutrient Database for Standard Reference, Release 27. Nutrient Data Laboratory Home Page, 2014. (www.ars.usda.gov/ba/bhnrc/ndl)

Ternes W, Täufel A, Tunger L, Zobel M. **Lebensmittel-Lexikon.** 4. Aufl. Hamburg: Behr's; 2005

Wisker E, Bergmann H, Schmelzer C, Treutter D, Rimbach G. **Grundlagen der Lebensmittellehre.** Hamburg: Behr's; 2006

Stichwortverzeichnis

Bibliografische Information der Deutschen Nationalbibliothek
Die Deutsche Nationalbibliothek verzeichnet diese Publikation in der Deutschen Nationalbibliografie; detaillierte bibliografische Daten sind im Internet über http://dnb.d-nb.de abrufbar.

Programmplanung: Uta Spieldiener

Redaktion: Anne Bleick, Stuttgart
Bildredaktion: Christoph Frick

Umschlaggestaltung und Layout:
CYCLUS Visuelle Kommunikation, Stuttgart

Bildnachweis:
Umschlagfoto: i-Stock
Fotos im Innenteil: S. 4/5, 6, 10, 34, 168: Stockfood

4. vollständig berarbeitete Auflage 2015

Printed in Germany

Satz und Repro: Ziegler und Müller, Kirchentellinsfurt
gesetzt in: APP/3B2, Version 9.1 Unicode
Druck: AZ Druck und Datentechnik GmbH, Kempten

Gedruckt auf chlorfrei gebleichtem Papier

ISBN 978-3-8304-8329-8

1 2 3 4 5 6

Auch erhältlich als E-Book:
eISBN (PDF) 978-3-8304-8330-4

Wichtiger Hinweis: Wie jede Wissenschaft ist die Medizin ständigen Entwicklungen unterworfen. Forschung und klinische Erfahrung erweitern unsere Erkenntnisse. Ganz besonders gilt das für die Behandlung und die medikamentöse Therapie. Bei allen in diesem Werk erwähnten Dosierungen oder Applikationen, bei Rezepten und Übungsanleitungen, bei Empfehlungen und Tipps dürfen Sie darauf vertrauen: Autoren, Herausgeber und Verlag haben große Sorgfalt darauf verwandt, dass diese Angabe dem Wissensstand bei Fertigstellung des Werkes entsprechen. Rezepte werden gekocht und ausprobiert. Übungen und Übungsreihen haben sich in der Praxis erfolgreich bewährt.

Eine Garantie kann jedoch nicht übernommen werden. Eine Haftung des Autors, des Verlags oder seiner Beauftragten für Personen-, Sach- oder Vermögensschäden ist ausgeschlossen.

Liebe Leserin, lieber Leser,

hat Ihnen dieses Buch weitergeholfen? Für Anregungen, Kritik, aber auch für Lob sind wir offen. So können wir in Zukunft noch besser auf Ihre Wünsche eingehen.

Schreiben Sie uns, denn Ihre Meinung zählt!

Ihr TRIAS Verlag

E-Mail-Leserservice:
kundenservice@trias-verlag.de

Adresse:
Lektorat TRIAS Verlag
Postfach 30 05 04
70445 Stuttgart
Fax: 0711-89 31-748

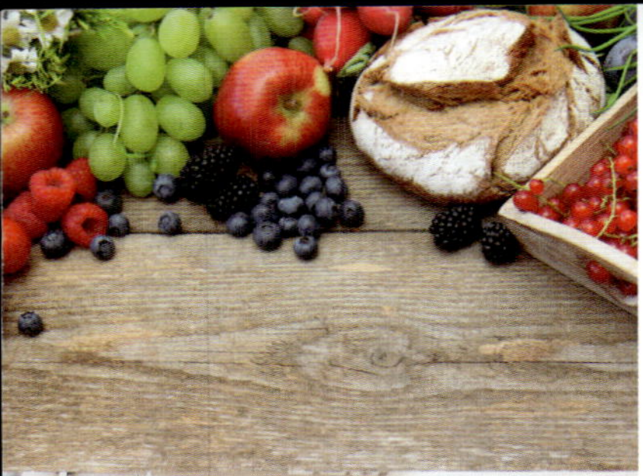
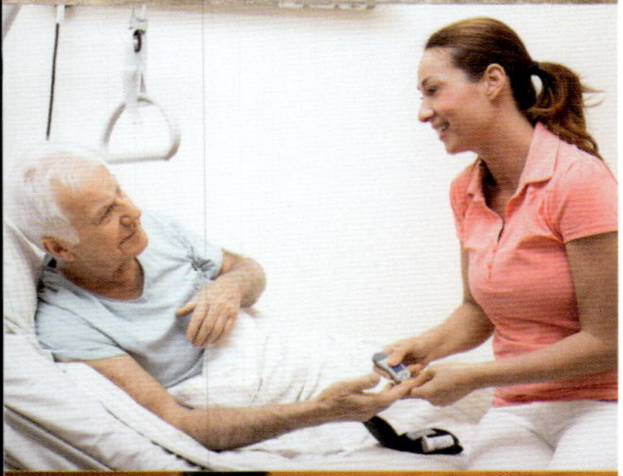
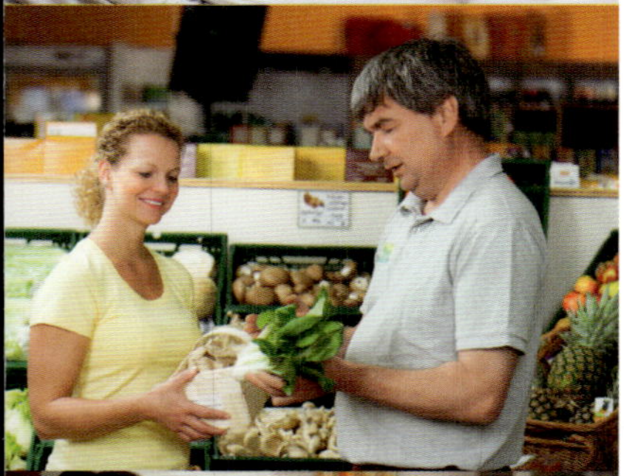
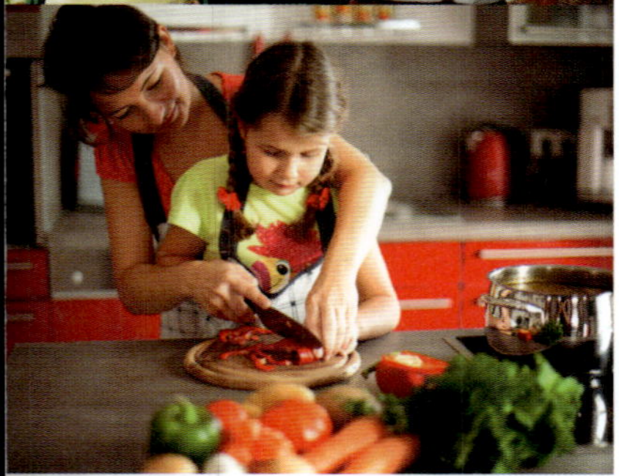
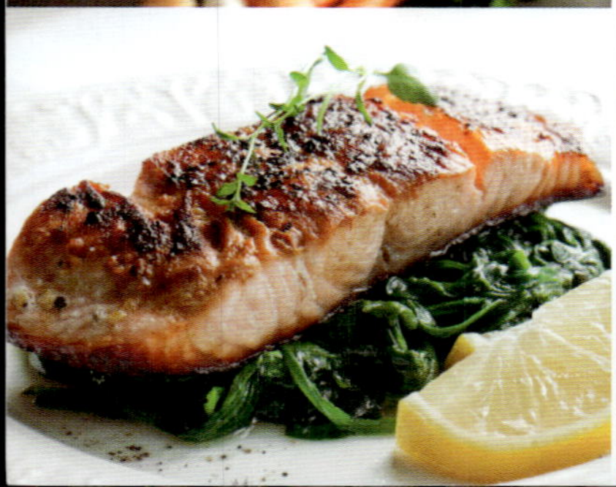

? Was unterscheidet **Diätassistenten** von anderen Ernährungsberatern?

Höchste Qualität: wissenschaftlich fundiert, praxisorientiert, personenzentriert
Diätassistenten kennen die **aktuellen Forschungsergebnisse**, setzen diese alltagstauglich um. Dabei berücksichtigen sie immer die persönlichen Umstände und **Vorlieben** des Patienten und Ratsuchenden.

Medizinische und pflegerische Wurzeln
Diätassistenten sind ein **staatlich geschützter** Heilberuf mit über **100-jähriger Tradition**. In der 3-jährigen Ausbildung, die bundeseinheitlich geregelt ist, wird umfassendes Wissen und praktisches Können vermittelt. Es ist der einzige **Heilberuf** für die Ernährungsberatung und Therapie.

Befähigung als Weg: Mitteilen, mitmachen, mitgestalten
Diätassistenten erklären das richtige **Essen und Trinken bei Gesundheit und Krankheit** in verständlicher Sprache und ermöglichen die Umsetzung in den **Alltag**.

Ein Partner, dem man vertraut
Die Ernährungsberatung durch Diätassistenten kann **durch Krankenkassen bezuschusst** werden. Sie stellen den Patienten in den Mittelpunkt und sind Teamplayer. Sie sind eigenverantwortlich therapeutisch tätig und arbeiten mit **Ärzten**, Pflegenden, der häuslichen **Krankenpflege**, mit Psychotherapeuten und anderen Therapieberufen zusammen.

! Wie Sie Diätassistenten finden können...

... weiß der Verband der Diätassistenten (VDD).
Das VDD-Fortbildungszertifikat garantiert höchste Qualität.
Zum Wohle und zur Sicherheit der Ratsuchenden.

Verband der Diätassistenten –
Deutscher Bundesverband e. V. (VDD)
Susannastraße 13, Postfach 104062, 45040 Essen

Telefon 0201 94685370 oder E-Mail: vdd@vdd.de

VDD

Auf www.vdd.de gibt es Informationen und
Diätassistenten mit Adressen in Ihrer Nähe.

Berufsverband Oecotrophologie e. V. (VDOE)

Der VDOE ist seit über 40 Jahren als berufspolitische Vertretung der Oecotrophologen, Haushalts-, Ernährungs- und Lebensmittelwissenschaftler in Deutschland tätig. Zurzeit hat der Verband rund 4000 Mitglieder. Der VDOE arbeitet unabhängig und ohne Verfolgung wirtschaftlicher Zwecke.

Arbeitsgebiete der Verbandsmitglieder

Durch das umfassende und vielseitige Studium sind auch die Tätigkeitsbereiche der VDOE-Mitglieder sehr vielfältig. So arbeiten diese beispielsweise in der Ernährungsberatung und -therapie, in der Forschung, Produktentwicklung und Qualitätssicherung, im Verbraucher- und Umweltschutz, aber auch in der Fort- und Weiterbildung, in der Presse- und Öffentlichkeitsarbeit sowie in der hauswirtschaftlichen Leitung.

Online-Suche im VDOE-Expertenpool

Im VDOE-Expertenpool unter **www.vdoe.de** können z. B. Verbraucher, Unternehmen oder Medien qualifizierte Fachkräfte für Ernährungs- und Verbraucherfragen bundesweit suchen. Der Online-Expertenpool ist nach Postleitzahlen, Orten und Tätigkeitsbereichen gegliedert. Durch einen Klick auf das jeweilige Spezialgebiet gelangen Ratsuchende zu den Kontaktdaten qualifizierter Beratungskräfte – beispielsweise für Übergewicht oder Kinderernährung. Dieser Service des VDOE ist kostenlos.

Ausgezeichnete Ernährungsberatung

Beratungskräfte, die im Expertenpool mit dem Zertifikat „Ernährungsberater/in VDOE" ausgezeichnet sind, haben sich über das berufsbegleitende Weiterbildungsprogramm des VDOE besonders qualifiziert. Die Kosten einer Beratung durch vom VDOE zertifizierte Oecotrophologen werden ganz oder teilweise von den Krankenkassen übernommen.

Weitere Informationen unter:

www.vdoe.de
Berufsverband Oecotrophologie e. V. (VDOE)
Reuterstraße 161
53113 Bonn

Tel.: 0228/289 22-0
Fax: 0228/289 22-77
E-Mail: vdoe@vdoe.de

VDOE
BerufsVerband
Oecotrophologie e.V.